STEP BY STEP HAIR TRANSPLANTATION

Expand the Dermatologist's knowledge on concepts and techniques of FUE hair transplantation

FUE 毛发移植经典概念与技术

原著　Pradeep Sethi　Arika Bansal　Abhinav Kumar　Sarita Sanke
主审　裴开颜　　主译　蒋文杰

中国科学技术出版社
·北京·

图书在版编目（CIP）数据

FUE 毛发移植经典概念与技术 /（印）普拉迪普·赛蒂（Pradeep Sethi）等原著；蒋文杰主译. — 北京：中国科学技术出版社，2024.9

ISBN 978-7-5236-0629-2

Ⅰ.①F… Ⅱ.①普… ②蒋… Ⅲ.①毛发—移植术（医学）Ⅳ.① R622

中国国家版本馆 CIP 数据核字（2024）第 070657 号

著作权合同登记号：01-2024-1372

策划编辑	宗俊琳　郭仕薪
责任编辑	孙　超
文字编辑	张　龙
装帧设计	佳木水轩
责任印制	徐　飞

出　　版	中国科学技术出版社
发　　行	中国科学技术出版社有限公司
地　　址	北京市海淀区中关村南大街 16 号
邮　　编	100081
发行电话	010-62173865
传　　真	010-62179148
网　　址	http://www.cspbooks.com.cn

开　　本	889mm×1194mm 1/16
字　　数	259 千字
印　　张	16.5
版　　次	2024 年 9 月第 1 版
印　　次	2024 年 9 月第 1 次印刷
印　　刷	北京盛通印刷股份有限公司
书　　号	ISBN 978-7-5236-0629-2/R·3215
定　　价	168.00 元

（凡购买本社图书，如有缺页、倒页、脱页者，本社销售中心负责调换）

版权声明

Pradeep Sethi, Arika Bansal, Abhinav Kumar, Sarita Sanke

Step by Step HAIR TRANSPLANTATION: Expand the Dermatologist's knowledge on concepts and techniques of FUE hair transplantation

978-93-5270-537-5

Copyright © 2019 by Jaypee Brothers Medical Publishers (P) Ltd

All rights reserved.

Originally published in India by Jaypee Brothers Medical Publishers (P) Ltd

Chinese (in simplified character only) translation rights arranged with Jaypee Brothers Medical Publishers (P) Ltd through McGraw-Hill Education (Asia)

本书封面贴有 McGraw-Hill Education 公司防伪标签，无标签者不得销售。

版权所有 , 侵权必究。

译校者名单

主　审　裴开颜　国家卫生健康委科学技术研究所
主　译　蒋文杰　中国医学科学院整形外科医院
副主译　杨志岗　中国医学科学院整形外科医院
　　　　薄宏涛　北京祥美科技发展有限公司
　　　　刘　军　江苏百年植发研究院
译校者　（以姓氏汉语拼音为序）
　　　　曹　敏　新疆军区总医院
　　　　陈露露　中国医学科学院整形外科医院
　　　　冯苏云　中日友好医院
　　　　黄　鑫　中国医学科学院整形外科医院
　　　　刘孝文　中日友好医院
　　　　邰敬亭　中国医学科学院整形外科医院
　　　　王英杰　中国医学科学院整形外科医院
　　　　仪　臻　空军特色医学中心
　　　　张业祥　山东省第二人民医院
　　　　郑金龙　中国医学科学院整形外科医院

内容提要

本书引进自JAYPEE出版社，由国际毛发移植权威专家结合多年大量实践经验及深厚的临床知识精心打造，经国内颇具影响力的专家联袂翻译而成。本书重点论述了毛发移植的各个方面，包括患者评估、术前规划，以及术前、术中、术后护理等内容。此外，本书对FUE技术中设备要求、操作要点及移植物处理等进行了细致叙述，通过大量图片对毛发移植基本原则与实用技巧进行了直观展示。本书编排独具特色，图文并茂，阐释简明，非常适合皮肤科和整形外科毛发亚专业医生、住院医生和研究生参考阅读。

主审简介

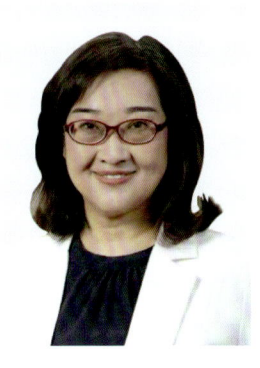

研究员，副编审，国家卫生健康委科学技术研究所社会医学研究中心主任，科学伦理与道德审查委员会主任，北京协和医学院博士研究生导师，ANSER 国际平台合作中心负责人。国家健康科普专家库专家，国家卫生健康标准委员会妇幼健康专业委员会委员，国家生殖健康咨询师职业体系建设专家委员会委员，国内外多种学术期刊的编委 / 常委等。作为课题负责人主持国际合作项目、中国医学科学院医学与健康科技创新工程重大协同创新项目、"十三五"国家重大研发计划项目、"十二五"和"十一五"国家科技支撑计划项目及"十五"国家科技基础条件平台项目 / 课题，并为 WHO-HRP "Mentoring for Success Program"导师组成员。主编、副主编专著各 1 部，主译和独立审校译著各 1 部，参与翻译和审校译著 20 余部。以第一作者或通讯作者身份在 SCI 期刊及国内核心期刊发表论文 40 余篇。

裴开颜

主译简介

医学博士，主任医师，中国医学科学院整形外科医院毛发移植中心主任。国内多种学术期刊的编委 / 常委及审稿人。长期从事整形美容外科工作，擅长毛发移植、面部美容、脂肪抽吸、瘢痕综合治疗、注射美容等手术。在毛发移植方面，作为术者完成毛发移植 4000 余台，对各种原因导致的脱发及毛发疑难杂症的治疗具有丰富的经验。完成课题 4 项。主译专著 1 部，主审译著 1 部，参编专著 2 部。以第一作者或通讯作者身份发表科研论文 20 余篇。

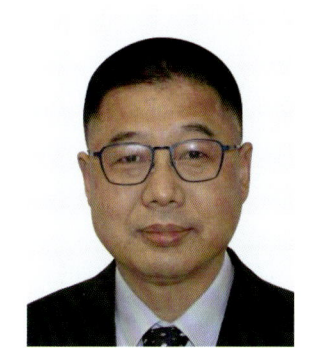

蒋文杰

副主译简介

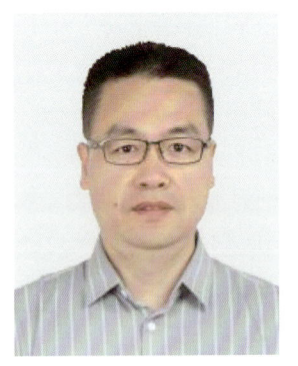

医学博士，中国医学科学院整形外科医院研究中心副研究员，北京协和医学院硕士研究生导师。主要研究方向为皮肤损伤与修复，围绕皮肤干细胞亚群的功能、分化调控及毛囊再生等进行了一系列创新性研究。主持和参加国家自然科学基金、中国医学科学院医学与健康科技创新工程等科研项目6项，发表SCI及国内核心期刊论文20余篇。

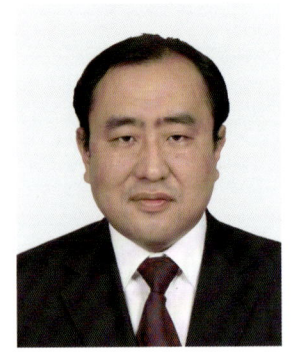

杨志岗

北京祥美科技发展有限公司负责人，中国医药教育协会毛发医学副主任委员兼秘书长，中国整形美容协会毛发医学分会常务委员，中国整形美容协会中医美容分会理事会理事，中国整形美容协会中医美容分会头皮健康管理专业委员会常务委员，中国老年保健协会毛发保健与疾病防治专业委员会常务委员，中国非公立医疗机构协会整形与美容专业委员会毛发分委会常务委员，中国整形美容协会医学美学文饰分会常务理事、专家委员，文饰行业标准评审组专家。长期致力于毛发移植器械及耗材的研发，并对头皮文饰进行探索与开发，自主研发了SMP头皮文饰技术。

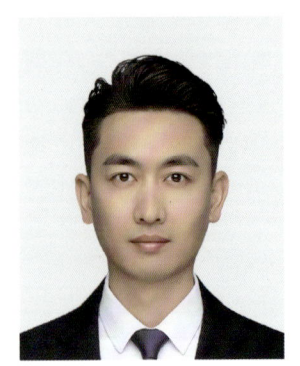

薄宏涛

江苏百年植发研究院负责人，从事毛发移植技术研发和品控管理10余年，对毛发移植中心的建立及团队的建设具有丰富的经验。拥有15项毛发移植专利技术。

刘　军

原 书 序

Pradeep Sethi、Arika Bansal、Abhinav Kumar 和 Sarita Sanke 等合作编撰了一部针对现代毛发移植的重要实用指南。在过去 10 年里，所有著者都深耕于毛发修复手术（hair restoration surgery，HRS）领域，所以本书真实呈现了该领域在 21 世纪的发展现状。

本书综合论述了 HRS 的各个方面，从患者评估、术前规划，以及术前、术中、术后护理等重要话题开始，还概述了在设计发际线、太阳穴及发冠时的基本原则与实用技巧。

就外科术式而言，著者重点描述了毛囊单位提取（follicular unit excision，FUE），FUE 或许不是最完美的，但目前已成为获取移植物的一种主流方式。著者对如何切取高质量移植物、体外提取及处理移植物的技术进行了详细深入的讨论，以获得最佳效果。

本书还着重强调了减少移植物离体时间的重要性。著者的方法是同时进行移植物的提取和种植，即"即时毛发移植"（direct hair transplantation，DHT）。这是一种很好的方法。HRS 外科医生通常需要面临移植物提取后离体时间过长影响毛囊存活的问题，为此不得不使用昂贵的冷藏储存方案与系统来维持移植物的存活。DHT 技术则很好地规避了这种昂贵的必要花费。DHT 技术在概念上与来自希腊的即时毛发植入（direct hair implantation，DHI）技术相似。然而，据我所知，还没有哪部专著从学术角度对 DHI 技术进行过如此详细的描述。

作为额外补充，著者还增设了关于胡须获取与移植、眉毛移植、睫毛重建及女性脱发治疗的特殊章节。此外，他们还对需要进行修复手术的疑难病例提出了精细且可执行的解决方案，并对手术并发症的原因、预防及处理进行了讨论。

在最后一章中，他们对如何开始和进行一次毛发移植手术提出了深思熟虑的实用性建议。

我从事植发手术已超过 25 年，作为一名临床医生，我知道在忙于工作的同时撰写专业论文和教科书是多么困难，所以对 Pradeep Sethi、Arika Bansal、Abhinav Kumar 和 Sarita Sanke 编写本书付出的努力给予高度赞扬。没有人比临床医生更适合编写一部详尽的分步骤指南，无论对初学者还是有经验的外科医生都具有实用意义。我向著者表示祝贺，也很高兴有你们这些幸运的读者。

Robert H. True
MD, MPH
Fellow and Past Scientific Chair
International Society of Hair Restoration Surgery
Diplomate and Past President
American Board of Hair Restoration Surgery
Editor Emeritus *Hair Transplant Forum International*

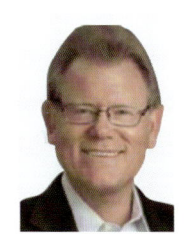

译者前言

近 20 年来，国内毛发移植技术使用广泛，尤其是 FUE 技术发展迅猛，但是有关详细介绍 FUE 技术的著作相对匮乏，为此，在中国科学技术出版社的支持下，经过对多部相关著作的对比和筛选，选择对本书进行翻译。本书是由 Pradeep Sethi 教授等联合主编，书中所有著者都是临床经验丰富的医生。因此，他们非常了解从事毛发移植工作的医生在诊治患者过程中所遇到的困惑和难题。本书针对这些问题，围绕毛发移植手术进行了层次清晰、重点突出的全流程的叙述，对 FUE 技术中的设备要求、操作要点及移植物处理等进行了细致阐述，并用大量图片对毛发移植基本原则与实用技巧进行了直观展示，这对初学者甚至是经验丰富的医生都有帮助，而且有利于记忆和应用。当然由于人群的不同，毛发特点及审美观点不尽相同，所以读者在参阅本书时不必全盘接受，可根据患者的特点具体分析。

感谢参与本书翻译的各位同道。大家在翻译过程中精益求精，克服困难，多次审校后又多次修改文稿，力求将原文准确呈现给大家。由于中外术语规范及语言表述习惯有所不同，加之译者众多，编译风格稍有差异，故中文版中可能遗有疏漏和不当之处，望广大读者批评指正。

原书前言

在过去 10 年中，毛发移植学科得到了很大的发展，而且已被患者广泛接受。雄激素性秃发的发病率、检出率和总的病例也在增加，其中不乏女性患者。在这种情况下，除了少数著作和年度会议外，并没有太多的教材可供系统化学习。2010 年，我们刚开始从事这项工作的时候，几乎没有更多的材料可以阅读，在亚洲也少有培训。多年的工作中遇到 4000 多例罕见患者，我们都以适当的角度和背景拍摄了照片，从而对所有病例进行了科学记录。曾经进入美学领域的人，包括从事毛发修复的人都会同意，毛发移植的艺术性与科学性一样重要，甚至比科学性更重要。我们必须以艺术家的水平要求自己，在每一个环节中不断精进。

同时，我的老师找到了想向我们学习的初级医生，让他们了解我们的工作流程，教学相长。我们认为，将有据可查且不言自明的图片装订成册，并辅以系统的步骤解释十分重要（本书主要是图片，但有足够的注释）。我们试图将与实际操作有关的内容汇编成册。本书更注重发际线的设计，因为我们认为发际线是面部的门户，是必须由设计师主导的工作。此外，还有一个重点是 DHT，这是一种改良的 FUE 技术，即在提取毛囊的同时种植移植物，旨在通过缩短移植物的离体时间来减少机械创伤、干燥和感染造成的损害，从而提高移植物的存活率。本书的另一个亮点是通过种植器将移植物植入预制的孔隙中。种植器可以确保移植物在种植过程中不被损坏，这对经验不足的技术人员来说是非常重要的。在处理和放置移植物时，对手部小肌肉的精确度和控制力的要求非常高，任何一点过度的力量都会损坏移植物。在这里，种植器中的移植物将被卸载到预先制作好的孔隙中，这些孔隙是由术者按照正确的深度、密度和角度制作的，术者掌控整个手术过程。此外，我们还增加了评估植发病例的章节，它也是毛发移植一个非常重要的方面。随着女性植发病例的增加，强调重要的实用点也很关键。高级别的秃发需要特别提及，因为无论是新入行还是有经验的外科医生，通常都很难做到Ⅵ～Ⅶ级秃发病例所需的覆盖密度。我们遇到了很多要求"重做"的患者，多是由于术者训练不足及各种原因导致的失败病例。因此，本书也有一章是关于毛发移植二次修复的。

Pradeep Sethi

致 谢

अपूर्वः कोपि कोशोयं विद्यते तव भारती
व्ययतो वृद्धिम् आयाति क्षयम् आयाति संचयात्

Apoorvah kopi koshoyam vidyate tav Bharati
Vyayato vruddhim aayaati kshyam aayaati sanchayaat.

上述经文的意思是："萨尔瓦蒂女神啊，你的宝藏在自然界是独一无二的。当它被自由使用时就会变得强大，如果它被雪藏起来（不与他人分享）就会被破坏。"

这条信息的基本思想是，知识越是被分享，越会扩大和提高这种知识的原本思想，从而打开新的知识视野。如果一个人把知识留给自己，知识就会丧失其生命力，会被浪费且永恒逝去。随着时间的推移，我们发现的确如此并随处可见（我第一次读到这首梵文诗是在MBBS医学院图书馆入口的那面墙悬挂的一块牌匾上。每当我打算写作、演讲或是发表任何主题的重要论文时，我都会想起这首诗）。

本书是我与人合作的新作品之一。编撰本书对我个人来说像一场奇妙的旅程，我所有的快乐、痛苦和挣扎都成了巨大的财富。说实话，我喜欢它的每一点。在这段时间里，我学到了很多，也忘却了很多。俗话说，"一个人如果认为自己已经掌握了这个领域的所有知识，那他是在作死"，所以我相信学习是一件日常事务。

在过去的2年里，我一直致力于完成本书，如果没有许多人的帮助，本书不可能顺利完成。我衷心感谢参与本书编撰的每一个人，无关乎他们作用的大小。

特别感谢我的外科团队，包括Arika Bansal、Shishir、Abhinav Kumar和Priyadarshini Das博士，他们一直和我一起努力工作，并包容我间歇的"完美主义"。还有我永远可靠的OT技术专家Ravi Kumar、Manoranjan Sethi、Giridhari Sethi、Adarsha Sahoo、Kharabela Samal、Rakshyakar Behera等。感谢我那些热心且认真的顾问小组成员Nelson、Shikha、Vrushali和Alkesh，他们在与患者沟通方面发挥了关键作用。

感谢我高效的技术人员Debashish和Rajesh，他们多年的收集确保我有所需要的每一张照片或视频。感谢我所有的医生同行和同事：Robert True、Robert Haber、Nicole Rogers、Anil Kumar Garg、Bessam Farjo、Chiara Insalaco、Michael Baik、Arvind Poswal、Piero Tesauro、Manas Chatterjee、Raghunath Reddy和Rajesh Kumar，在我需要他们的任何时候，他们都为我提供了重要的意见。我深深地感谢我的患者，如果没有他们，不仅本书不复存在，而且我自己作为一个外科医生也是不完整的。

我还要感谢Ashish Joneja和Rahul Raichand，他们作为患者帮助我了解了更多关于脱发患者的心理及他们对医生的期许。Dalmiya夫人（博士）在很大程度上帮助我了解了女性发际线美学的细节。

值得一提的是两位资深医生：Kiran Godse医生和Kabeer Sardana医生。他们动之以情地督促我写下这一我非常热衷主题的经验。没有他们的不断督促，本书就不会顺利面世。书名是在从德里到德拉敦的一次飞行中，由Kabeer Sardana医生提出的。

特别感谢印度新德里 M/s Jaypee Brothers Medical Publishers（P）有限公司的团队：Shri Jitendar P Vij（集团主席）、Ankit Vij 先生（常务董事）、Chetna Malhotra Vohra 女士（副总监 – 内容策划）、Pherna Bajaj 女士（策划编辑）和 Subrato Adhikari（组稿编辑），他们给予我很好的支持，跟他们一起合作很愉快。

我的合著者 Arika Bansal 博士、Abhinav Kumar 博士和 Sarita Sanke 博士同样功不可没。他们为本书付出了自己的心血，并使之成为现实。需要特别提及的是 Abhinav Kumar 的辛勤工作和无私奉献，他将本书由梦想变成了现实。Priyadarshini Das 是最近刚加入我们的，帮助我们对文本和许多其他方面进行调整。她是一位具有科学态度的出色的创意作家。

最后，我衷心感谢我亲爱的家人，感谢他们不离不弃的支持，包括我已故的父亲（我从他那里继承了工作的激情）、我的母亲 Sashi Sethi、妻子 Arika Bansal，以及我精力充沛的儿子 Arkin 和 Aryaveer。我怀着沉重的心情也借此机会声明，当我被这段旅程所困扰时，我忽视了对家人的陪伴，希望他们能够原谅我。

我试图在书中向读者展示不掺杂个人偏见的知识和观察资料，对不断发展的毛发移植学科专业以帮助和反思。

献　词

特别感谢 Priyadarshini Das 博士和 Alok Sahoo 博士在短时间内完成了所有校正。

目 录

第 1 章　毛发移植评估、检查和术后护理 ······ 001

第 2 章　即时毛发移植 ······ 007

第 3 章　毛发移植中的麻醉、疼痛管理及止血 ······ 013

第 4 章　前发际线的设计 ······ 018

第 5 章　鬓角、侧区峰、头皮中部的重建 ······ 046

第 6 章　冠区的设计 ······ 060

第 7 章　体毛移植 ······ 075

第 8 章　移植物钻取的艺术与科学 ······ 089

第 9 章　移植物的处理 ······ 102

第 10 章　并发症：训练有素的术者很少出现 ······ 112

第 11 章　毛发移植的修复 ······ 127

第 12 章　大量移植与超大量移植 ······ 145

第 13 章　女性毛发移植 ······ 169

第 14 章　眉毛和睫毛的移植 ······ 180

第 15 章　毛发移植治疗瘢痕性秃发 ······ 187

第 16 章　建立一家毛发移植中心 ······ 192

第 17 章　毛发移植的相关摄影技术 ······ 203

病例研究 ······ 213

附录　男性型秃发的进展分级 ······ 248

第 1 章 毛发移植评估、检查和术后护理
Evaluation, Workup and Postoperative Care in Hair Transplant

Rajesh Kumar　Pradeep Sethi　Abhinav Kumar　Sarita Sanke　著
仪　臻　译　王英杰　蒋文杰　校

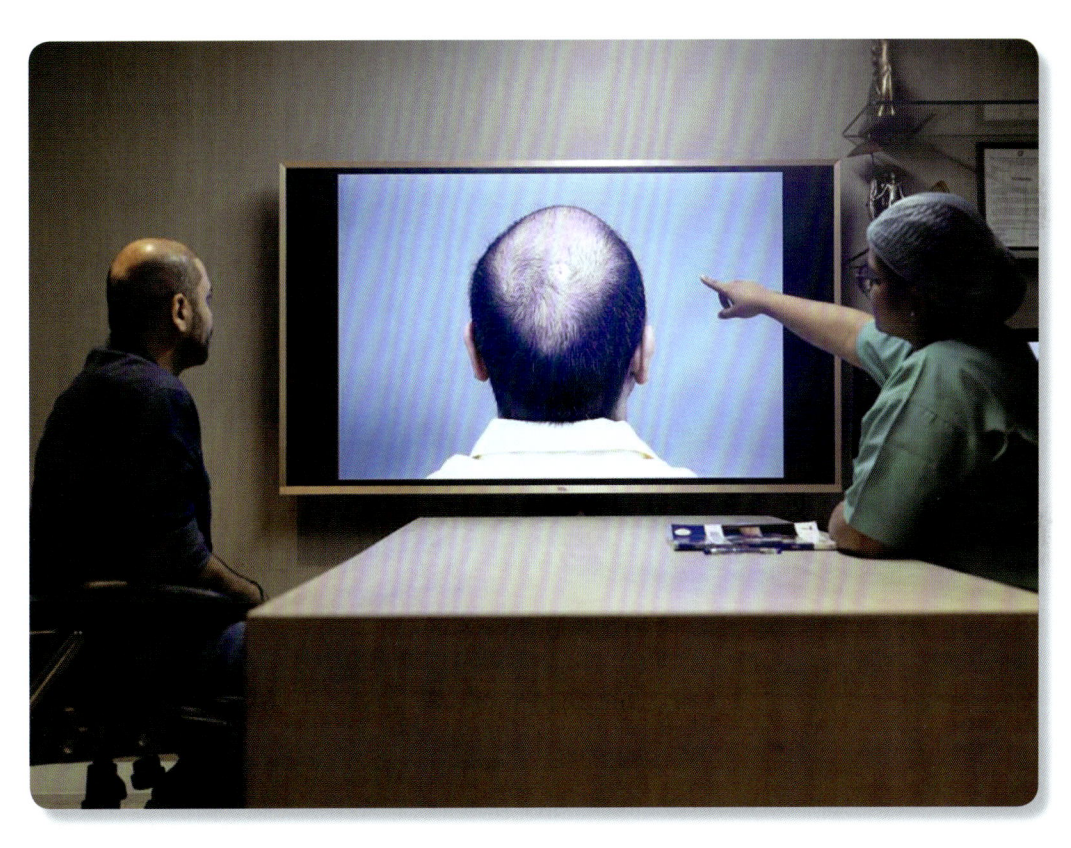

"头脑不清楚的事情，眼睛就会看不见。"

要充分了解每个病例可能的发展状况，就要对供区及受区情况、患者期望及前沿的治疗路径进行评估，做到这些最终会收获一个很好的结果，达到患者永久性满意。

一、概述

为取得较好的毛发移植效果，患者的选择至关重要。需时刻牢记的是，雄激素性秃发是一个没有特定界限的进行性发展的过程。患者的年龄、供区条件及患者的期望都是需要考虑的重要因素。

在毛发移植（hair transplantation，HT）之前，应对头皮进行全面检查，以评估病变类型情况。

任何一种头皮疾病都应该首先处理。头皮毛囊炎应使用抗生素治疗，脂溢性皮炎应使用去屑洗发水，必要时使用温和的类固醇制剂。

根据患者的年龄、脱发家族史、当前脱发程度和供体质量，为患者估算移植数量。年轻患者或Ⅲ级/Ⅳ级的秃发患者应首先接受药物治疗，并在1年后重新评估，以评价药物治疗的效果和手术治疗的必要性。

二、面诊

对于HT外科医生来说，了解患者的需求和要求，使患者明确预期结果非常重要。一个看似简单的问题，如"你所期待的毛发移植的结果是什么？"会让很多事情都变清楚。HT外科医生必须能够让患者理解脱发是一个进行性发展的过程，最终需要不止一次进行治疗。患者必须了解面部轮廓远比头发密度更为重要，而且移植的发际线是永久性的。必须向患者清楚地解释保持低发际线的缺点，特别是对于年轻患者而言。满足年轻患者降低发际线的需求，可能会导致患者老年时出现发际线不自然的问题。

三、病史

询问病史包括既往出血性疾病、高血压、糖尿病、用药、药物过敏、维生素用药和心脏手术的病史。阿司匹林等药物应在手术前2周停用，氯吡格雷应在手术前5天停用，肝素和华法林应在手术前24h停用。手术前3～4天应停止饮酒。

四、咨询

咨询员在医生和患者之间扮演调解员的角色，能够回答患者与手术相关的任何基础问题。咨询员应能够赢得患者的信任，让患者感到舒适。应该向患者提供客观准确的事实信息及诚实明确的建议，而不仅仅是说服患者。咨询员应给患者科普有关脱发问题的自然进程及所涉及的各种病因。向患者解释移植后将实现的视觉密度，以及详细解释HT各步骤的要点。此外，还应建议患者在HT手术前后使用美国FDA批准的局部外用米诺地尔和口服非那雄胺（适用于男性和绝经后女性），并解释脱发的自然进程。咨询过程应把握少承诺、多提供信息的原则。

五、患者的选择

根据笔者的观点，25岁以下的年轻患者由于其不合理的期望和要求，应推迟手术。此外，这类人群在未来几年可能会进一步脱发，需要进一步地修复治疗。如果年轻患者需要进行毛发修复手术，则应注意设计较高的发际线，并避免在顶点区域进行毛发移植。当患者秃发达到Norwood Ⅵ级的情况时，可以通过混合头发和胡须、选择更高的发际线进行全面移植覆盖。在这种情况下，建议最好不要重建鬓角。

对头发纤细的患者进行移植手术，应谨慎从事。因为在此类患者中，头发密度经常较低，预后较差。即使这些患者移植后的头发生长良好，他们通常也是不能接受移植前后的外观差异。毛干直径较大（＞80μm）的头发比纤细的头发覆盖更为紧密。供区密度良好的患者（＞80FU/cm^2）是理想的手术对象。＜40FU/cm^{2}者不太适合手术。

大多数Norwood Ⅵ型和Norwood Ⅶ型患者都不适合手术，除非他们有能提供至少＞6500个移植物的供体区域。但是，目前这类患者可以通过加用胡须移植覆盖。如果供体区域稀疏，明智的选择是只做额颞部毛发移植，而不是试图给秃发区提供完全的移植覆盖。头顶部移植是最困难的部分，因为这一区域会消耗大量的移植物。在术后几年中，患者常因外周原生发的脱落而变得不满意。对于瘢痕性秃发患者，移植物的提取和存活将受到影响，应就此在手术前告知患者并提出适当的建议。

六、移植物数量计算

外科医生必须为患者估计获得满意效果所需的移植物数量。对于从特定供区获取移植物数量的估计，没有硬性规则。但以美学为原则，可接受的提取率为每4个毛囊中获取不应超过1个（提取25%）。为估算可提取的毛囊总数，我们必须将毛囊单位总数除4，以获得25%的提取量[1]。在实践中，我们提取的数量常比指南所说的要多得多，但即使提取稍有过量，也并没有看到对供区美学效果有影响。

七、供区准备

毛发外科医生面临的另一个挑战是确定安全供体区域（safe donor area，SDA）（图1-1）。

每个患者的安全供区各不相同，通常认为枕后隆凸周围至耳部的耳轮上极前约2cm的U形毛发区在人的一生中处于优势生长周期，是安全供区[2]。因此，它涵盖了颞部、顶部和枕部的部分区域。应预先采取措施，避免从SDA以外的部位提取毛囊（图1-2）。

应绘制SDA的边缘，并将整个区域分为6~8个分区。分区将帮助外科医生在每个区域提取大致相同数量的移植物，从而确保其在提取区域均匀分布（图1-3）。

然而，我们应该注意，在相同表面积的两个网格中提取的数量可能会有所不同，因为枕部和颞部的密度和移植物质量可能存在巨大差异。这可能是因为供区存在微型化，逆行变稀疏，但视觉上尚不明显（图1-4）。

在特定区域内集中提取移植物将会出现令人无法接受的外观，因此，即使手术规模较小（500~1500个移植物），也应当从较大范围的安全供区均匀提取。

一旦SDA确定，将其修剪至1~1.5mm的长度。在头发长度较长的情况下，也可以进行窗口区域内剃发（图1-5）。

八、知情同意

必须在术前获得患者的知情同意。在取得同意书的同时，医生应了解患者的病情、预后、手术风险、不良反应、并发症及手术治疗的相关益处。对于从非常规部位（如胡须和胸部）获取移植物时出现的并发症，需征得患者同意，患者应清楚自己已同意该手术。应根据患者供区的质量和脱发程度，给予其合理的预期。医生还应讨论其他脱发治疗方案，应强调同时进行药物治疗的必要性。患者应了解，移植后需要6~9个月才能正常生长出密度良好的毛发。

九、术后护理

术后护理最重要的方面是通过在受区部位喷

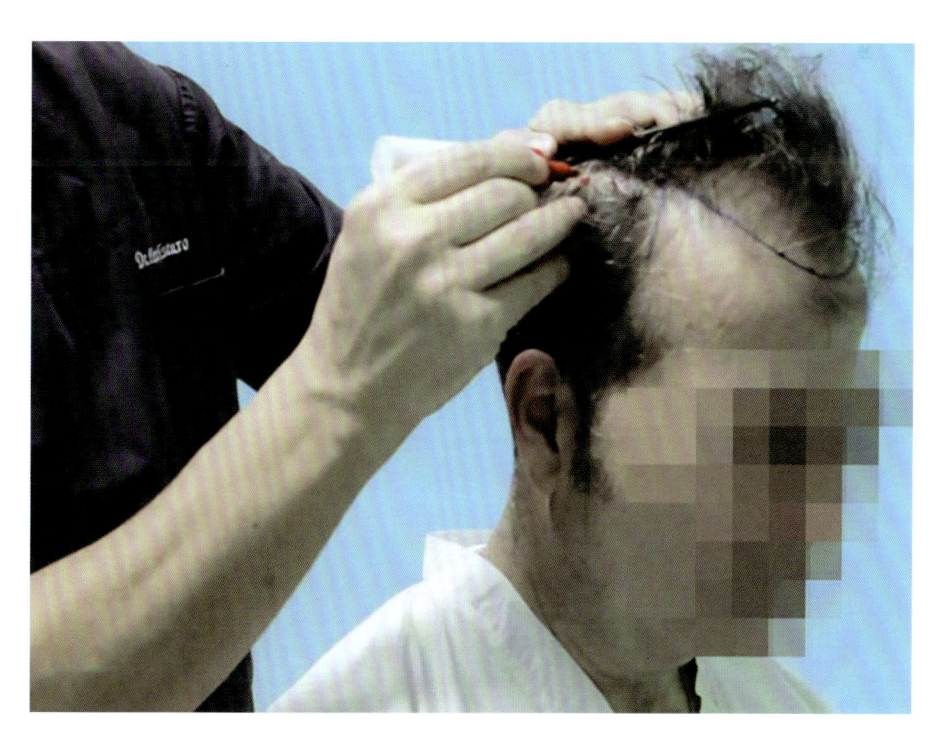

▲ 图1-1 画出安全供区及非安全供区的轮廓
图片由 Dr. Piero Tesauro 提供

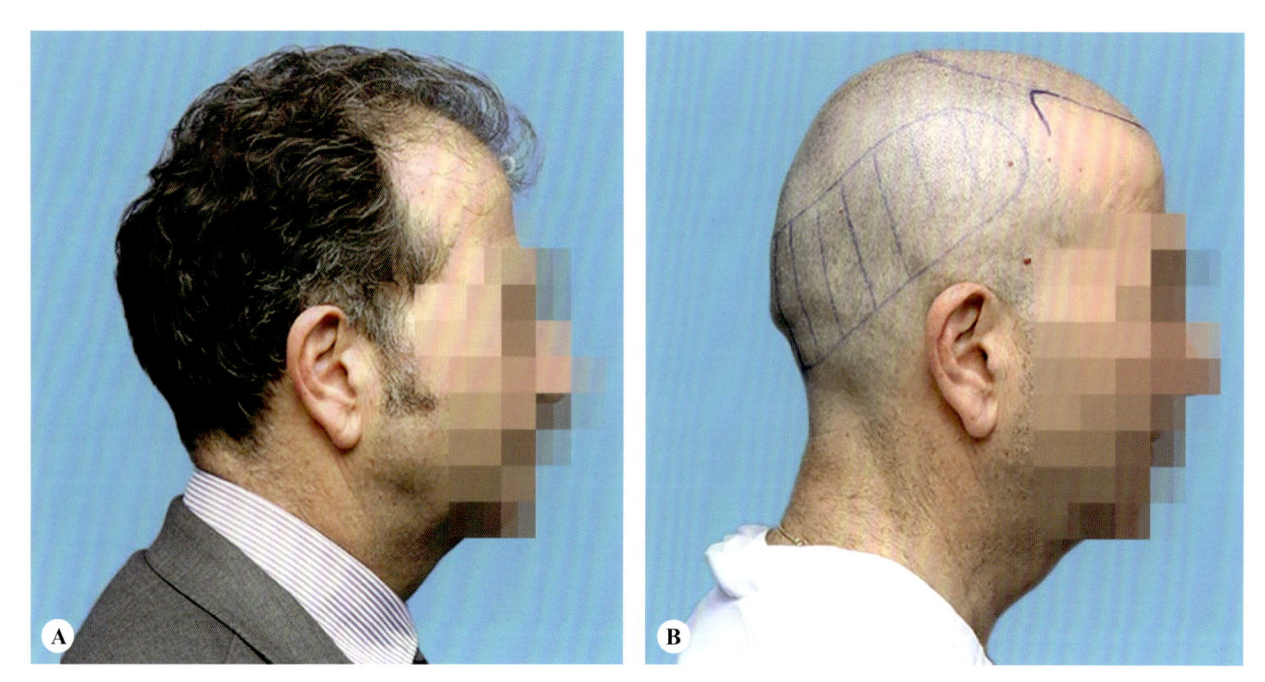

▲ 图 1-2 划定安全供区范围
A. 剃发前；B. 剃发后（图片由 Dr. Piero Tesauro 提供）

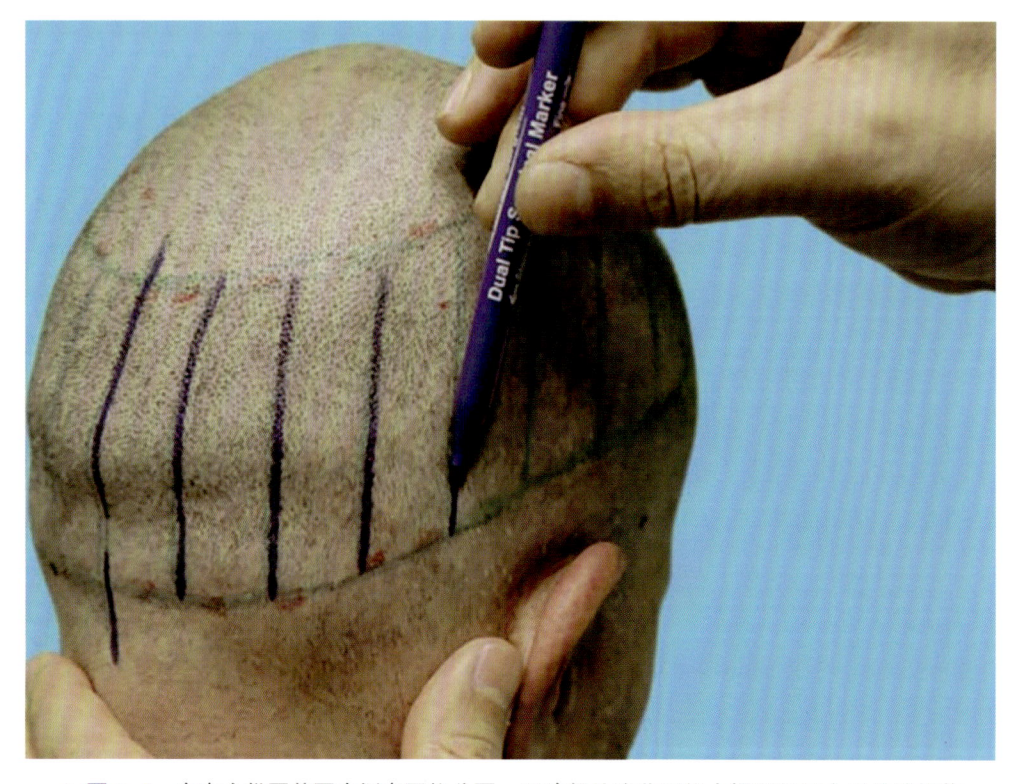

▲ 图 1-3 在安全供区范围内划定网格分区，以确保从这些网格中提取数量合适的移植物
图片由 Dr. Piero Tesauro 提供

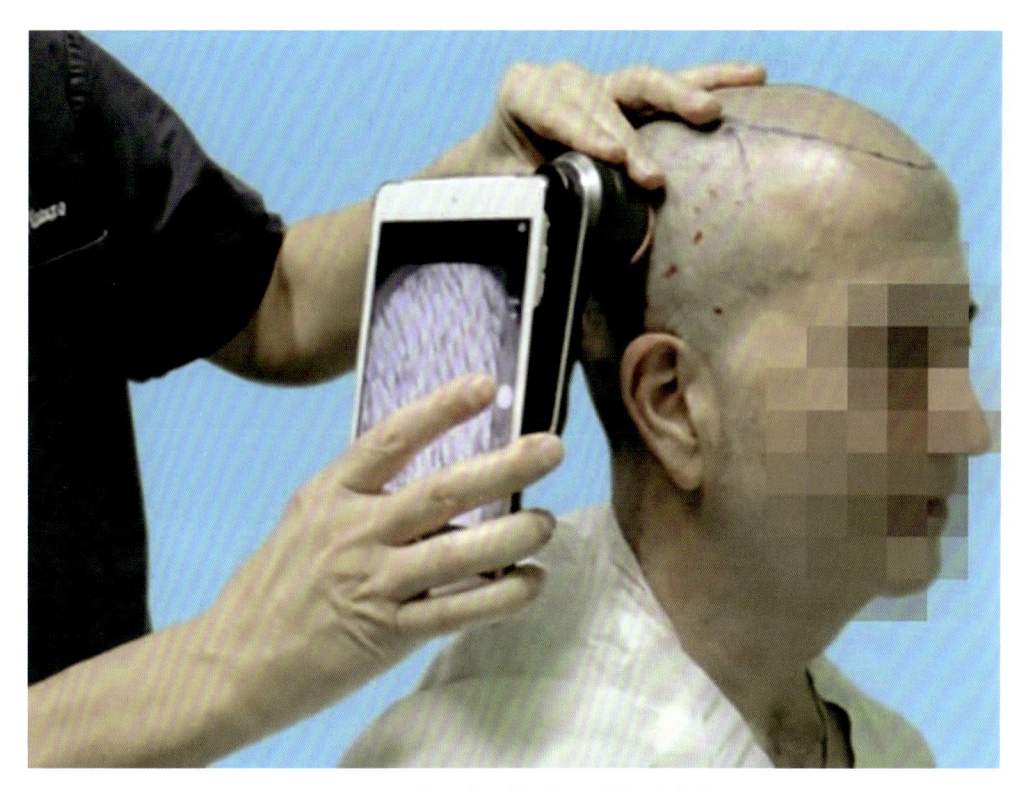

第 1 章 毛发移植评估、检查和术后护理

▲ 图 1-4 应用皮肤镜对供区进行密度检测
图片由 Dr. Piero Tesauro 提供

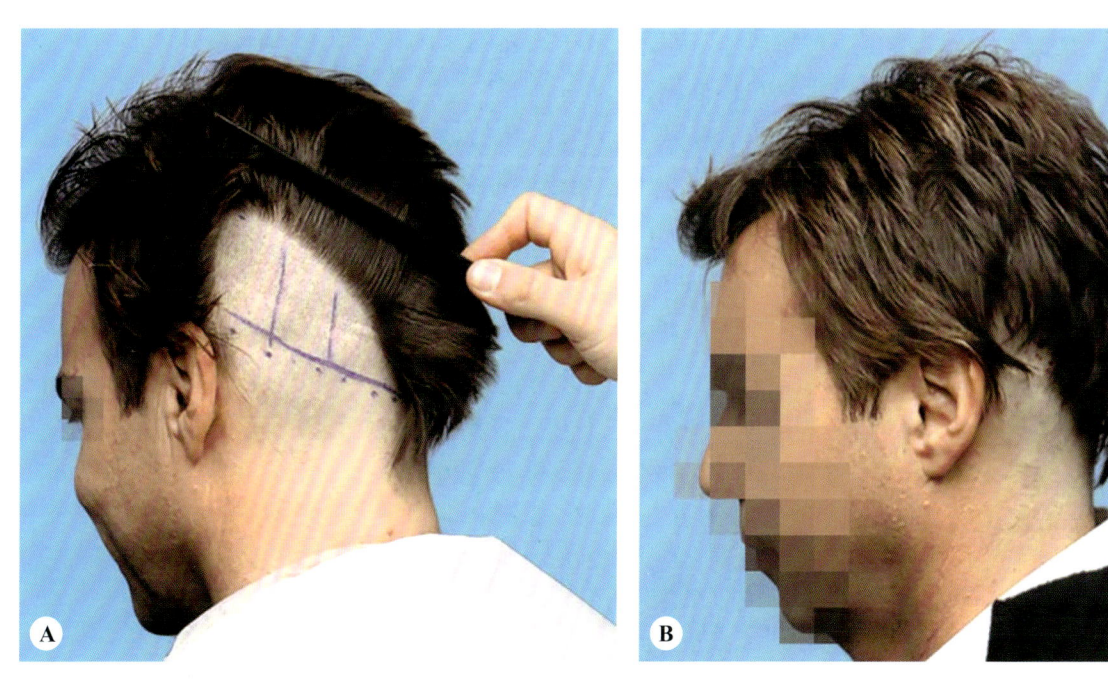

▲ 图 1-5 A. 进行窗口区域内剃发；B. 同一患者术后，将头发放下时的剃发窗口区
图片由 Dr. Piero Tesauro 提供

洒生理盐水来保持移植物的水分。我们建议患者在接下来的 7 天内每 2 小时喷洒 1 次，保证夜间 5~7h 睡眠。同时建议使用生理盐水喷雾来软化移植物周围形成的硬壳。保持移植物周围的湿润也有助于种植区创口的快速再上皮化。

重要的是受区部位不能有任何形式的创伤。创伤可能以任何形式发生，如患者睡觉时枕头与移植物发生摩擦，或者上车时撞到头部。睡眠姿势由移植部位决定，特别是做了发际线修复后，不应俯卧睡眠。如果做了从发际线到顶部的完整修复，则只能侧卧。如鬓角区域修复后，不应在供体头皮周围进行包扎，因为存在移植物移位风险。应嘱患者预防性口服抗生素和抗炎药。定期前额部按摩可减轻术后眶周区域的肿胀。

十、结论与思考

选择合适的患者进行毛发移植手术将有助于确保成功。正确地咨询、建立融洽关系和获得患者的信心是使患者满意的关键步骤。

Piero Tesauro 的评论

"选择适宜的受术者至关重要"是本章论述的开始，也是智慧的结晶！尽管这些段落中罗列的许多概念是我在过去 20 年中所获知的所有警示的重复，然而在这里，这些概念被分为清晰的步骤，并包含了所有的"危险信号"。

但在现实中应如何选择？

选择本质上是所有主观参数的集合，我们可以通过观察、触摸和倾听患者的诉求将这些参数整合在一起。

事实上，我们通常可以很快了解患者的期望，以及他们如何应对脱发情况。当我们第一次检查患者时，将手指从后颈部移动到他们的整个头皮上，我们常可以非常确信，我们的评估将会和用皮肤镜或任何其他仪器检测所得的客观数据相吻合。

所有的客观参数都有力地证明了我们良好的直觉。这些客观检测方式是必要的，尤其是能够避免过度自信，但医生主观理解在这一阶段仍是独特和不可替代的。

倾听是我们工作中最困难的部分，它决定着我们能否获得患者的信心和信任。要做到这一点，我们必须向患者表明我们关心以及理解他们的问题。

例如，为了获得实际效果，治疗任务必须基于三个基本支柱：①治疗结果；②不相关的不良反应；③长期依从性——重中之重。到目前为止，我们的诊所在首次会诊期间，能够出色地完成对患者的健康教育。

总 结
• 详细的咨询、病史和问诊过程对于选择适宜手术的患者至关重要，最终会获得满意的疗效。
• 在决定毛发移植覆盖范围后，应准确计算移植物的数量。
• 安全供体区应在术前标出，只有从永久区内提取才能达到预期结果。
• 知情同意是先决条件。
• 术后护理至关重要，因为受区移植毛发存活需要时间。在此期间，应小心并严格遵守所有注意事项。

参考文献

[1] Boden AS. FUE donor evaluation and surgical planning. In: Lam SM, Jr Williams KL (Eds). Hair Transplant 360, 1st edn. New Delhi: Jaypee Brothers Medical Publishers (P) Ltd. 2010;4:116-7.

[2] Lam SM. Hair Transplant operative 360. In: Lam SM (Ed). Hair Transplant 360 for Physicians, 1st edn. New Delhi: Jaypee Brothers Medical Publishers (P) Ltd. 2010;1:63.

第 2 章 即时毛发移植
Direct Hair Transplantation

Pradeep Sethi　Arika Bansal　著
仪　臻　译　蒋文杰　校

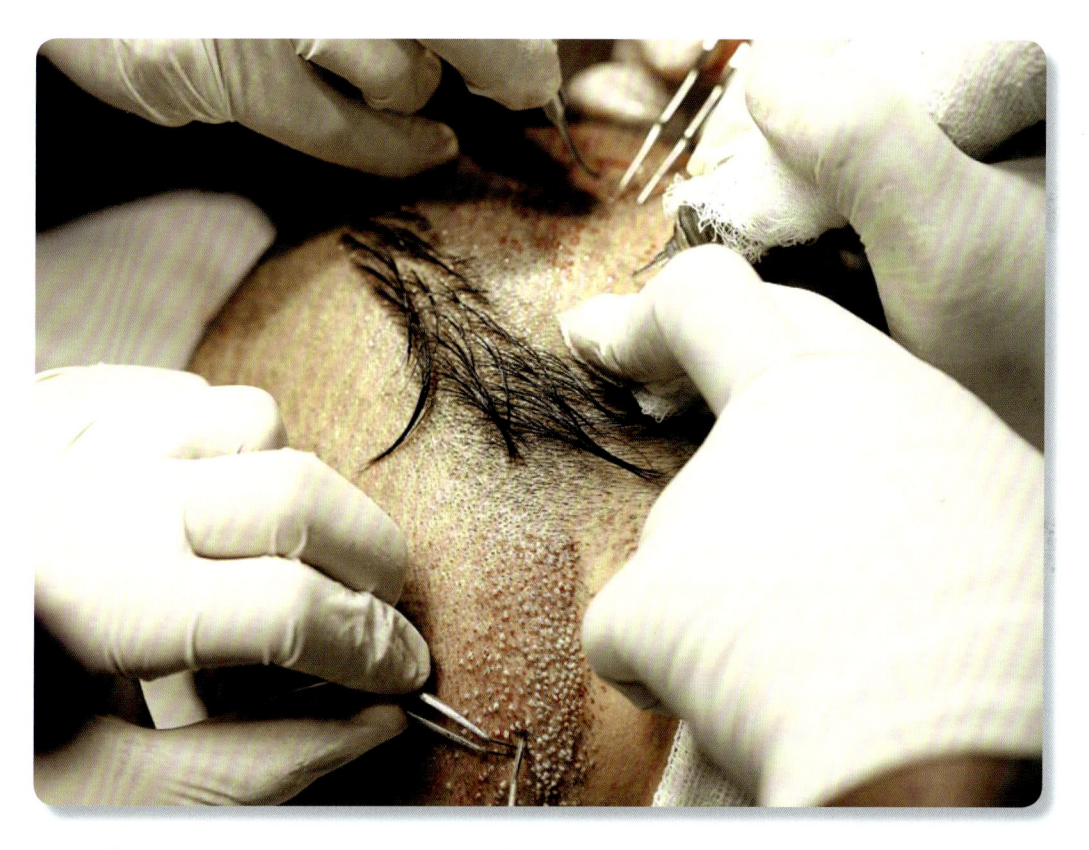

毛囊从供区取出后应尽快植入受区，避免在体外滞留时间过长，要像兔子一样迅速！

一、概述

在过去10年里，毛发移植手术已经成为一种非常流行的头发修复方法，特别是在雄激素性秃发患者中。满意的毛发移植是通过毛发的生长、发际线及毛发密度等最终效果的自然程度来评估的[1]。这些参数取决于移植物提取、植入和存活的总数[2]。毛囊单位提取（follicular unit extraction，FUE）技术已越来越多地被患者和医生接受。这种手术的一个主要缺点是移植物很"细小"，在移植过程中很容易因处理而损坏[3]。通过使用植入器能减少对移植物的处理，在一定程度上规避这个问题[4]。

我们先前曾报道过对传统 FUE 技术的改进，即在受区位点预先制作切口，随后提取移植物并立刻使用植入器植入[2]。我们对采用这项技术的患者进行追踪研究，发现这项技术缩短了手术时间，使我们能够在一次就诊中植入多达 7410 个移植物。

二、方法

即时毛发移植（direct hair transplantation，DHT）手术技术是 FUE 的一种改进，包括 3 个关键步骤：①预制位点；②即刻评分、移植物提取和移植物排列；③移植物植入。

（一）预制植入位点

受区行环形阻滞麻醉准备，接下来提取测试移植物，以了解在受区放置移植物所需的缝隙深度。在发际线区域上预制 3~4 行植入位点，男性使用 20G 针头，女性使用 21G 针头。后方区域预制位点时使用 19G 针头，位点的平均密度为 40~50FU/cm^2（图 2-1）。

（二）即刻评分、移植物提取和移植物放置

在完成所需要数量的预制位点后，嘱患者左侧卧或右侧卧。在供区给予环形封闭麻醉，用直径为 0.85~1.0mm 锋利的圆形或喇叭形外口的毛发提取针钻取移植物。使用毛发分离镊采集移植物，不分离移植物的真皮部分。完成一侧所需数量的移植物采集后，将患者转到另一侧，然后嘱患者转至俯卧位，以便采集枕区的移植物。

在俯卧位的状态完成头顶部移植物的排列，将移植物分离成单株、双株和三株，然后装入钝针植入器（图 2-2 和图 2-3）[2]。

在评分结束时，进行细致的预种植，将 20%~50% 的移植物植入预制位点。

（三）移植物植入

其余移植物由两名手术助手同时以患者仰卧位种植，以减少移植物"离体"时间。将植入器插入夹缝中，至针的斜面在矢状面上，然后旋转 90°。使用珠宝镊（种植镊）从上方将移植物推入，从切口中轻轻撤出植入器，同时从上方按压表皮。移植物的一小部分表皮略突出于受体区域的表皮是最适宜的种植深度（图 2-4）。

三、术后护理

建议患者术后在供区使用聚维酮碘擦洗剂和 2% 莫匹罗星软膏，受区每 2~3 小时进行 1 次生理盐水喷雾，并口服抗生素和镇痛药，持续 7 天。患者在第 7 天进行随访，之后每月随访 1 次。

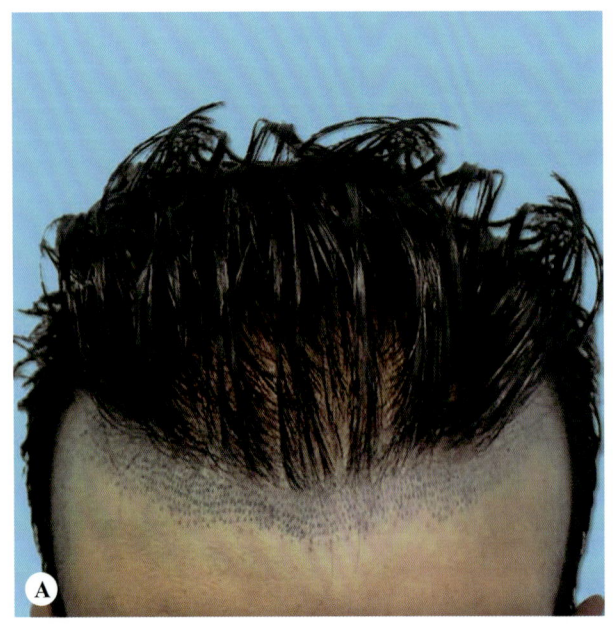

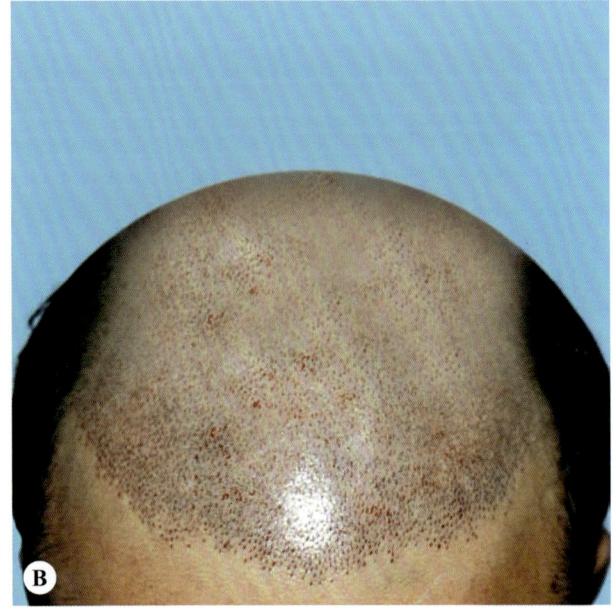

▲ 图 2-1 在提取步骤之前预制植入位点

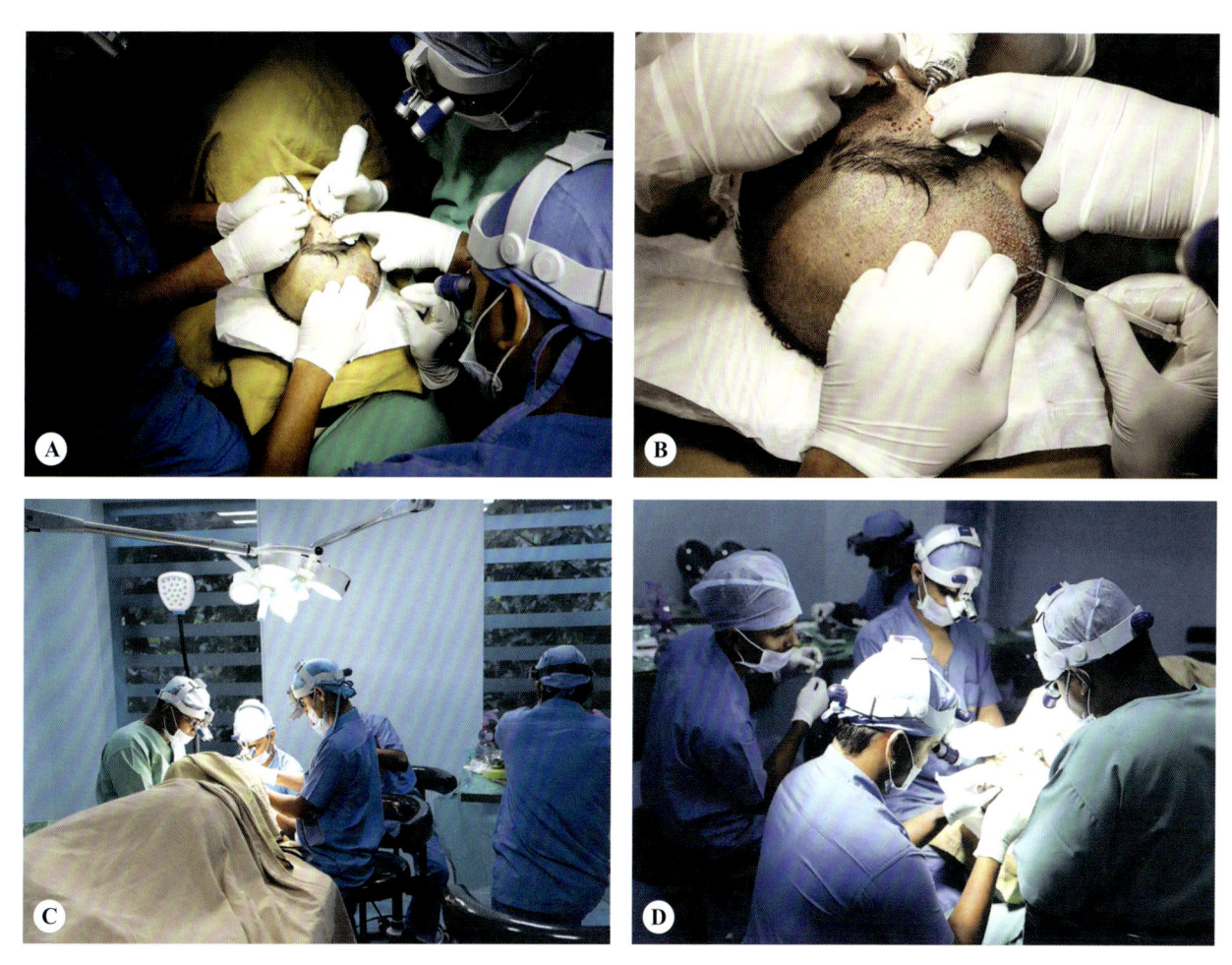

▲ 图 2-2　A. 患者正在进行 DHT，移植物评估、提取和植入；B. DHT 的特写图，由钝针植入器进行植入；C. DHT 手术室场景：一名手术助手正在台上将移植物放入植入器，另一名手术助手正在将植入器传递给坐在患者头部下方及后面的助理，以同时进行移植；D. 另一角度的手术室场景

四、与传统 FUE 手术相比的优势

DHT 技术是 FUE 的一种改进，需要与受区部位预制植入位点相结合，借助植入器同时提取和植入移植物，以尽可能多地获取移植物，然后在完成移植物评分后，经由两名助手将余下提取的移植物植入。名称中加入"即时"一词，是因为移植物在提取出后被立即植入预制的位点中，不用将其分为单个毛囊，并且该过程需尽快完成，以尽量减少移植物的离体时间。

本方法的优点包括以下几点。

- 由于预制了植入位点，植入物插入时所受的力减少，移植物进入切口时不接触表皮以下部分，因此移植物的活力得以保持[5]。
- 由于使用植入器，将移植物的机械处理降到最低，并且不将移植物解剖分离为单个毛囊。
- 由于预制位点中移植物受到的阻力降低，因此植入后被挤出的风险很小[6]。
- 由于预制位点，种植所需的尖锐植入器数量减少。
- 由于发际线的设计、密度和角度是由预制位点所在的部位决定的，因此借助植入器可以实现在头部任意位置植入，而用镊子植入时是不可能的，同时也节省了手术医生的

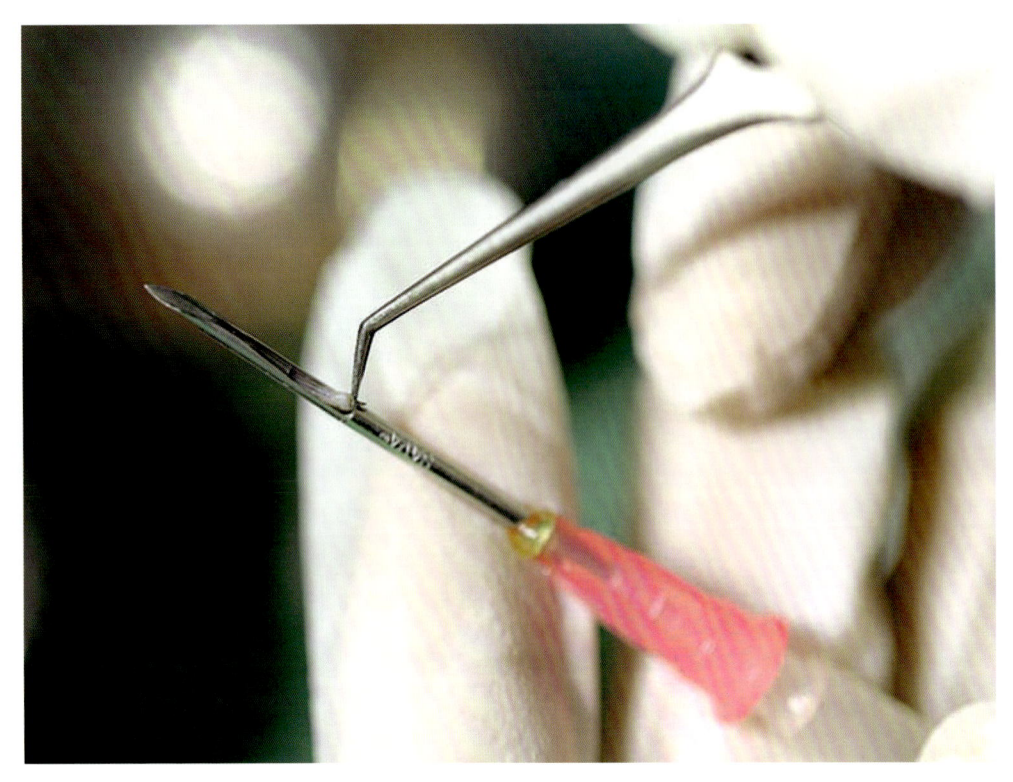

▲ 图 2-3　将移植物装入 SAVA™ 植入器（钝针植入器），确保植入期间对移植物的机械处理接近零

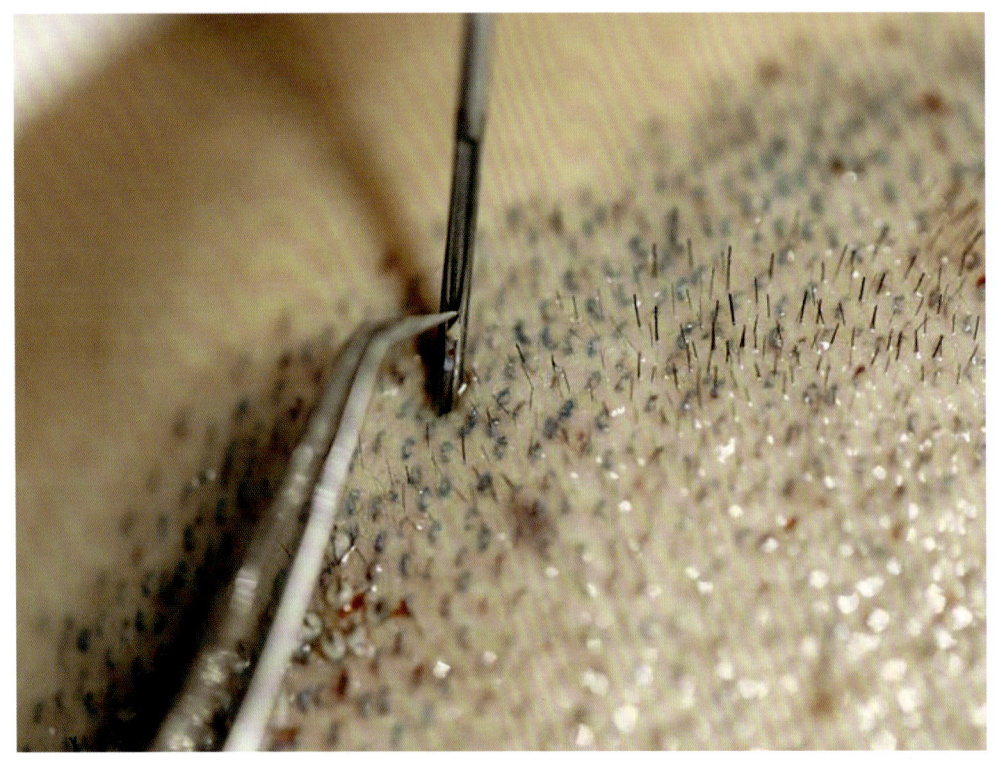

▲ 图 2-4　从表皮端推动移植物，同时从植入器上卸下移植物

时间[7]。
- 使用植入器同时提取和种植，因而移植物离体时间很短[6]。

在使用植入器提前预制植入位点时，甚至可在手术前一天制备，以减少切口部位的出血，增加移植物的黏性，从而减少移植物的脱出[7]。据观察，随着时间的推移，受体部位变得更加适合移植物存活，再灌注损伤的风险几乎为零，移植物在手术第2天存活的主要原因是从移植物周围渗出的血清获取了养分，而不是由新生的血管供给的[7]。

我们的DHT技术能实现在一次就诊中完成多达8000个移植物的毛发移植，在两次就诊中能完成10 410个移植物的毛发移植，从而大大提高了手术速度，并使我们能够在两次治疗中完全覆盖秃顶程度最高的患者。在单次就诊中完成手术的患者通常期望能够完全覆盖，因为这有利于在1年内彻底改变外观。需要记住的是，在这种情况需谨慎考量，因为需要大量移植物，应采取一切可能的方法提高存活率，并应连续2天进行手术。DHT需要6名或更多的手术助理及毛发移植外科医生。DHT的植入角度和方向没有限制，随着患者体位的变化至不同位置，2名助手可同时根据需要的移植体位调整坐姿。

FUE和DHT的参数如表2-1所示。

总　结

- DHT是传统FUE技术的改进版本。它包括预先制作受区植入位点，然后同时评分、提取和植入，随后完成剩余移植物的种植。
- 减少了移植物的离体时间，从而确保移植物的存活能力。
- 在预制位点中种植移植物能够减少出血，增加移植物的黏性，从而减少移植物的挤出。

表 2-1　FUE 和 DHT 的参数

参数	FUE	DHT
差异点	第一步：移植物提取 第二步：制备位点 第三步：移植物植入	第一步：预制位点 第二步：移植物提取及植入（尽量减少离体时间）
移植物离体时间	3～5h	最多30min
移植物受损风险	存在风险：如使用镊子 风险较小：如使用植入器	风险较小：因为使用植入器
毛根部的处理	轻微处理	零处理
保存液	需要	不需要（生理盐水即可）
医生监督	少	所有重要步骤，包括预制位点和移植物评分，均由医生完成

参考文献

[1] Rose PT. Hair restoration surgery: challenges and solutions. Clin Cosmet Investig Dermatol. 2015;8:361-70.
[2] Sethi P, Bansal A. Direct hair transplantation: a modified follicular unit extraction technique. J Cutan Aesthet Surg. 2013;6(2):100-5.
[3] Harris JA. Follicular unit extraction. Facial Plast Surg Clin North Am. 2013;21(3):375-84.
[4] Lee SJ, Lee HJ, Hwang SJ, et al. Evaluation of survival rate after follicular unit transplantation using the KNU implanter. Dermatol Surg. 2001;27(8):716-20.

[5] Lee DY, Choi YL, Kim MG, et al. The combined use of needle with hair transplanter for hair recipient sites. Dermatol Surg. 2007;33(1):128-9.

[6] Bicknell LM, Kash N, Kavouspour C, et al. Follicular unit extraction hair transplant harvest: a review of current recommendations and future considerations. Dermatol Online J. 2014;20(3).

[7] Bernstein RM, Rassman WR. Pre-making recipient sites to increase graft survival in manual and robotic FUE procedures. Hair Transplant Forum Intl. 2012;22(4):128-30.

第3章 毛发移植中的麻醉、疼痛管理及止血
Anesthesia, Pain Management and Hemostasis in Hair Transplant

Abhinav Kumar　Arika Bansal　Raghunatha Reddy　著

刘孝文　王英杰　译　蒋文杰　校

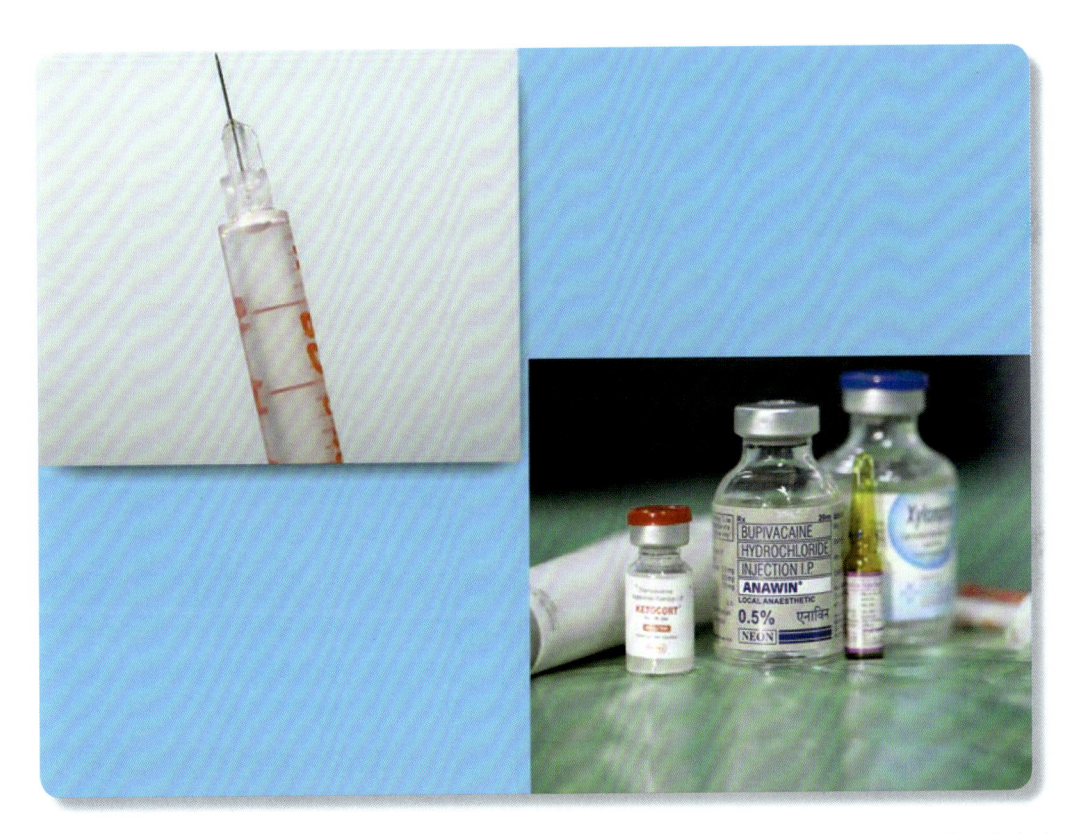

尽管患者清楚他们需要在操作初期忍受一些疼痛，但我们的目标是通过最少剂量的药物消除其对疼痛的长期记忆。这是可行的！

一、概述

疼痛是每个患者听到"手术"一词后都会首先想到的事情。确保手术过程中患者承受的疼痛最小化，不仅有助于减轻患者的焦虑，还有助于患者建立信心。在第一次手术中体验不佳的患者很可能不会再回来寻求后续手术，而且也可能在家人和朋友中传播对术者不好的言论。为了以最少的疼痛实施手术，我们有必要全面了解麻醉药物。外科医生的目标应该是尽量减少患者不适和药物毒性。

如今，无论是麻醉方式还是给药途径方面，我们都有很多种选择。对于局部神经阻滞，优选局部注射或浸润；而对于全身麻醉，可以选择口

服、静脉内或吸入麻醉方式进行。

二、术前镇静[1]

在头皮上进行任何注射之前，应给予口服苯二氮䓬类药物使患者在保持意识的同时得到放松。苯二氮䓬类药物还可以提供强效的逆行性和顺行性遗忘作用，可以使患者忘记穿刺疼痛，进而更有可能在需要时再次就诊。

咪达唑仑具有镇静、抗焦虑和遗忘作用，其药效比地西泮强 2～4 倍。它具有高选择性的遗忘作用，其遗忘剂量是催眠剂量的 1/10。许多外科医生在开始手术前 10～20min 会静脉给予咪达唑仑 2～5mg 或皮下注射 2.5～5mg。另外，可以在术前 1h 舌下含服劳拉西泮 1mg，并根据需要在 4～5h 内重复使用。最大剂量不应超过 0.05mg/kg。口服阿普唑仑 0.25mg 或地西泮 10～20mg 也有助于平复患者情绪。所有这些措施都降低了血管迷走性晕厥的风险。对于利多卡因和布比卡因，应在左前臂（0.1ml）和右前臂（0.1ml）分别给予试验剂量以测试其敏感性。

三、局部麻醉和肿胀麻醉

局麻溶液：其成分因医生而异。我们的方案是 20ml 生理盐水、0.5ml 肾上腺素和 20ml 布比卡因（0.5%，5mg/ml）混合。患者 24h 内布比卡因总剂量为 100mg，避免给予碳酸氢钠，因为它有水肿倾向。选择布比卡因作为局部麻醉药的原因是其作用时间较长。

肿胀液：我们使用 2% 利多卡因 30ml，其中每毫升含有 21.3mg 盐酸利多卡因。因此，利多卡因 24h 内使用总剂量为 639mg。我们将 0.5ml 肾上腺素加入利多卡因中，并与 40mg 曲安奈德（40mg/ml）和 60ml 生理盐水混合后形成最终的肿胀液。

四、局部麻醉

实现充分麻醉的基本技术包括神经阻滞、环形阻滞和区域浸润。实施神经阻滞时，在感觉神经根周围注射少量利多卡因，使该神经支配区域麻醉。在毛发移植中，通常选择阻滞眶上神经（图 3-1）。一般而言，我们只有在环形阻滞后中心头皮仍未完全麻醉的情况下才使用神经阻滞。

对于麻醉药物，通常首选利多卡因或布比卡因复合肾上腺素。肾上腺素由于具有血管收缩特性，可增加局麻药药效，同时为术中提供了无血术野。由于毛发移植时程较长，至少需要 4～6h，因此我们需要使用作用时间长的局麻药。布比卡因满足这一要求，因此可用于肿胀或局部麻醉。在标记供体区域下缘的头皮后部进行环形阻滞麻醉（图 3-1）。使用胰岛素注射器或带有 30G 针头的 1ml 注射器连续进行皮丘或多个皮丘的方法注射。在每个注射点注射 0.05～0.1ml 以形成小皮丘。环形阻滞后在同一平面内用肿胀液浸润头皮以实现止血和肿胀。

有一种称为振动器的小型装置，联合冰敷按压的技术，可缓解疼痛。应始终监测局麻药物总剂量以防止毒性。

我们列出了给患者实施麻醉中的一些实际问题，这些也是进行毛发移植时经常面临的问题[2]。

注射血管收缩剂的理想层面位于真皮下方及帽状腱膜上方。帽状腱膜下层相对无血管，在其下方注射（针尖会感觉触及骨头）会增加眶周水肿的风险，这是由于液体在帽状腱膜下平面会向下流动。

- 受区头皮的动脉供应像车轮边缘的辐条一样从下方向上延伸。神经供应有所不同，眶上神经支配受区前 1/3～1/2 的大部分区域。这些结构从颅骨深处延伸到眉毛并走行于浅表。这些神经一旦被阻滞，额部受区大部分都会被麻醉。
- 肾上腺素（头皮肿胀）：药物必须沿着血管走行（皮下平面）给予，并采用足够大的浓度以产生血管收缩效应。
- 肿胀还有助于使帽状腱膜与皮下组织层分离，从而在手术期间为深层的血管和帽状腱膜提供额外的保护。
- 在供区，神经血管供应由深层到浅层，环形阻滞需要在计划供区浅层下方、枕骨隆突水

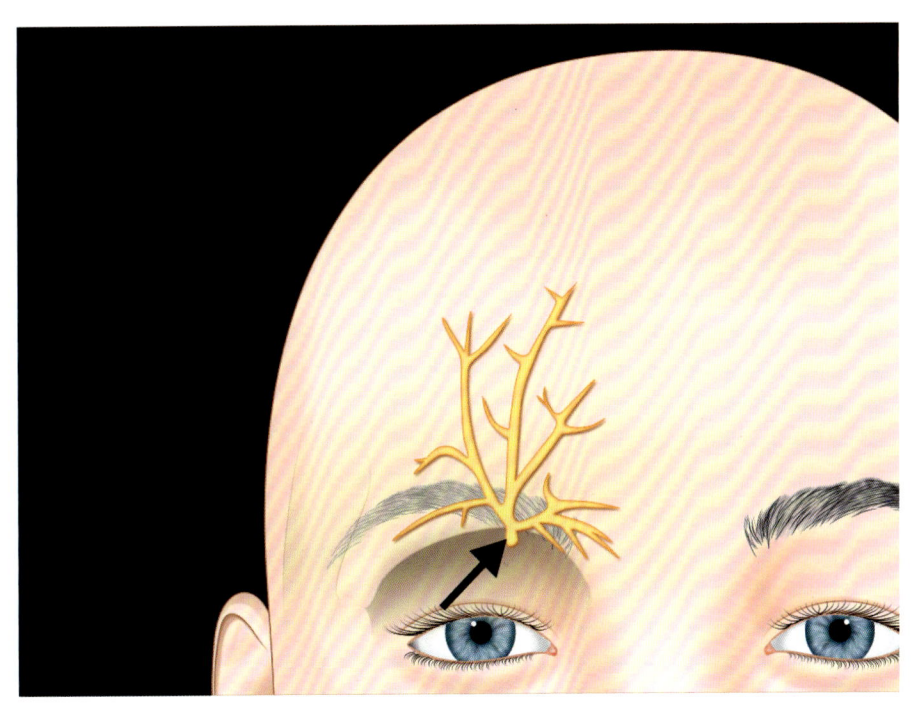

▲ 图 3-1　眶上神经位于瞳孔中线眶上切迹深处
在该神经周围浸润利多卡因会麻醉 1/3~1/2 的头皮前部

平实施。
- 注射分期：值得注意的是，对于 2h 内不进行手术操作的区域，为避免药效消退，不应注射麻醉药、肾上腺素和肿胀剂。这一原则同时适用于供区和受区皮肤。受区部位的浸润麻醉不应早于切开前 10~15min。
- 皮内注射会产生风团且造成疼痛，因此最好在已阻滞的头皮或无痛感的麻醉区域进行注射。
- 稀释可将肿胀液意外注入血管所产生的不良反应风险降至最低。
- 受区新出现的出血和疼痛通常意味着麻醉可能开始消退并需要补充。
- 如果患者主诉额部头痛，其原因可能是放置在头皮周围以吸收液体的弹性纱布绷带对头皮造成的压力过大或发际线麻醉不完全。建议松开绷带，重复进行环形阻滞和眶上阻滞。
- 晚期供区麻醉不全可以通过在疼痛区域下方 2~3cm 处重新注射局麻药来解决。
- 使用振动器和直接冰敷联合注射局部麻醉可显著减轻疼痛。这是因为振动通过突触前抑制使通往大脑的疼痛通路关闭。
- 由于潜在的心脏毒性，布比卡因的使用受到限制。成人布比卡因的最大剂量为 175mg。与布比卡因相比，罗哌卡因降低左心室压力的程度更轻。罗哌卡因是周围神经阻滞中最安全的长效局麻药之一，未来有望替代布比卡因。
- 医生应能处理毛发移植中的所有紧急情况，如血管迷走性晕厥、低血糖、癫痫发作、心肌梗死发作、心律失常、高血压和低血压、过敏反应和类过敏反应等。在诊所里，外科医生应随时准备好急救托盘，并随时有 100% 氧气备用。应对诊所的所有医生和医务人员进行基本生命支持（basic life support，BLS）和自动体外除颤器（automated external defibrillator，AED）使用的基本培训。

五、疼痛管理

如果没有采取足够的措施来缓解疼痛，毛发移植将是一个痛苦的过程。在进行局部麻醉之前，应掌握以下概念和技术。
- 使用尽可能细的针头。我们使用 32G 胰岛素注射器。
- 谨记皮肤穿刺的原则：慢慢进针并且非常缓慢地给予药物。在皮下组织中快速注射局麻药会引起疼痛。
- 环形阻滞主要有两种技术。一种是多重皮丘技术（图 3-2），另一种是连续皮丘技术（图 3-3）。在多重皮丘技术中，使用 30~32G 的针头每 5cm 环形注射出皮丘。待麻醉起效后，从每个皮丘的中部和外侧进针直到皮内。外科医生应养成每次穿刺后回抽注射器的习惯。

在连续皮丘技术中，将 1ml 局麻药注入真皮中，直至形成变白的皮丘。之后，将针推进 2~3mm，沿着环形方向穿过皮丘进行下一次穿刺。这样就形成了环形的凸起边界。理想情况下，只有第一次穿刺时才有痛感。

另一种进行阻滞的技术是将 18G 腰麻针完全刺入供体或受体区域中心。逐渐退针，局麻药会在退针全程缓慢扩散。

- 在延伸局部麻醉为供区进行环形阻滞的过程中，初次进针应在已取出移植物的切口部位，之后的穿刺应从麻醉区域延伸到非麻醉区域。
- 皮内注射疼痛剧烈，只有在该区域完全麻醉后才能进行。
- 使用振动器和冰袋可进一步减轻疼痛，我们将其广泛用于局部麻醉注射中。
- 使用较长的注射针也有帮助，因为它可以减少穿刺的次数。
- 通过添加 8.4% 碳酸氢钠缓冲溶液可中和局麻药（盐酸盐形式的弱碱）。局麻药如利多卡因和布比卡因分别以 9:1 和 50:1 的比例缓冲，从而减少带电局麻药分子引起的灼痛。然而，溶液缓冲后可能与术后水肿的高发生率有关。
- 使用干热或 37℃ 温水浴加热局麻药可减轻疼痛。

Robert Haber 的评论

毛发移植中采用局部麻醉有两个基本目的。首先，我们希望它有效，这样我们的患者就不会

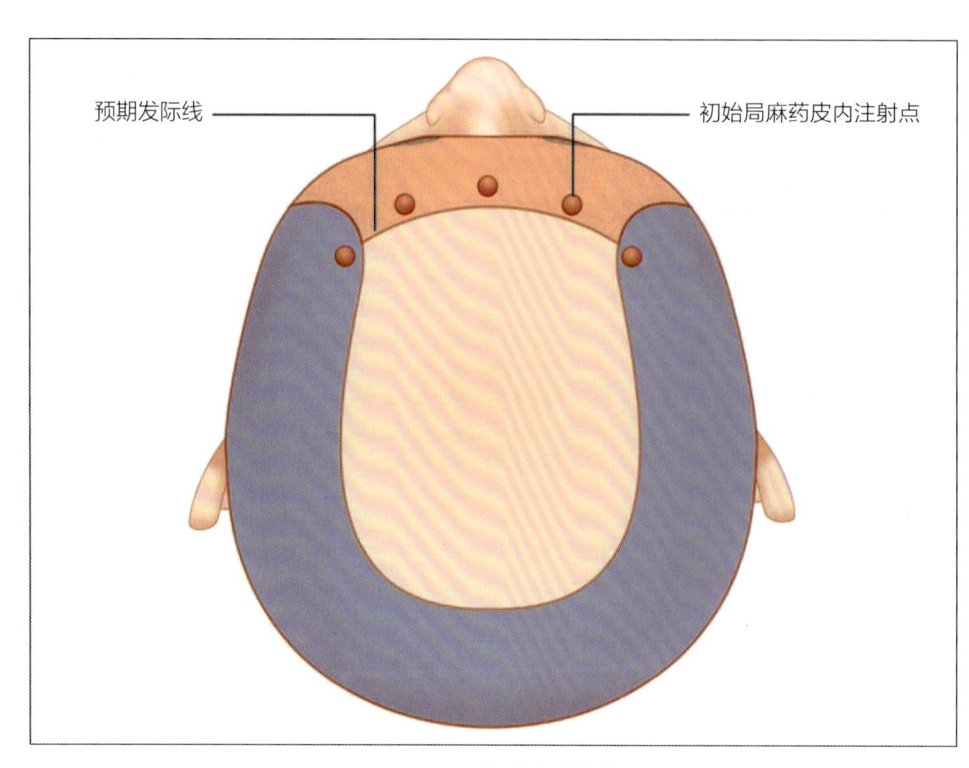

▲ 图 3-2 多重皮丘技术

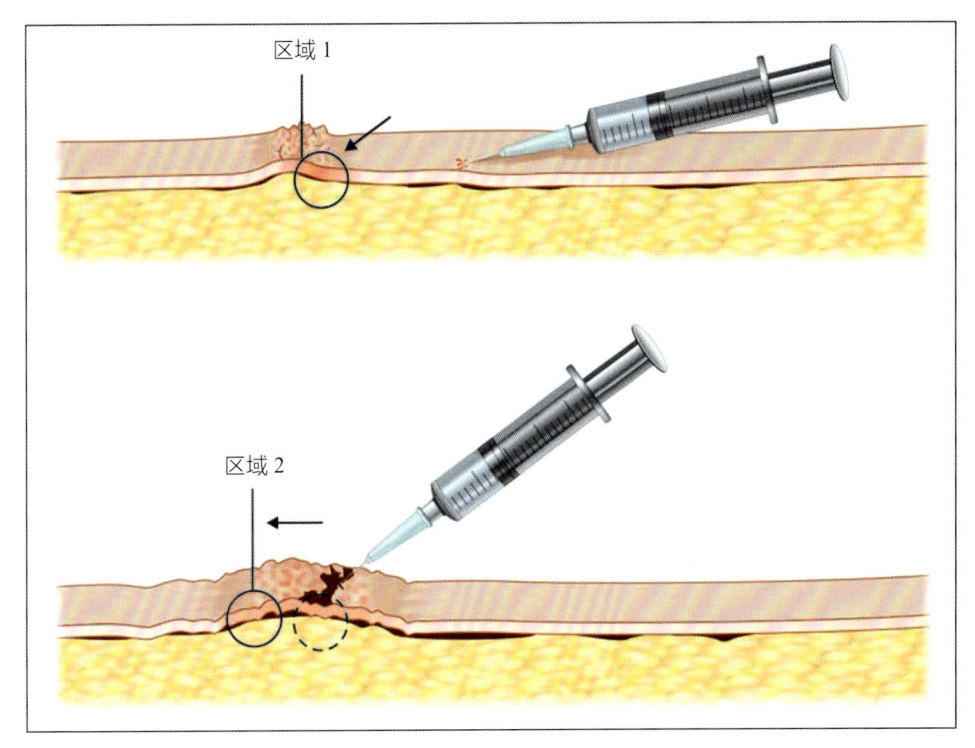

▲ 图 3-3　连续皮丘技术

感到切割所致的疼痛。这需要我们了解麻醉药的类型、起效速度、作用维持时间及感觉神经分布。其次，我们希望麻醉本身尽可能无痛，因为这是患者记忆最深刻的。掌握无痛麻醉的技术对所有毛发科医生来说都是至关重要的，本章综述了相关要点。口服或静脉镇静并不是必需的，但肯定会有所帮助。最后，使用缓冲溶液、细针、缓慢注射、振动镇痛，以及选择合适的麻醉药，都在实现无痛麻醉中发挥着重要的作用。

> **总　结**
>
> 尽量减少疼痛对于患者是否在需要时会再次就医非常重要。
> - 使用具有镇静、抗焦虑和遗忘作用的咪达唑仑。
> - 注射含有另一种局麻药的肿胀液可延长麻醉时间，并在不超过每种药物的安全剂量的情况下实现肿胀。
> - 布比卡因或利多卡因可用作主要的局部麻醉药。
> - 减少局部麻醉疼痛的方法：在穿刺时，尽可能使用细的针头、使用缓冲液、使用振动器和冰袋冰敷。

参考文献

[1] Bradley W. Anesthesia. In: Unger W, Shapiro R, Unger R, Unger M (Eds). Hair Transplantation, 5th edn. New York: Informa Healthcare Publishing; 2011. 232-9.

[2] Elliott V. Scalp anesthesia and hemostasis for FUE. In: Lam SM, Jr Williams KL (Eds). Hair Transplant 360, 1st edn. New Delhi: Jaypee Brothers Medical Publishers (P) Ltd. 2016;4:84-97.

第 4 章 前发际线的设计
Designing the Anterior Hairline

Pradeep Sethi　Arika Bansal　Abhinav Kumar　Sarita Sanke　著

陈露露　译　蒋文杰　裴开颜　校

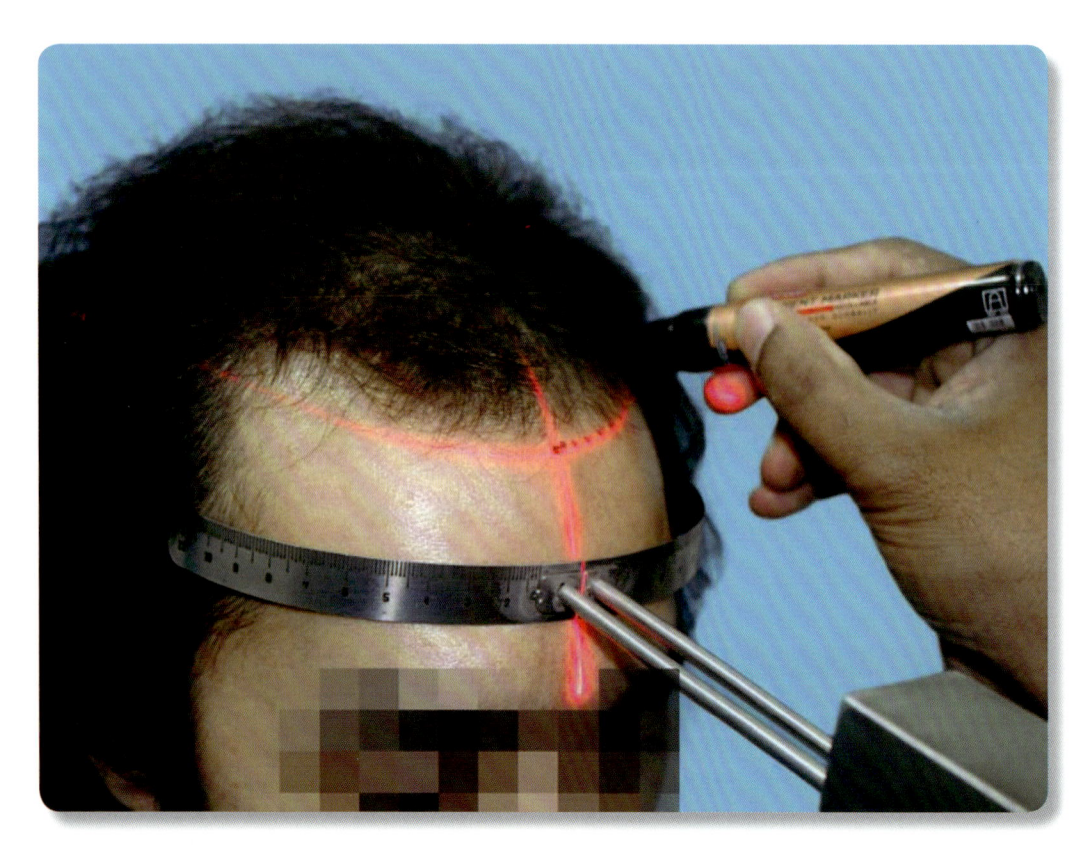

世界上没有两张相同的脸！

每张脸都有两只眼睛、一个鼻子、两只耳朵、一个额头、两块颧骨、一个下巴、两道眉毛、一张嘴和一条发际线！每张脸都是由这些成分排列组合而成，从而形成了每个人特有的容颜。前发际线是面部的关口，是毛发修复手术中美学部分最重要的方面。其目标就是重建一个接近自然的发际线。

一、概述

前发际线是头面部最重要的美学特征之一，对判断患者的年龄起着重要作用。发际线后移多数见于雄激素性秃发，有时还可见于瘢痕性秃发，如前额纤维性秃发、牵拉性秃发（尤其多见于女性）等疾病。

恢复患者的前发际线对任何医生来说都是一个挑战。手术医生的三个主要目标是发际线保持自然、对称、达到理想的美学外观，最终使患者看起来更年轻（图 4-1）。

Sirinturk 等[1] 提出了五种发际线形状，包括圆形、M 形、矩形、钟形和三角形（图 4-2 至图 4-6）。男性发际线通常呈 M 形，而女性多为圆形或矩形。

- 圆形：这种发际线适合额头较宽、颞部头发较多的人群。它在设计中展现出向前延展的弧形。
- M 形：表现为额颞角的后退。
- 矩形：额线较平，额颞角很小。这种发际线需要的移植物较多，但它非常自然，有助于恢复年轻样貌。
- 钟形：前额较高大。适合头部较狭窄的人群，可以节省移植量，保留颞隐窝。
- 三角形：发际线从前额几乎直线向下至颞部。

二、前发际线的解剖标志

发际线的设计不是一个纯数学问题，不能只是将面部和头部的不同解剖位置经过测量计算，然后简单地画线连接起来。完美的发际线是非常自然的，让旁人察觉不到做了移植手术！起码不能因为

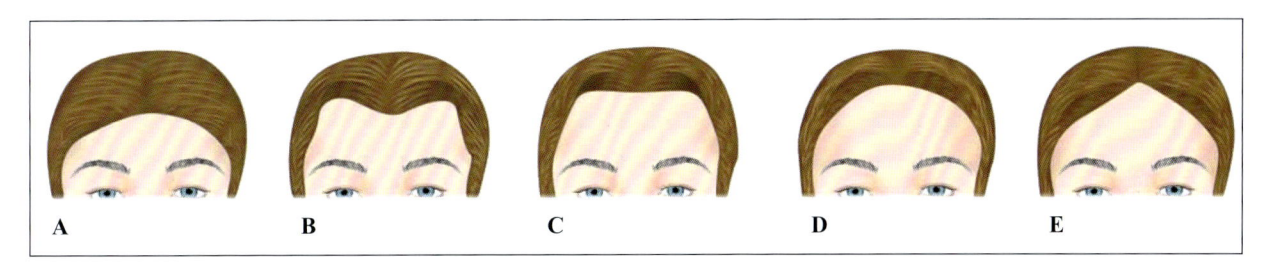

▲ 图 4-1 不同的发际线设计

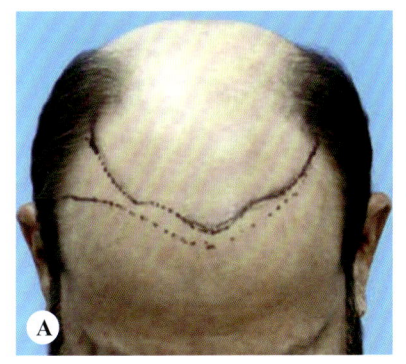

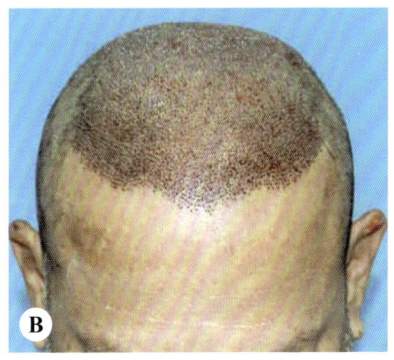

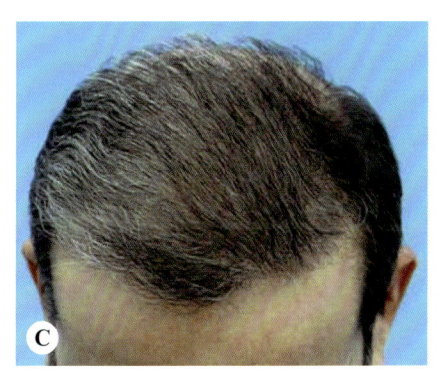

▲ 图 4-2 额头宽大者的圆形发际线

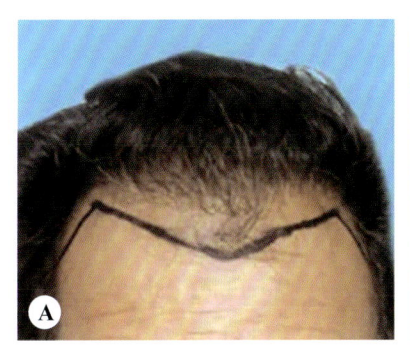

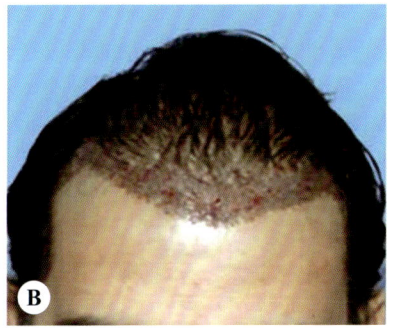

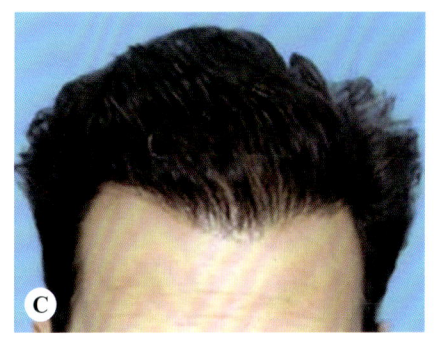

▲ 图 4-3 三角形发际线

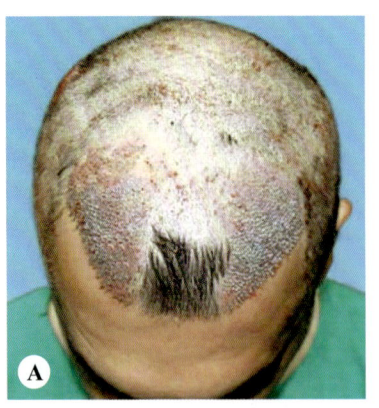

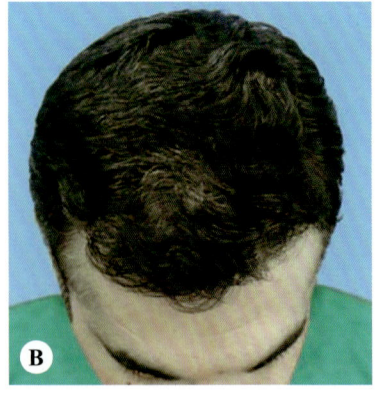

▲ 图 4-4 方形脸宽额头的矩形发际线

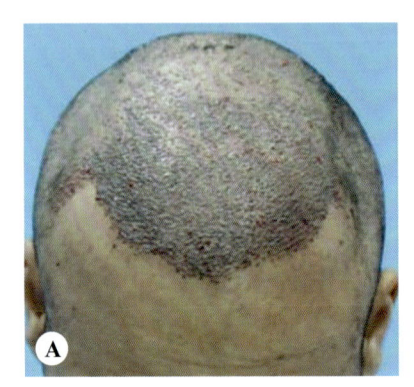

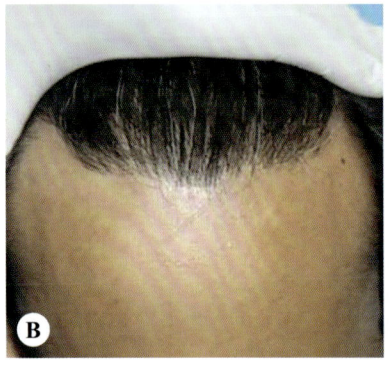

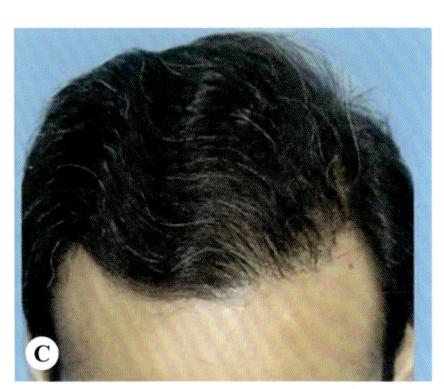

▲ 图 4-5 具有 3 个小峰的矩形发际线

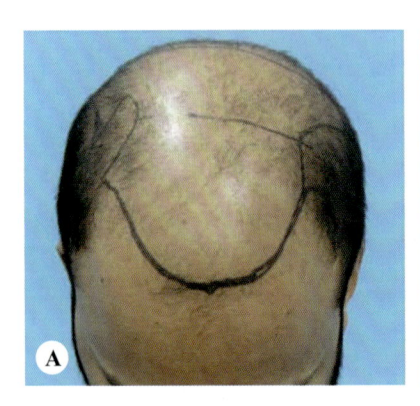

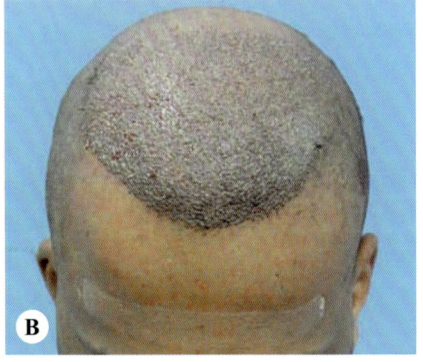

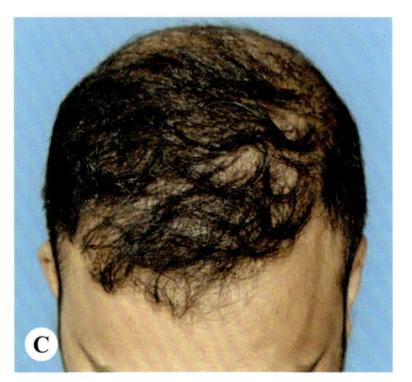

▲ 图 4-6 男性的钟形发际线移植术后 5 个月

发际线不自然或怪异而让人不忍直视。一个年轻的毛发移植医生应当结合自己所有相关发际线的知识，最大可能地给患者创造一个自然的发际线。

体表标志对医生来说十分重要（图 4-7 和图 4-8）。

前额中点（mid-frontal point，MFP）：位于眉间到发际线中点的垂直线上。前额高度（从发际线中点至眉间的高度）一般为 6~6.5cm。但是对于想做发际线降低手术的患者而言，MFP 通常位于眉间上 7~10cm 的位置。然而，这些数值皆会因脸部轮廓的不同而有所变化。

额颞角（frontotemporal angle，FTA）：总是位于外眦的垂直线上。从侧面看，MFP 和 FTA 的连线应该总是略微向上倾斜。如果连线向下，

第 4 章 前发际线的设计

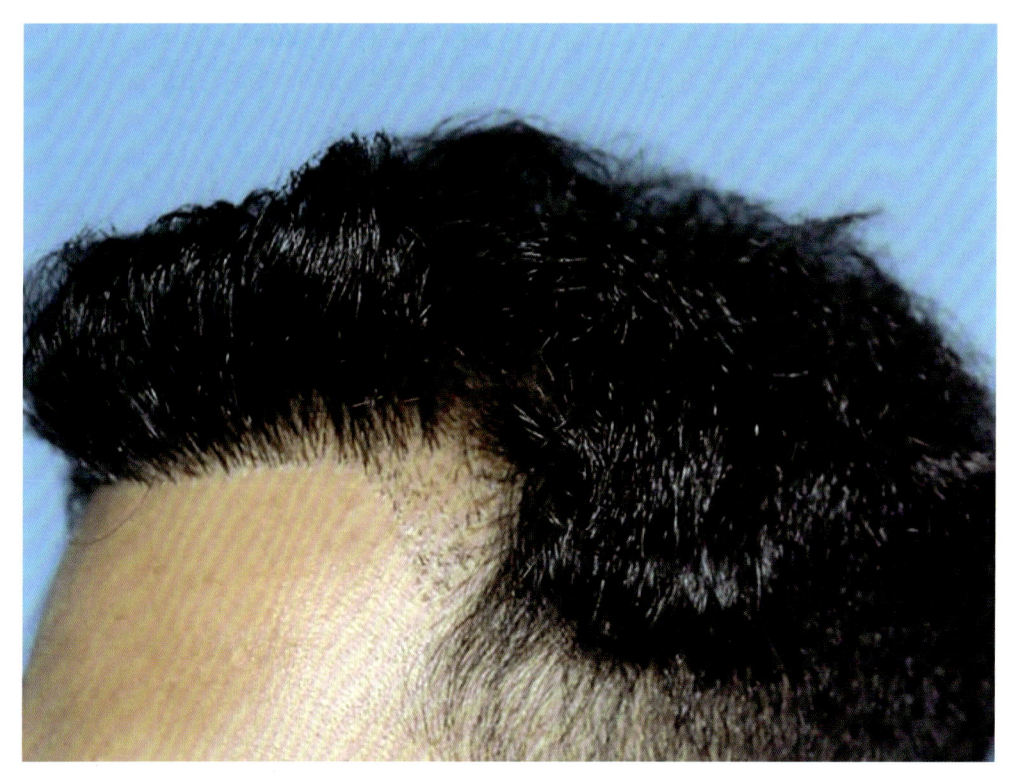

▲ 图 4-7 图中展示的发际线前额中点至颞中点的弧形不是向上而是向下的。设计时应从侧面左右相互检查以避免出现类似的错误

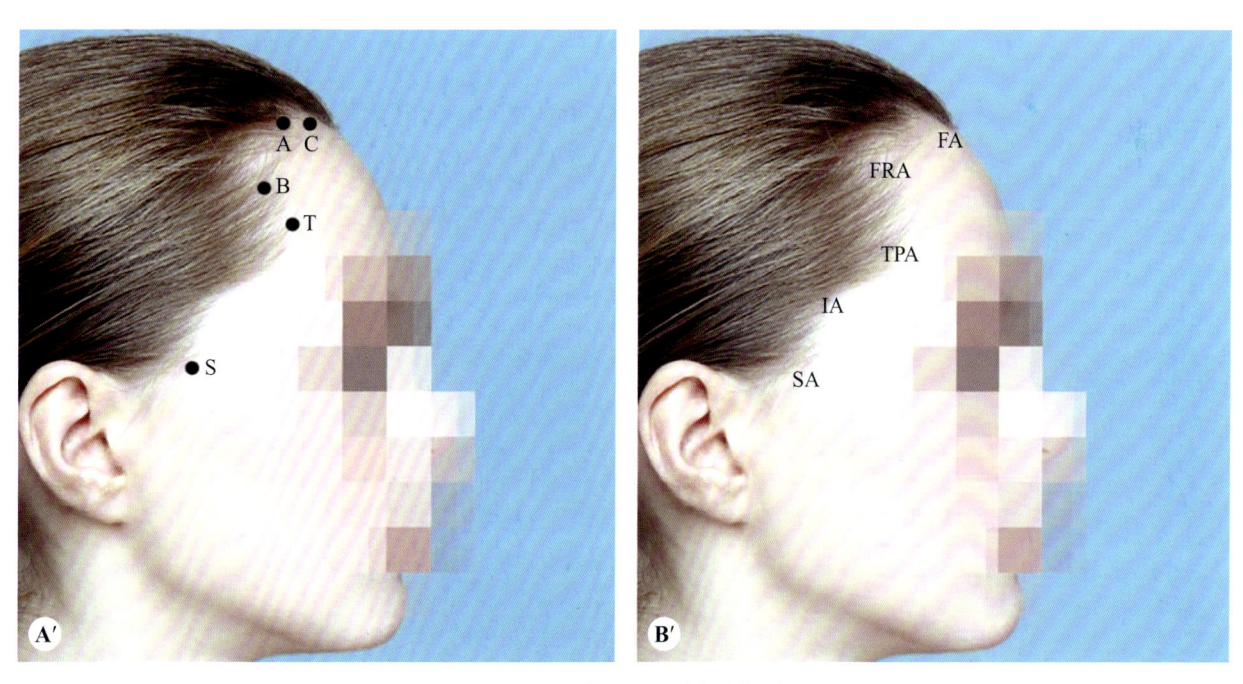

▲ 图 4-8 前发际线的解剖标志
A、C、B、T、S 是 FA、FRA、TPA、IA 和 SA 的确切位置（点 A 至 C：FA；点 B：FRA；点 T：TPA；点 S：SA）。FA. 额区；FRA. 额颞隐窝区；TPA. 颞峰区；IA. 峰下区；SA. 鬓角区

从侧面看就会像人造发际线。如果患者想让发际线显得更有活力，此条线可以设计得相对较平，但绝不能向下弯曲。

额区（frontal area，FA）：又称美人尖或中央峰。这是一个倒三角区，峰点在中心并向下。这个峰也被称为前额中点，参考 MFP 可以确定发际线的对称性和高度。

额颞隐窝（frontotemporal recess area，FTR）：上述三角形的另外两个点构成 FTR。它位于外眦的垂直线上（图 4-9）。

颞峰区（temporal peak area，TPA）：是颞区的发际线，其前角指向眼部。

峰下区（infratemple area，ITA）：就在颞峰区下方，外形呈凹陷状。

瞳孔中点是发际线开始后退的点，就在 MFP 后方（图 4-10）。

绘制发际线

从额中点开始设计发际线，额中点和眉间保持 7～10cm 的距离[3]。医生经常会遇到这样的情况：有些患者很年轻，额头比较大，并且有 Norwood Ⅶ级秃发的家族史，但他们却希望重建的发际线低于 7cm 甚至 6.5cm。当发际线后面和侧面的原生发逐渐脱落时，患者便会非常后悔，因为前面移植的发际线会看起来非常不自然。然而，重建的发际线太高也不会让患者满意，所以找到额中点到眉间的合适距离很重要。确定额中点的一种方法是头颅水平面和垂直面的交点（图 4-11）[3]。另一种方法是使用标尺，测量到眉间的距离，标记额中点，然后使用激光设备辅助标记发际线（图 4-12）[4]。

确定额中点后，需确定额颞角的位置。可以通过画一条线来确定，该线从外眦向后至颞部发际线[3]。

在严重脱发，颞部无毛发可以参考的情况下，观察侧区峰或顶峰变得非常重要[3]。侧区峰是连接着侧面和中心区的半圆形部位，可见于 Norwood Ⅵ级的秃发患者中。秃发达 Norwood Ⅶ级时侧区峰消失。对于 Norwood Ⅶ级秃发患者，可重新设计此峰，使其峰顶与外眦垂直线相交[3]，侧区峰则成为额颞角的下边界（图 4-13）[3]。

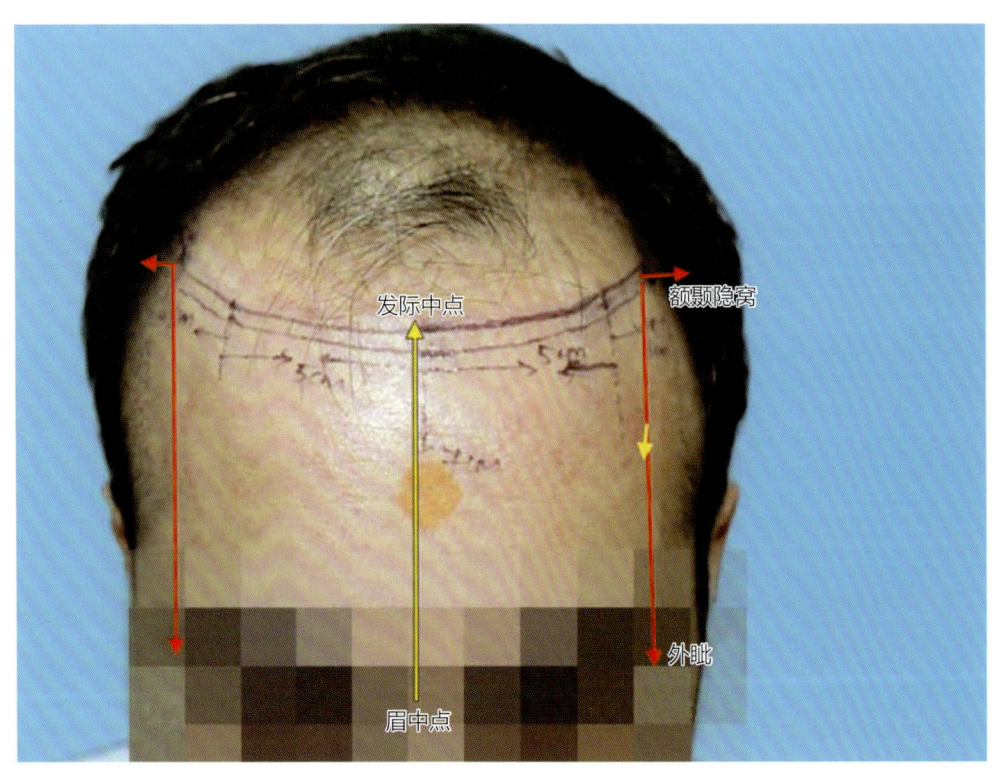

▲ 图 4-9　黄线表示从发际中点到眉中点的前额高度。额颞隐窝位于外眦的垂直线上（红线）

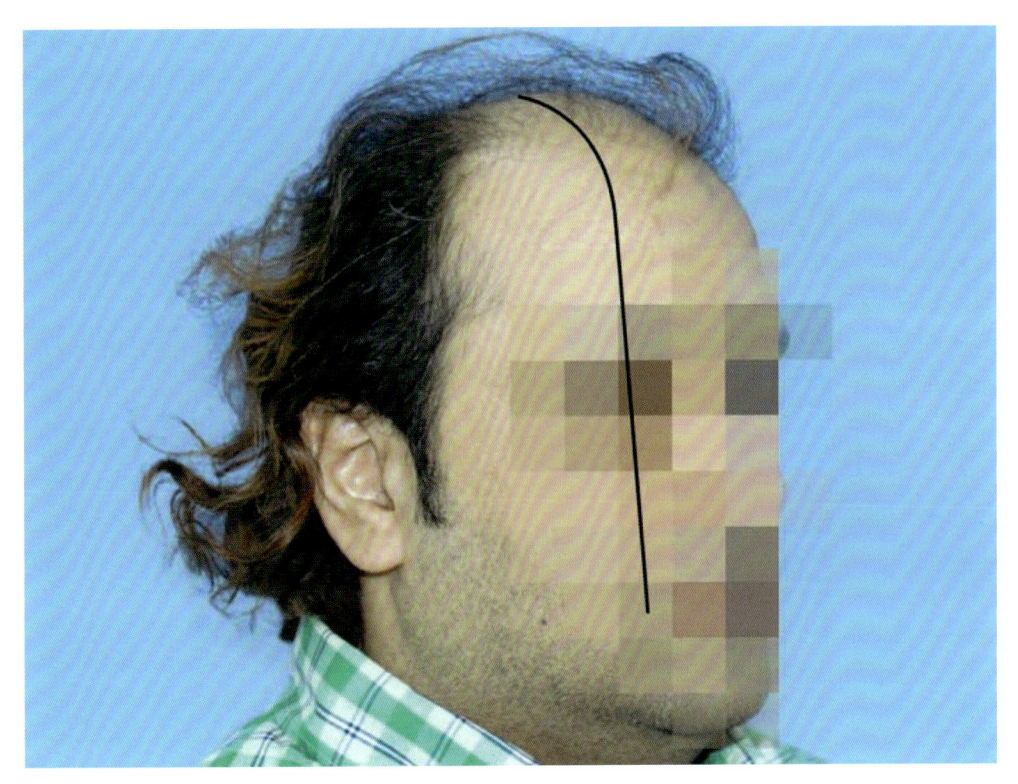

▲ 图 4-10　瞳孔中点

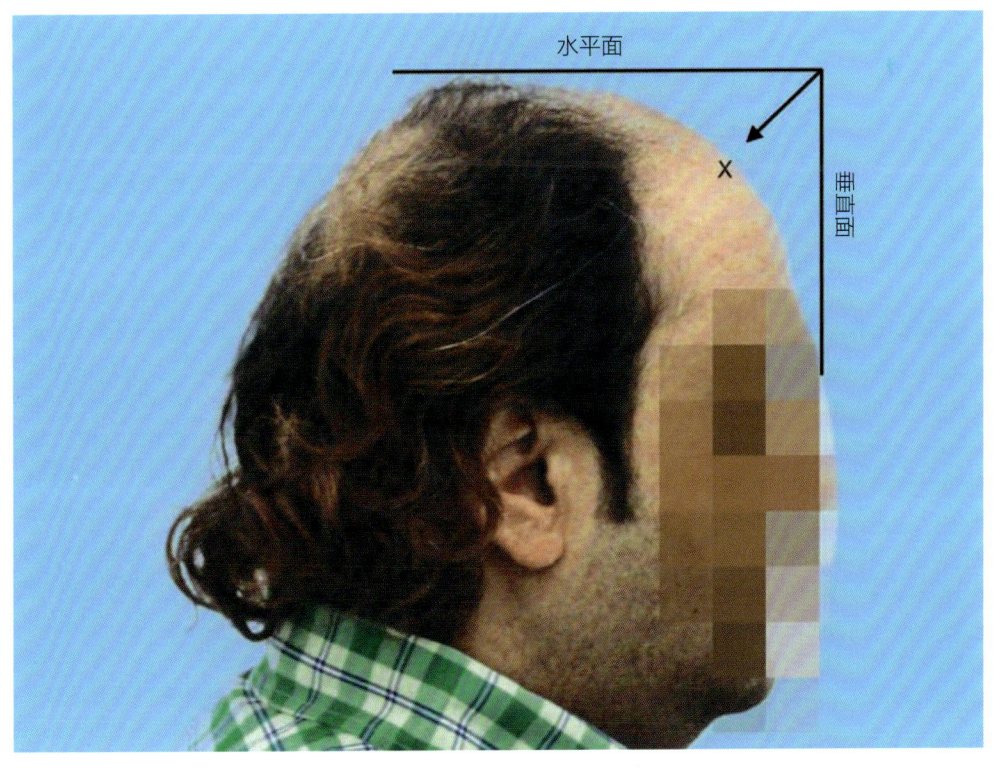

▲ 图 4-11　额中点：头颅水平面和垂直面的交点

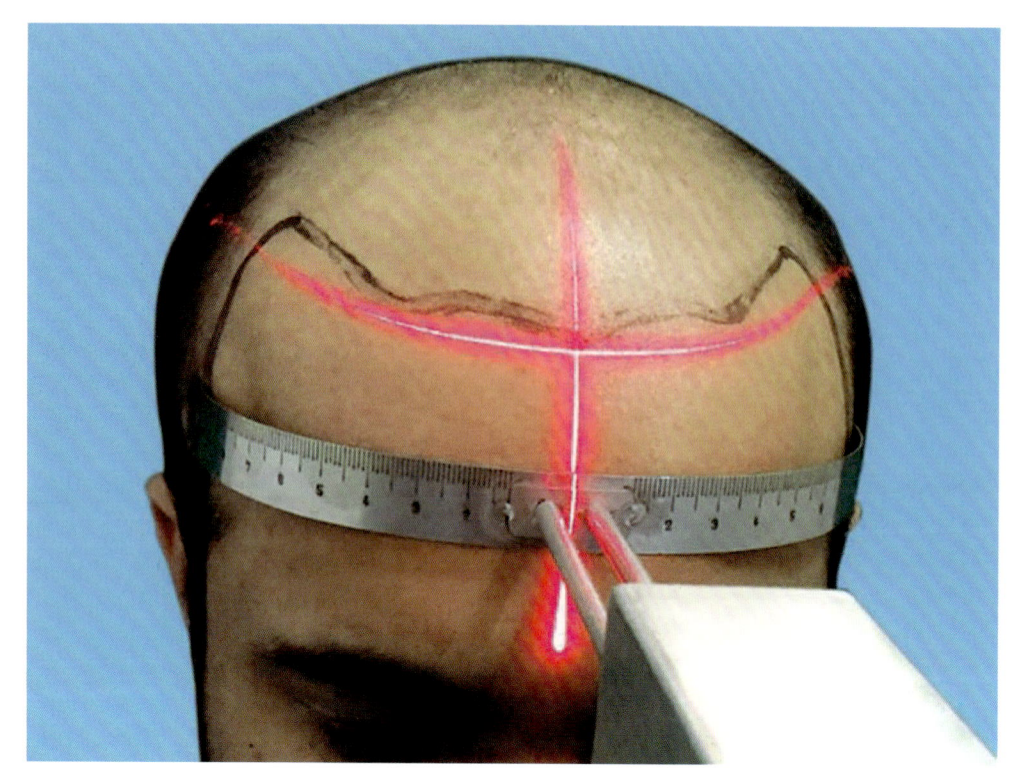

▲ 图 4-12 激光辅助发际线设计装置，用于形成发际线，可以确保发际线的对称性，但是一个美观的发际线不能沿着激光束的标记设计

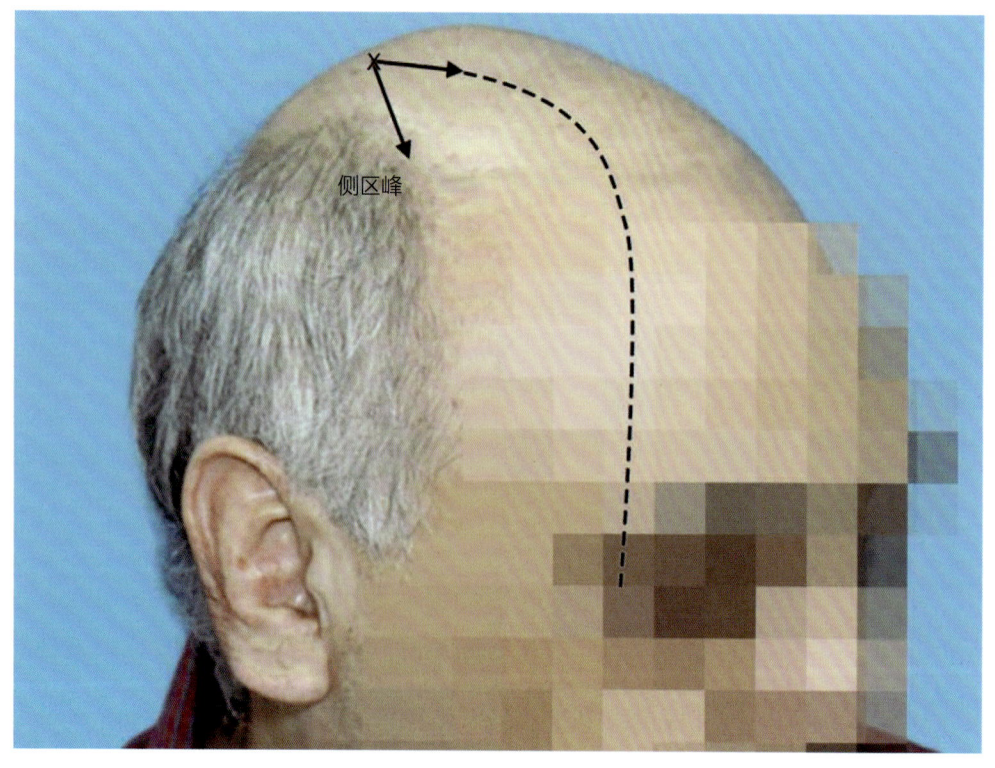

▲ 图 4-13 外眦线与"侧区峰"的上边界相交，即为额颞角

还有一种可视化技术是画一条平行于鬓角的线，它与外眦线相交的点就是额颞角的位置（图 4-14）[3]。

画完发际线后，应该拿镜子给患者，其可以想象重建的发际线。需要记住的一点是，患者在镜子中看到的发际线是二维的平面图像，这导致患者可能会要求医生做一些不符合他们想象的修正，这就要求医生必须给患者解释设计的想象图和患者的想象图之间的区别。医生还应该让患者向上看，然后从远处和后部观察发际线。我们应该记住的另一点是，左右颞部的形态从来不是完全一样的，因此发际线的轻微不对称是非常自然并且可以接受的。

三、发际线设计

在标记确定医生和患者都可以接受的发际线后，即可以开始手术。手术医生必须从所有可能的角度反复评估发际线的对称性、形状和位置，如前面、低头位、后面等[5]。然而，即使如此，也会有个别患者不同意医生设计的发际线，并坚持要求更低的发际线，这可以通过种植美人尖来营造低发际的错觉[3]。保守的钟形发际线适合造美人尖。有些患者要求补充额颞角，这种情况一般前移整个额颞角而不是简单的填补[3]。有些发际线在医生看来是对称的，但患者在镜子中看却觉得不对称，这是因为患者本身颅骨不对称，而镜子又将 3D 图像扭曲成了 2D[5]。在进行下一步骤之前，医生应该就发际线设计的问题与患者达成共识。

在构建前发际线时，应始终牢记两个区域：①过渡区；②确定区（图 4-15 和图 4-16）。

过渡区（transition zone，TZ）：前发际线的前部（头皮前部 0.5～1cm），这里的头发密度稀疏、不规则、界限不清，随后慢慢过渡到确定区。单毛囊单位的毛胚应移植在最前面的 0.5cm 范围，使发际线看起来更柔和，再往后种植含有 2 个毛囊的毛胚。这些种植的头发应呈"之"字形而不是一道直线，从而能给人一种自然的感觉。

细微不规则：通常出现在过渡区，由单根毛

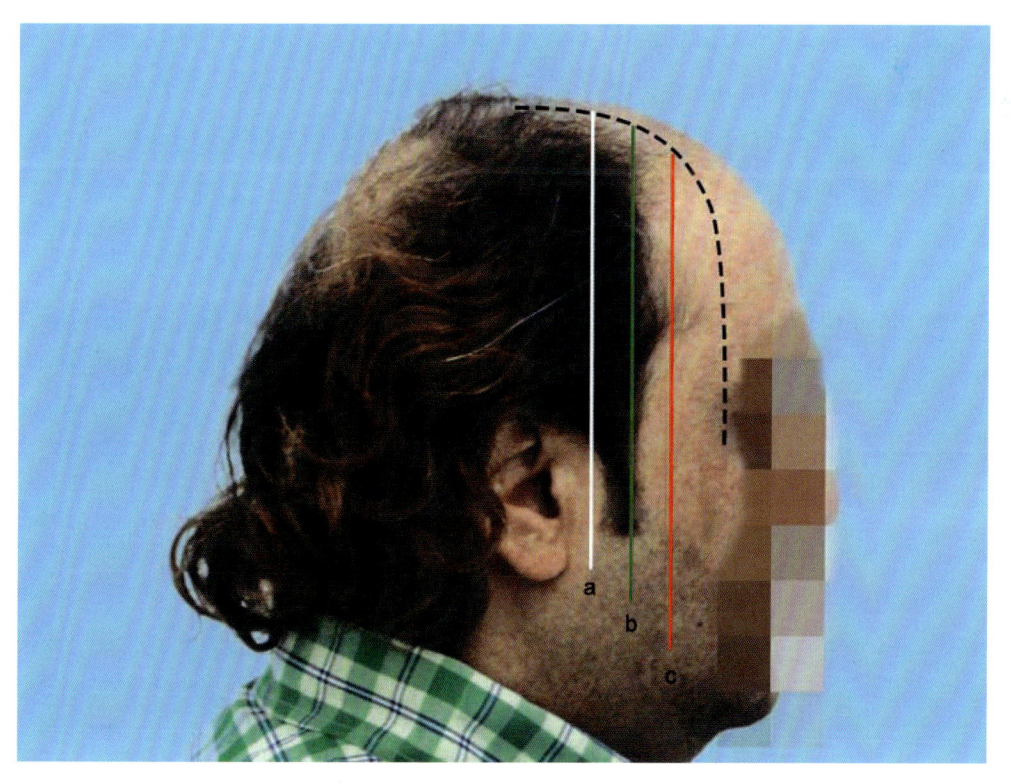

▲ 图 4-14 画一条平行于鬓角的线，它与外眦线相交的点就是额颞角的位置

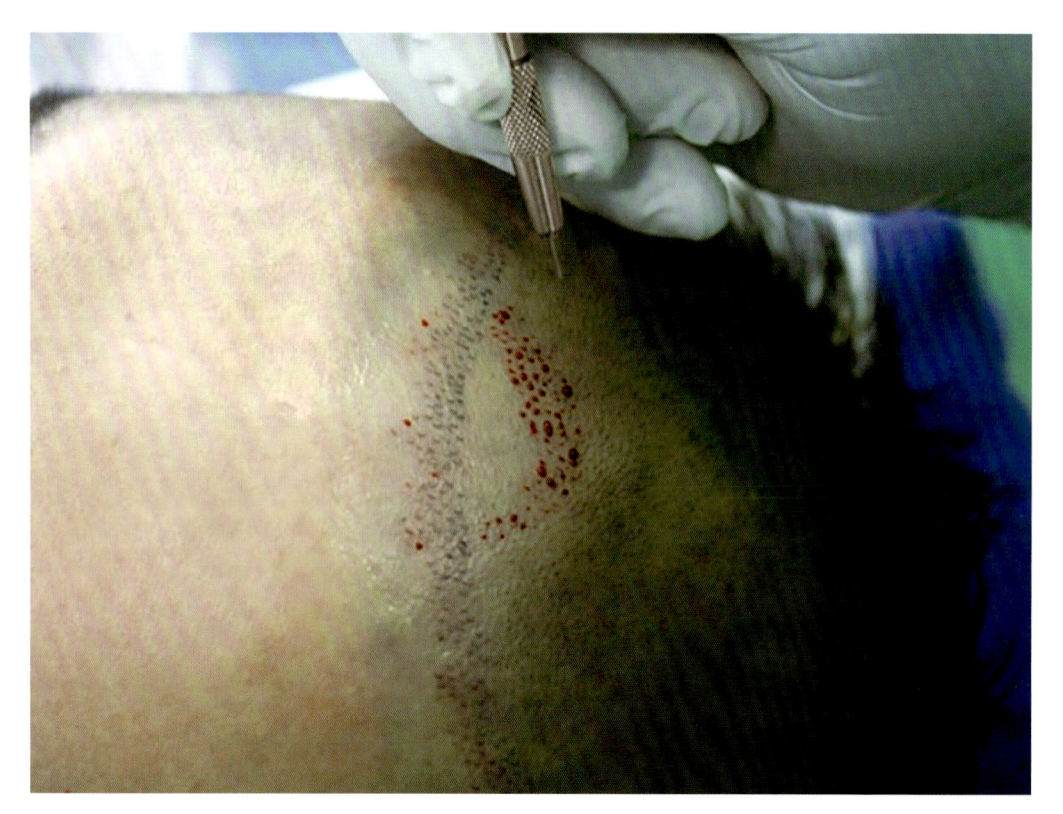

▲ 图 4-15 图片展示打孔的角度

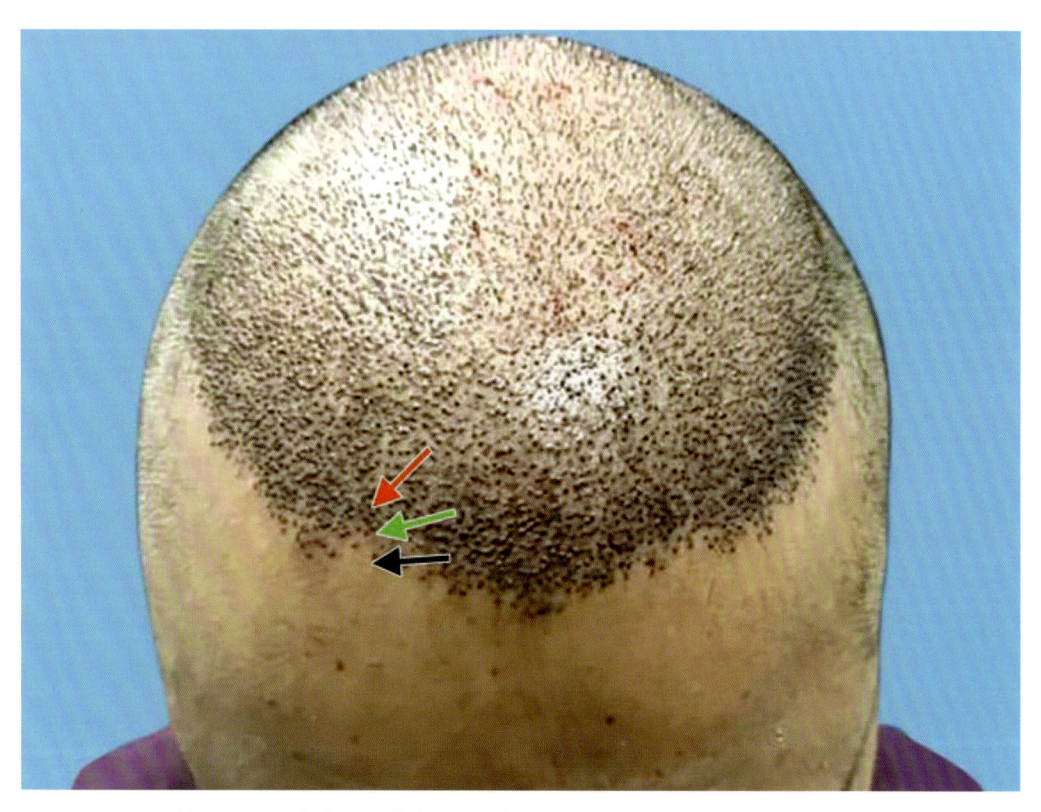

▲ 图 4-16 红箭：需要更密种植的确定区。绿箭：需要种植含 1～2 个毛囊毛胚的过渡区。黑箭：细微不规则的发际边界

囊组成的小三角簇。这些细微的变化只能在非常近的距离才能看到。

显著不规则：前发际线不是直线，而是曲线。这些曲线可以从远处看出来，被称为显著不规则。

确定区（defined zone，DZ）：紧随过渡区之后，这个部位的头发应该看起来更浓密、更饱满、更清晰。应种植含有 2~3 个毛囊的毛胚。头发与头皮的角度应为 30°~40°。前额头发的方向应朝前方。再往后种植时，角度应该增加到 40°~50°。

额颞发际线：为了让男性发际线看起来更自然，额颞发际线应轻微后退。然而，女性不应该出现向后移的额颞发际线。此处的移植方式与 TZ 和 DZ 类似，但角度变为 10°~20°，方向是顺着耳朵长轴向下。

四、发际线创建

创建发际线区是一门艺术，如果想成为一个成功的毛发移植外科医生，这是必须掌握的。医生应该借鉴自己之前所有的移植手术结果，改进发际线设计。医生必须挑战自我，发现自己之前发际线设计的缺陷，不断改进提高。手术中打孔的艺术性和科学性对于完美的发际线同样重要。这里有一些需要遵循的基本原则。

- 所有的受区位点均应以平行或微聚合的模式进行。
- 受区的毳毛和已经绒毛化的毛发可为毛发打孔和种植提高角度和方向的参考。
- 发际线边缘和额中央部的毛发密度应高于其他区域，但不能过于密集，因为额中央部皮肤容易坏死。少数医生还会将额发向后延伸，使其成为椭圆形而不是圆形，这样别人就无法从前面和斜面看到头顶[5]。
- 发际线应有显著和细微不规则。显著不规则十分重要，它们使发际线变成波浪形[5]。好看的发际线不一定是波浪形，但一定不是直的！
- 细微不规则可进一步放大发际线的参差不齐。不规则峰应不尖锐、不一致、密度不均匀，而且呈现不等间隔。
- 前 2~3 排切口应柔和，在这之后，切口应以"互锁"的方式密集排列（图 4-17）。
- 细微不规则区外散落的零星毛发可进一步增

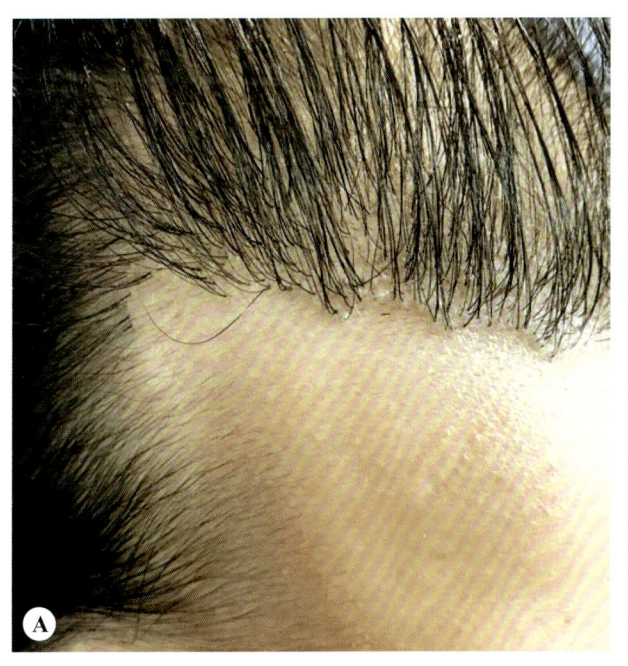

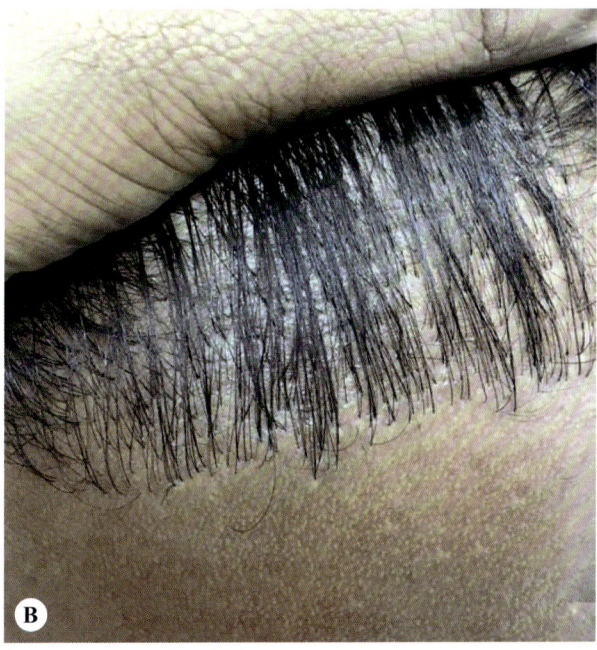

▲ 图 4-17 非"互锁"发际线呈现出"透射效果"和平行切口的结局（呆板的线性排列）

加不对称性。
- 单根毛囊应排列在细微不规则区。200～300根头发就可以为发际线提供足够的柔和感（图4-18）。
- 根据具体情况，上述方法可能会有所变动。手术时，最大的问题是移植物有限。有时我们确实会违反发际线设计的原则，如在Norwood Ⅶ级和头部尺寸较大的情况下，在手术设计时使FTA位于外眦线外侧，这样可以减少移植物的使用量。
- 对于非洲人，发际线没有显著和细微不规则，而是非常直，几乎没有额颞隐窝。
- 发际线的侧面可以向后延伸成为一个连续的凸弧，也可以以轻微的喇叭形结束。如果发际线的侧面以轻微的喇叭形结束，与向后延伸成凸弧的发际线相比，颞部重建的设计要更靠前，从而得以弥补（图4-19）。

五、创建发际线：分步骤演示

图4-20至图4-24显示了打孔创建发际线的各个步骤。

六、发际线创造的艺术性

（一）重建或保留已存在的发旋

前发旋是指前额部呈放射状的螺旋形头发，通常出现在女性发际线上，但有时也会出现在男性发际线上[5]。保留或创造前发旋是一门值得掌握的艺术，因为前发旋的出现可以使发际线有惊人的自然度。它通常出现在发际线的中线，许多部分甚至向后生长（图4-25）。

（二）将艺术带入发际线创建

发际线的创建需要的不仅仅是知道发际线与眉间的距离并用正确的额颞角制作一条对称线。

例如，这里展示了对毛发移植的热衷（图4-26）。我们的医生对下述患者进行第一次毛发移植，获得了惊人的效果。但是为了追求更加完美，患者和外科医生都同意通过进一步治疗以改善发际线，从而使发际线的效果从良好转变到令人惊喜的效果。

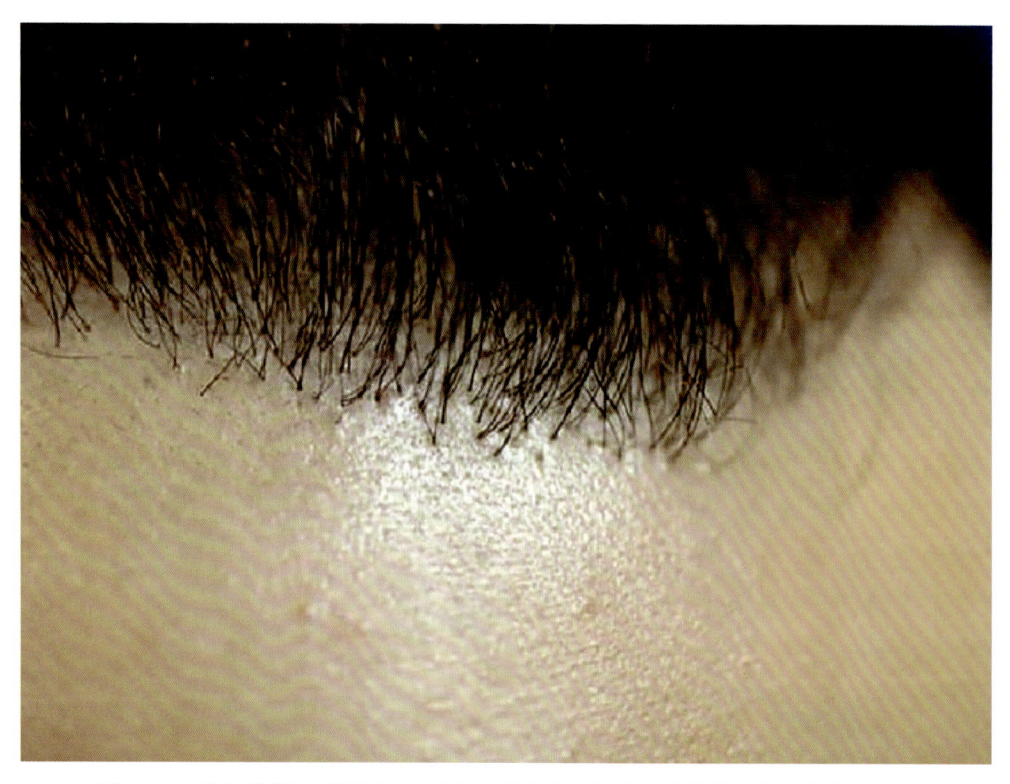

▲ 图4-18 发际前缘及过渡区有双毛囊。医生应仔细检查移植物中存在的休止期毛发

第 4 章 前发际线的设计

发际线设计是医生的工作，医生必须同时也是一名艺术家。医生需要运用自己的想象力进行设计并能预见其后果，因为其创造的每一个切口都会决定患者的外观。同时，医生必须牢记移植数量的限制。下述患者展示了创造理想发际线的重要性，以及为什么在手术之前应该为患者反复设计发际线，并花尽可能多的时间来制作切口（图 4-27）。

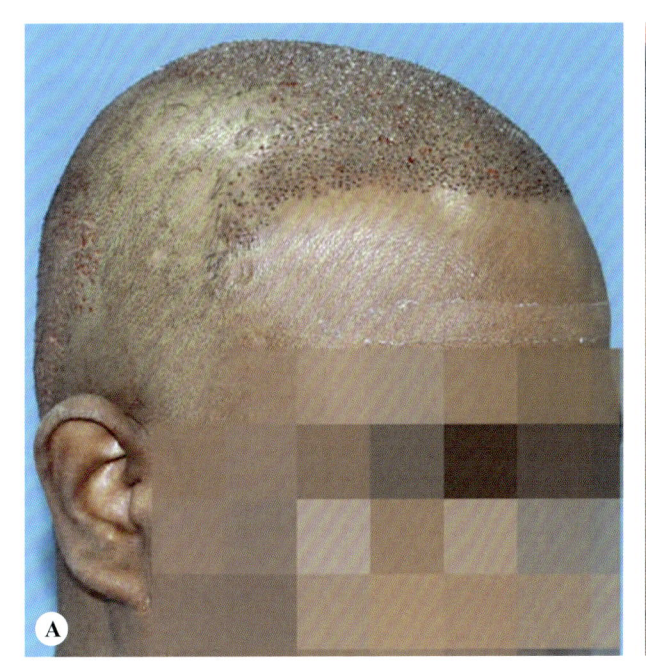

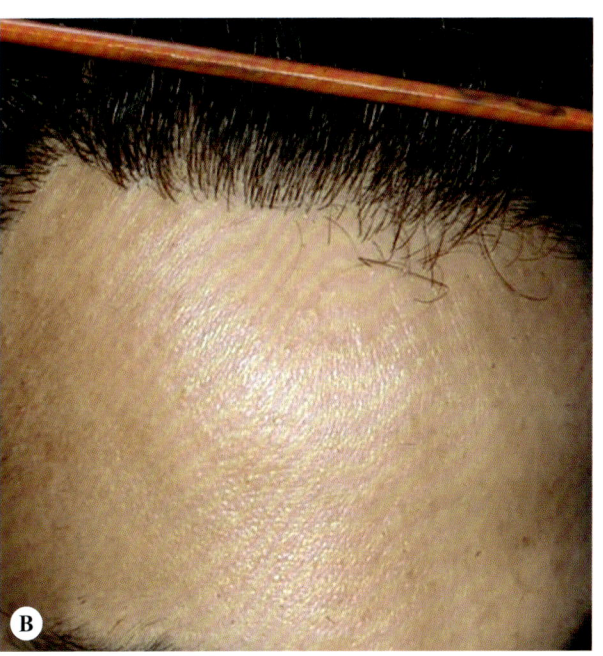

▲ 图 4-19　A. 发际线侧面的衔接；B. 注意发际线的侧边

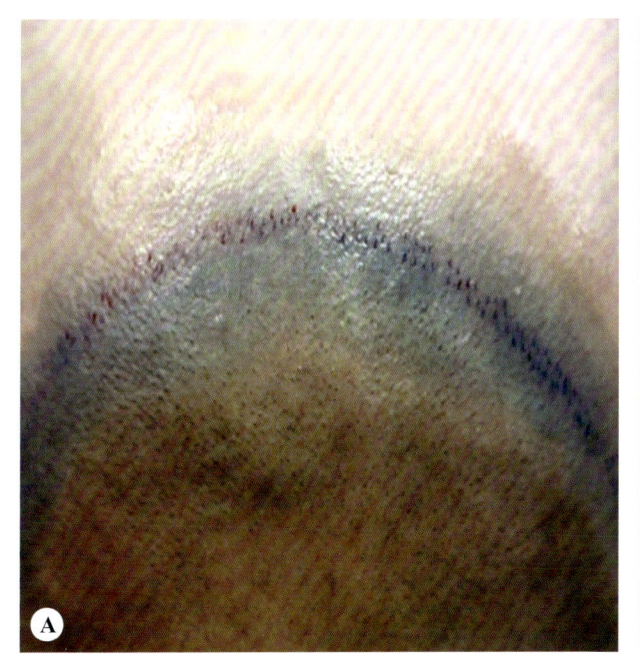

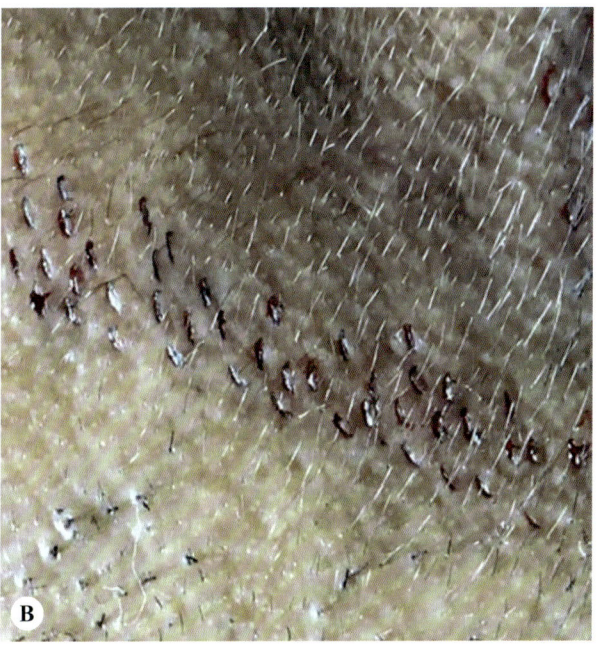

▲ 图 4-20　步骤 1

A. 画线笔标记再建的发际线部位（3 排）。20G 针打孔，形成矢状切口，并且遵循非线性模式以实现互锁效果。B. 两个单根头发间的水平距离不能相同，细微不规则区的峰高度也应不同

029

FUE 毛发移植经典概念与技术

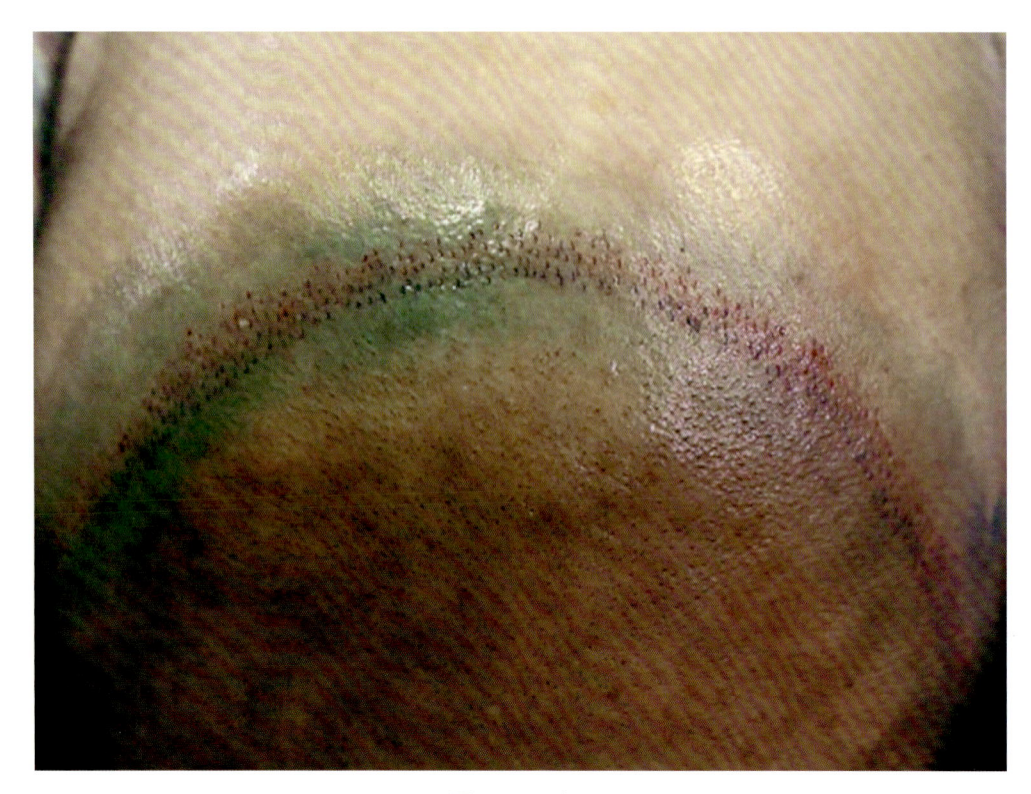

▲ 图 4-21　步骤 2
发际线上设计第 4 排，并在前两排后面创建带有小而钝的不规则形状峰来进一步加强发际线

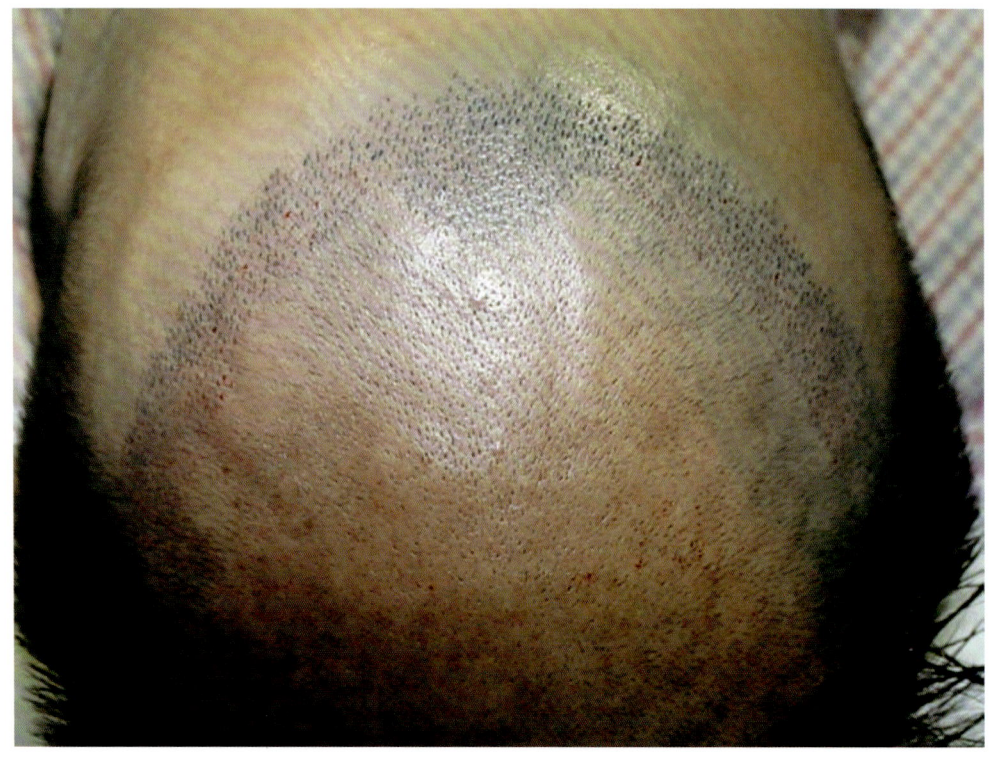

▲ 图 4-22　步骤 3
在前 4 排后面创建额外的 4～5 排矢状切口，在额部中央创建适合 2FU 毛胚的切口

第 4 章 前发际线的设计

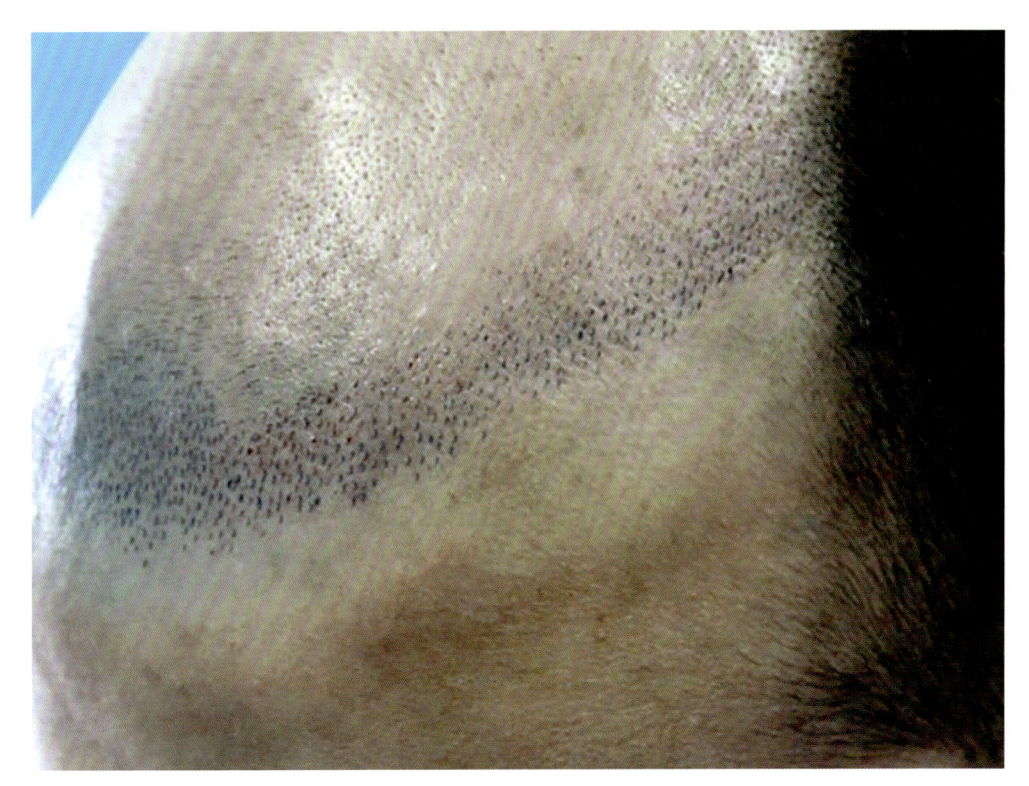

▲ 图 4-23 步骤 4
创建具有不同高度钝峰的细微不规则区，其位置刚好在额骨突出部位的上方

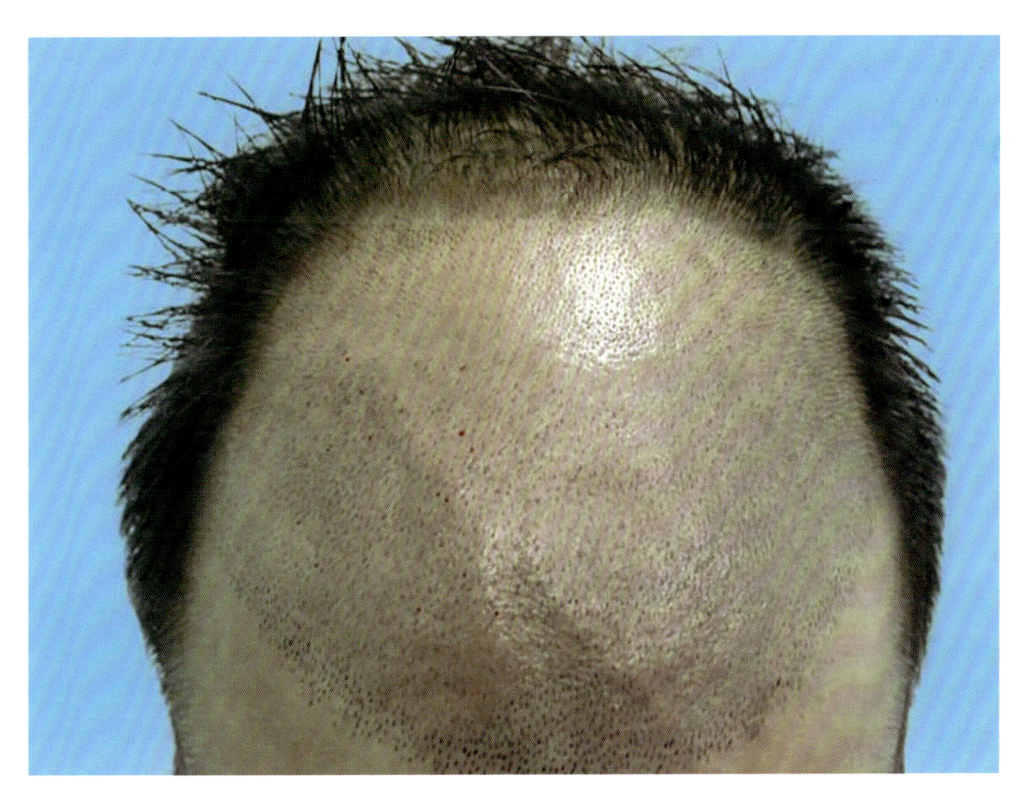

▲ 图 4-24 步骤 5
在创建前 6~7 排发际线和细微不规则区后，应在此后面制作具有正确角度和方向的打孔切口

031

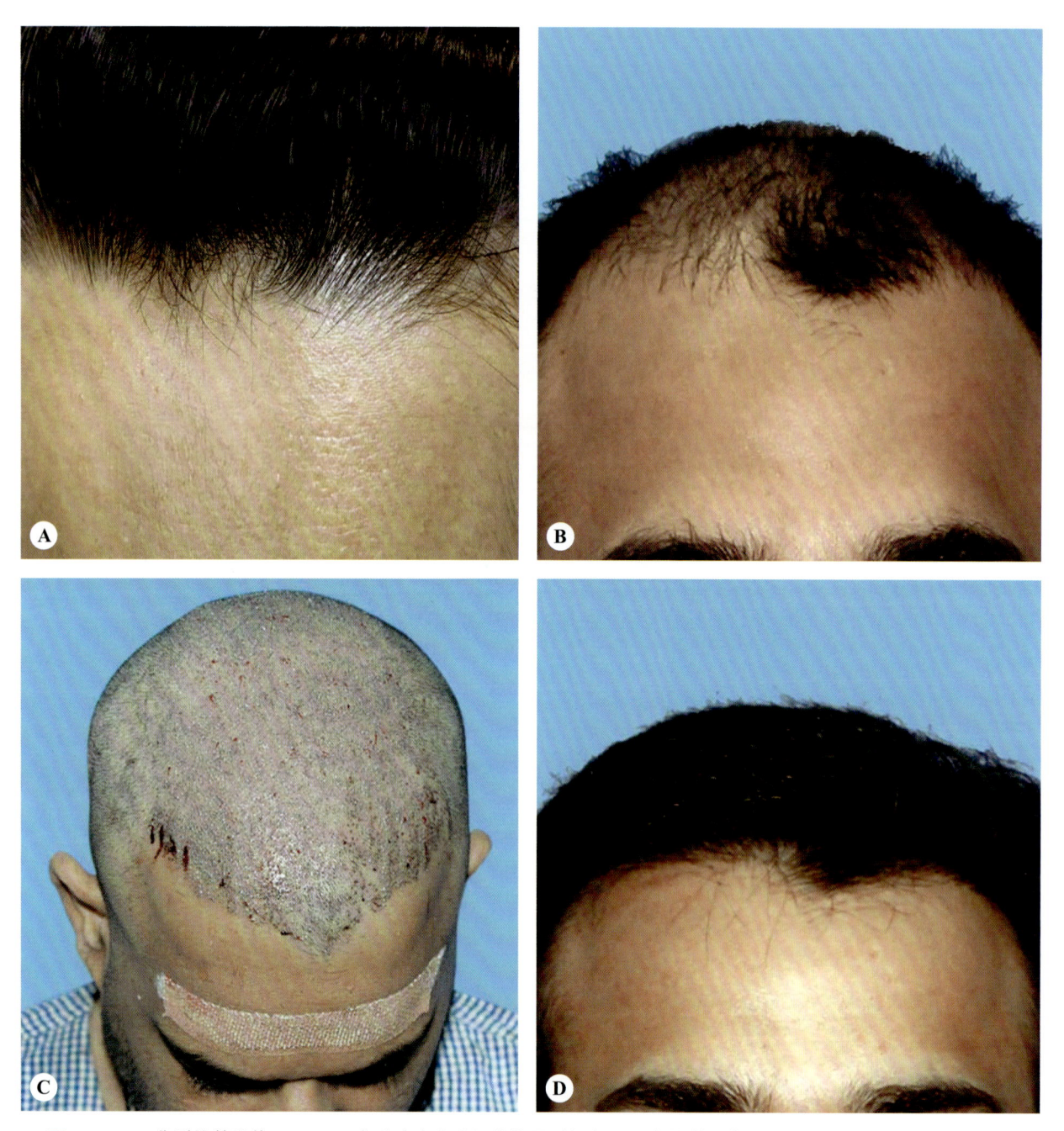

▲ 图 4-25　A. 典型的前发旋；B 至 D. 在重建患者发际线的同时保留了原有的前发旋。发旋是生长方向与发际线的其余部位不同的一束头发。保留前发旋甚至可以进一步增加发际线的自然度，给人发际线较低的错觉

七、创造切口 [6]

打孔作切口是一个盲法的操作。在此之前，应充分了解头皮的血液供应。切口可以分为两种形式，即冠状切口和矢状切口，也可以在不同部位混合使用两种类型。打孔作切口可以看作一种挖土的艺术，是为在丛林中种植树木创造空间。

- 首先要牢记正确的切口深度，因为任何过深的切口都可能会损害头皮的血液供应，导致受伤远端头皮的灌注减少，进而导致头皮损伤甚至坏死，致使毛发无法生长。使用肿胀液，即利多卡因、肾上腺素和生理盐水的混合液，可使头皮肿胀并收缩血管，从而减少

第 4 章 前发际线的设计

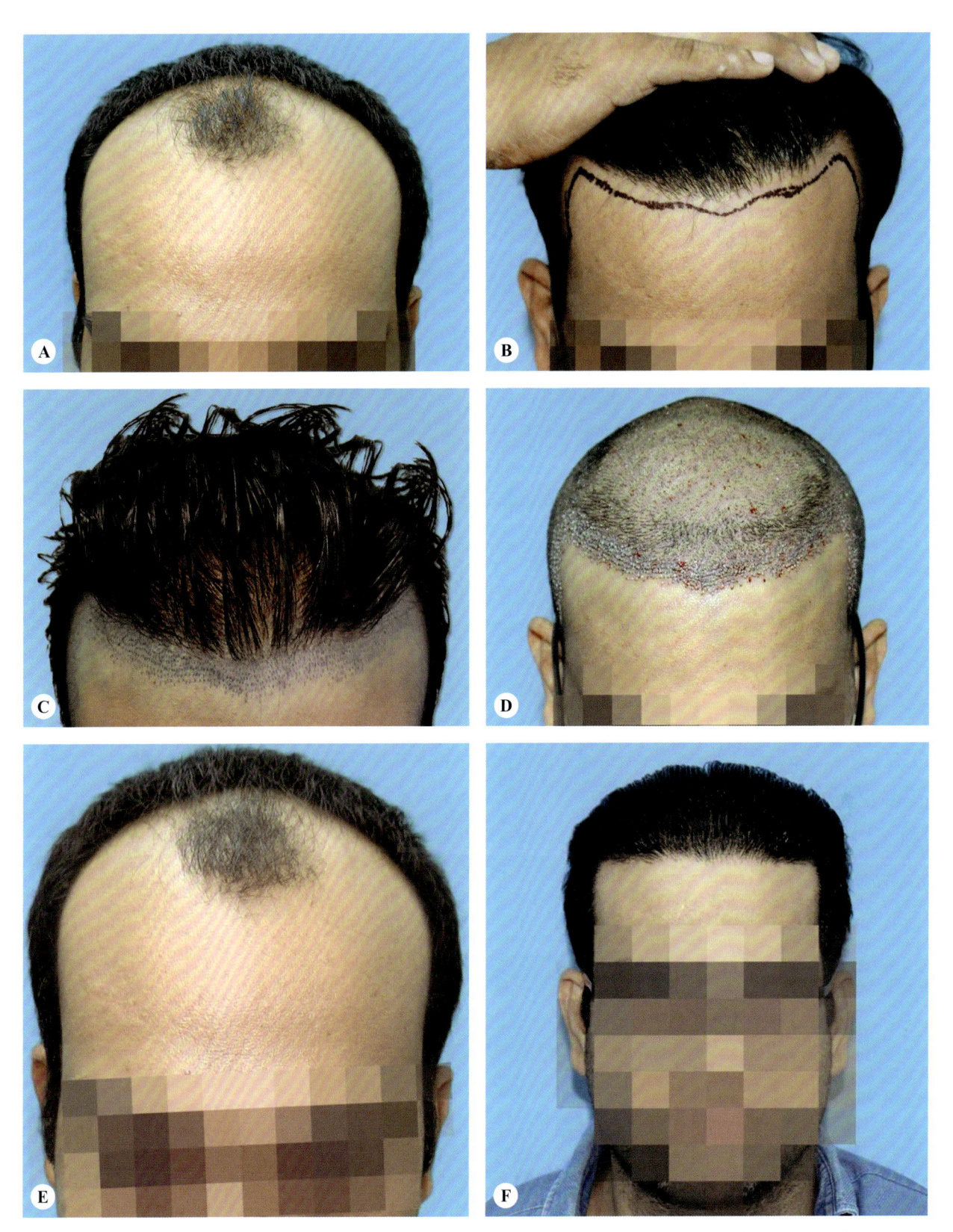

▲ 图 4-26　A. 患者术前照；B. 患者于 2014 年做了第一次手术，并于 2017 年做第二次手术以降低发际线，新的发际线设计如图所示；C. 打孔切口；D. 术后即刻图片；E 和 F. 患者术前和二次手术后

033

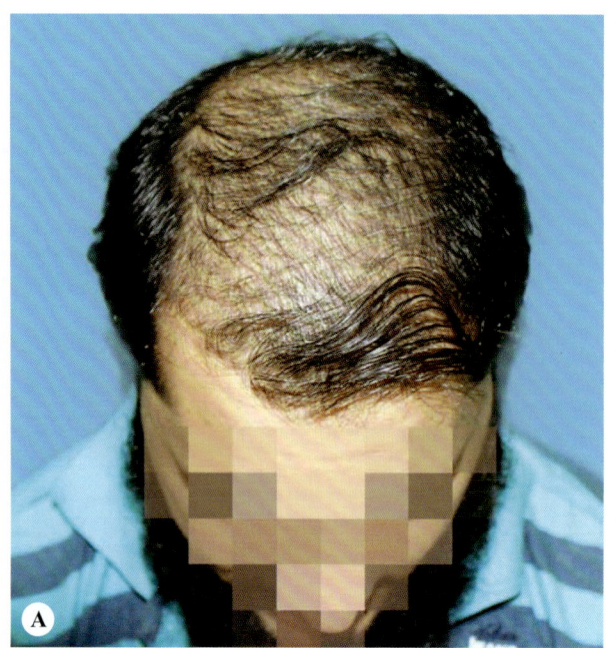

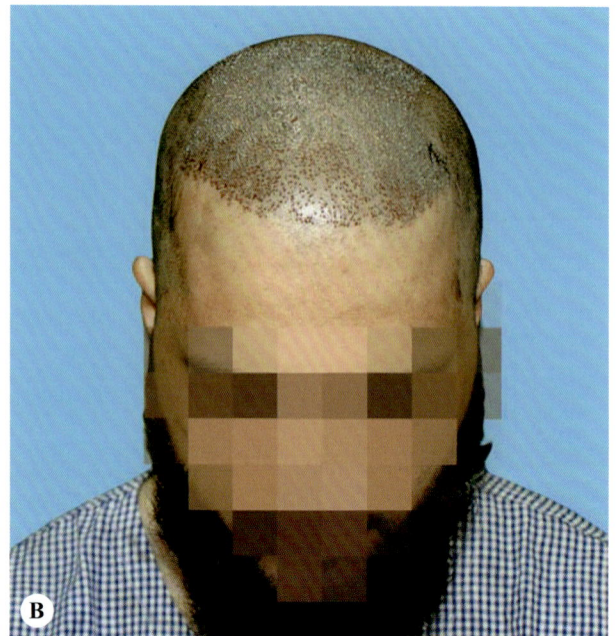

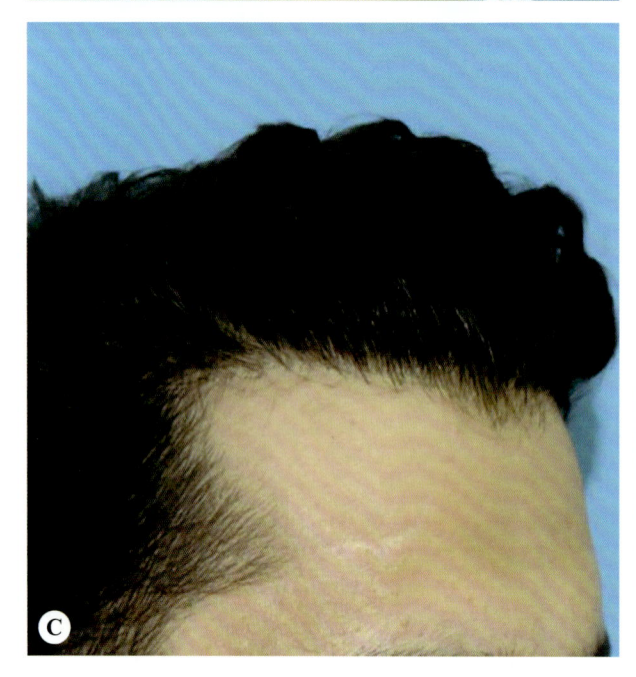

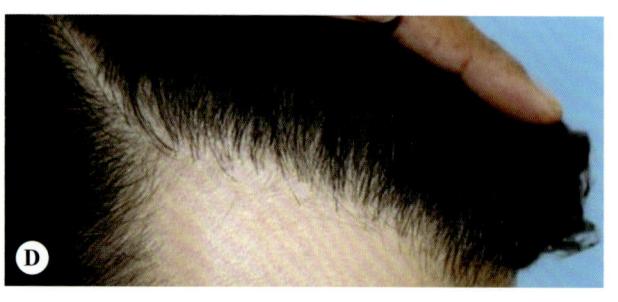

▲ 图 4-27 A 和 B. 患者术前、术后照片；C 和 D. 重建的美丽发际线，显示在细微不规则区中存在单根毛发和不均匀、具有不同高度的不规则的钝形峰。在此区域外添加一些自由漂浮的头发，称为"哨兵发"，使发际线更加自然。过渡区后为一个密集的不规则区域，阻止了"透视效应"

血管损伤，减少坏死的风险。
- 针头或刀片：我们在手术中均会使用针头和刀片。用针头打孔做切口是一种有效、便宜但更累人的方法，因为每 100~150 个孔就需要更换针头。此外，因为针的尖端逐渐变细，所以打孔时要比刀片更深一点，以便为需要种植的毛囊提供足够的空间。在发际线处使用 20G 针头，但是用 1.0mm 的打孔器替代 0.95mm 或 0.9mm 的打孔可能会使移植物因为切口过大而没入切口之中。因此必须使打孔器尺寸与切口尺寸相匹配以使移植物顺利植入。根据需要，可以用 19G 或 20G

第 4 章 前发际线的设计

的针在发际线后排做切口。CTS 刀片宽度均匀，更锋利，更符合人体工学，更方便制作切口。但由于更锋利，在植入过程中，其创口可见度要小于针头切口（图 4-28）。

- 手术中良好的照明和放大倍率及适当的剃发是极其重要的，因为做切口时针头或刀片角度错误会损伤原有的头发。这可能导致大量的积液或严重的损失。与矢状面平行的切口损伤毛囊的风险较小。
- 冠状打孔切口和矢状打孔切口（图 4-29）：我们在手术中所用的矢状切口和冠状切口都取得了很好的效果。也许一个医生喜欢矢状切口，另一个医生喜欢冠状切口。我们想列举这两种方法的利弊，但目前没有研究证实其中一种优于另一种。
  - 矢状切口与毛发生长方向平行，冠状切口与毛发生长方向垂直。
  - 理论上讲，冠状切口更好，因为头发彼此并排长出，而矢状切口的头发在彼此后面长出，导致移植区域呈线性外观。当从侧面观察时，矢状切口的头发可能会产生更高密度的错觉。冠状切口的头发也具有一定的角度，因为种植后头发不会在切口中滑动及改变其角度。
  - 与刀片相比，不那么锋利的针只会在较低的位点产生血管损伤，因此针会导致更多血管损伤的假设不成立。实际上，作者发现这两种工具做出来的结果没有差异，都取得了很好的效果[7]。

额颞角的切口制作过程如图 4-30 至图 4-32 所示。

八、病例

（一）病例 1

做一个错误的发际线比做一个正确的容易。我们展示一个毛发移植患者的例子。这个病例里有很多错误（图 4-33 至图 4-37）。

（二）病例 2

我们展示的另一个病例，其错误没有考虑到面部标志特征（图 4-38）。

九、发际线移植

应注意在细微不规则区和前几排植入单根毛囊。移植前应检查毛囊，以免错误地植入带有一

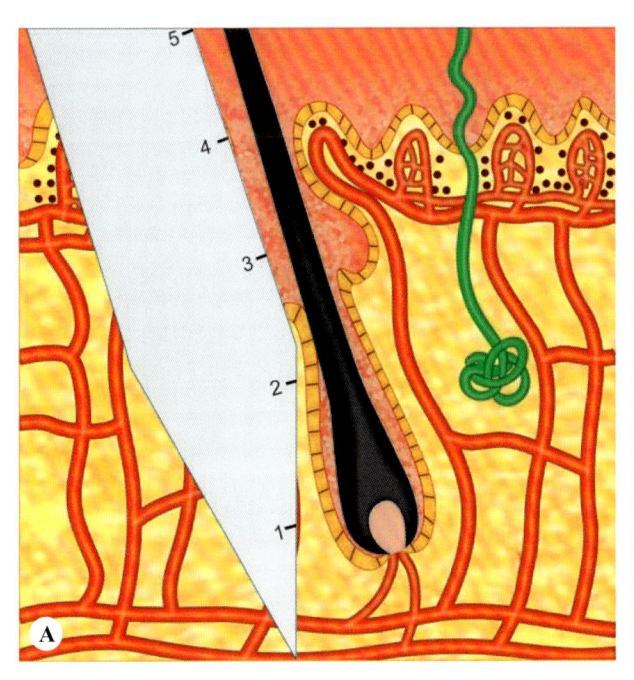

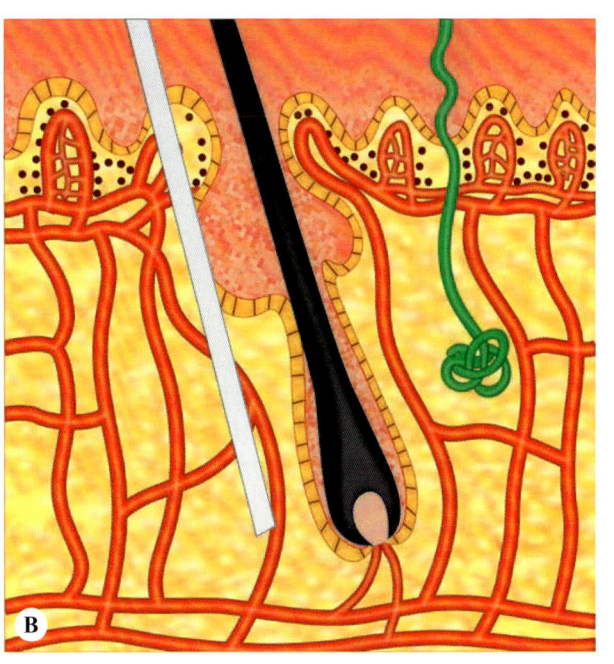

▲ 图 4-28 针头必须刺得够深才能为植入的发根创造足够的空间，因此可能会比 CTS 刀片造成更多的血管损伤。CTS 刀片只需达到相邻发根的水平

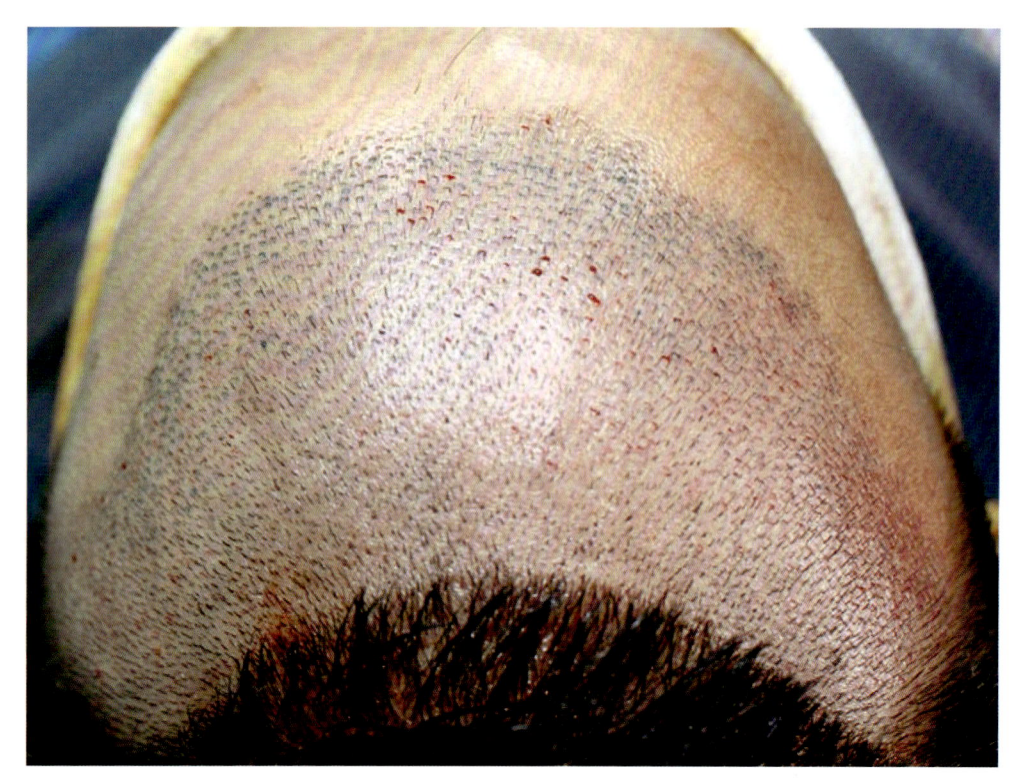

▲ 图 4-29　冠状打孔切口

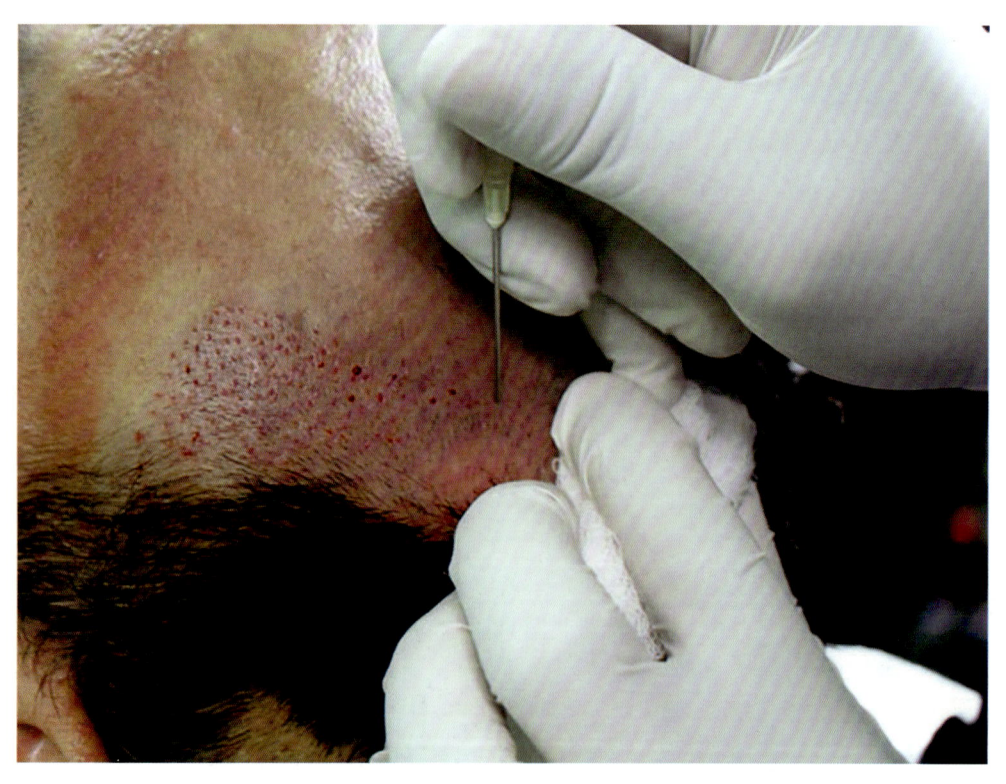

▲ 图 4-30　额颞角的头发方向有细微的变化，位于额颞角内侧的切口最好稍微向内侧

第 4 章 前发际线的设计

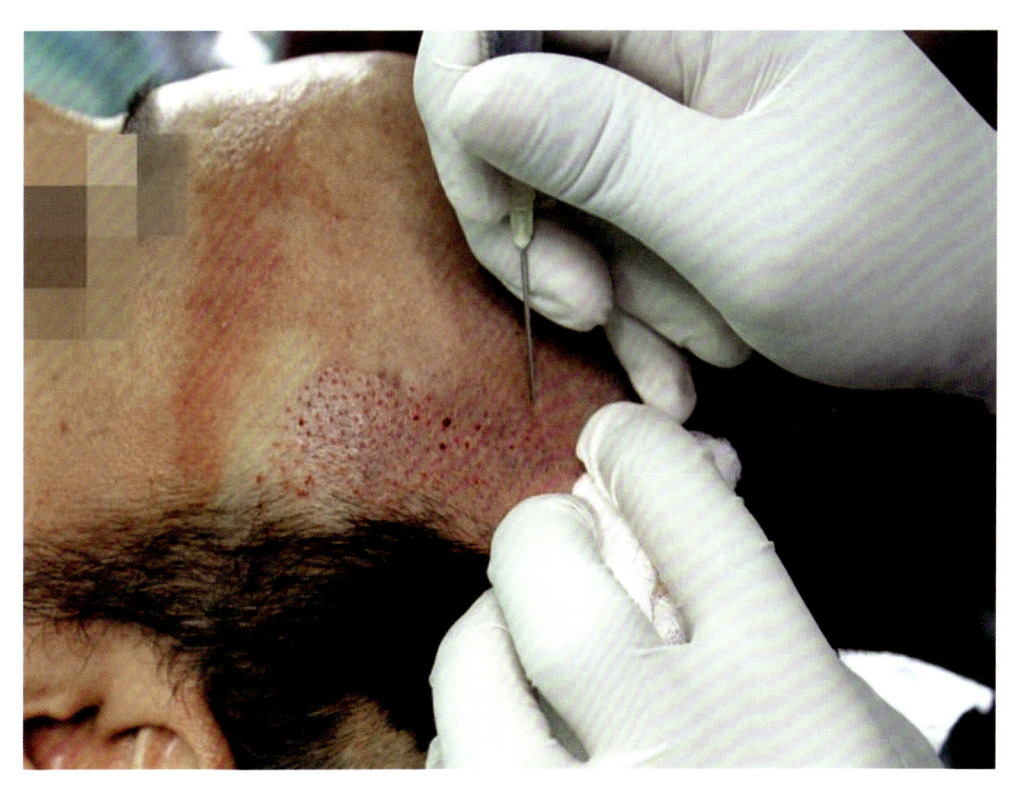

▲ 图 4-31 种植头发需要按正确的额颞角方向准确植入，因此切口的方向也需非常准确

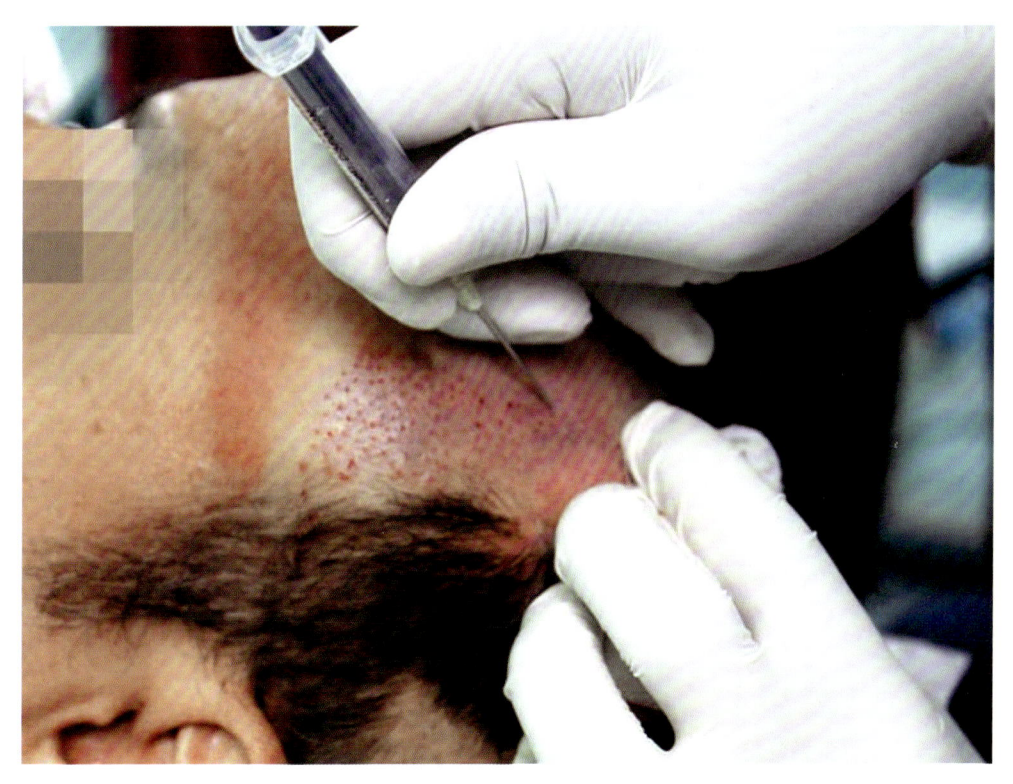

▲ 图 4-32 如果要造鬓角，额颞点外侧的切口方向就需要向外侧和向下

037

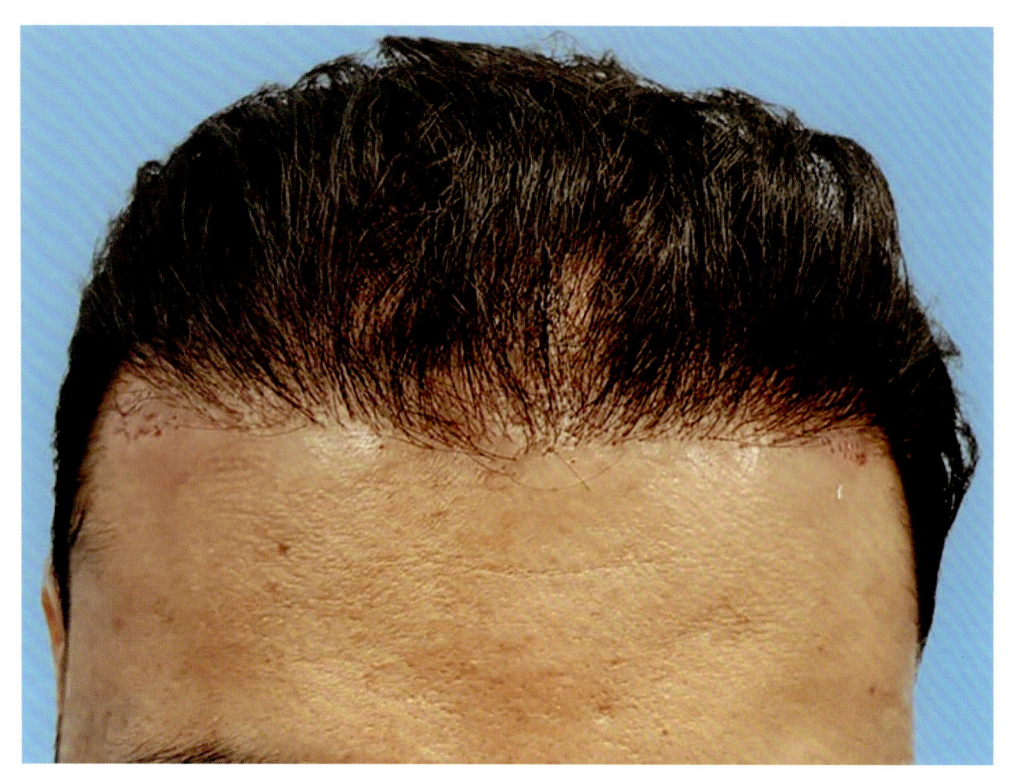

▲ 图 4-33　图片展示了一个错误的发际线（让我们看看它出了什么问题！）

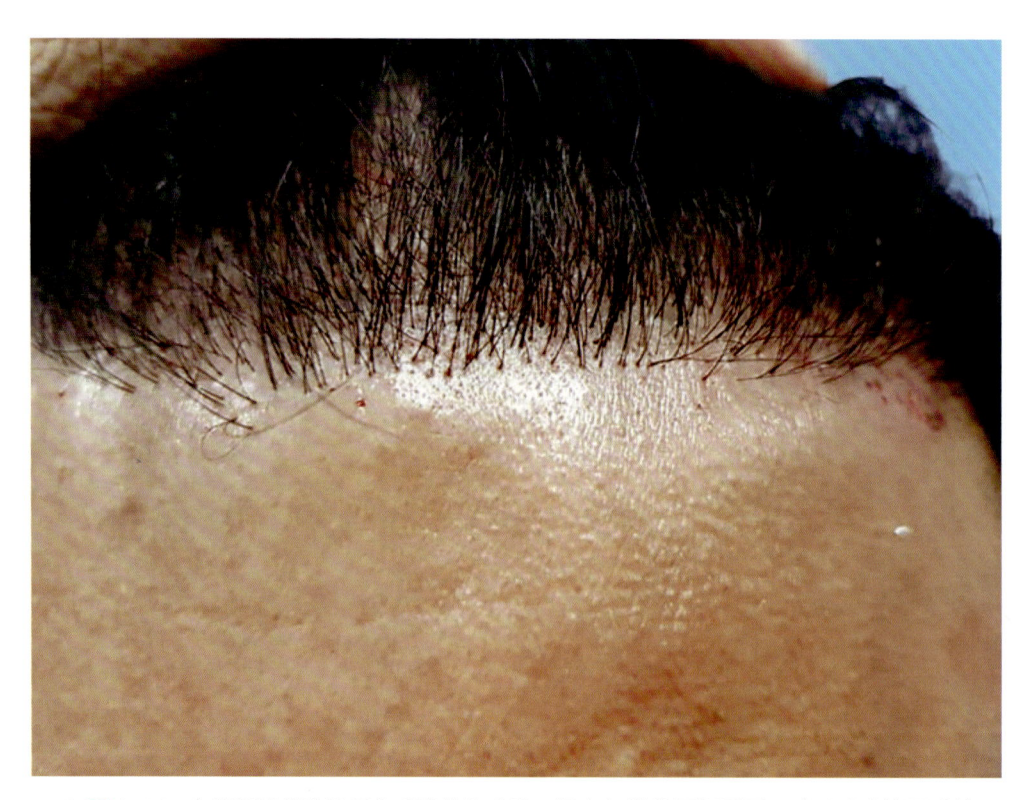

▲ 图 4-34　在发际线处移植了多毛囊单位毛发，没有细微的不规则区。哨兵毛发位置过前

第 4 章　前发际线的设计

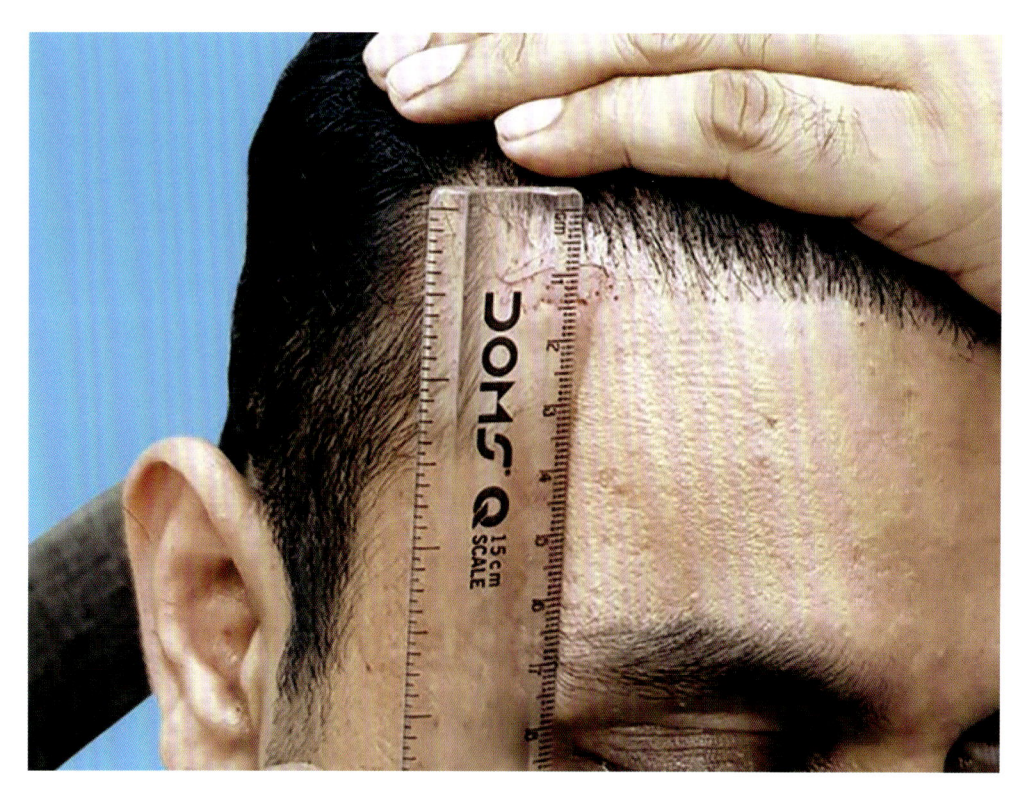

▲ 图 4-35　额颞角应该位于外眦的外侧。这个患者发际线很低，额颞角的位置是错误的

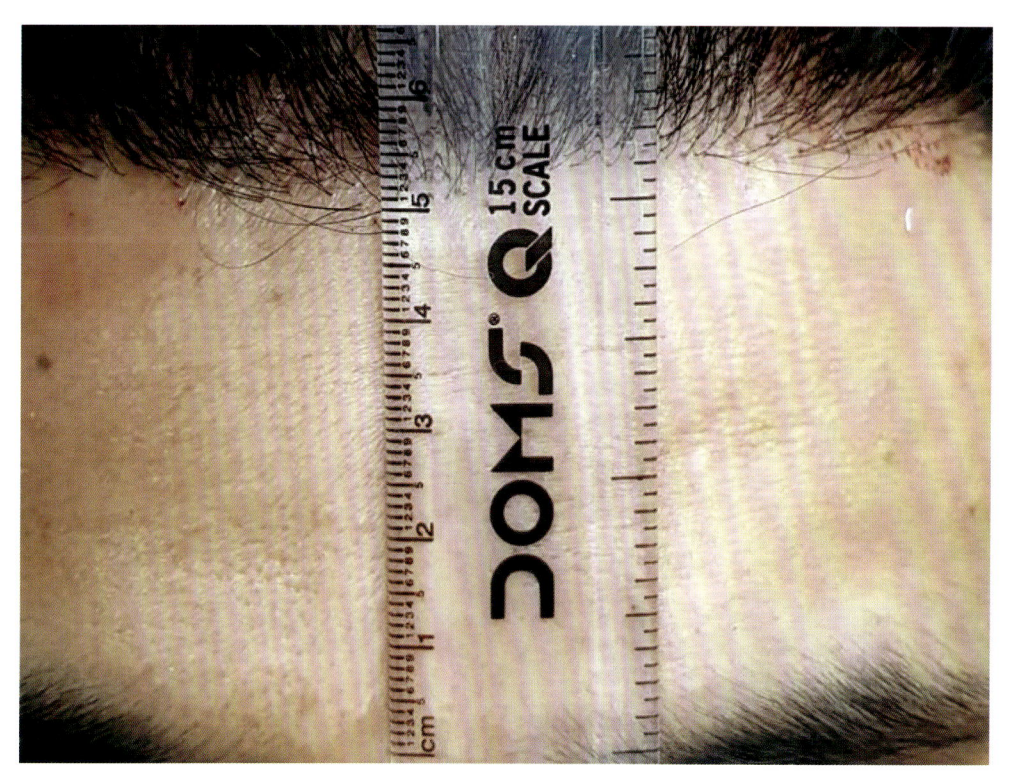

▲ 图 4-36　错误是在距眉间上方 5cm 处设计额中点。发际线笔直，额颞角很平，使额头看起来像女性一样小

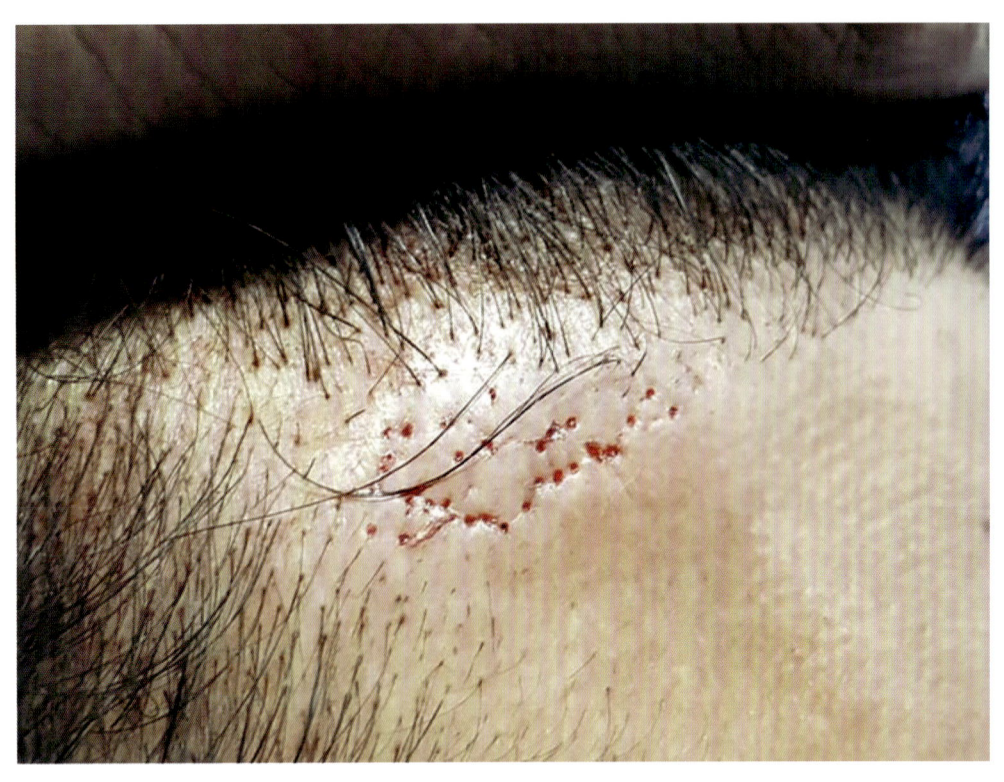

▲ 图 4-37 在额颞角位置，我们不得不用钻头再次钻取这些移植物

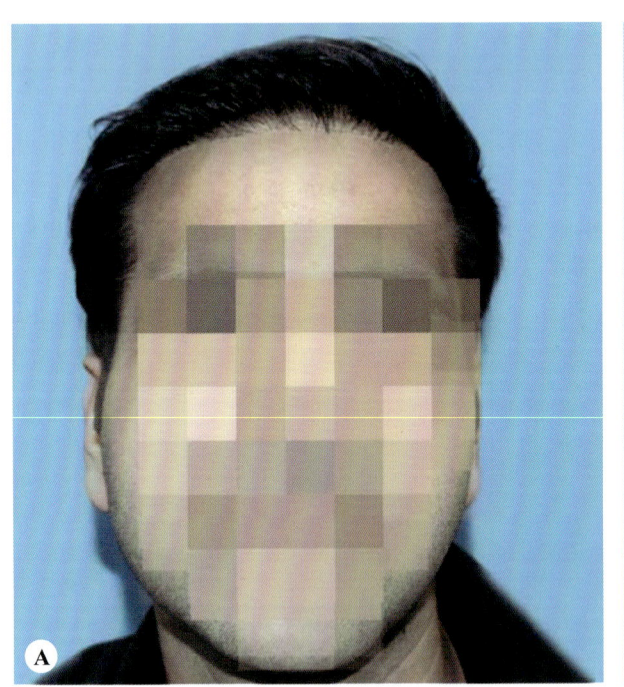

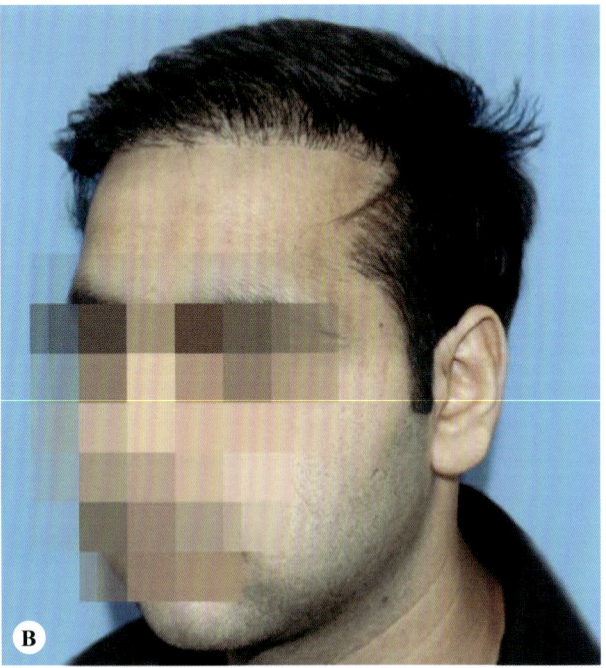

▲ 图 4-38 A. 这位患者来找我们进行毛发移植修复手术。当时，患者 21 岁时，Norwood Ⅱ级秃发，就诊时，他的医生就建议做毛发移植手术。发际线距眉间 6.5cm，呈圆形，不适合他的额头和脸型，而且没有细微和显著的不规则，重建的发际线稀疏且非常尖锐。B 和 C. 发际线在额颞角向下弯曲，而不是向上或与额中点保持在同一水平。额颞角在面部标志的外侧，使其看起来不美观。21 岁可能存在不可预测的脱发加重，因此不应该进行鬓角重建。此外，即使重建，鬓角的位置应更精准

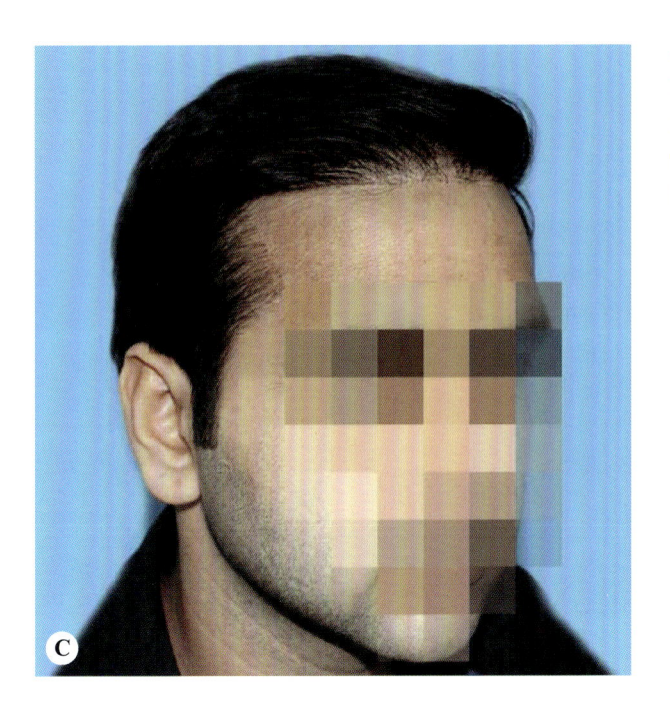

◀ 图 4-38（续） B 和 C. 发际线在额颞角向下弯曲，而不是向上或与额中点保持在同一水平。额颞角在面部标志的外侧，使其看起来不美观。21 岁可能存在不可预测的脱发加重，因此不应该进行鬓角重建。此外，即使重建，鬓角的位置应更精准

根休止期头发的双根毛囊，这有时会被遗漏。以正确的方向和角度植入毛囊与制作合适的切口一样重要。毛发种植的技术人员应了解切口的角度和方向；否则种植应由医生自己亲自完成。植入器应以正确的角度推入切口，并达到足够深度。

植入物的方向应与切口类型相匹配，即冠状或矢状。在种植时，应捏住表皮端向前推进移植物。不应过度推拿移植物，更不能接触毛囊根部。

十、结论与思考

为秃顶患者设计发际线需要大量专业知识。医生必须能预见患者的术后效果。高发际线可以降低，但反之则不行。年轻医生应始终牢记这一原则。医生应该记住，一个浓密的低发际线可能也需要鬓角的重建。只有当医生掌握了面部特征的技巧，并根据脸型来调整设计发际线，学习发际线设计的艺术才算完整。

我们感谢 Robert True 医生在很短的时间内付出了相当大的努力，纠正了一些明显的错误。

（一）Anil Kumar Garg 的评论

前发际线（anterior hairline，AHL）是毛发移植手术最重要的一个方面。新发际线应该非常自然。它需要艺术和科学的融合。发际线设计需要视觉感知和想象力，有时对于外科新手来说是很困难的。

位置、形状、大小和分布是影响发际线的主要因素。位置是指 AHL 到眉间的距离，这需要考虑患者的年龄、秃发等级、家族秃发史和各种可能的供体区域。

患者非常普遍的需求是低发际线或恢复到其 18 岁时的发际线。发际线手术的一个共同的原则是：高发际线比低发际线好，因为发际线可以降低，但反之则不行。脱发是一个渐进的过程，但供体毛囊有限。发际线的形状取决于头部尺寸的大小和形状，而这些又与种族遗传相关。

需要向患者解释的是，前发际线基本上是头发造型以后可达到的位置，而不是发根的部位，发际线通常在发根部下方 1～2cm。这样可以说服要求降低发际线的患者。此外，本章还提到了另一种降低发际线的有效实用方法。

发际线设计的标记点。它们是额中点、额颞点、颞峰点。本章已经很好地解释了这些点的标准，这些点是定位的金标准。所有这些点的连接构成了发际线框架。颞峰点与额中点之间存在一定的关联性。额中点后退时颞峰也会后退。如果在侧面从额中点和颞峰点画一条垂线，两条线之间的距离应＜3cm。同样，发际线沿前额的水平

面平行后退。本章介绍了发际线的内部分布，如过渡区和确定区。目前，发际线设计的标准都是一致的。

我对发际线设计的看法是，面部美学是一个结构与另一个结构的确定比例，美学背后隐藏的是数字。

有证据表明，我们对外在美的感知基于一个人的面部比例与黄金比例的契合程度。也就是说，虽然每一张美丽的面孔都各不相同，但是都遵循着黄金比例。按照这种思路，可以肯定能使用数学参数来设计所有面部发际线。我们都知道达·芬奇的面部尺寸概念，即 1/3 法则。

所有成熟的男性发际线均表现为额中部隆起，两侧额颞部略秃的区域称为额颞角，鬓角有两个颞峰（temporal peak，TP）。为了解码这种模式，我们选择了一张具有美学发际线的脸，并标记了前发际线，然后使用动画软件，将 3D 图像转换为平面 2D 图像（不改变距离，保持面部比例），观察到有角度的男性发际线图案被转换成了矩形（图 4-39）。

前额较宽的人额颞角一般较浅，而前额隆起的人额颞角较深。因此，可以说，一个人脸/额头的弧度反映在这人的发际线上。

考虑到这两点，作者提出了一种设计男性型秃发患者发际线的方法。该方法很灵活，并考虑了秃发的等级、头部形状和大小、种族差异和患者的个人诉求。医生的艺术思维也可融入其中。其结果是一种美学的前发际线，看起来自然，患者满意度也高。

（二）方法

所需工具：柔软的卷尺和皮肤标记笔。

- 眉间参考点 A 取于两眉之间。
- 在距离点 A 8cm 处的两侧外眦附近水平方向标记点 E 和 E′。
- 额正中点 B 距离眉间（点 A）约 8cm（或 ±1cm，视秃发分级而定）。
- 额颞点（点 C 和 C′）标记在额颞区，距离点 B 水平面 8cm，距离外眦点 E 和 E′垂直面 8cm（根据秃发等级和患者选择，可以有 1cm 变化）。因此，额颞点是距额中点 B 8cm 和距外眦点 E 8cm 的两条线的交点。
- 颞区的颞峰点（点 D 和 D′）在额颞点（点 C 和 C′）与外眦点（点 E 和 E′）的连线上。这条线构成颞三角的前边界。颞峰点 D 和 D′ 位于外眦的一半以上位置，通常距离额颞点 C 和 C′ 5cm。

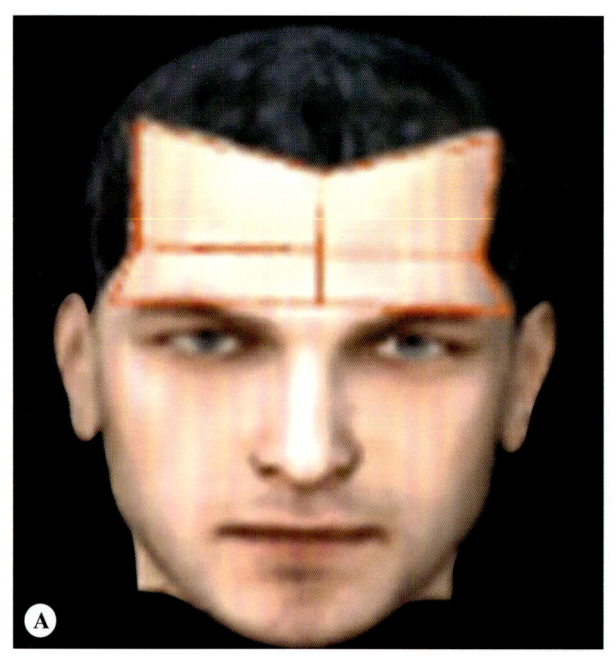

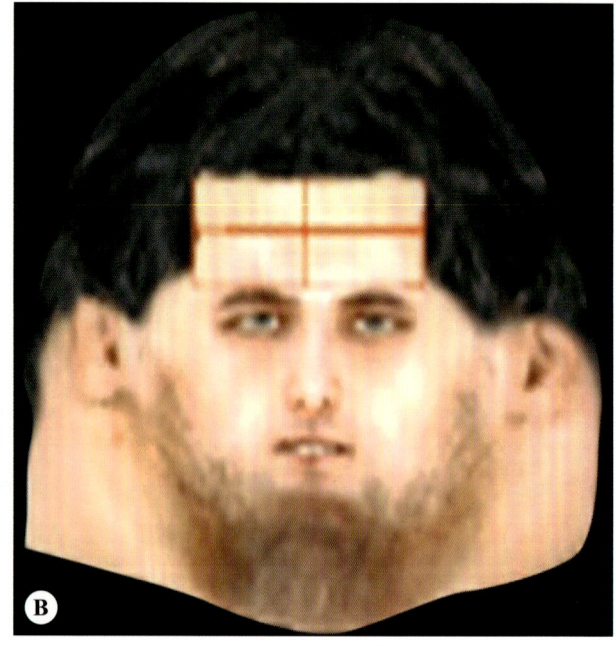

▲ 图 4-39　A. 面部发际线 3D 图像；B. 2D 图像

如果现有颞峰点和（或）颞边缘可触及额颞点和外眦点连线，则不需要重建颞峰点。

以上各点连接如下。

- 前发际线重建：一侧点 B 至 C，另一侧点 B 至 C′。因此，连接 C 到 B 到 C′ 的线是前发际线。
- 重建颞三角：连接点 C 和 D，这些是前颞线。在另一侧进行重复操作。

从点 D 向后向下画一条线，连接鬓角剩余的颞毛。这就是颞三角（图 4-40）。所有距离都在前额表面：AB 为 8cm，AE 为 8cm，BC 为 8cm，CE 为 8cm，CD 为 5cm。

（三）专家观点：发际线的设计

男性型秃发中，额中点后退，额颞区随之向后加深，颞部边缘头发也可能变稀薄，颞峰点后退。脱发进一步发展，颅顶骨隆突可能会显得更为明显。这些脱发彼此是成比例地发生，因此我们在重建时，需要按比例进行，从而维持其自然性。前发际线的后退与前额的横断面平行，FTP 的后退与外眦线垂直，MFP 和 TP 也按比例后退。额颞角比额中点后退得更多。

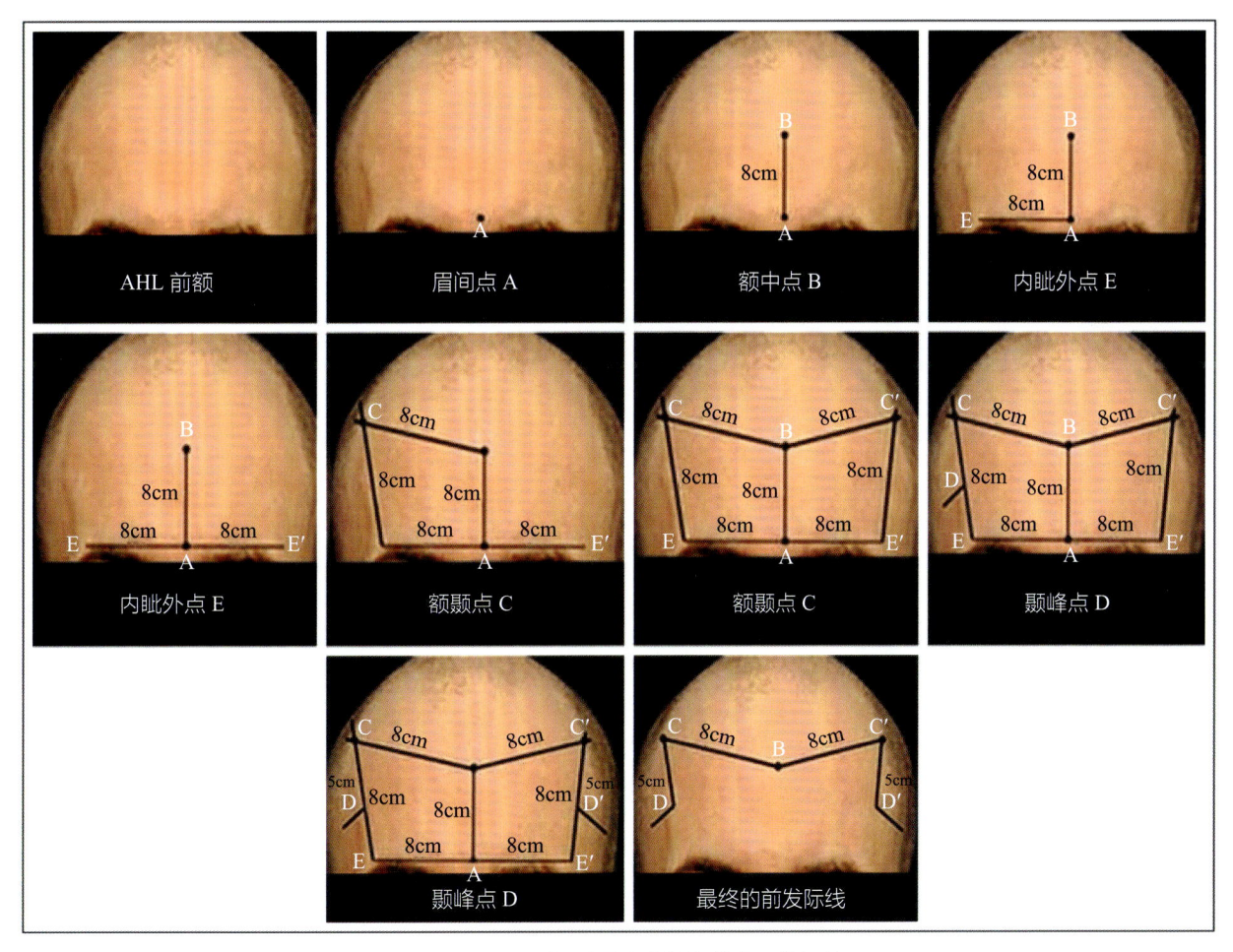

额中点的位置有既定标准。一个是距眉间 7～11cm。另一个是头皮水平面和前额垂直面的交界处。第三个是面部高度的 1/3，因为面部被分成三等份。7～11cm 的距离取决于秃发的等级和供区可提供移植用的毛囊量及患者的偏好。在我们Ⅶ级秃发的患者中，没有人愿意接受 11cm。而在作者的方法中是（8±1）cm，相对窄得多。按 Norwood 等级划分，等级低的秃发额中点的距离可以设计＜8cm，而等级高的秃发距离则设计为 8cm 或更多。在极少数情况下，距离超过 9cm。现在我们可以获取非头皮的供区毛发，并

▲ 图 4-40 男性型秃发病例中的发际线设计

且该技术也有很大进步，因此可供使用的毛发增加了。这使得即使在Ⅶ级患者中也可以将发际线降低至9cm。在我们Ⅶ级秃发患者中，MFP到眉间（AB）的最大距离为9cm，这已被广泛接受。超过9cm没有被任何人接受。

具有美学的发际线看起来平行或从侧面看应该是向上倾斜的。额颞角的顶点位于垂直的外眦线上。重建的额颞点不应低于额中点，也不应位于耳屏垂直线的后方。FTP应位于耳屏前线之前。现有的定位FTA的方法是从外眦向上然后向后画一条线，与现有的颞部毛发相交。这在轻到中度的脱发患者中效果很好，但是重度脱发时颞部已经无毛发，因此很难找到这个点与外眦线相交。此时，想象和再现"侧区峰"可以有所帮助。因此，在现有的FTA和发际线的设计方法中，需要大量的标准和测量。

根据作者的方法，距离两个参考点（8±1）cm的单次测量足以定位发际线所需的所有重要标志。为了定位FTA，需要测量两个数据。一个是距离MFP 8cm的水平线，另一个是距离外眦附近点E 8cm的垂线。这两个的交点就是FTA。这个额颞角是锐角，位于垂直的外眦线上，额中点之上，耳屏线的前方。移植的头发长出后很自然。这也自动提高了顶骨隆突。所有现有标准都被纳入并充分考虑，无须单独记住这一点。我们已经对超过431例患者应用了此方法，发现该方法比其他的方法简单得多。

颞峰点的位置可以想象成两条虚线的交点。一条线从鼻基底到瞳孔中部的连线，另一条线从额中点到耳垂的连线。实际上，画出这样的线并不容易。它需要想象力和经验。在作者的方法中，颞峰点定位非常简便。颞峰点位于额颞点与外眦连线上方，通常在FTP下5cm处。值得注意的是，数字8和5是斐波那契数列，5和8之间的比率是黄金比例 φ（1.618），两者都是斐波那契数。这些数字和比例在自然界中随处可见。将人脸3D图像转换为2D图像时，也可以看到这一点。

标记发际线区域和Shapiro描述的一样。作者的方法是制作一个带头发并具有完整前边界头皮的骨骼框架。医生的艺术观点和患者的偏好总是比较灵活。种族/民族及头部的形状和大小都需要考虑。平坦的前额应有平坦的前发际线，而隆起的前额应有椭圆形或圆形的前发际线。

用现有的方法和作者方法的前发际线设计和颞峰点的位置进行比较。两种方法的额中点和额颞点的位置几乎相同，不同之处在于颞峰点的前部。采用Mayer法时，颞峰点位于前额更前面，而笔者的颞峰点位于Mayer颞点后平均0.6cm处。Mayer的颞点在一个发际线较低的年轻人脸上看起来更好。此外，它需要更多的毛发用于颞部重建。不同的是，Mayer的方法只考虑了脸的大小，而没有考虑前额和脸的弧度。

患者随访结果如图4-41所示。

总 结

- 不同的发际线形状适合不同的脸型。
- 毛发供体可提供移植的毛囊量是决定发际线的一个主要标准。
- 发际线对称性可通过激光辅助发际线仪、肉眼（从前到后）和照片检查。
- 患者在镜子中看到的（2D图像）和你在肉眼中看到的（3D图像）总是存在一些差异。
- 发际线存在细微的不对称和整体的对称以达到自然。
- 众所周知，发际线本身不是一条线，而是一个区域，因此显著和细微的不规则是很重要的，这使得发际线具有艺术性。
- 发际前缘的0.5cm只植入单根毛囊，会使发际线看起来更柔和。

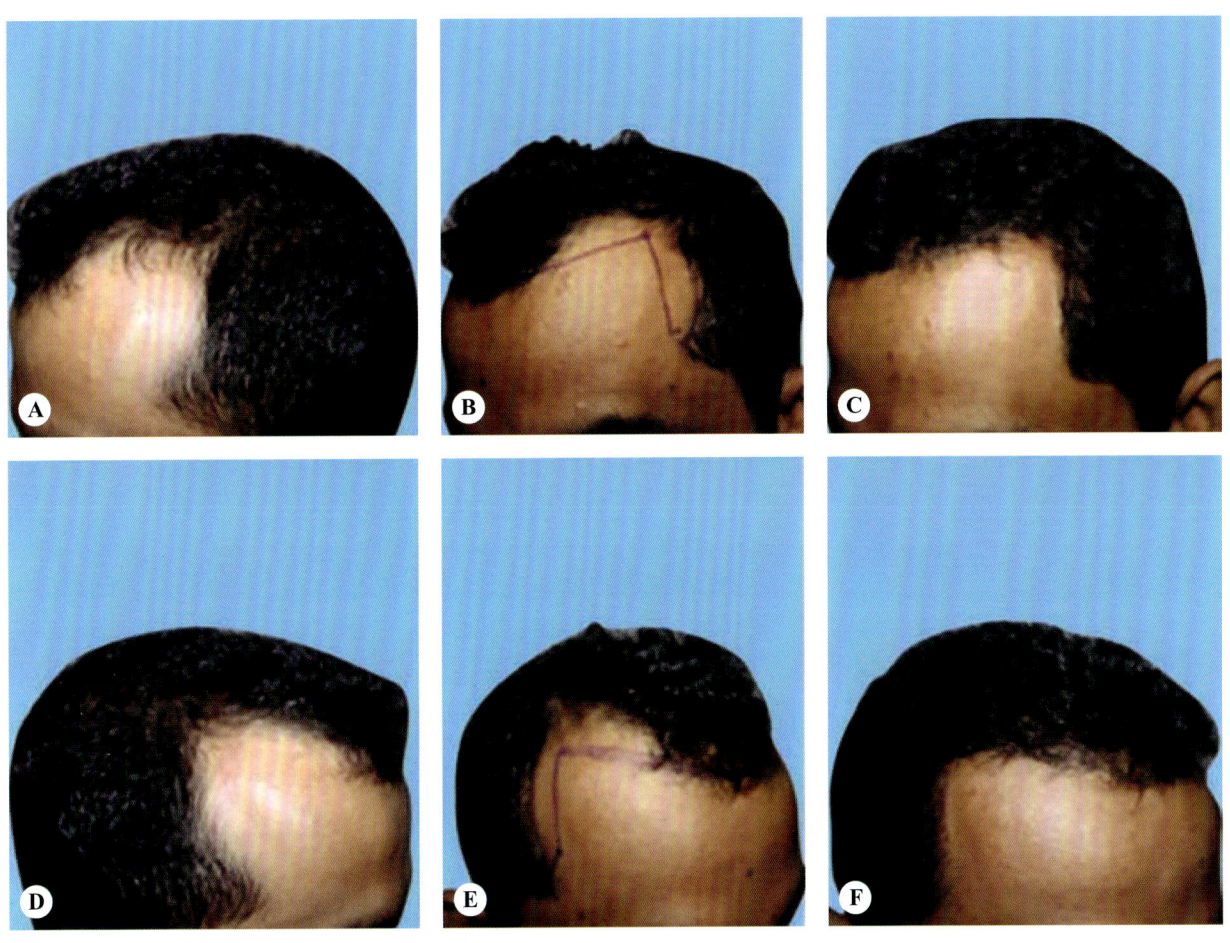

▲ 图 4-41 患者随访结果

参考文献

[1] Sirinturk S, Bagheri H, Govsa F, et al. Study of frontal hairline patterns for natural design and restoration. Surg Radiol Anat. 2017;39(6):679-84.

[2] Park JH. Novel principles and techniques to create a natural design in female hairline correction surgery. Plast Reconstr Surg Glob Open. 2016;3(12):e589.

[3] Shapiro R. Principles of creating a natural hairline. In: Shapiro R, Unger W, Unger R, Unger M (Eds). Hair Transplantation, 5th edn. New York: Informa Healthcare Publishing; 2011. 374-82.

[4] Eliyahu R. Path D laser-assist hairline design device—a new product [Internet] United States. Cole Instruments. 2013 July 18 [2017 February 27]. Available from: https://www.coleinstruments.com/path-d-laser-assist-hairline-design-new-product

[5] Lam M. Hair transplant operative 360. In: Lam M (Ed). Hair Transplant 360 for Physicians, 2nd edn. New Delhi: Jaypee Brothers Medical Publishers (P) Ltd.; 2016. 67-180.

[6] Martinick J. The Recipient Site. In: Shapiro R, Unger W, Unger R, Unger M (Eds). Hair Transplantation, 5th edn. New York: Informa Healthcare Publishing; 2011. 351-6.

[7] Garg AK, Garg S. Decoding facial esthetics to recreate an esthetic hairline: a method which includes forehead curvature. J Cutan Aesthet Surg. 2017;10:195-9.

第 5 章　鬓角、侧区峰、头皮中部的重建
Temple, Hump and Mid-scalp Reconstruction

Pradeep Sethi　Arika Bansal　Abhinav Kumar　著

陈露露　译　蒋文杰　裴开颜　校

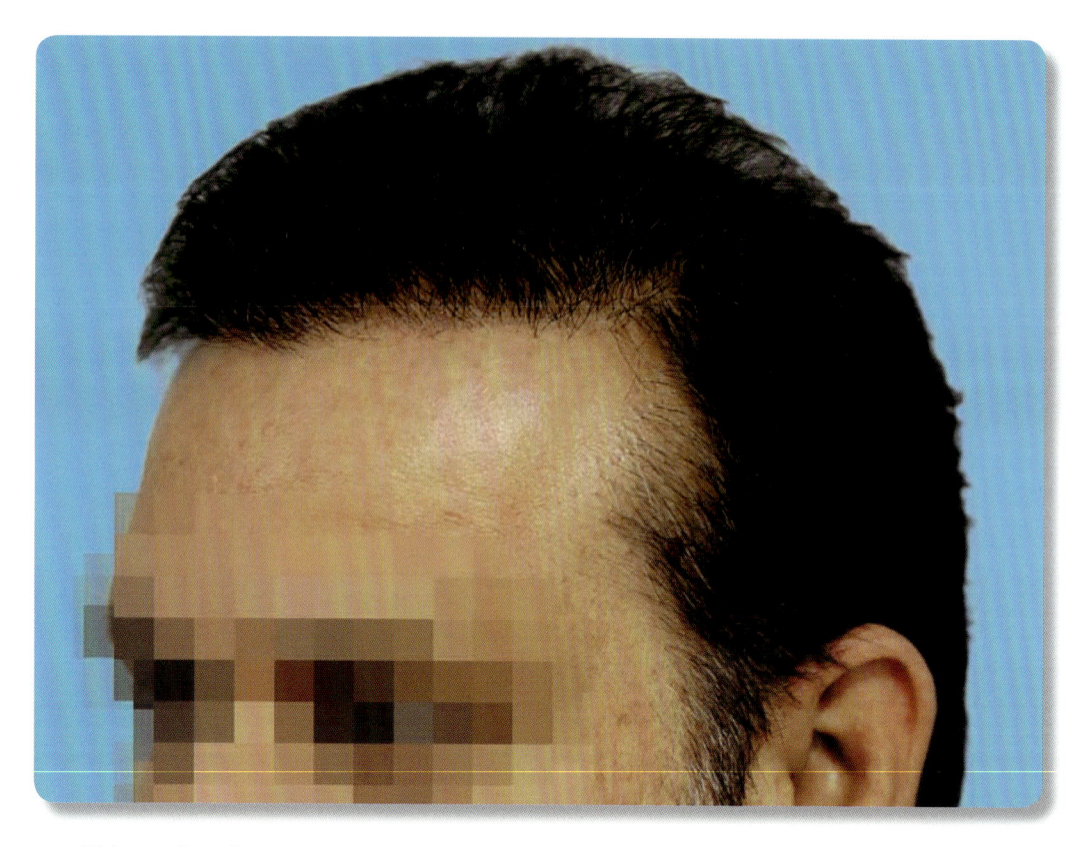

鬓角后退会使前额更大，因此看起来很秃。通过少量适当的移植可以改善前额无发区外观。但如果做得不好，可能带来灾难性的后果！

一、概述

鬓角的构建是一门值得掌握的艺术。要想设计出美观的发际线，重建好的鬓角是关键。如果一个人执着于毛发移植技术，而且对毛发移植事业有激情，那一定会想挑战鬓角。鬓角重建是高级的手术技术。不建议年轻医生在最初几年做鬓角重建。鬓角重建可使外观更加均衡。如果一个患者修复了发际线而没有重建鬓角，鬓角随着年龄的增长而后退，这会使发际线看起来很奇怪。

另外，就像发旋一样，掌握鬓角重建的技术也是相当困难的。术者应在独立完成数百台手术并看到完整的术后效果后才可尝试做此项手术。

第 5 章 鬓角、侧区峰、头皮中部的重建

鬓角的角度必须非常准确[1]。有时，患者会要求非常低的发际线，鬓角可能会消耗大量的移植物，导致头皮中部移植量不足或造成供体可利用的毛囊不足。对于创建美丽的鬓角，应该形成批判性思维。可以通过观察来咨询的每个人的发际线和鬓角获得经验。

二、经验法则

颞部发际线后退的程度应与前发际线后退的程度相匹配。鬓角-发际线的均衡是毛发重建艺术成果的关键（图 5-1）[2]。

三、如何设计鬓角

鬓角重建有 3 个方面：①鬓角上部；②鬓角；③颞点（图 5-2 至图 5-4）[2]。

鬓角的发际线应与前发际线互补。对于初学者，由于对鬓角重建不精通，所以应尽量做较高的发际线，这样就不需要进行鬓角移植。患者可

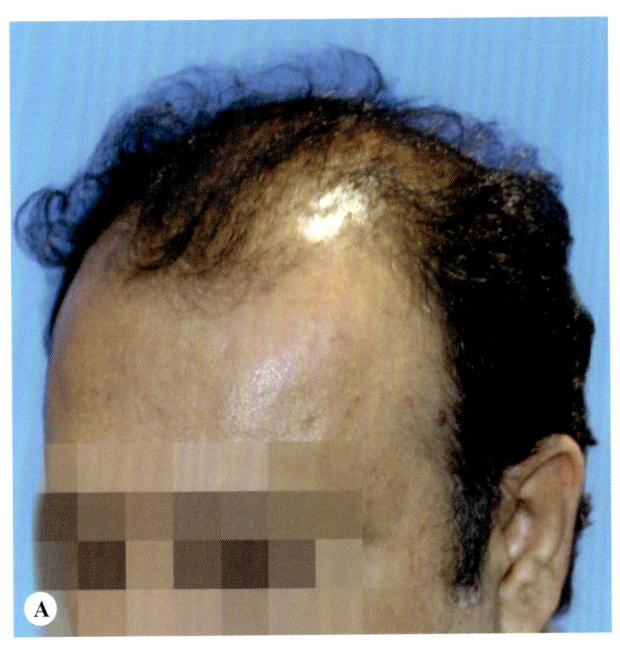

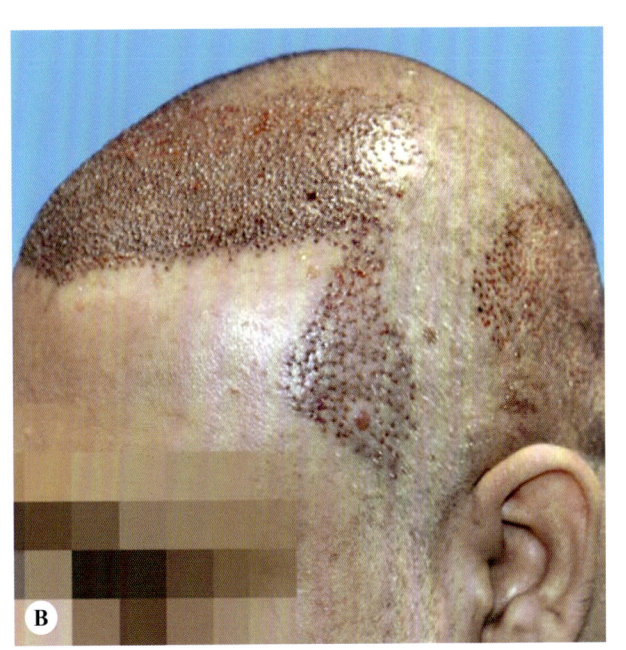

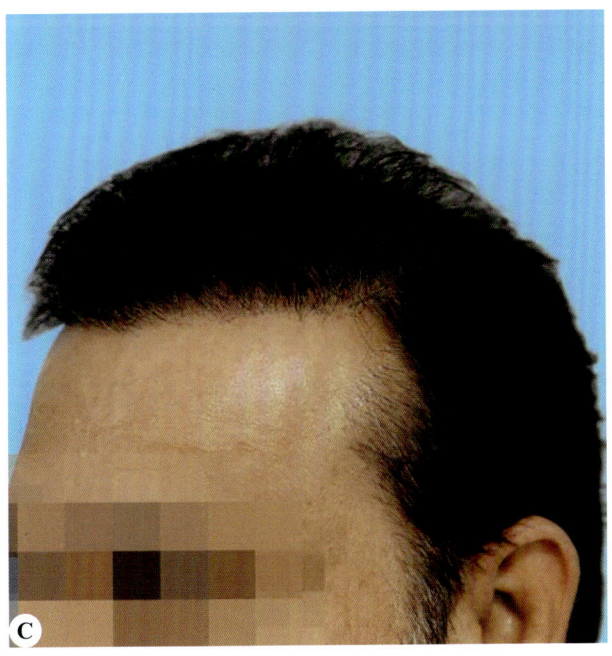

▲ 图 5-1 强调颞部重建的重要性，如果做得好，一个美丽的鬓角会增加年轻感，有利于发际线的形态。注意头发在鬓角和颞点的方向

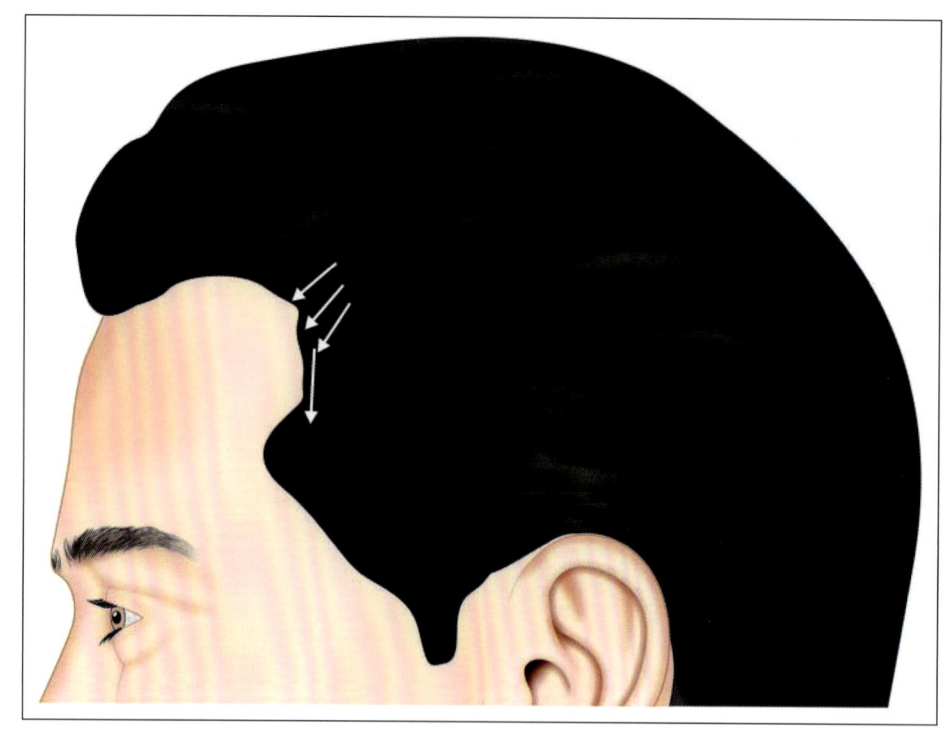

▲ 图 5-2　鬓角上部

发际线的最外侧部分在鬓角上部结束。自然的鬓角上部毛发在前面稍向下弯曲。与发际线不同，鬓角区域的毛发角度需要非常尖锐（＜ 10°）

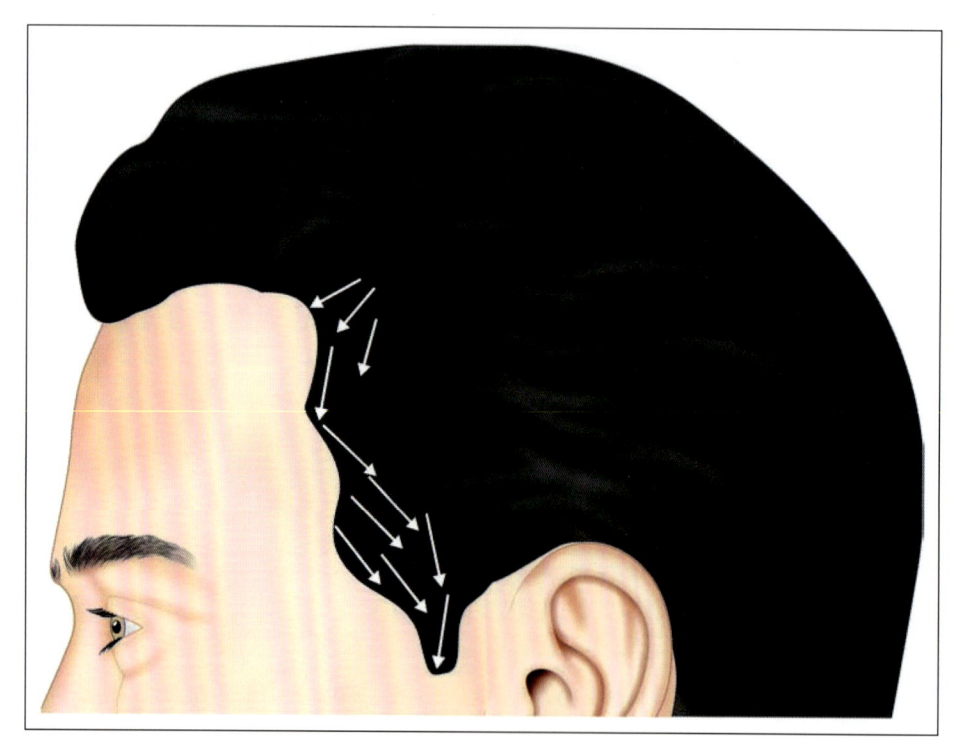

▲ 图 5-3　鬓角

理想的鬓角是头发先向前下方，然后转向后下方，最后在最低点再次转向下。一个不秃顶的人可能没有理想的鬓角，也可能不适合上图，但重要的是要观察数百名不秃顶的人，以了解漂亮的鬓角是什么样[3]

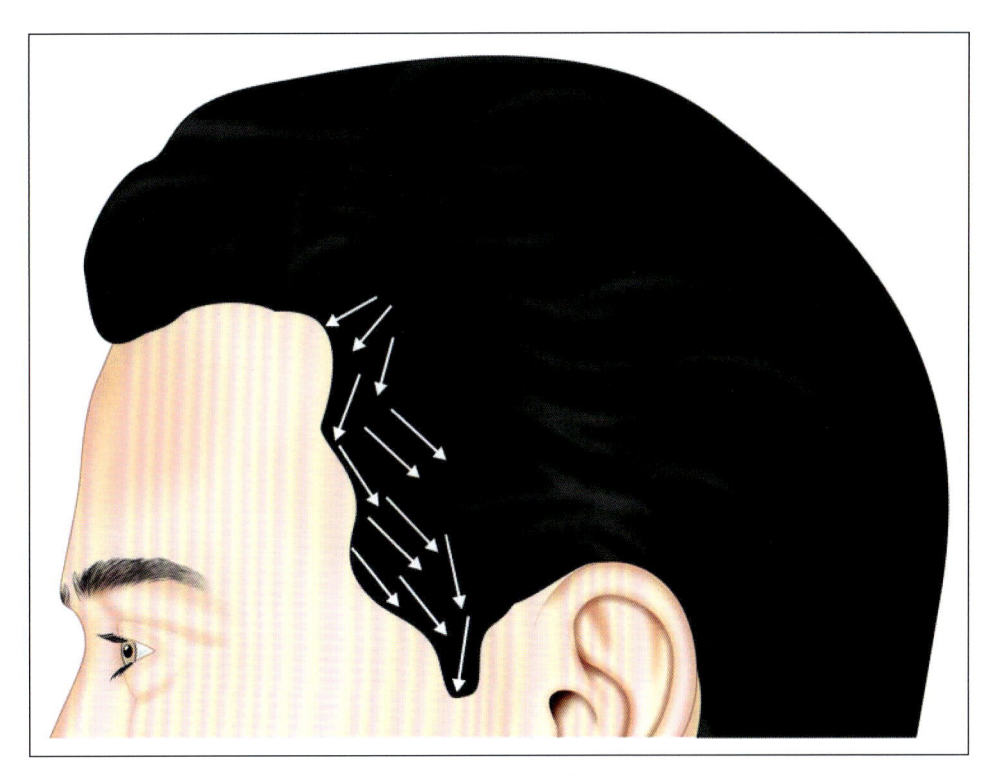

▲ 图 5-4 颞点

理论上讲，颞点可以通过鼻尖和瞳孔中点连线及耳垂和发际中点连线来确定。从这个点后，鬓角毛发的方向从前下转到几乎完全向后，然后再向后下。通常，不管有无颞点均可以塑造鬓角。对于额颞隐窝的小幅度延伸，每侧需要 80~100 个移植物，而具有颞点的鬓角重建需要 150~250 个移植物[1]

能会坚持要求低而年轻的发际线，但低年资医生需知道自己经验不足，并拒绝患者的要求或寻求高年资医生的帮助。高发际线总是可以降低，但反之则不行。

四、创建鬓角受区

首先，颞区有大血管，因此需给予足够的肿胀液以减少对底层血管的损害[1]。麻醉过程中颞部可能会很痛，所以注射需缓慢。其次，鬓角的皮肤比头皮其他部位松弛，所以做切口时需要足够的反作用力[1]。切口需足够深度，因为松弛的皮肤可能会引起深度不足，导致移植物无法存活[1]。最后，使用合适尺寸的针头，单根或双根移植物可使用 20G 或 21G 针头。用 19G 或 18G 针头制成的切口可能导致移植物滑出。重建鬓角所用毛发最好是单根色浅的。患者应在佩戴和取下手术帽时非常小心，术后不应侧卧。

五、种植

我们在 DHT 技术中使用 SAVA™ 植入器。将颈后或耳朵上方作为供区是明智的选择，因为这些区域为单根色浅的毛发。在选择这些区域的头发时，应该注意反向稀疏毛发（在颈背处）的存在，不应选择此类头发。应该避免卷曲发，因为它们不会在皮肤上卷曲。永远不要把胡须植入鬓角。胸毛如果直而细，也可以用于鬓角重建。毛发必须在专业医生和技术人员的协助下以 5°~10° 的锐角放置（图 5-5 至图 5-8）。

六、不良的鬓角重建（图 5-9）

这名患者重建了鬓角来增强发际线。术者可以成功创建一个好看的发际线，然而，在这鬓角中有几个错误。没有重建比鬓角下部更重要的上部，也可能鬓角上部的移植物没有存活。颞点和鬓角下部的毛发方向是向下而非向后下。鬓角区

049

FUE 毛发移植经典概念与技术

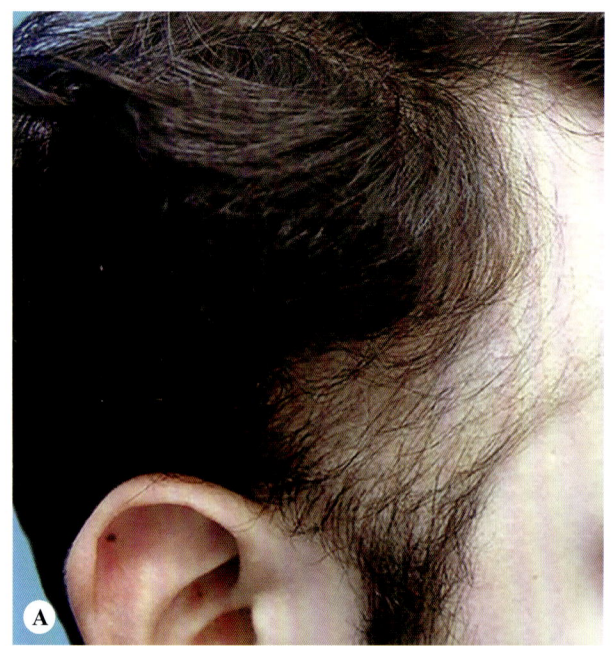

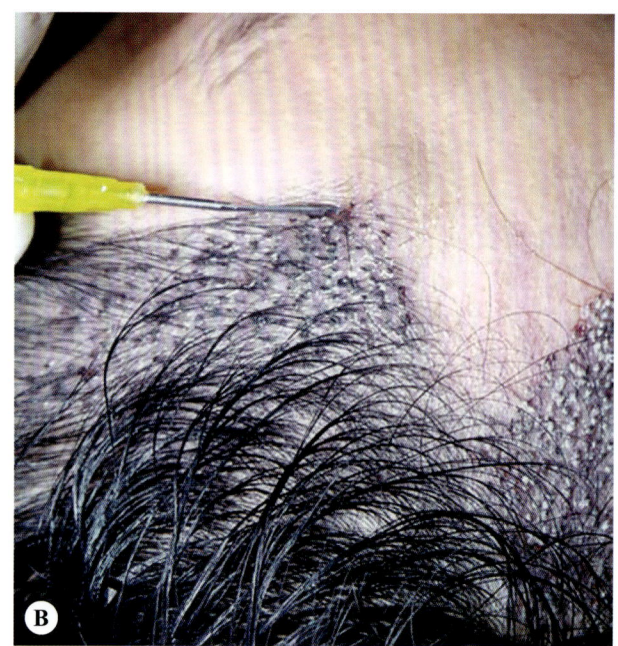

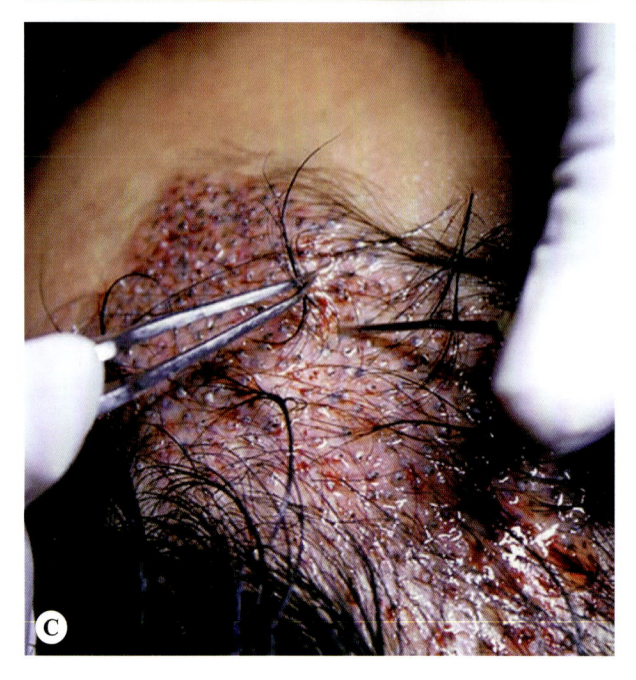

▲ 图 5-5 A. 鬓角牵拉性秃发。这种类型的脱发多见于戴包头巾的人。鬓角的牵拉性秃发已经到达耳朵上部。牵拉性秃发会造成一定程度的头皮瘢痕，因此切口深度应能够保证移植物可进入。这可以通过给予足够的反牵拉力，同时做尖锐的切口来实现。B. 鬓角移植时植入器的角度。邻近的毛发为移植物的方向和角度提供参考。照片右侧显示额颞角和发际线。移植物指向后下方，因此植入器需要指向前上方。C. 牵拉性秃发患者植入时鬓角各部位植入器的方向和角度。移植物指向后下方

域的毛发密度也低于正常。这可能是因为打孔切口比较浅，从而导致移植的很多毛发没有生长。此外，没有明确的颞点。医生应选择浅色头发，并以非常平的角度植入。

七、侧区峰重建

侧区峰为头皮中部外侧边界与颞区交界的半圆形区域[2]。侧区峰可通过绘制外眦垂直线确定[1]。侧区峰的头发可能会脱落。Norwood Ⅴ级和 Norwood Ⅵ级患者可有侧区峰，侧区峰是颞部毛发最后脱落的部位[2]。

接受了超过 4000 个移植物移植有完整侧区峰的患者应继续口服非那雄胺和局部应用米诺地尔以维持其侧区峰。这类患者的脱发可能进一步发展，导致移植区的周围出现边缘性秃发。

侧区峰位置也有助于确定额颞角。明显的侧

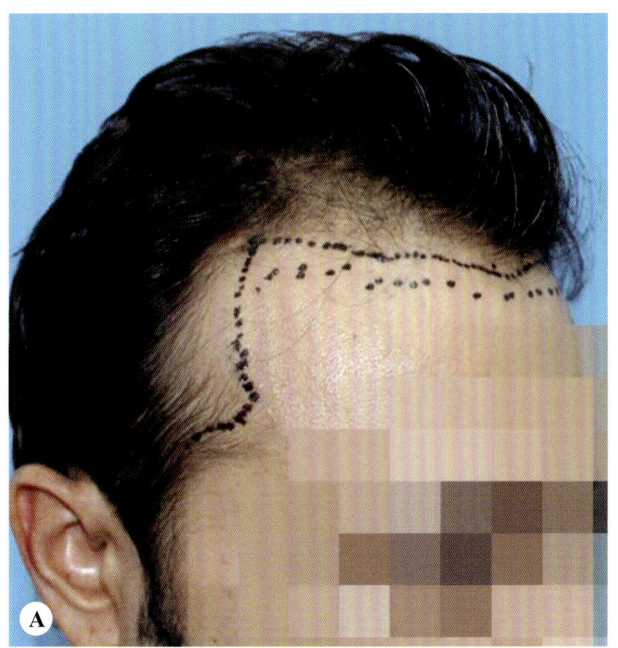

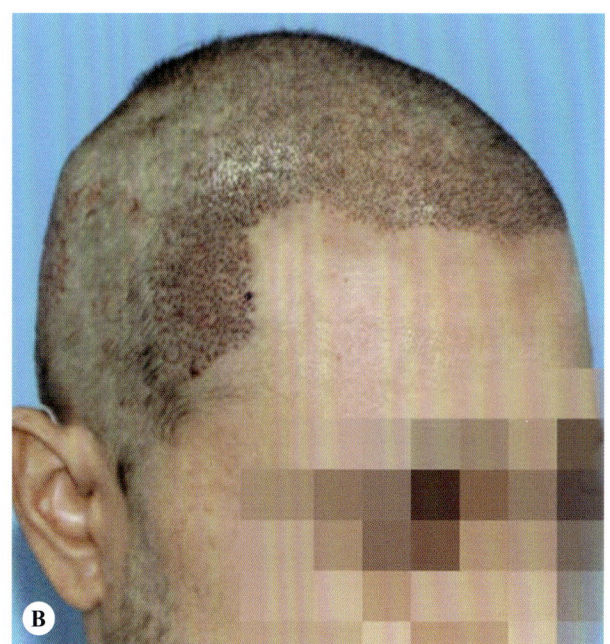

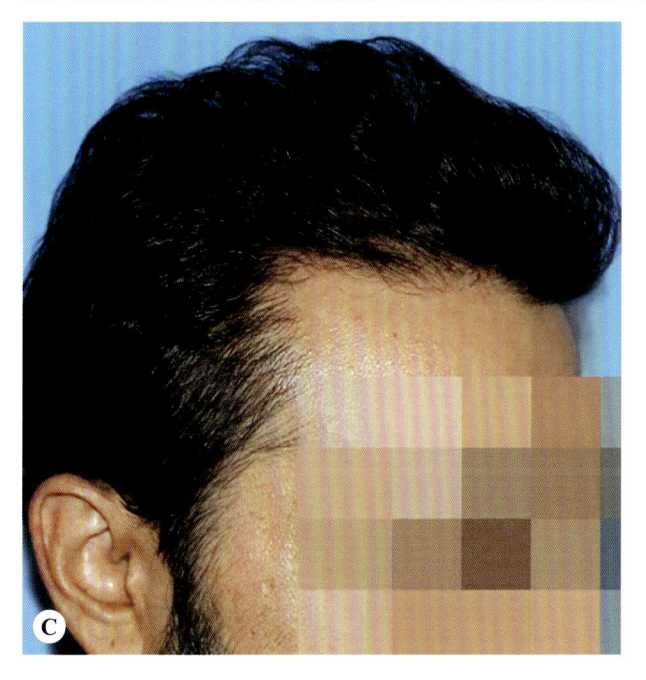

第 5 章 鬓角、侧区峰、头皮中部的重建

▲ 图 5-6　A. 发际线设计；B. 术后即刻；C. 术后 8 个月，确保前发际线与颞发际线的正确匹配

区峰为与外眦线相交提供了一个靶点[2]。平行于外耳道的垂直线与外眦线相交，这通常是额颞角的位置[2]。侧区峰外侧通常为额颞角的下边界[2]。然而，我们有时违反这个原则，我们的额颞角可能会穿过侧区峰的中间。由于侧区峰需要与颞部毛发融合，并且在许多患者中，侧区峰是发缝所在的区域，因此只需要在侧区峰处密集地植入头发。侧区峰的再造毛发向前倾斜，以便和头皮中部的前向毛发相融合。但随着侧区峰逐渐与颞区相融合，其毛发方向逐渐改为向下方[1]。

八、头皮中部重建

头皮中部为位于发际线后部、头顶前部和两侧侧区峰内侧的区域[1]。中部头皮是头皮面积相对较大的区域，需要大量移植物。

发际线和紧靠发际线后面区域的头皮中部

051

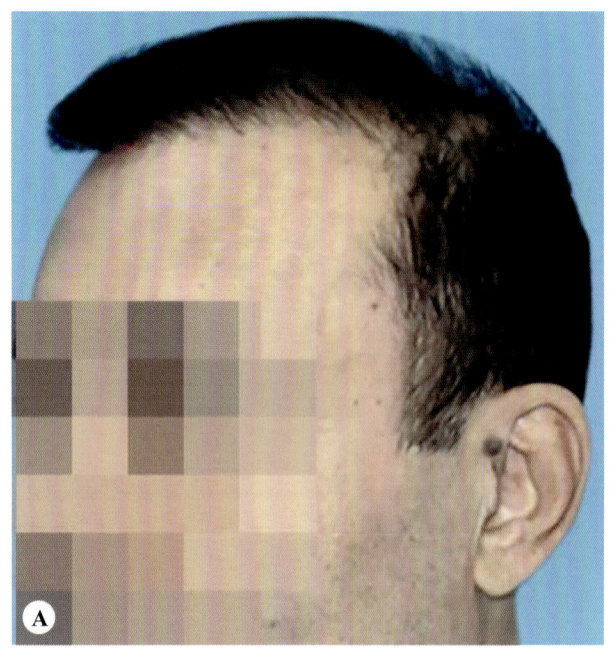

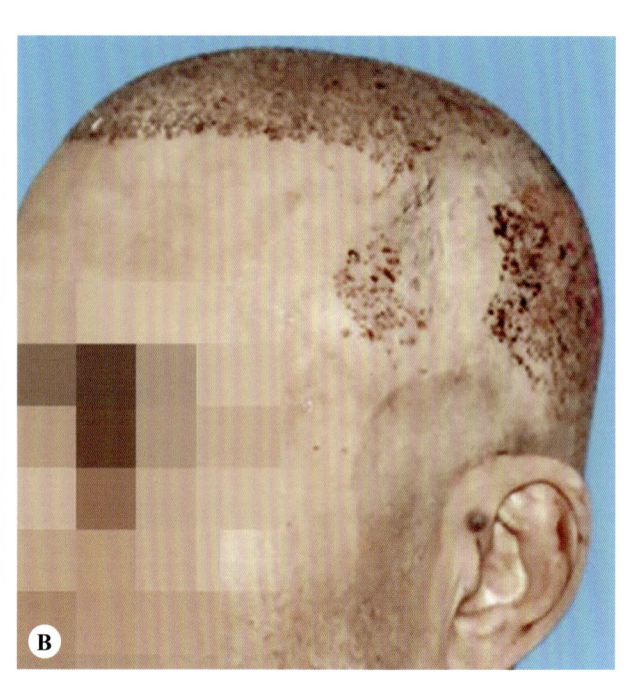

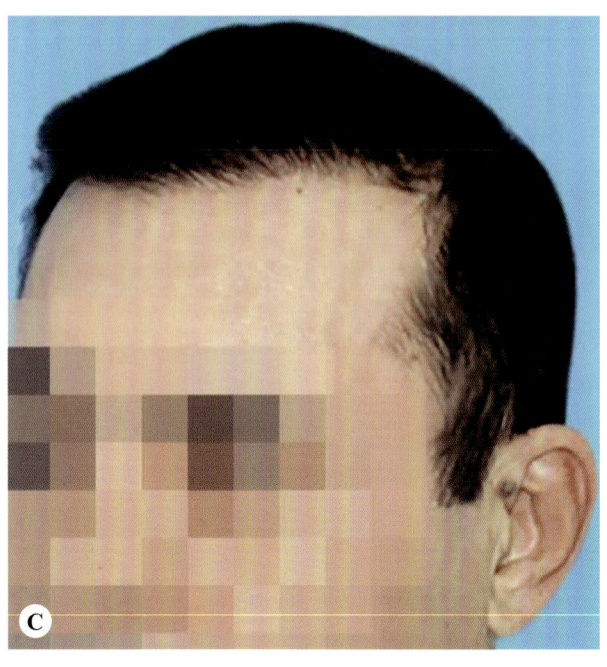

▲ 图 5-7 随着年龄后移的前发际线和鬓角发际线
鬓角点的构造是为了补充发际线，从而保持颞区 – 发际线的均衡

毛发密度可以按最大可能的密度进行分级（图 5-10）。当接近头皮中部时，密度逐渐降低。对需要进行头皮中部种植的这类人要记住的一件事就是头皮与头发的对比。

与浅色皮肤深色头发的患者相比，深色皮肤和（或）深色头发的患者可能需要较低的移植密度就可以获得足够的覆盖。与直发患者相比，卷发患者较低的头发密度就可能会获得满意效果。

在头皮中部进行的种植可以存在差异性，发缝一侧可以密度更高，另一侧则可以通过长发进行遮盖。这种方法在移植数量有限的情况下使用。

我们经常在头皮中部混合移植胡须和头发。需要牢记供体优势原则，即移植区毛发特征与供体区的特征相似（图 5-11）。

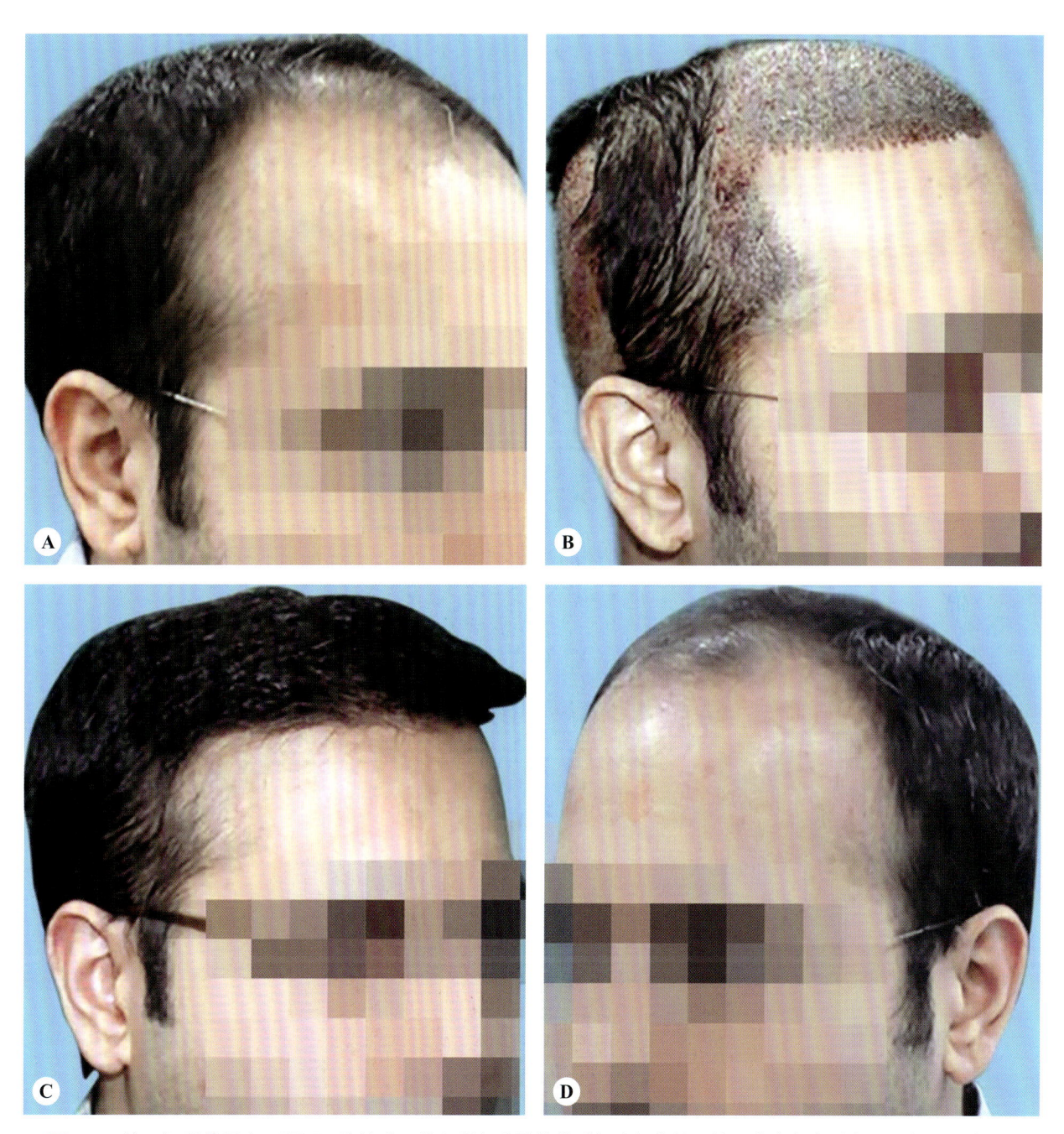

▲ 图 5-8 这一组照片是为了强调再造的发际线和鬓角应该始终看起来很自然，并且应该考虑到患者的年龄、秃发程度及其父母秃发的情况。这个患者年轻时就做了一个很低的发际线。如果这个患者只做发际线而不做鬓角，那么再造的发际线看起来就会像一个"假发"。发际线从额中点升到额颞点，然后与重建的鬓角上部平滑融合。鬓角上部的头发指向前下方，在与颞点汇合后，头发方向转变为后下方。左右颞点应绝对对称，并具有相同的后退幅度和头发密度。这个患者每侧植入了 250 个移植物。这类患者必须使用米诺地尔和非那雄胺，以确保脱发不会进一步进展

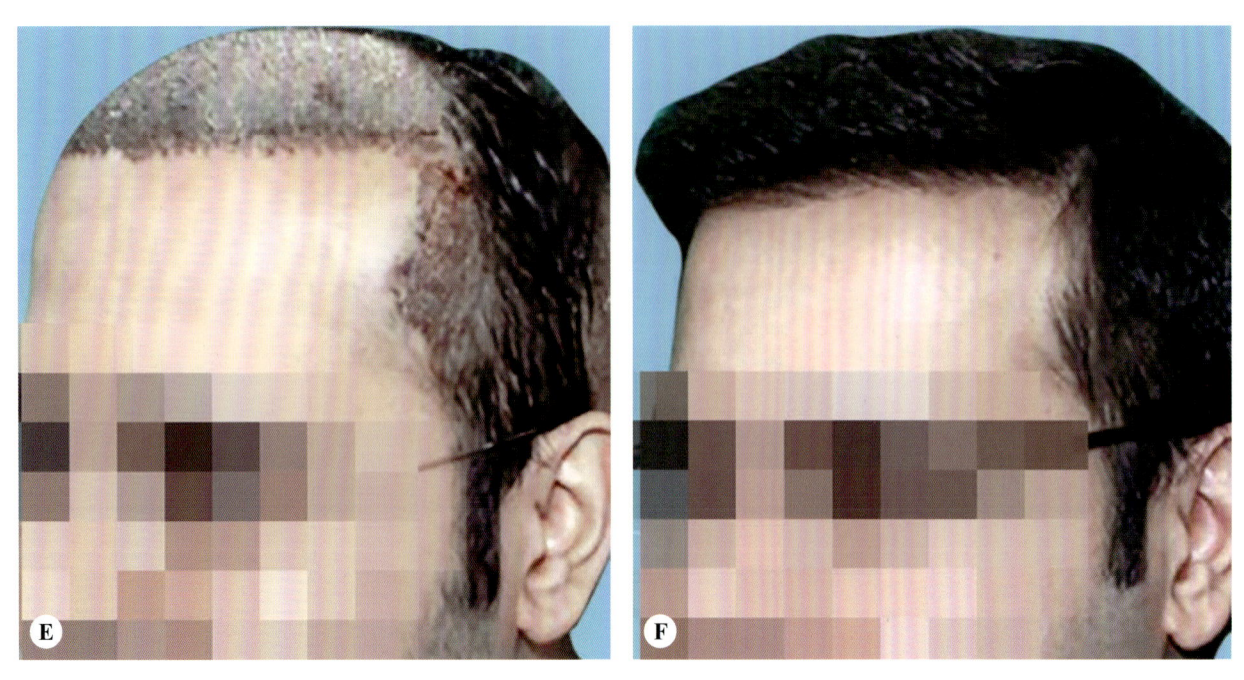

▲ 图 5-8（续） 这一组照片是为了强调再造的发际线和鬓角应该始终看起来很自然，并且应该考虑到患者的年龄、秃发程度及其父母秃发的情况。这个患者年轻时就做了一个很低的发际线。如果这个患者只做发际线而不做鬓角，那么再造的发际线看起来就会像一个"假发"。发际线从额中点升到额颞点，然后与重建的鬓角上部平滑融合。鬓角上部的头发指向前下方，在与颞点汇合后，头发方向转变为后下方。左右颞点应绝对对称，并具有相同的后退幅度和头发密度。这个患者每侧植入了 250 个移植物。这类患者必须使用米诺地尔和非那雄胺，以确保脱发不会进一步进展

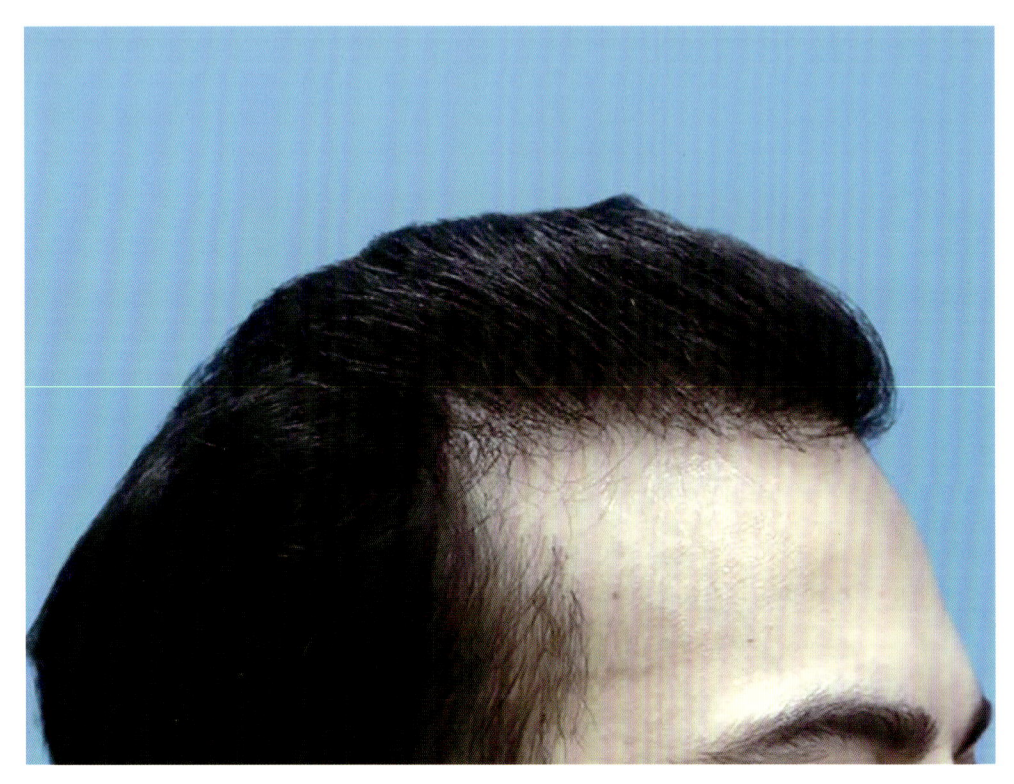

▲ 图 5-9 错误的鬓角重建

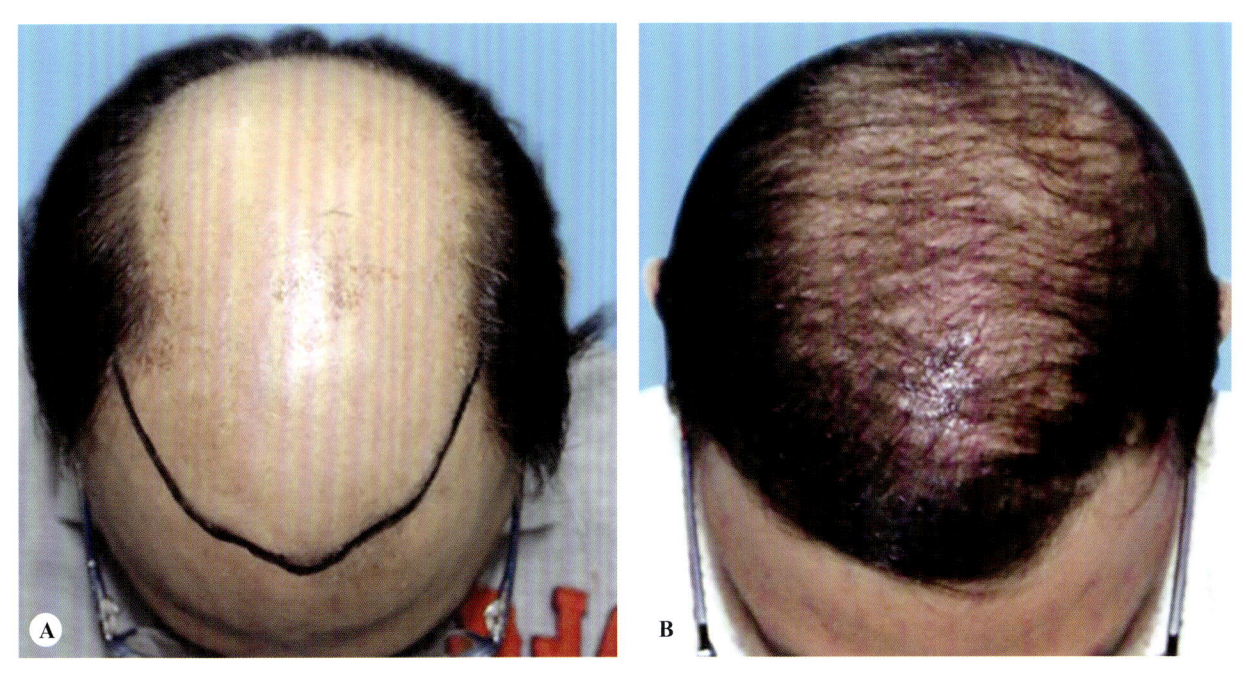

第 5 章 鬓角、侧区峰、头皮中部的重建

▲ 图 5-10 上面的一组照片显示，从发际线到头顶，毛发密度逐渐降低。我们在头皮中部植入了大部分胡须，而发际线和头顶则植入了头皮毛囊移植物。头皮中部密度低于最佳密度是因为胡须大多是单根毛发。B 是患者术后 5 个月。胡须有时会长得慢，因此术后效果仍有改善的余地

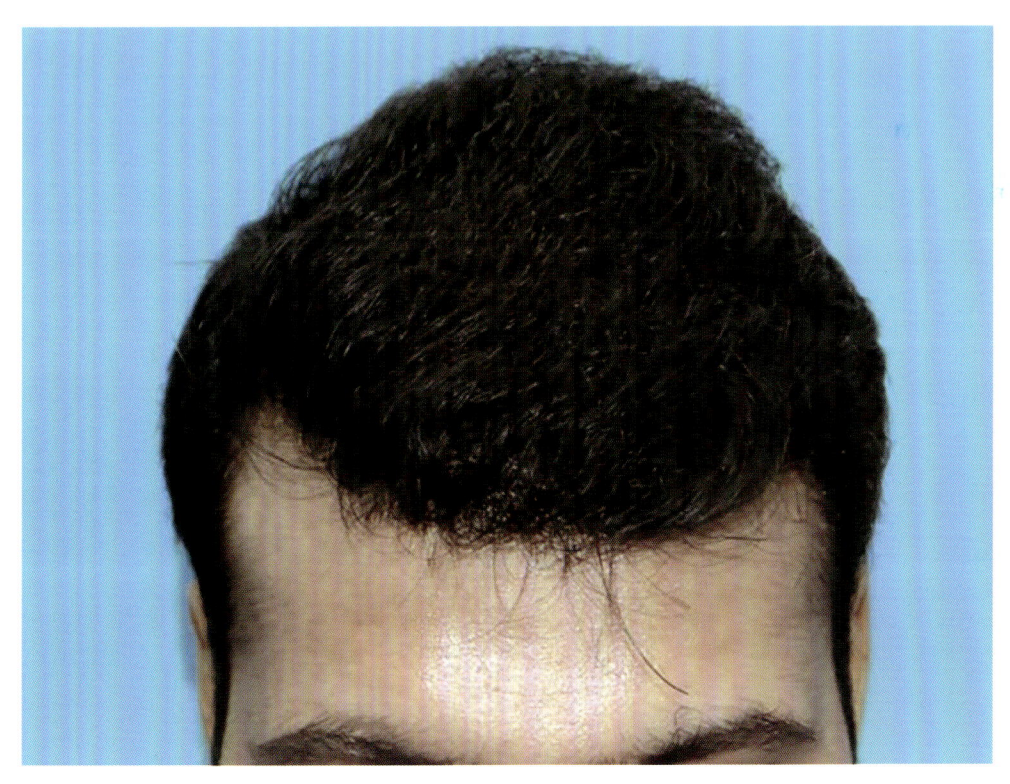

▲ 图 5-11 头皮中部主要由胡须制成，可以通过卷曲度和波纹度来识别

055

九、牵拉性秃发患者的鬓角重建

由于从童年起就开始长期使用穆斯林头巾，一些人形成了一种独特的脱发模式。这类患者的发际线对称后退，鬓角和侧面头发也消退。包括额颞角、颞部和鬓角在内的整个发际线缓慢而稳定地消退。鬓角可后退达耳朵上方（图 5-12）。

重建发际线和鬓角需要充分了解发际线、鬓角上部、颞点、鬓角下部和侧面发际的"方向"和"角度"（图 5-13）。

十、结论与思考

鬓角重建是一门值得掌握的艺术，因为它极

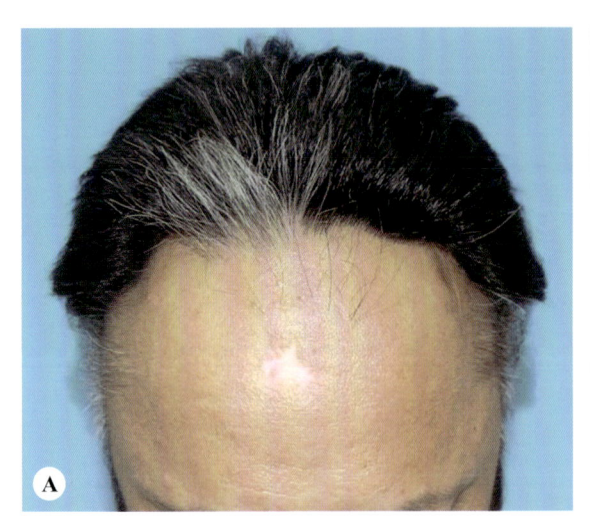

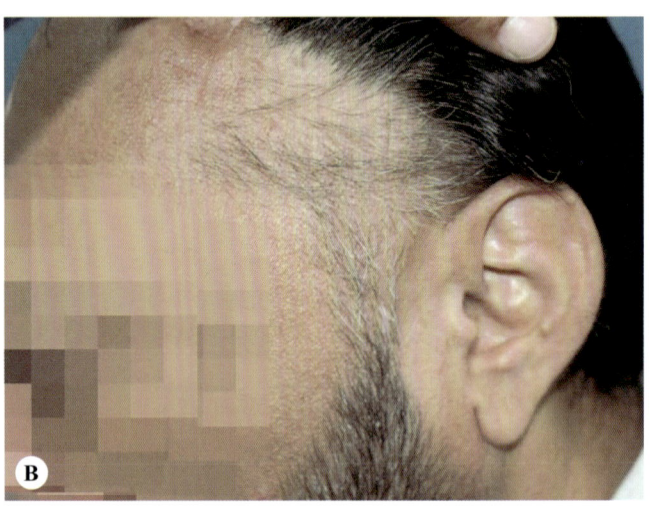

▲ 图 5-12 A. 包括额颞角在内的额颞区发际线后退；B. 鬓角和侧面上 1/3 部位消退，头发拉起来后可以看到脱发直到耳上方

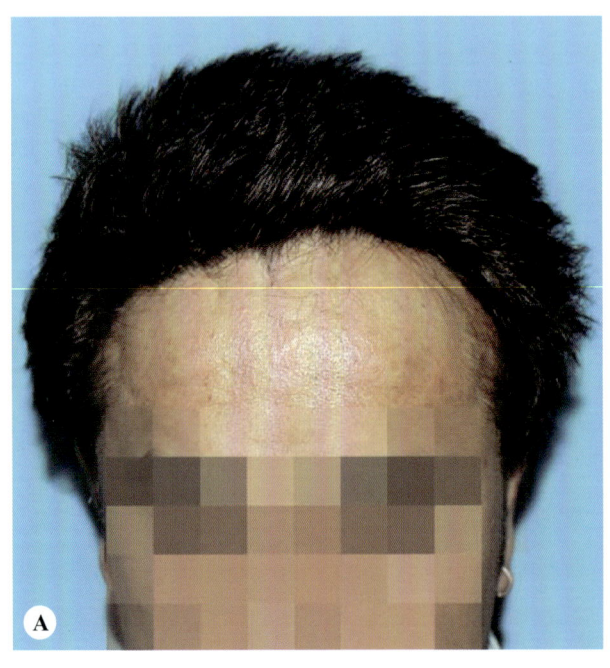

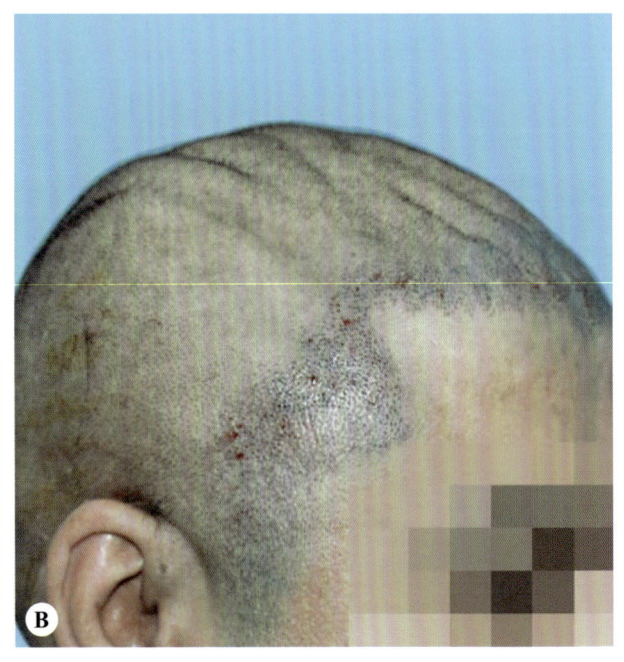

▲ 图 5-13 这组照片展示了发际线和鬓角重建术后 1 年情况

仔细观察鬓角头发的变化方向，有助于外科医生创建美丽的鬓角。在这个病例中，再造的发际线和鬓角比较激进，两者相对平衡。但应完全矫正鬓角（而不是矫正不足，量不够），因为这种患者雄激素性秃发的风险极低

第 5 章 鬓角、侧区峰、头皮中部的重建

大地改善了患者的外观。然而，新手医生应该首先掌握发际线重建，并始终遵循自己的内心良知，虽然前发际线越低越可能会带来更多的收益，但会减少纠正错误的机会。不良的鬓角可能会破坏发际线的美感，也会浪费大量本可以用于其他地方的供体毛囊。矫正此类鬓角需要钻取错误植入的毛囊并以正确的角度重新植入。侧区峰重建同样重要，医生应该保留一些供体毛囊用于侧区峰的重建。与发际线和头顶相比，头皮中部的移植物密度可以相对较低。

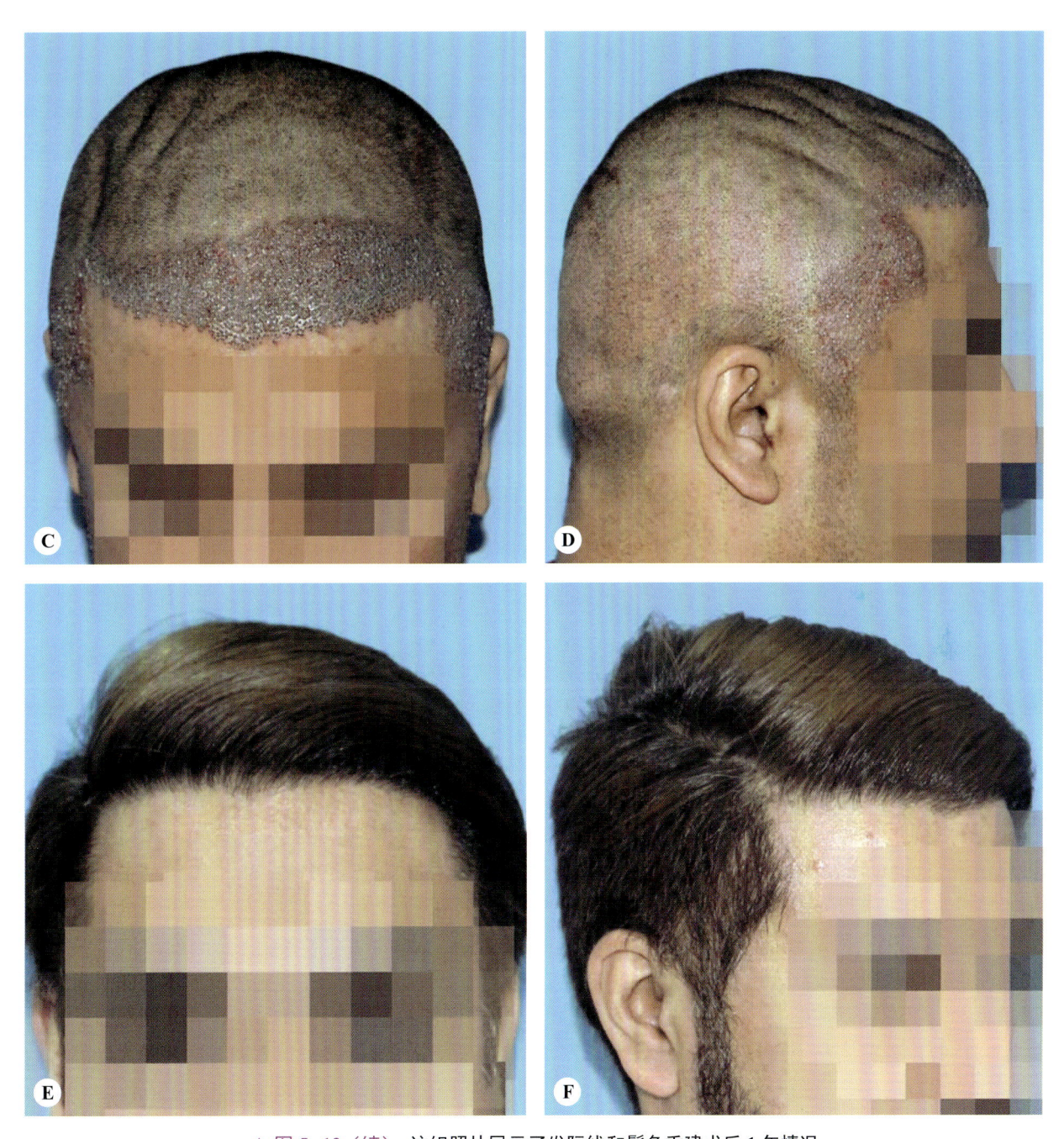

▲ 图 5-13（续） 这组照片展示了发际线和鬓角重建术后 1 年情况

仔细观察鬓角头发的变化方向，有助于外科医生创建美丽的鬓角。在这个病例中，再造的发际线和鬓角比较激进，两者相对平衡。但应完全矫正鬓角（而不是矫正不足，量不够），因为这种患者雄激素性秃发的风险极低

057

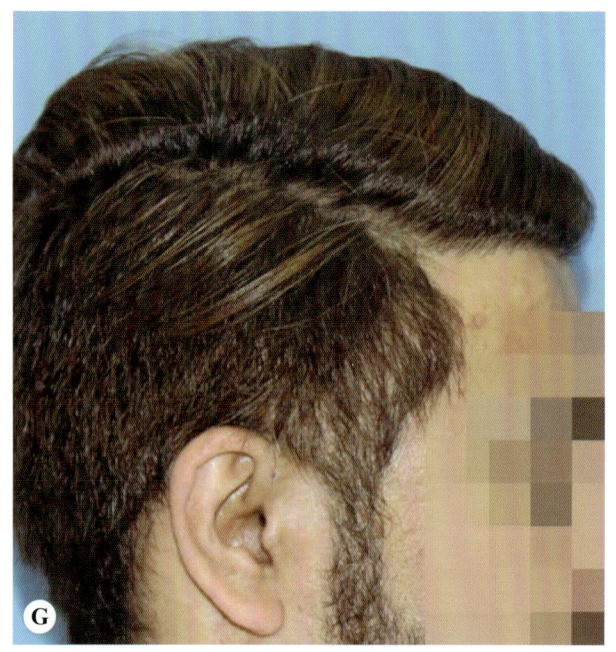

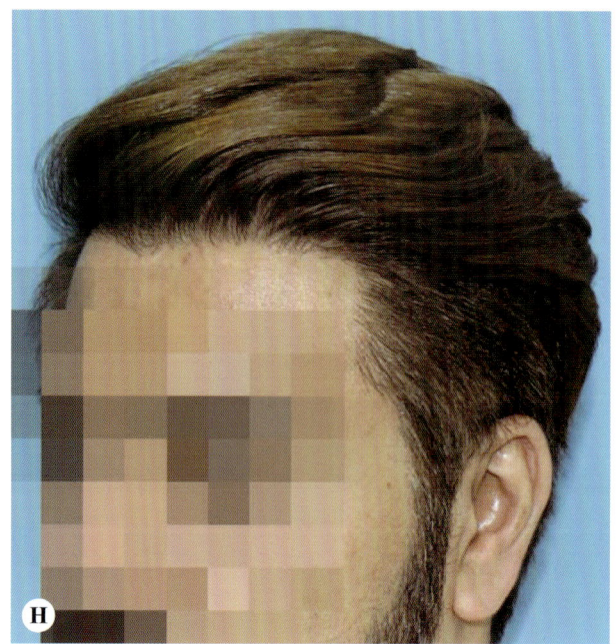

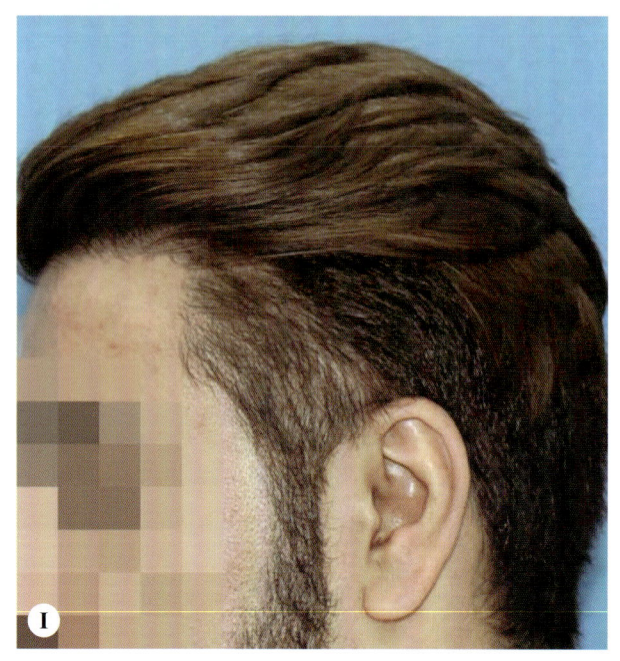

▲ 图 5-13（续） 这组照片展示了发际线和鬓角重建术后 1 年情况

仔细观察鬓角头发的变化方向，有助于外科医生创建美丽的鬓角。在这个病例中，再造的发际线和鬓角比较激进，两者相对平衡。但应完全矫正鬓角（而不是矫正不足，量不够），因为这种患者雄激素性秃发的风险极低

> **总　结**
>
> - 鬓角是前发际线的一部分，细微不规则原则也适用于鬓角。
> - 只有在绝对必要时才应进行鬓角重建，因为保持鬓角与发际线的均衡至关重要。
> - 由于存在秃发进展的风险，25 岁以下不应进行鬓角重建。
> - 鬓角区域的头发方向多样，重建时遵循相同的方向很重要。
> - 鬓角处应以 5°～10° 打孔做切口并植入毛囊。
> - 前两排鬓角也需要植入单根毛囊。
> - 供区首选颈背或耳朵上方，因为此处通常是单根色浅的毛发。
> - 在许多颞部重建手术的病例中，观察和协作对于艺术感知是非常必要的。

参考文献

[1] Lam SM. Hair Transplant Operative 360, 2nd edn. New Delhi: Jaypee Brothers Medical Publishers (P) Ltd.; 2016. 146-54.

[2] Shapiro R. Principles of creating a natural hairline. In: Unger W, Shapiro R, Unger R, Unger M (Eds). Hair Transplantation, 5th edn. Philadelphia: Informa Healthcare; 2011. 375-6.

[3] Lam SM. "http://www.youtube.com/watch?v=6FnIHZnv71k" www.youtube.com/watch?v=6FnIHZnv71k

第 6 章 冠区的设计
Designing the Crown

Arika Bansal　Pradeep Sethi　Abhinav Kumar　著

陈露露　译　蒋文杰　校

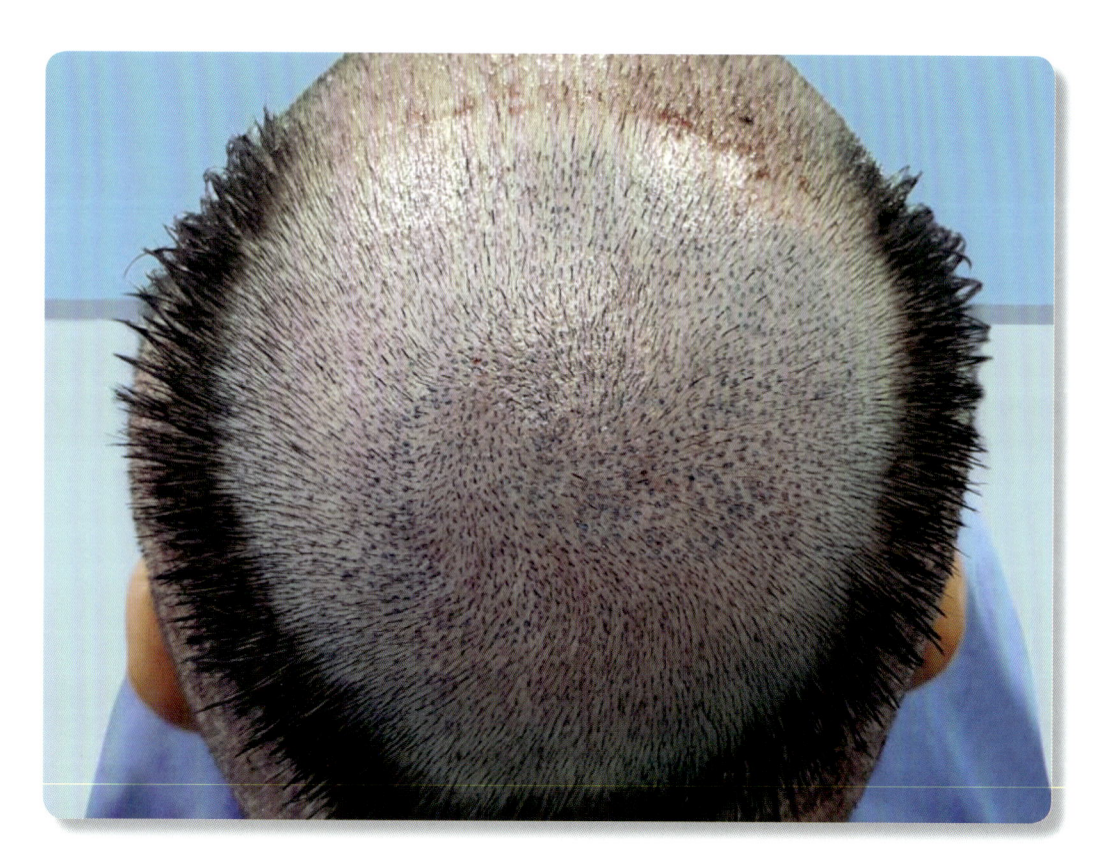

继前发际线之后，头发美学修复的下一个重要区域是冠区（发旋部）。冠区就像是一个黑洞，在患者和医生对于可以接受的密度达成共识之前，就已经需要很多移植物了。

一、概述

冠区移植是一门极具挑战的艺术。冠区的前部称为顶部，是颅顶的最高点。选择合适的患者进行冠区重建非常重要。在头发密度下降 10%~20% 的情况下，就可以看到冠区变薄。应告知患有进行性脱发并进行冠区修复的年轻患者，如果不坚持使用非那雄胺和米诺地尔，头顶脱发会加重，最后可能会看起来像篮圈或是形成岛状头发周围光秃的晕轮（图 6-1）。

如果需要修复发际线，医生甚至患者都不太重视冠区。通常发际线、额部和中间头皮的移植物数量最多，而冠区只留有 1000~3500 个移植

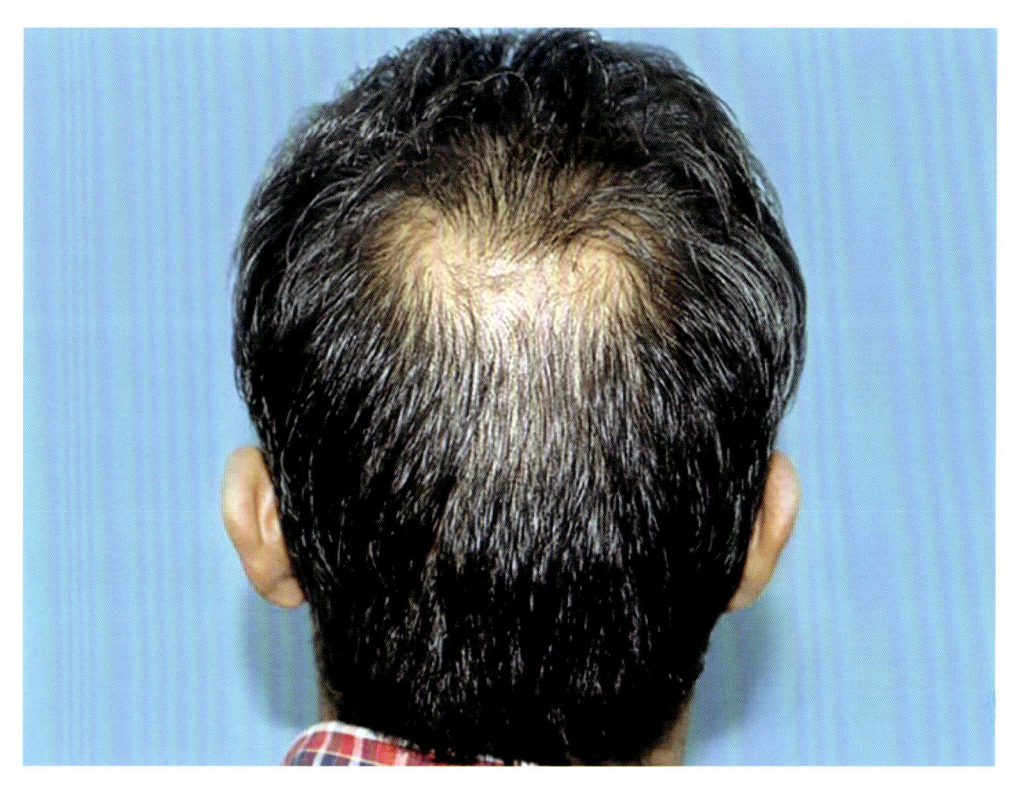

▲ 图 6-1　由于脱发的进展，移植的头发周围出现半月形光晕
患者口服非那雄胺不规律，未使用米诺地尔

物。要覆盖 Norwood Ⅵ级秃头患者的全秃冠区，需要 4000~6000 个移植物。理想的冠区移植量一般需要比实际植入量更多。早期秃顶等级较高（Norwood Ⅵ级和 Norwood Ⅶ级）的人，希望一次手术就可以完全覆盖，但移植物数量有限，应选择更高的发际线，从而为覆盖冠区留有余地，并确保留有足够的头发用以后续秃顶进展的治疗。

二、冠区的评价[1]

医生必须了解现有头发的自然生长模式、生长角度、发旋的数量、是否有发旋及发旋的方向。医生可能需要在光秃秃的头皮上创造一个全新的发旋。

- 首先要知道的是冠区头发自然生长模式。Ziering 和 Krenitsky[2] 在对 534 例患者的研究中发现了 5 种不同的模式（图 6-2）：一个顺时针发旋（S 型），一个逆时针发旋（Z 型），两个顺时针发旋的组合（DSS 型），一个顺时针和一个逆时针发旋的组合（DSZ 型），最后是扩散型。他们没有发现双逆时针的模式。对秃顶患者的毳毛进行评估有助于找到患者的发旋中心。在没有任何残留的原生发旋可以参考的情况下，最好创建偏离中心的单发旋，并且应与发缝的方向相匹配。

- 第二件要注意的是冠区脱发模式。它可以是圆形或椭圆形，也可以是肾形或皇冠形，即在椭圆形下方是一个较小的圆形或半圆形（图 6-3）。医生在冠区重建过程中不应忽视这个冠形区，因为在冠区重建的几年后，它可能看起来像实际头顶下方的秃顶光晕（图 6-4）。

- 第三件要了解的事情是移植到冠区的头发有不同的角度。头顶可以分为 4 个部分：①发旋中心；②冠区过渡点；③上弧；④下弧（图 6-5）。发旋的中心需要更多的移植物才能呈现出自然的外观，因为中心的扇形移植总是不能达到令人满意的密度。一些作者建

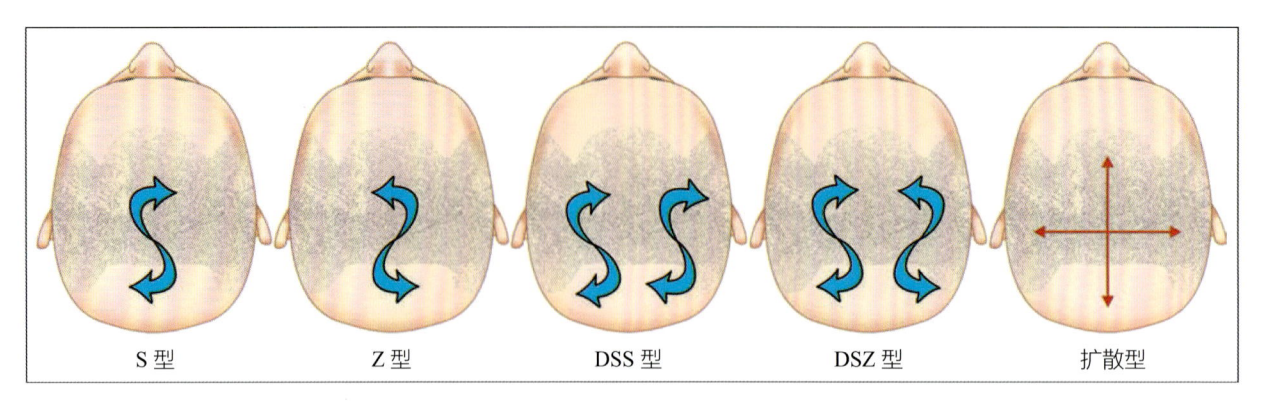

▲ 图 6-2 冠区头发生长的不同模式

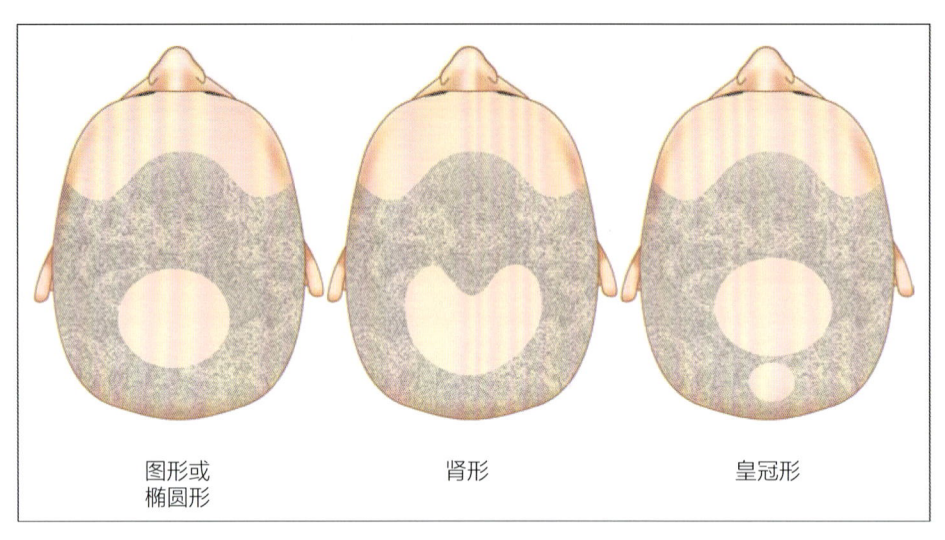

S 型　　Z 型　　DSS 型　　DSZ 型　　扩散型

图形或椭圆形　　肾形　　皇冠形

▲ 图 6-3 冠区脱发模式

议发旋中心低密度。上弧应该用双根和三根移植物以达到最大密度，因为它也覆盖了头顶下部。上弧的高密度覆盖了下弧，降低了头顶下部的透视效果，给人一种下弧高密度的错觉。上弧向上延伸，因此也增加了中部头皮后方的视觉密度。

冠区的切口制作[1]

医生必须知道"角度"和"方向"。受体部位的角度是指该部位相对于头皮的前后倾斜度。方向是指受体部位的左右旋转。切口的角度在冠区过渡点为 30°，上弧为 45°，发旋中心为 70°~90°，下弧为 30°（图 6-6）。当接近发旋中心时，毛发角度变得更高，但仍为锐角，这样可提升移植的头发，使头皮从侧面看更具弧度，冠区头发看起来更茂盛（图 6-7 和图 6-8）。当我们向下弧的外围移动时，角度开始减小，低至 20°。当使用 5 倍放大镜制作切口时，仔细检查存留的微小毛发的方向和角度，有助于我们形成正确角度和方向的切口。

图 6-9 描绘了冠区切口的不同角度和切口制作的艺术。

正确的切口方向和角度有助于我们创建自然的冠区，即侧面观呈圆形，并有正确方向的发旋。冠区上已有的毛发也不会因移植毛发的不同方向而有所改变（图 6-10 至图 6-16）。

三、病例 1

一位 27 岁男性向我们提出想进行冠区毛发移植。最初，考虑到他的年龄和不断增大的秃发面积，我们坚持进行药物治疗。但是，我们最终

第 6 章 冠区的设计

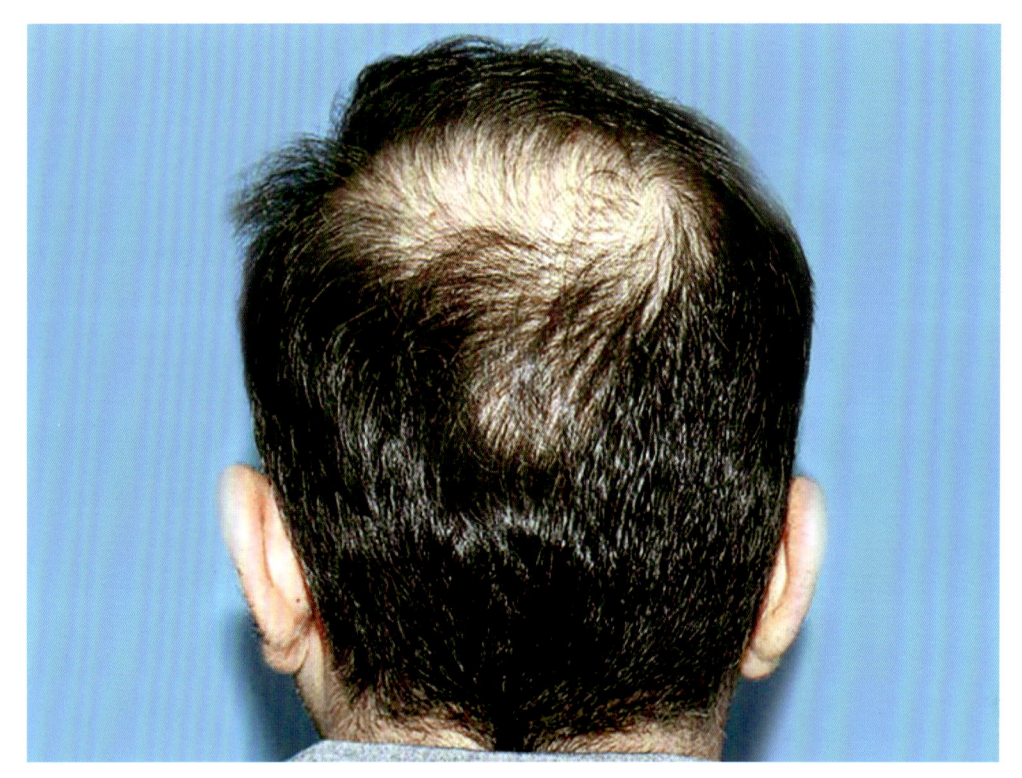

▲ 图 6-4 冠区不容忽视
不应从冠区提取供体头发，因为它位于临界区域（可能进一步脱发）

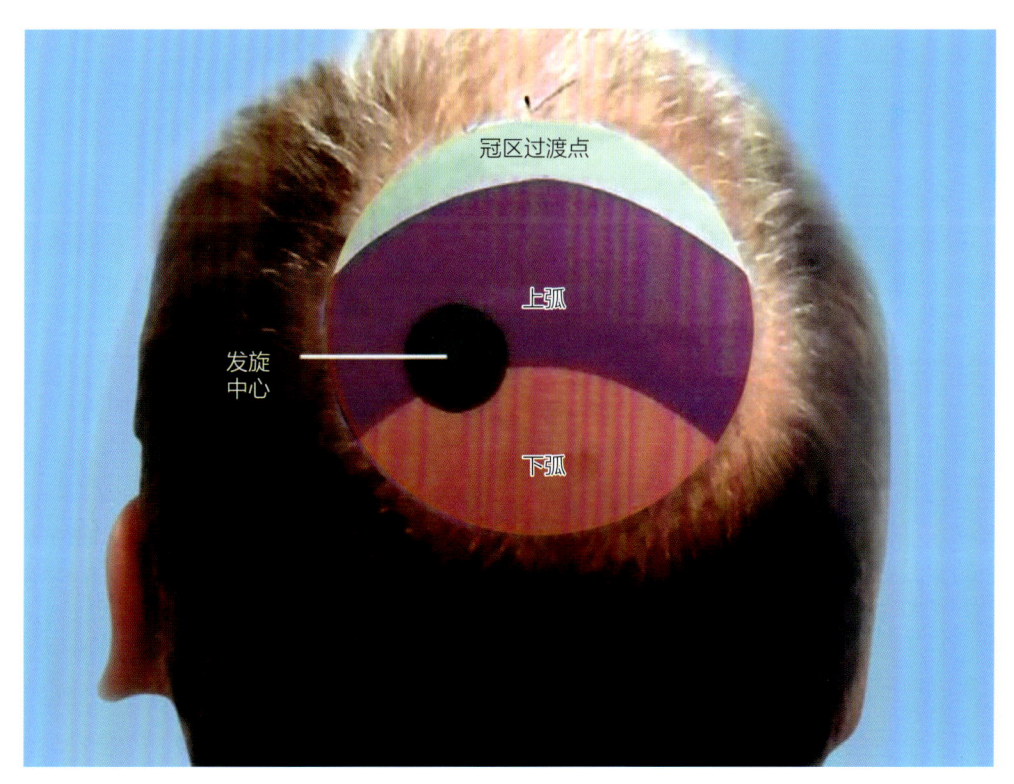

▲ 图 6-5 冠区分为 4 个部分：①发旋中心；②冠区过渡点；③上弧；④下弧

063

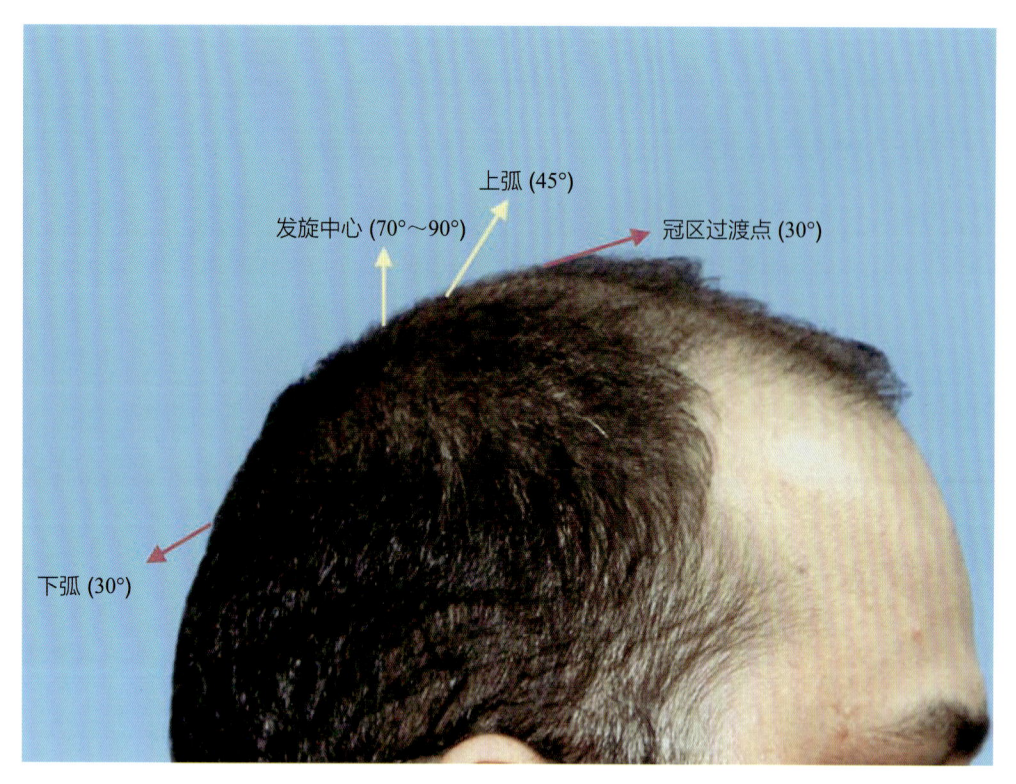

▲ 图 6-6 冠区不同部位制作切口时的角度

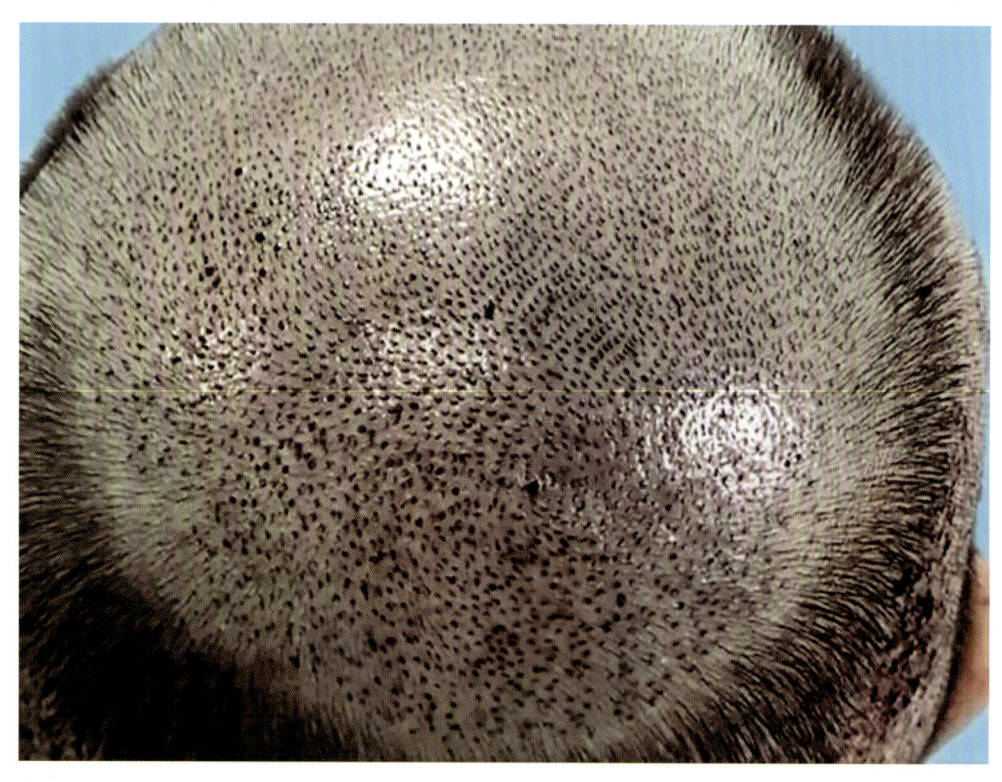

▲ 图 6-7 Norwood Ⅶ级秃发患者冠区切口制作，中心有逆时针发旋，径向呈扇形。上弧的切口数量远多于下弧。径向扇形是为了与头皮中部和外侧部分的移植物平滑融合

第 6 章 冠区的设计

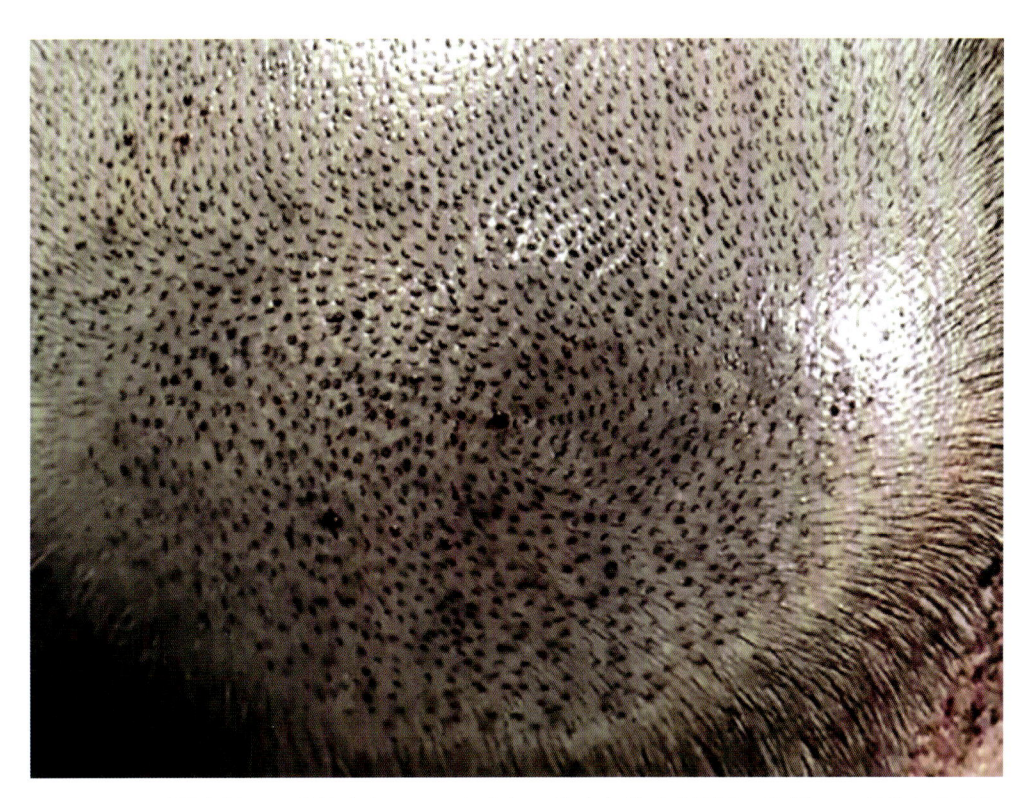

▲ 图 6-8 近距离展示了发旋中心，可见每个切口的方向均略有不同。使用 20G 针头打孔做切口。发旋中心的切口角度为 70°~80°。中心周围的角度变得逐渐尖锐，接近 45°，沿着发旋呈放射状。当至发旋的外围时，切口的角度进一步降低至 20°~30°。使用不同尺寸的钝针植入器以适应单个或多个移植物。用 0.9~0.95mm 尖锐的圆孔提取器提取移植物

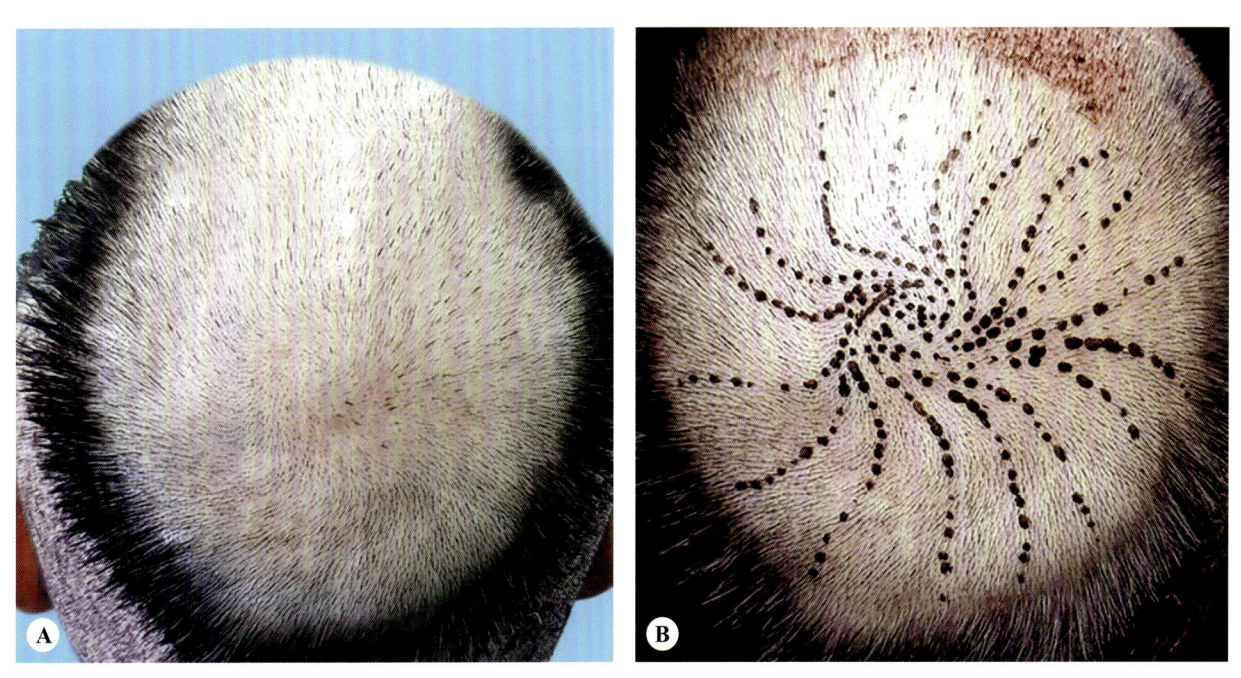

▲ 图 6-9 A. 我们的一个秃顶患者几年前植入了几百个移植物。近年脱发进行性严重，患者要求进行冠区的修复。B. 我们在中心设计了扇形的逆时针发旋，计划重建原有的冠区

065

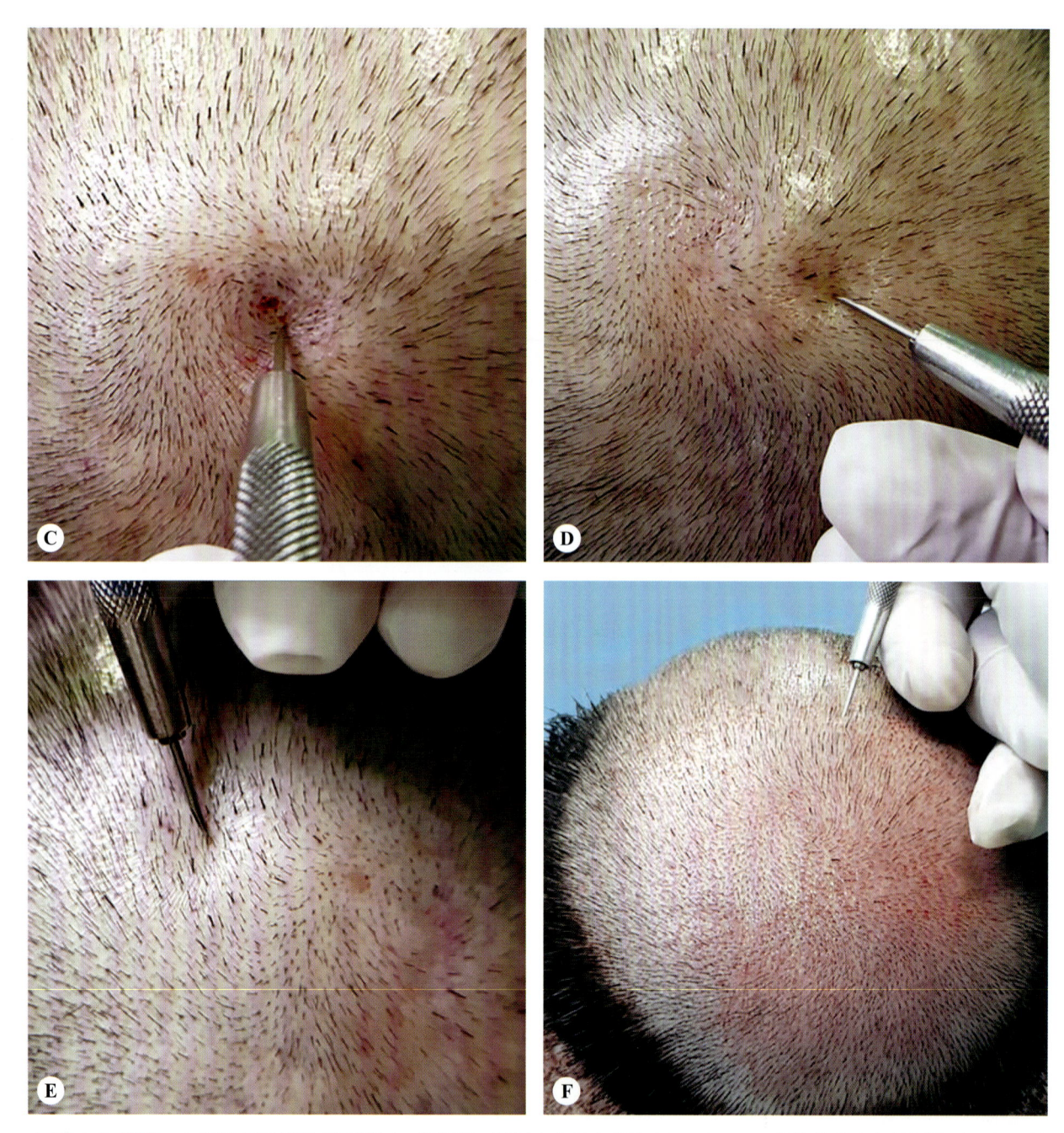

▲ 图 6-9（续） C. 图片展示了患者冠区切口的角度，冠区中心的角度为 80°～90°。D. 从发旋中心向外周移动，切口的角度将变得更加锐利。此时我们制作 45° 切口。此外，还要注意针的方向应与细小毛发的方向相匹配。E. 注意冠区外侧切口的方向和角度。F. 在冠区过渡点，切口的角度和方向变得锐利和向前，以确保与现有的头发平滑融合

第 6 章 冠区的设计

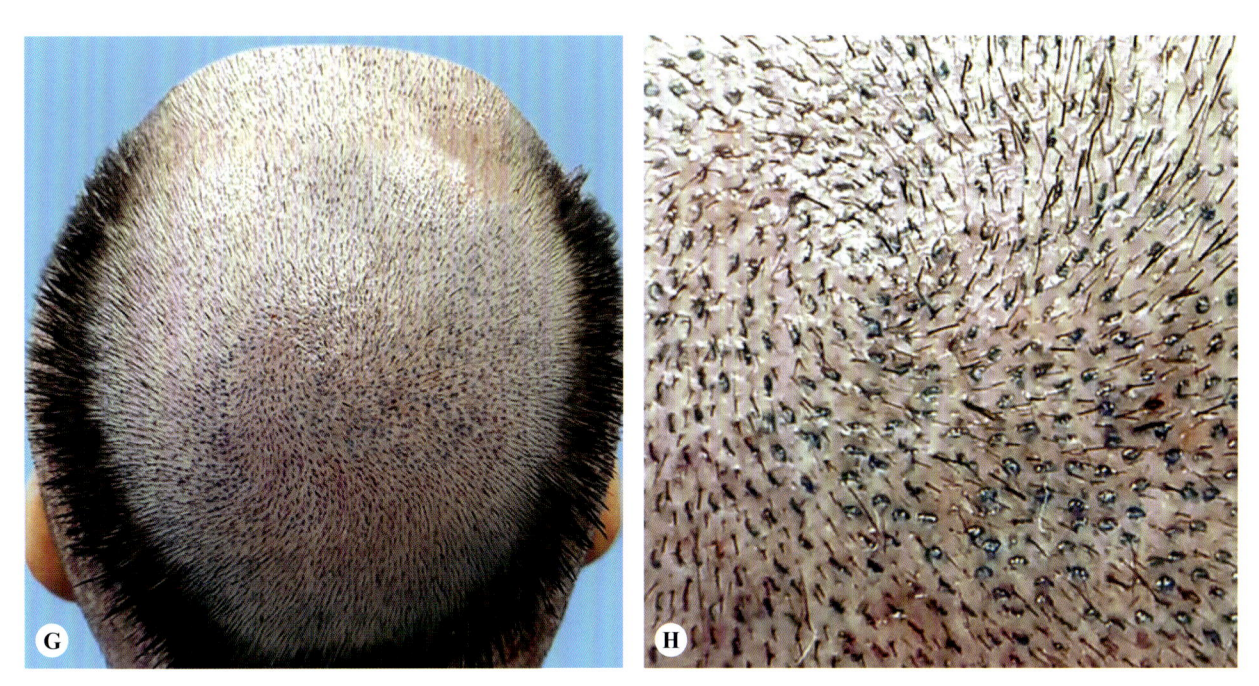

▲ 图 6-9（续） G. 切口制作完成后冠区的外观。H. 逆时针发旋中心的放大图。医生应知道毛发移植中切口的方向和角度。建议在 5 倍放大倍率下进行植入。植入器的方向和角度应与切口相匹配

术前

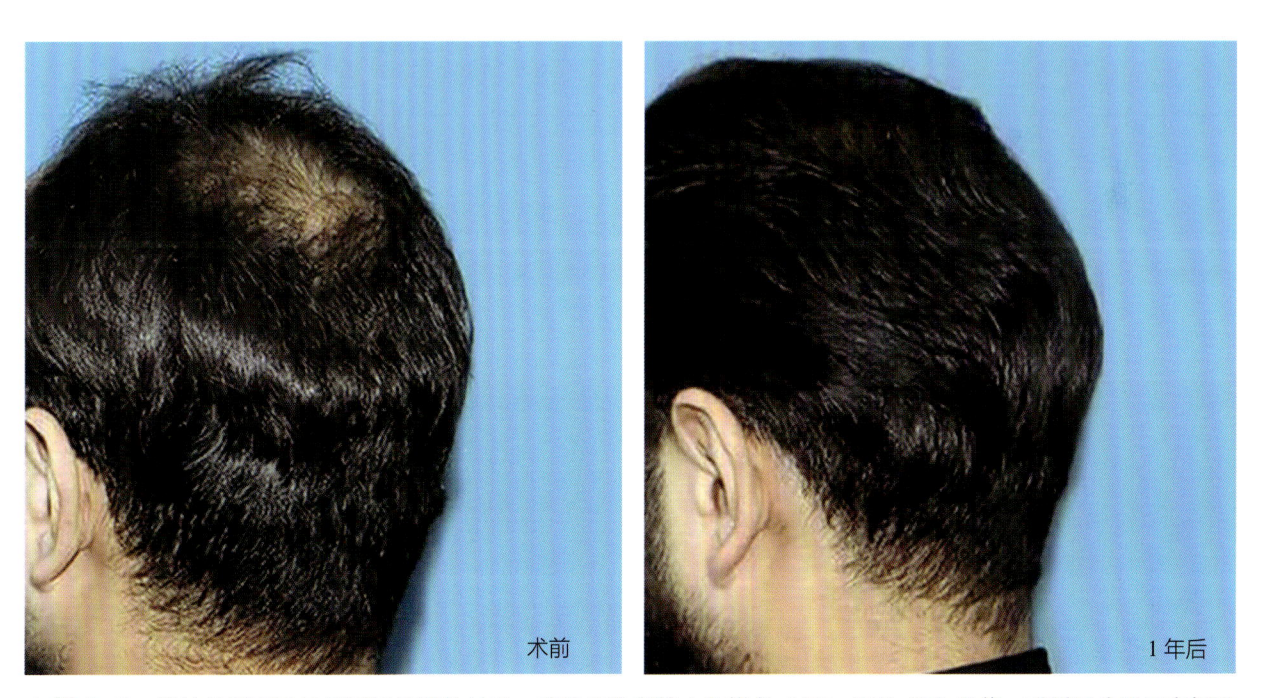

1 年后

▲ 图 6-10 照片从侧面展示了冠区饱满的效果。将移植物以较大的锐角（45°～80°）植入发旋，对附近头发具有提升效果，从而保持了冠区的轮廓

067

▲ 图 6-11 采用 DHT 修复头顶

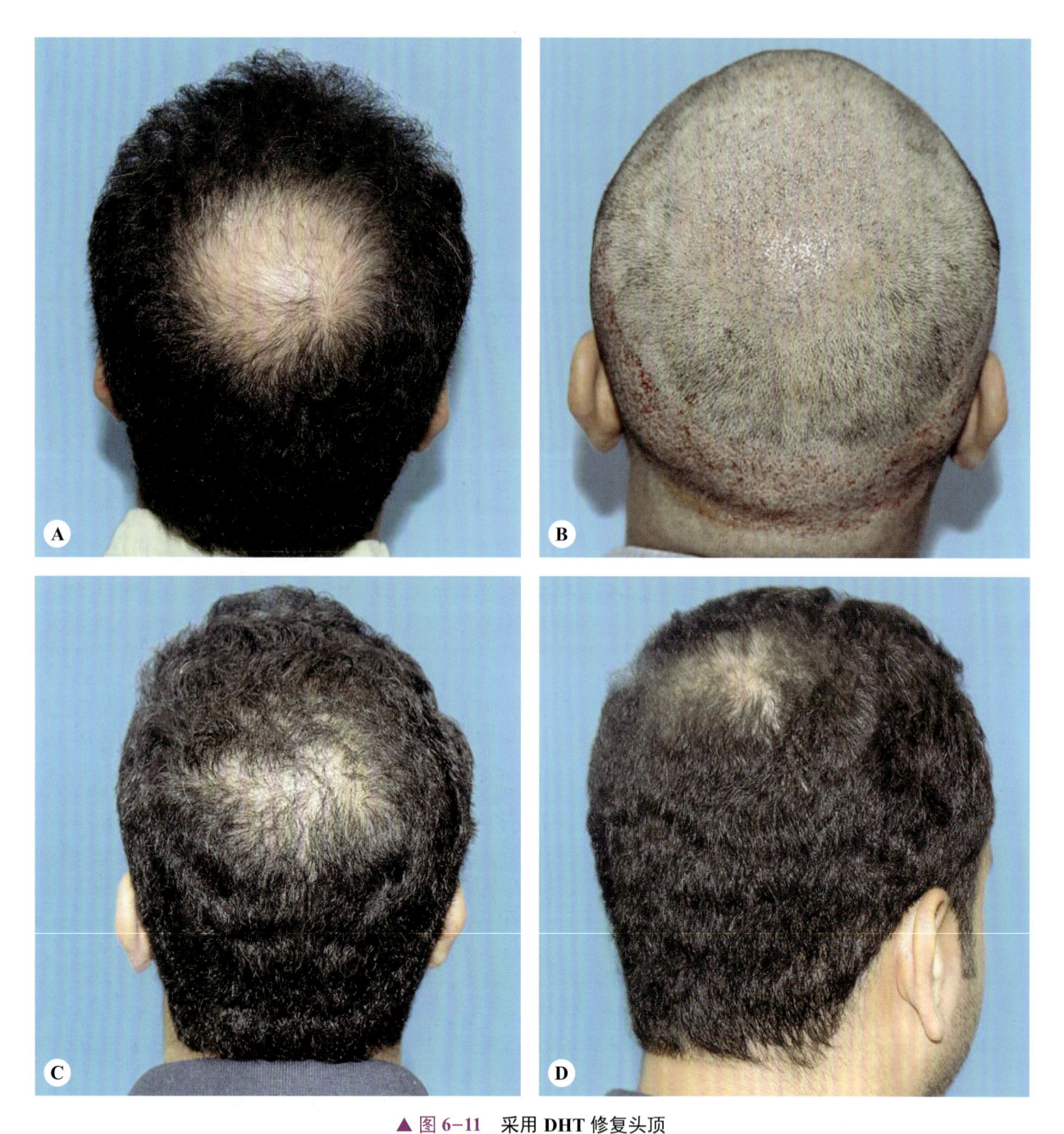

冠区保留了顺时针的发旋纹，并与中部头皮后侧完美融合。与外周相比，发旋中心的密度较低，原有发旋形状得以保留

第 6 章 冠区的设计

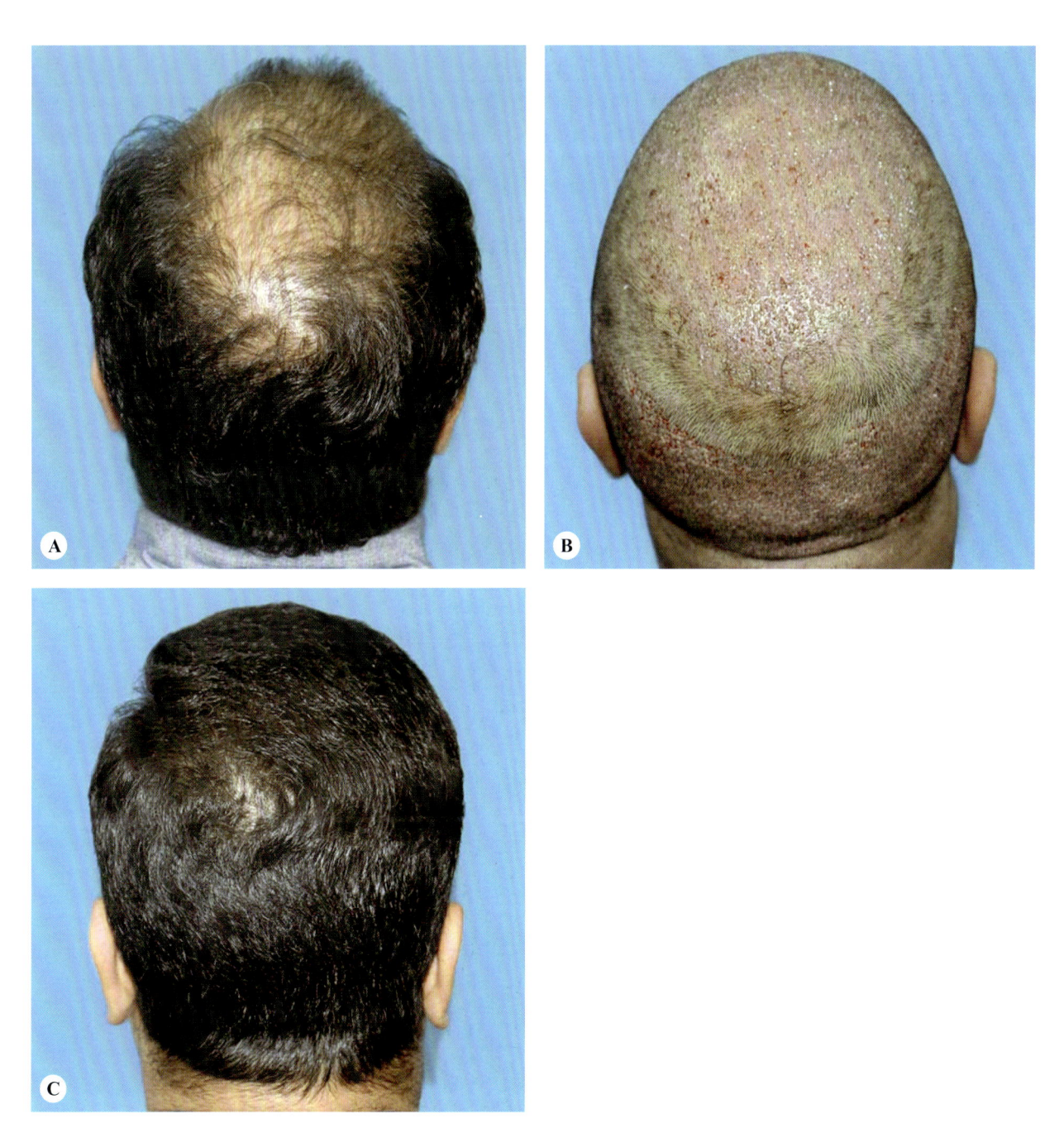

▲ 图 6-12 左侧顺时针圆形冠区，该头顶头发致密，发旋形状完整。患者承诺服用非那雄胺以防脱发进一步发展

069

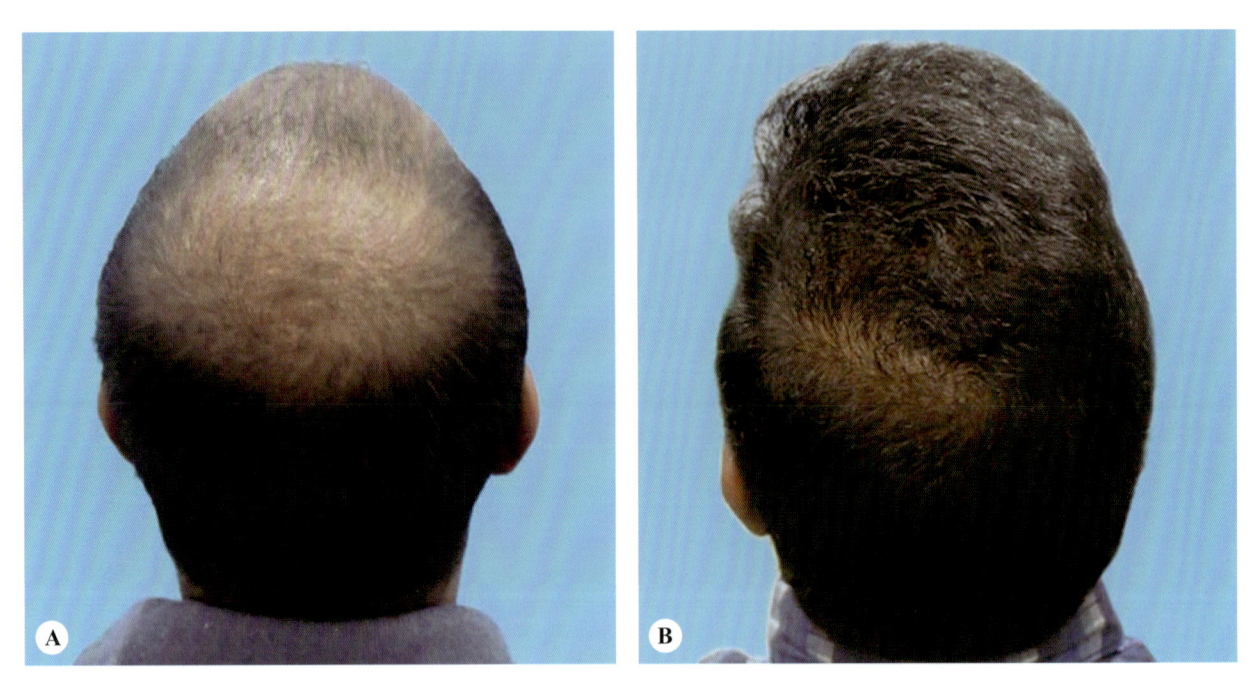

▲ 图 6-13 展示了 Norwood Ⅵ级秃发患者椭圆形冠区的重建

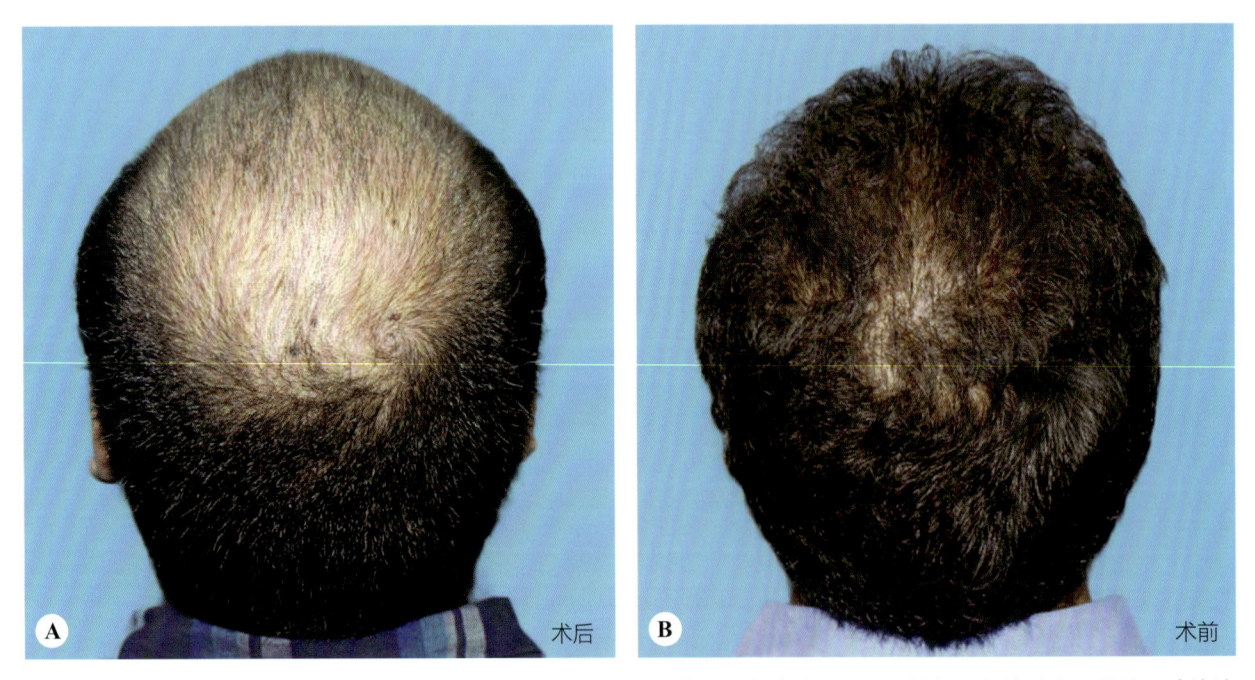

▲ 图 6-14 一名年轻患者使用 2000 个移植物再造发旋。再造发旋与原有头皮的冠区和枕部很好地融合。此外，建议该患者使用米诺地尔并口服非那雄胺以延缓脱发的进展

第 6 章 冠区的设计

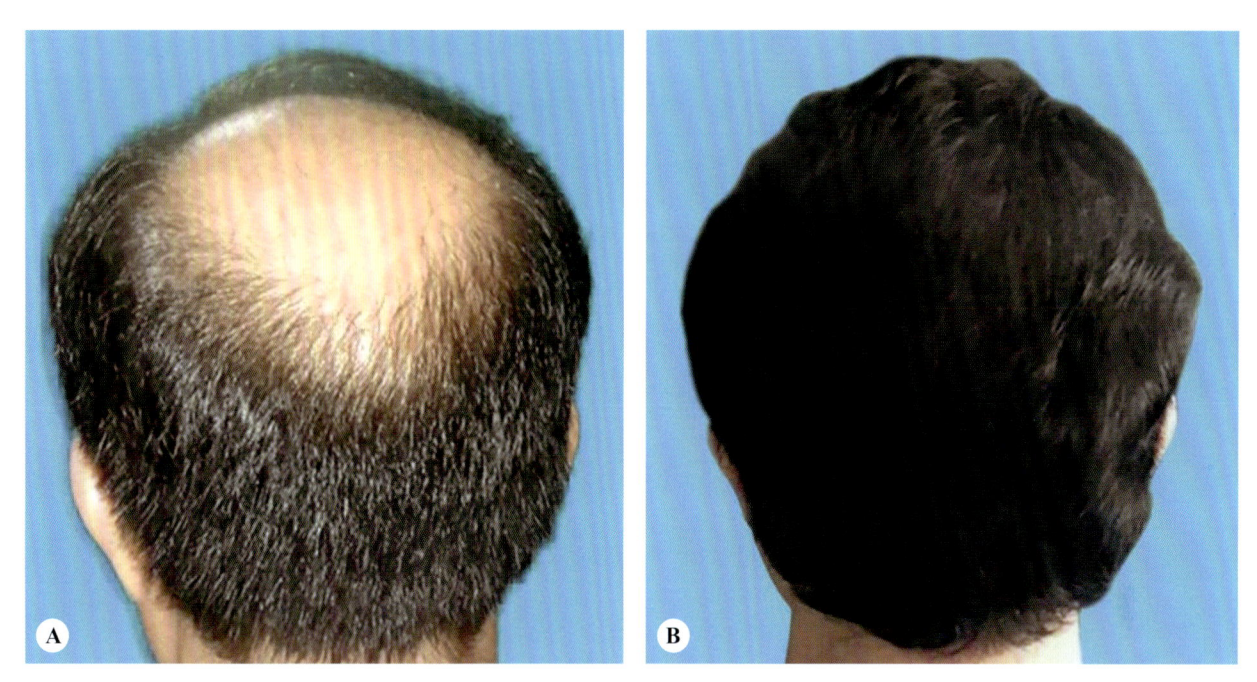

▲ 图 6-15 这名患者的冠区重建，直接用向下生长的头发种植了下弧区域，向下生长的头发与头皮枕部的现有毛发融合

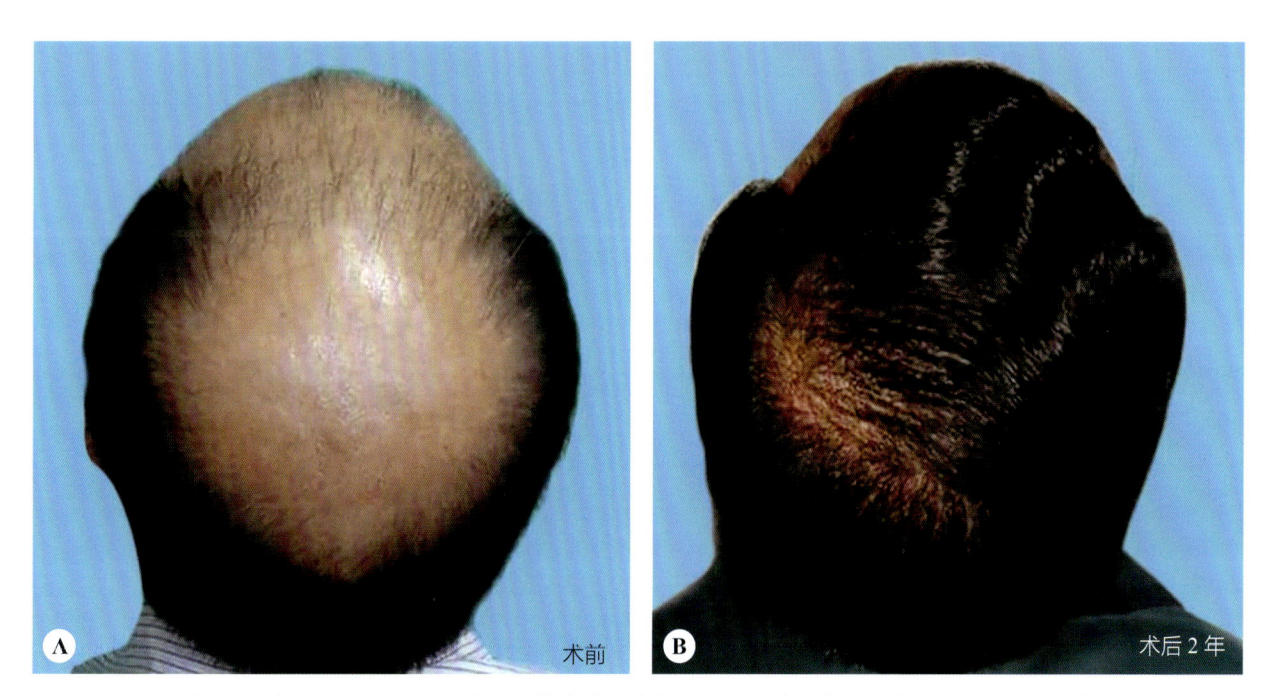

▲ 图 6-16 一名 55 岁患者使用大约 5000 个移植物完成了完整的冠区重建。患者再建的左侧头顶与分离侧毛发相匹配，发旋中心密度较低，上弧密度较高。下弧与枕部头发融合。医生的知识和想象力及现存的毳毛帮助我们创造了这个发旋

071

同意给他手术治疗是因为他反复坚持并称自己是公众人物，需要经常抛头露面。我们同时告知他进行冠区种植后，如果将来因为秃发加重需要手术，可能会出现发际线和中部头皮移植不足，对此他表示同意。如图 6-17 所示，他有一个右侧顺时针发旋，供体密度好，头皮弹性好。

注意避免对任何现存头发（即使是毳毛）造成损害。

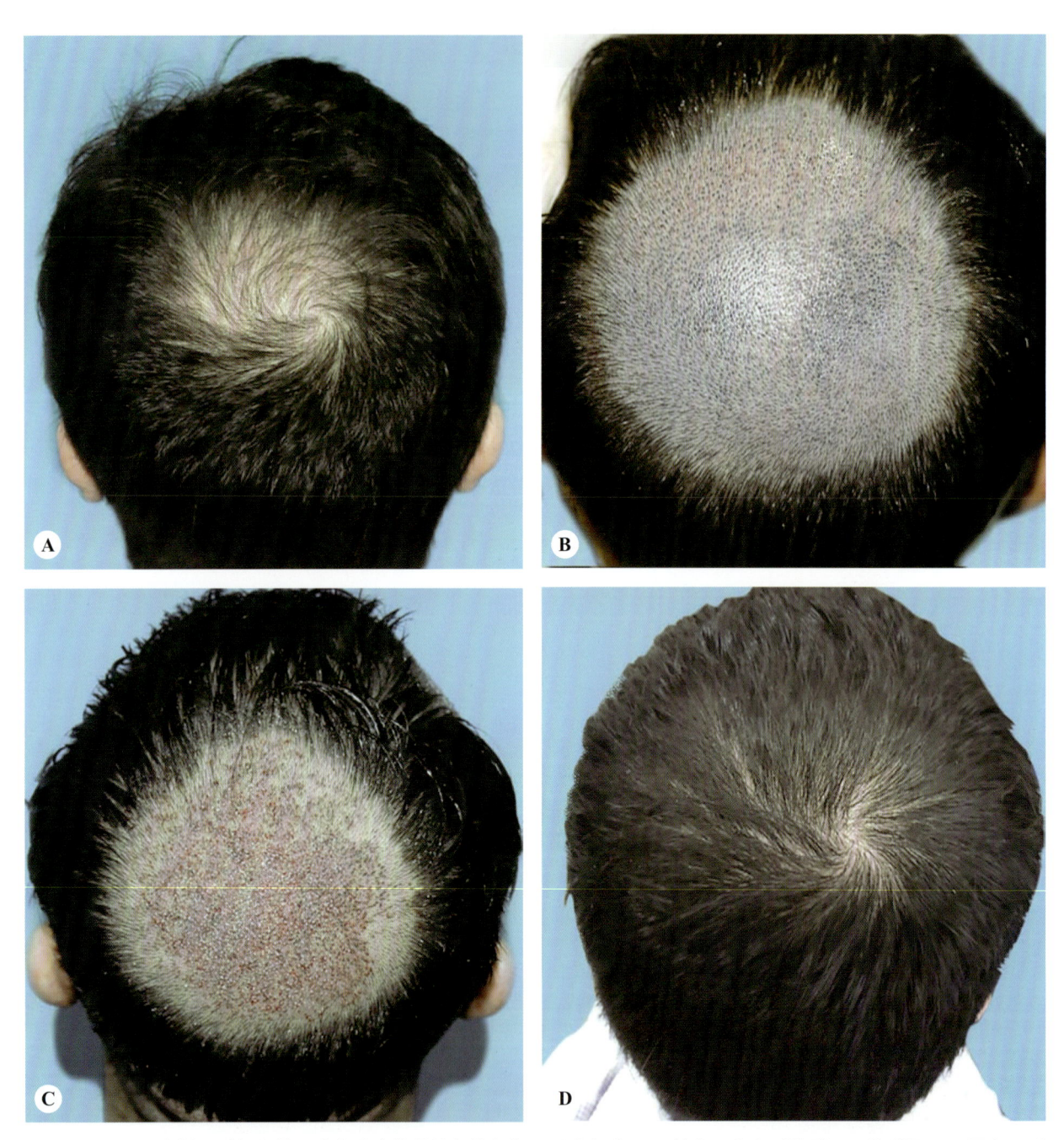

▲ 图 6-17 **A.** 右侧顺时针发旋。这名患者的供体部位很好，毛发粗密。**B.** 首先，考虑到他秃顶逐渐进展和冠区周围毛囊发生微小化，我们修剪了更大的头皮区域。这样做是为了在外周创造足够的切口，以降低在移植后几年内患者因不依从药物治疗，从而发生边缘脱发的风险。在 5 倍放大倍率下制作切口，同时牢记已有的发旋形态。注意避免对现有头发造成任何损害，即使这些头发即将变成毳毛。**C.** 总共移植了 2000 个移植物，患者谨遵术后医嘱护理；**D.** 这是术后 5 个月的效果，8 个月至 1 年后预计毛发密度会进一步提高

Robert True 的评论

很抱歉！看起来像是你为了满足患者的需求而改变了临床判断，尽管他并不完全清楚。这绝非一个好的决定。

我希望这种可能性很小，但事实上，这是极有可能的。对于 35 岁以下的患者，我不赞成在发际线和中部头皮移植之前移植冠区。在未来几年的工作中，您就会明白是为什么！

四、病例 2

扇形技术

一位 40 岁男性，头很大，头顶很圆，由于之前的头发修复手术失败，导致移植物数量有限。此次希望通过降低发际线和加密冠区来使自己看起来年轻。这迫使我们采取非常规的方法进行冠区修复。患者的冠区直径非常大，需要至少 3000 个移植物才能成功修复（图 6-18）。然而，我们

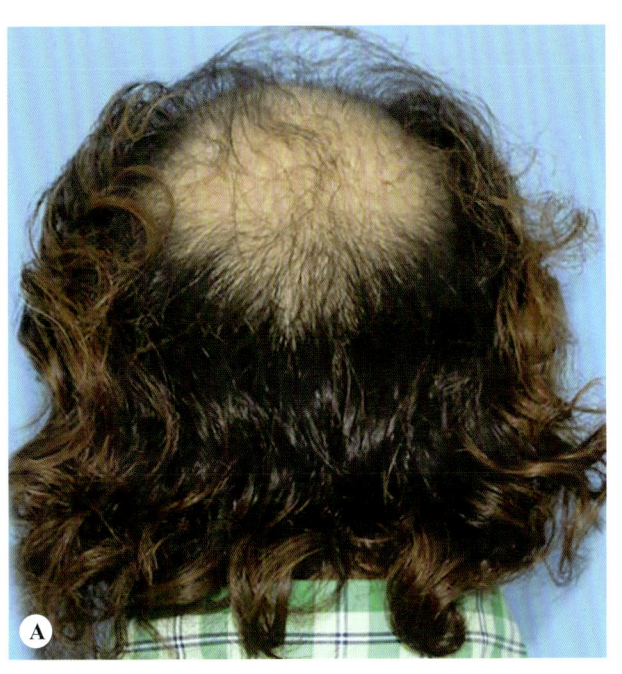

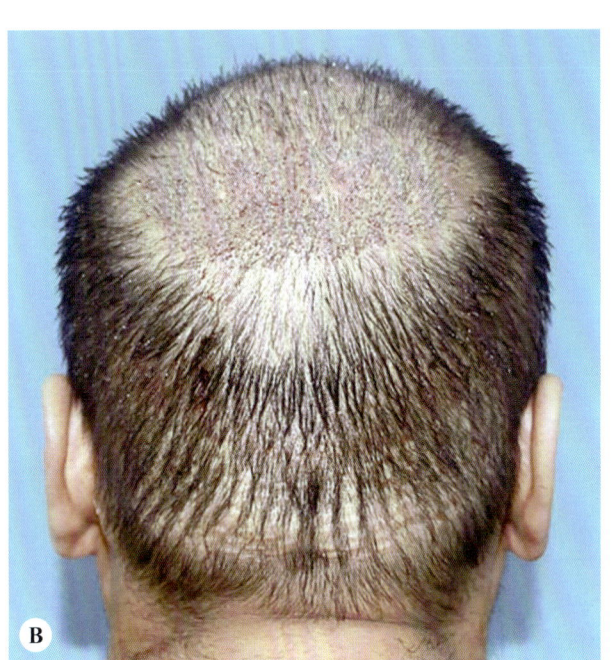

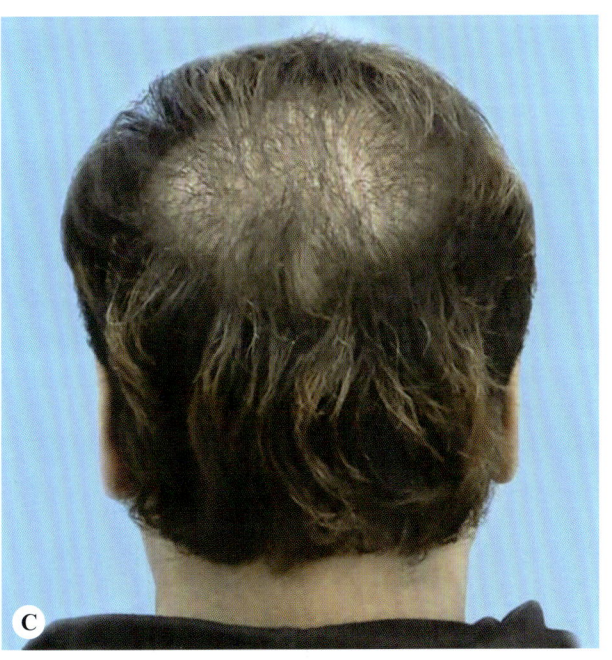

▲ 图 6-18　A. 患者头部尺寸很大，冠区很圆；B. 枕部留有上次手术瘢痕，造成供区受损。还要注意移植物在中央部分的分布。我们植入了 1200 个移植物；C. 7 个月后的外观，周围的移植毛发减小了头顶的直径，而中心的移植毛发降低了头顶的可见度。基本上以分散的方式种植

在没用常规方法的情况下，通过种植 1200 个移植物，制造了成功覆盖头顶的假象（供体区域因上次手术打孔产生的瘢痕限制了移植物的提取）。移植物以螺旋状扇形展开，从而减少头皮的可见度。

五、结论与思考

我们真诚地希望毛发移植医生能对冠区重建有更精细地理解。冠区对患者的整体外观同样重要，应努力通过使用头发和胡须移植来恢复患者的发际线和冠区。

Bessam Farjo 的评论

冠区在何时及如何治疗方面是一个两难的问题。冠区移植区周围脱发可能会导致自然界中不存在的一种模式，即头发岛被秃顶环包围。年轻人在脱发不太稳定的情况下移植头顶会导致这种风险更高。

年轻医生早期不太能做出准确判断。使用药物、激光或 PRP 等非手术方式进行早期治疗并稳定头顶可为手术争取时间，避免一开始就做出移植头顶的决定。

总 结

- 仅损失 10%～20% 的头发时，冠区就明显变薄。
- 存在的毳毛可引导医生重建原有的发旋。如果没有毳毛，则应在偏离中心的位置创建一个与发缝方向相匹配的发旋。
- 头顶分为 4 个部分：发旋中心、冠区过渡点、上弧和下弧。每个部分都有适宜的移植规划。
- 应在最高放大倍率下做头顶切口，以确保将头发定位在正确的角度。
- 在冠区进行种植时应注意移植物植入的角度。

参考文献

[1] Lam SM. Hair Transplant Operative 360, 2nd edn. New Delhi: Jaypee Brothers Medical Publishers (P) Ltd.; 2016.156-63.

[2] Ziering C, Krenitsky G. The Ziering whorl classification of scalp hair. Dermatol Surg. 2003;29(8):817-21.

第 7 章 体毛移植
Body Hair Transplant

Arika Bansal　Abhinav Kumar　Pradeep Sethi　著
冯苏云　译　杨志岗　校

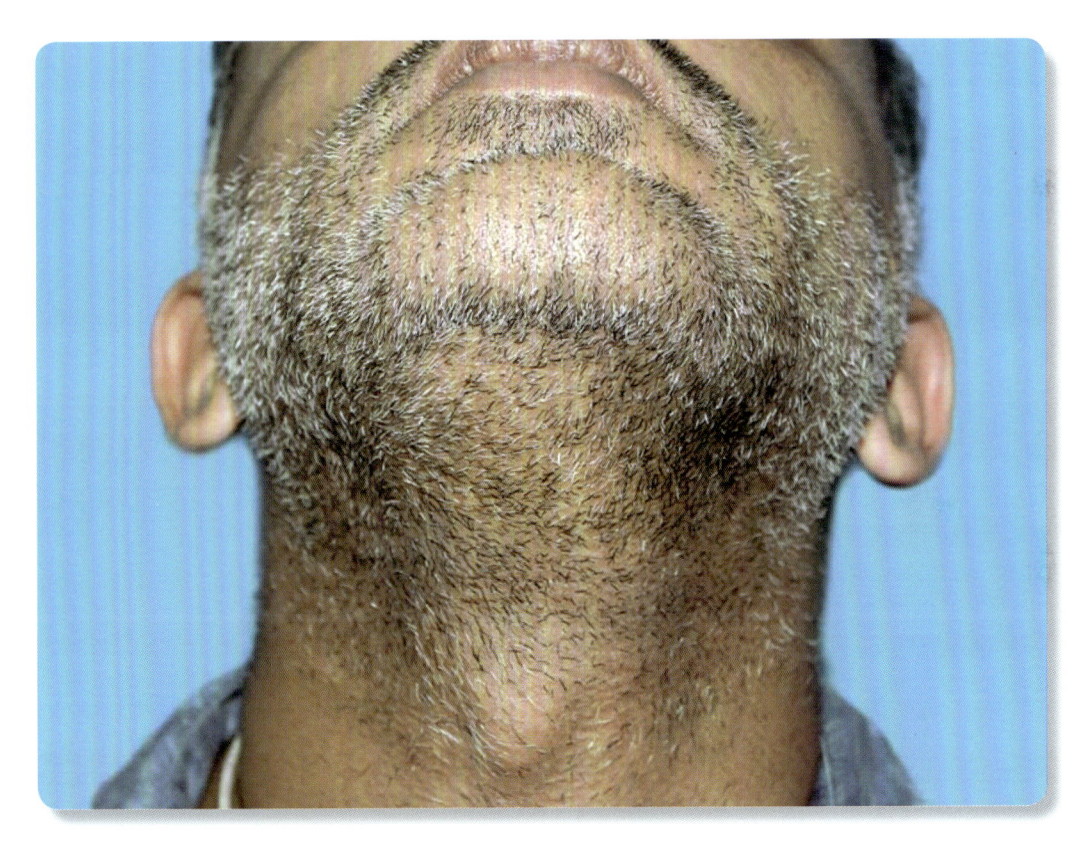

有志者，事竟成！随着越来越多的人想要改善程度更为严重的脱发，体毛就成为下一个可利用的发源。但是，不同区域的毛发，其生长特性和生长周期都不一样。全面了解不同体毛的相关知识并总结既往移植经验后，必要时临床医生应该尝试使用体毛进行移植。较为明智的选择是混合种植胡须和头发，因胡须大多硬而直、单根生长，并且生长期长，与头发一起能覆盖更大的面积。

一、概述

如果供区优良，胡须可以提供 3000~5000 个可提取的移植物，因此对于毛发移植手术来说，胡须也被认为是仅次于头皮移植物的最佳发源。由于患者极少需要使用胡须以外的毛发（如胸毛和腿毛）作为毛发移植的供区，本章将主要围绕胡须展开讨论。

胡须的特征

胡须很容易提取。它们可以耐受雄激素的影

响。胡须或直或硬。硬的胡须种在头皮上很不自然，因此明智的选择是把它和头发混合种植。

胡须种植在发际线 2cm 后较为安全，可以混入头发中增加密度。在头皮移植物数量有限的情况下，可以将其与头皮移植物混合，使头顶更浓密。通常胡须在皮内不是弯曲的，所以提取胡须时，可以忽略外部的弯曲而直接钻取。

胡须移植物不宜种植在发际线上、侧区峰、鬓角，因为胡须的质地和直径有别于头皮移植物。切勿将胡须单独种植在头顶区域。

二、胡须头发移植的适应证

胡须移植物可用于重度脱发的患者，以在一次手术中使用胡须达到完全覆盖的效果。在毛囊单位移植（follicular unit transplant, FUT）或毛囊单位提取（follicular unit excision, FUE）外科手术失败的情况下，如果供区移植物耗尽，可使用胡须作为供区。瘢痕性秃发导致头皮供区不足时也可以使用胡须。

三、头皮移植物和胡须移植物的对比

胡须的生长期比头发生长期短很多，胡须的生长期为 1 年，而头发的生长期为 2~6 年。在同一时间点，胡须约有 30% 处于静止期，而头发只有 15% 处于静止期[1]。与头皮移植物相比，胡须移植物根部直径较大，它们在表皮的位置更表浅。不同生长部位的胡须，其长度也不相同，上唇的胡须较短而颈部胡须较长（图 7-1A）。

（一）胡须提取

术前准备部分

- 提取前 3~4 天先将胡须刮干净，提取时只提取处于生长期的胡须。
- 如果胡须是灰色，应提前染色，确保能够正确地放入种植笔内及避免移植物倒置。
- 应该对胡须进行合理分区，这是为了将"待钻取"的浓密区域和稀疏区域分开。也是为了避免超出计划的提取区域，因为放大镜的可视范围有限，这种情况经常发生（图 7-1B）。
- 消毒。

（二）麻醉[2-4]

麻醉时采用环形阻滞（图 7-2）。鉴于胡须部位的麻醉过程相对而言更为痛苦，可使用震动按摩器来减轻疼痛，术前使用阿普唑仑或在开始提取前至少 40min 使用表面麻醉药（利多卡因和丙

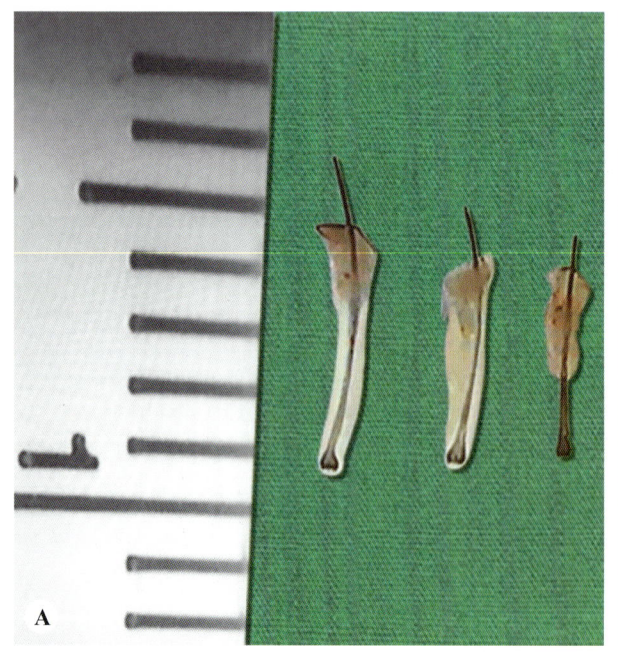

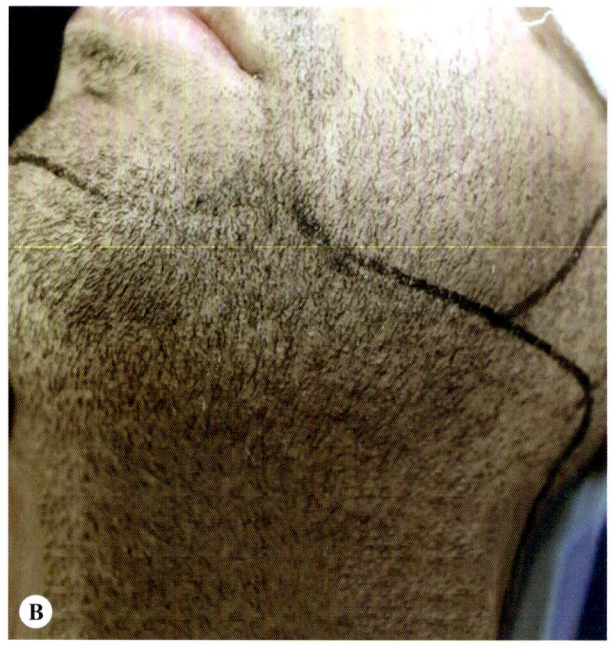

▲ 图 7-1　A. 不同部位的胡须长度不同；B. 胡须分区。请注意，我们已经在该患者的下颌轮廓线上方甚至包括鬓角提取过移植物。通常是在下颌轮廓线下方面部阴影区域提取移植物（图 A 引自 Chiara Insalaco）

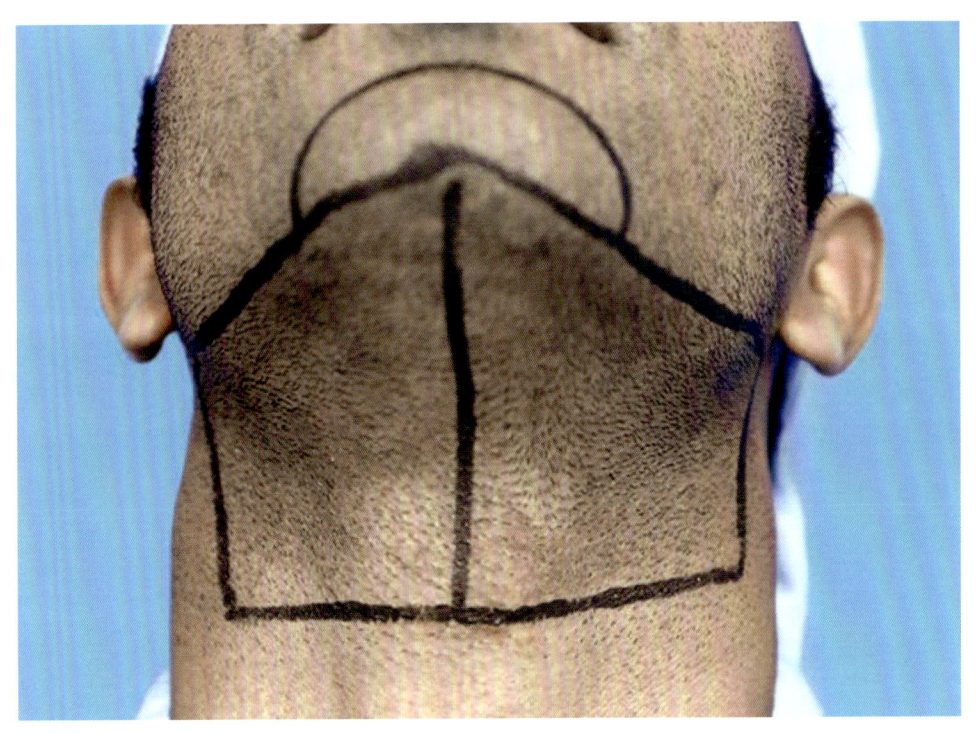

▲ 图 7-2 设计胡须麻醉的环形区域及划分"待提取区域",该患者的胡须之前已提取过移植物

胺卡因混合物),可以显著减轻胡须提取时的痛苦。局部麻醉注射前应牢记颈部血管,缓慢注射有助于减轻疼痛。

确定供区后,使用 1% 利多卡因与肾上腺素(1：100 000)混合麻醉液实施浸润麻醉。使用 30ml 生理盐水与 0.25ml 肾上腺素(1：2 000 000)混合的肿胀液来达到必要的组织膨胀。与头发相比,胡须毛发生长在较厚的软组织上,下面没有骨性突起,因此需要使用更多的肿胀液来达到充分的组织膨胀。肿胀液在软组织中扩散非常快。助手向反方向牵拉颈部和面部皮肤,这项操作比钻取移植物都重要。使用肿胀麻醉可以减少麻醉药物使用的总量,有助于从更大的体表面积上获取毛囊又不超出允许使用麻醉药物剂量的限度。一些医生也使用布比卡因,因其麻醉时间更长。尽管使用布比卡因极少发生不良反应,但如果剂量过高或意外注入血管,则有可能会引起室性心动过速或室颤,这种情况很难处理。

(三)移植物钻取

精准地钻取移植物需要助手和医生对皮肤进行适当地拉伸,胡须提取时患者的体位为左侧卧位、右侧卧位、平卧颈部过伸位(图 7-3A)。

根据我既往的经验,使用锋利的锯齿状环钻来钻取胡须移植物比钻取头皮移植物更为简单,尤其是颏区。颏区移植物呈钝角排列,易于提取。注意应仅钻取生长期的胡须,在 4~5 倍放大镜下观察时可以根据表皮红晕识别。环钻应以表皮红晕而不是胡须为中心。提取胡须移植物时应忽略毛发的弯曲部分。

由于胡须移植物比头皮移植物更脆弱,因此胡须移植物较长时应尽可能增加钻取深度。钻取角度选择极其小的锐角,并且注意颈部中下段不同区域的胡须方向是会变化的。胡须有可能呈涡漩状,医生提取此类移植物的操作能力至关重要。提取颏区和下颌轮廓内的胡须只需要轻轻牵拉即可,但是提取颈部其他区域的胡须需要施加更大的力,因此在提取细软的胡须移植物时,应深钻以最大限度地减少拔出力度。胡须移植物中有多根毛发的情况很少,不过如果小心地处理,多根毛发也能长出。

选择尺寸合适的环钻及确保环钻锋利是提取胡须的关键。胡须移植物更容易脱水和缺血。由于胡须方向不断变化，不锋利的环钻会造成皮肤表面擦伤及移植物包埋。不锋利的环钻在全力冲破皮肤表面前会擦伤皮肤。从胡须方向不断变化的"胡须涡漩"上提取胡须时应谨慎。另外胡须所含脂肪比头皮移植物少，因此高热或移植操作不当更容易使其损伤。建议选择稍大一点的环钻，据我们观察，0.75～0.9mm 的环钻几乎不会形成肉眼可见的瘢痕，我们倾向于使用稍大一点的 0.8mm 环钻，以确保移植物在头皮上更好地成活。对深肤色的患者进行胡须提取操作时需要特别小心。

（四）保持胡须美观

对于想使用胡须进行毛发移植，但仍想保持至少 50% 的胡须，同时在胡须区域不留下任何明显瘢痕及斑片状胡须缺失的患者，依旧保持胡须的美观，这对于术者来说是另一个挑战。

应始终区分提取区域和非提取区域，在下颌轮廓线处提取时应呈非线形，锯齿状或波浪状交替以避免出现分界线（图 7-3B）。

从下唇以下的颏区可以最大限度地进行提取，最大直径的胡须移植物在这个区域最为密集，因此成活率也最高。颈部中下段的胡须几乎 100% 可以提取出来，但在提取前应评估胡须质量，因为这个区域的胡须与其他区域相比更细软、脆弱。

如果考虑胡须区域的美观，就应该在下颌轮廓线以下进行非连续提取（图 7-4 至图 7-6）。也可从鬓角后部提取。鬓角是头皮向胡须的过渡区域，同时具备头发和胡须的特征（图 7-7）。鬓角处的移植物从临床特征上看像是胡须移植物，但生长方式与头发相似。

提取胡须时，环钻大小和锋利程度至关重要，因为胡须所含的脂肪很少，不锋利的环钻会产生过多的热量导致移植物损伤。应尽量提取处于生长期的胡须，与静止期的胡须相比，它们颜色更深、质地更粗。

胡须可能是弯曲、波浪状或直的，弯曲的胡须需要用稍大一点的环钻，如 0.8～0.9mm，

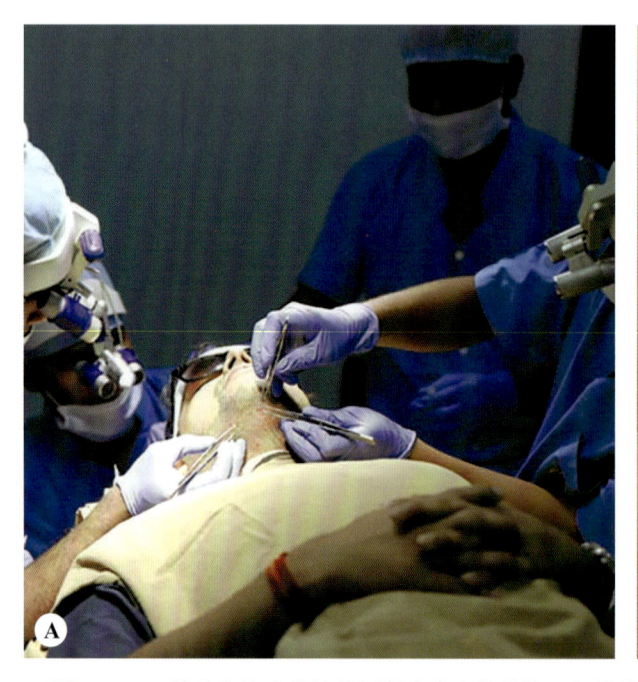

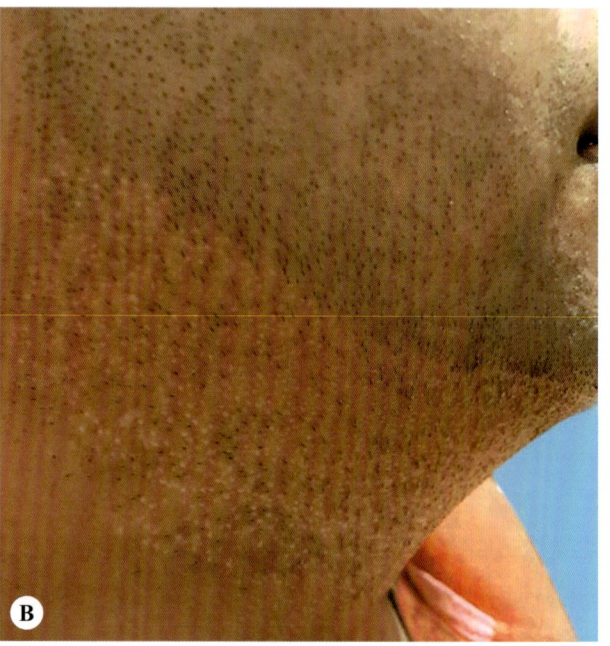

▲ 图 7-3　A. 钻孔和取出移植物过程中患者的体位。如果移植物的钻孔恰当，在下颌轮廓线和下巴处大部分移植物可以用单镊取出。B. 划分提取区与非提取区的直线非常明显。在下颌轮廓线上方提取时应小心，因为该区域在面部可见。下颌轮廓线下方是阴影区。注意线形色素减退性瘢痕的形成，这是由锋利的锯齿状 FUE 环钻在胡须上连续提取造成的。无法预测胡须色素减退性瘢痕的出现。在下颌轮廓线上方的提取应该是非连续性的，呈锯齿状或轻微波浪状

第 7 章 体毛移植

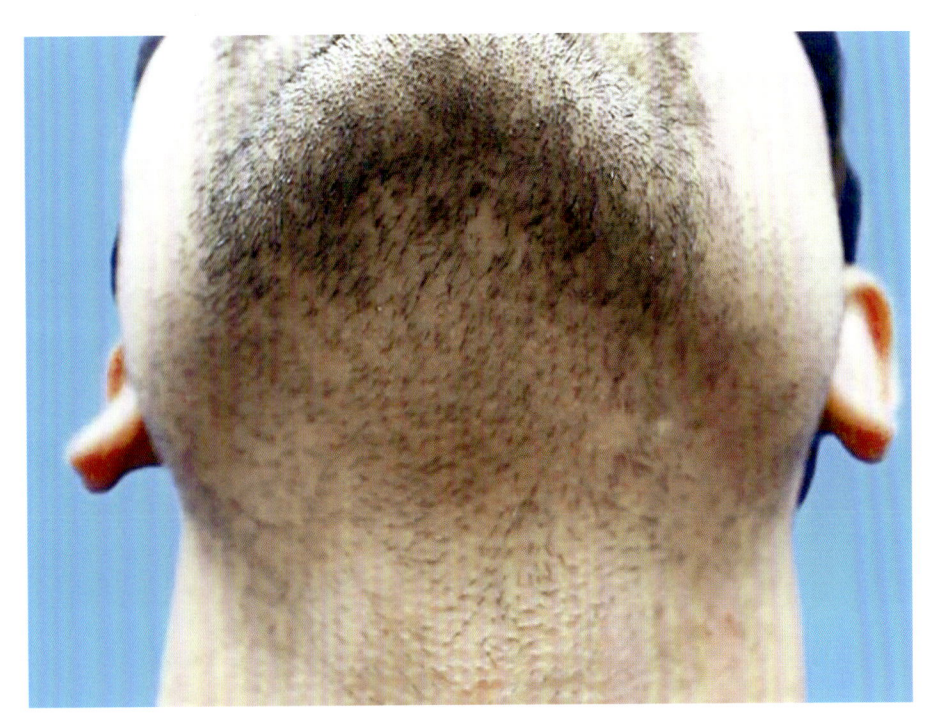

▲ 图 7-4 下颌区域胡须稀疏、密度恰当

在之前的手术中，我们从胡须部位提取了 1000 个移植物。在颈部中下段可以进行完全提取和连续提取。下颌以下区域的胡须已经稀疏，患者准备舍弃颈部阴影区域的所有胡须，因此在下颌轮廓线以下全部用 0.8mm 锋利的锯齿形环钻进行了提取。在之前的手术中是用不锋利的 0.9mm 环钻提取的

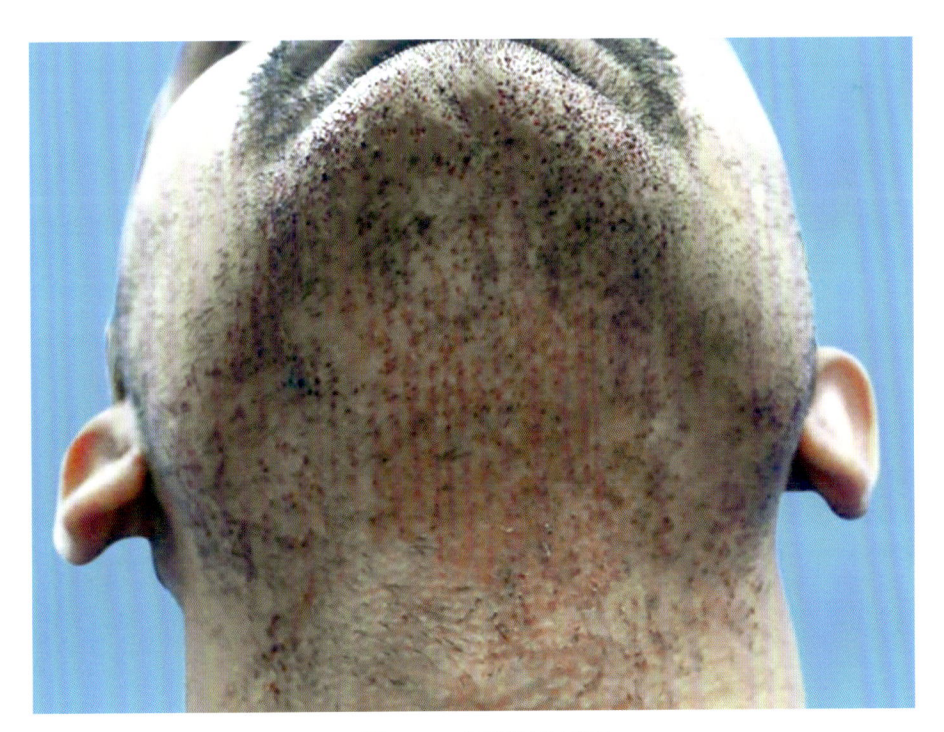

▲ 图 7-5 术后即刻的照片

红点表示移植物已经被提取并被拔出的位置。我们在提取时应时刻注意对称性，以及不同区域的胡须密度

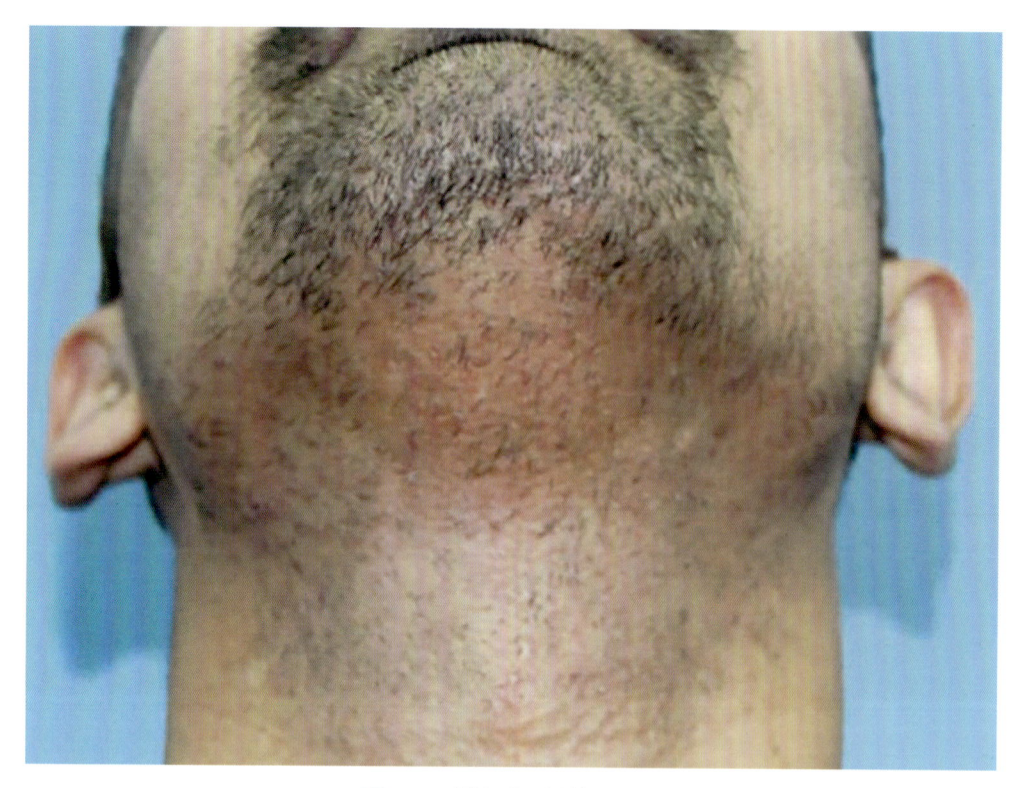

▲ 图 7-6 提取后 7 天的同一区域

注意看无明显的瘢痕，提取后的稀疏胡须均匀分布无分界线。两次手术一共从胡须部位提取了 2000 个移植物，这是一个过度提取的病例，因为该患者将来不打算留胡须了

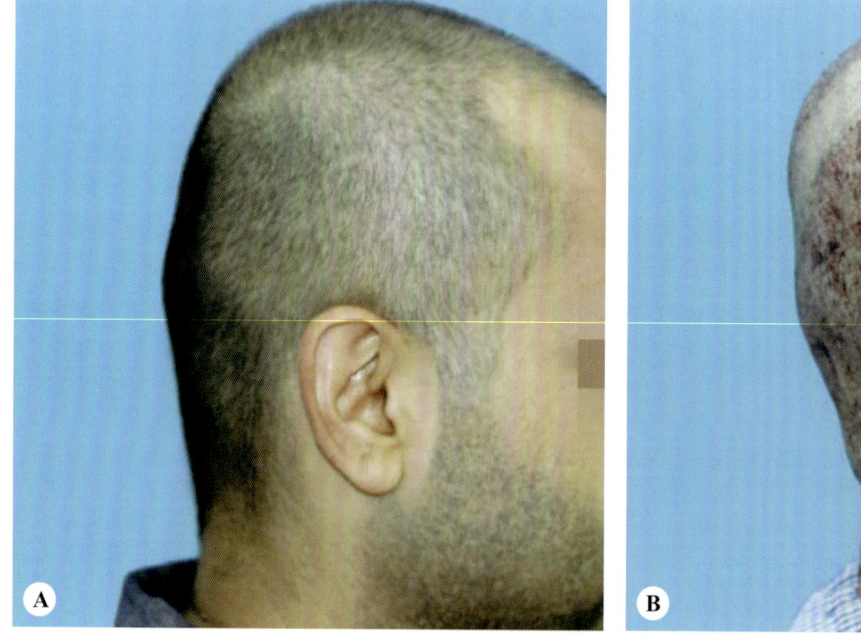

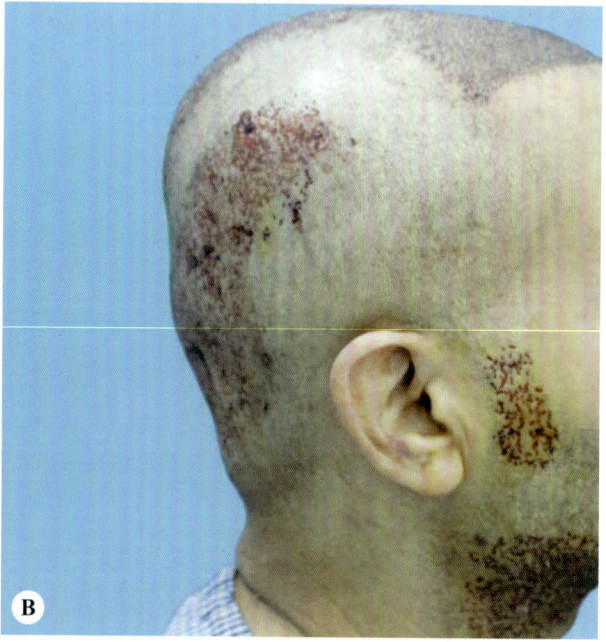

▲ 图 7-7 鬓角区域从前部到后部的提取

我们发现，如果完全从鬓角或其后部进行不连续提取，即使鬓角的密度不高也不会影响美观

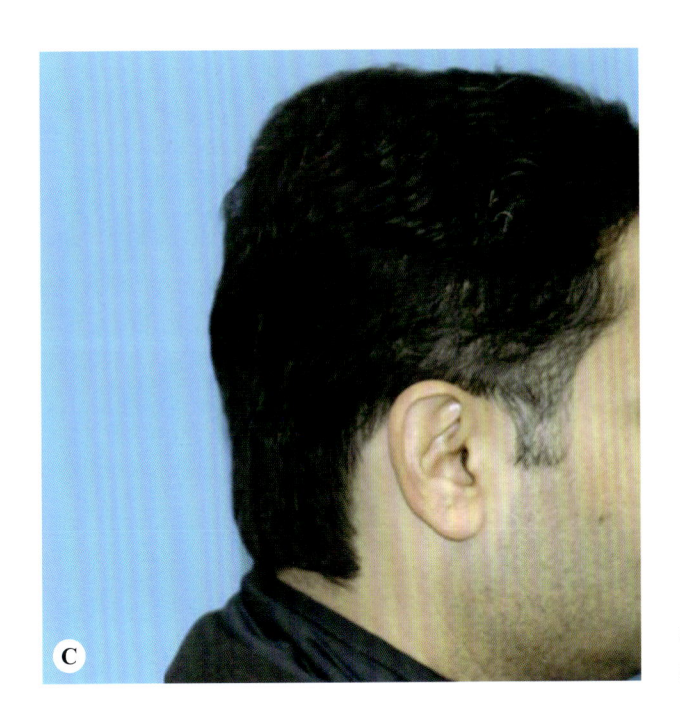

▲图 7-7（续） 鬓角区域从前部到后部的提取
我们发现，如果完全从鬓角或其后部进行不连续提取，即使鬓角的密度不高也不会影响美观

避免毛囊横断，直的或波浪状的胡须应用 0.75～0.8mm 的环钻提取，尽管如此，胡须周围应保留足够的脂肪以确保其在受区成活。

（五）胡须作为供区的并发症

最常见的并发症是炎症后色素沉着或减退，可以通过使用极为锋利或口径尽可能小的环钻来钻取毛囊，这样可以将发生该并发症的风险最小化，但即便使用最合适的环钻手术，也无法预测是否会发生色素减退的现象。对于色素沉着，我们发现，局部外用脱色霜和防晒霜，色素沉着会随着时间的推移逐渐消失。

一个并发症是连续提取导致的线状瘢痕形成（图 7-2）。还有一个常见的并发症是在一个区域过度提取导致出现像补丁一样的斑秃。

由于过度注射肿胀液和局部麻醉，面部肌肉会暂时性麻痹。发生这种情况是因为运动神经下颌缘支在下颌区域穿行，在该区域过量注射液体造成了对这条神经的压迫（图 7-8）。

据我们观察，在某些情况下，受区头发生长而胡须不生长导致受区密度不高。

四、病例 1

我们用了 2 天多的时间进行了一场大型手术，提取了 7000 个移植物，术中我们必须从胡须部位提取约 3000 个移植物，展示这个病例的目的是为了演示如何在提取 3000 个移植物后仍保持胡须美观（图 7-9）。

展示 7 天后的外观。

五、病例 2（图 7-10A 和 B）和病例 3（图 7-10C 和 D）

（一）胸毛提取

提取胸毛十分困难，由于移植物均呈极小的锐角分布，因此它们的横断率较高。应在乳晕周围提取，胸部的中 1/3 不宜钻取，这个部位极易形成增生性瘢痕。胸部毛发浓密和定期刮胸毛的人更适合提取胸毛。应在术前 7～10 天剃光胸毛，以便仅提取生长期的胸毛（图 7-11）。

（二）Chiara Insalaca 的评论

胡须是毛发移植的重要来源。在某些特殊情况下，我们需要借助体毛来修复头发。主要原因包括供区不足，先前的头发修复导致供区耗尽，胡须可用来治疗和覆盖条状瘢痕，受区面积超过供区面积。胡须的优点是它们比头发更粗更弯，因此能更好地覆盖脱发区。同时因为胡须的特性不同，宜在头皮中部至头顶种植。发际线区域最

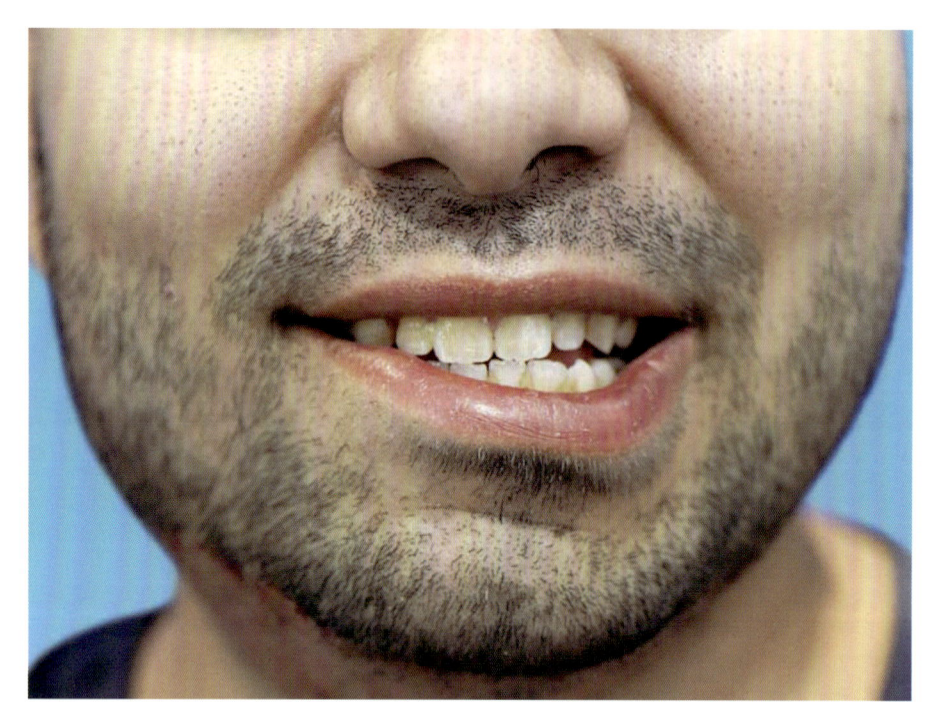

▲ 图 7-8　麻醉和肿胀液注射导致的面部麻痹

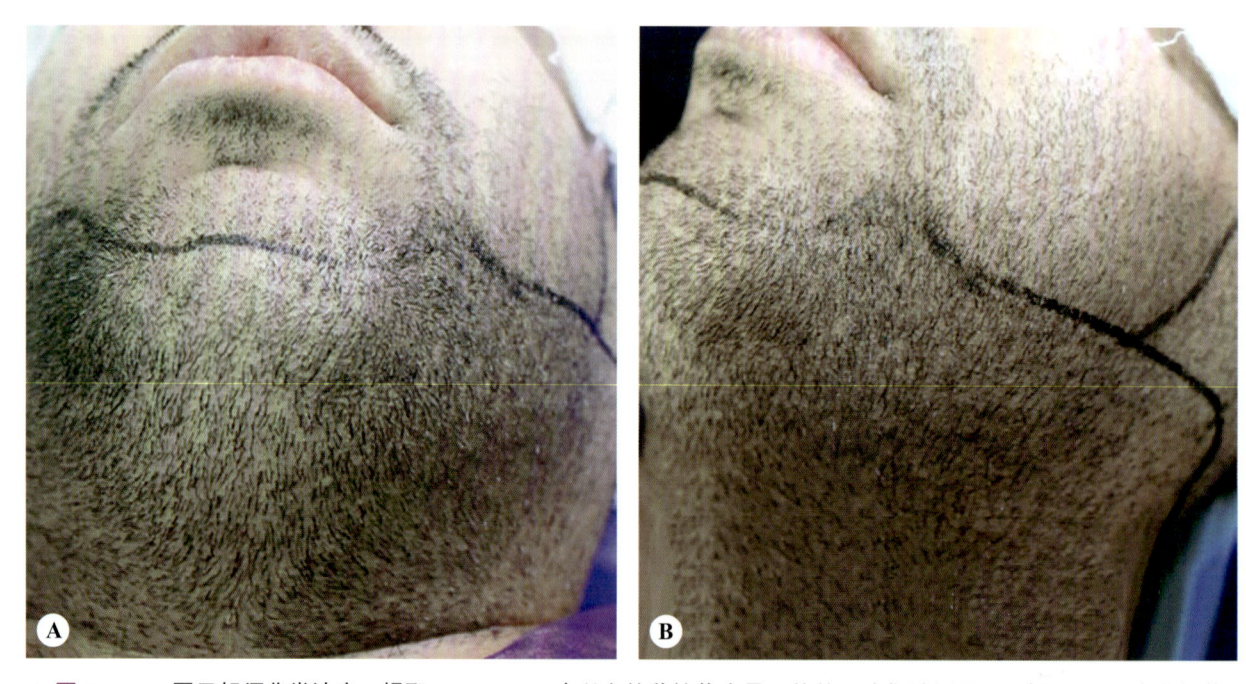

▲ 图 7-9　A. 图示胡须非常浓密，提取 3000～4000 个以上的移植物也是可能的，我们计划用 2 天提取 3000 个移植物。B. 我们甚至计划在鬓角各提取 200 个移植物，我们之前在该患者的下颌线上方提取过胡须，清楚地划分了胡须浓密区和非浓密区

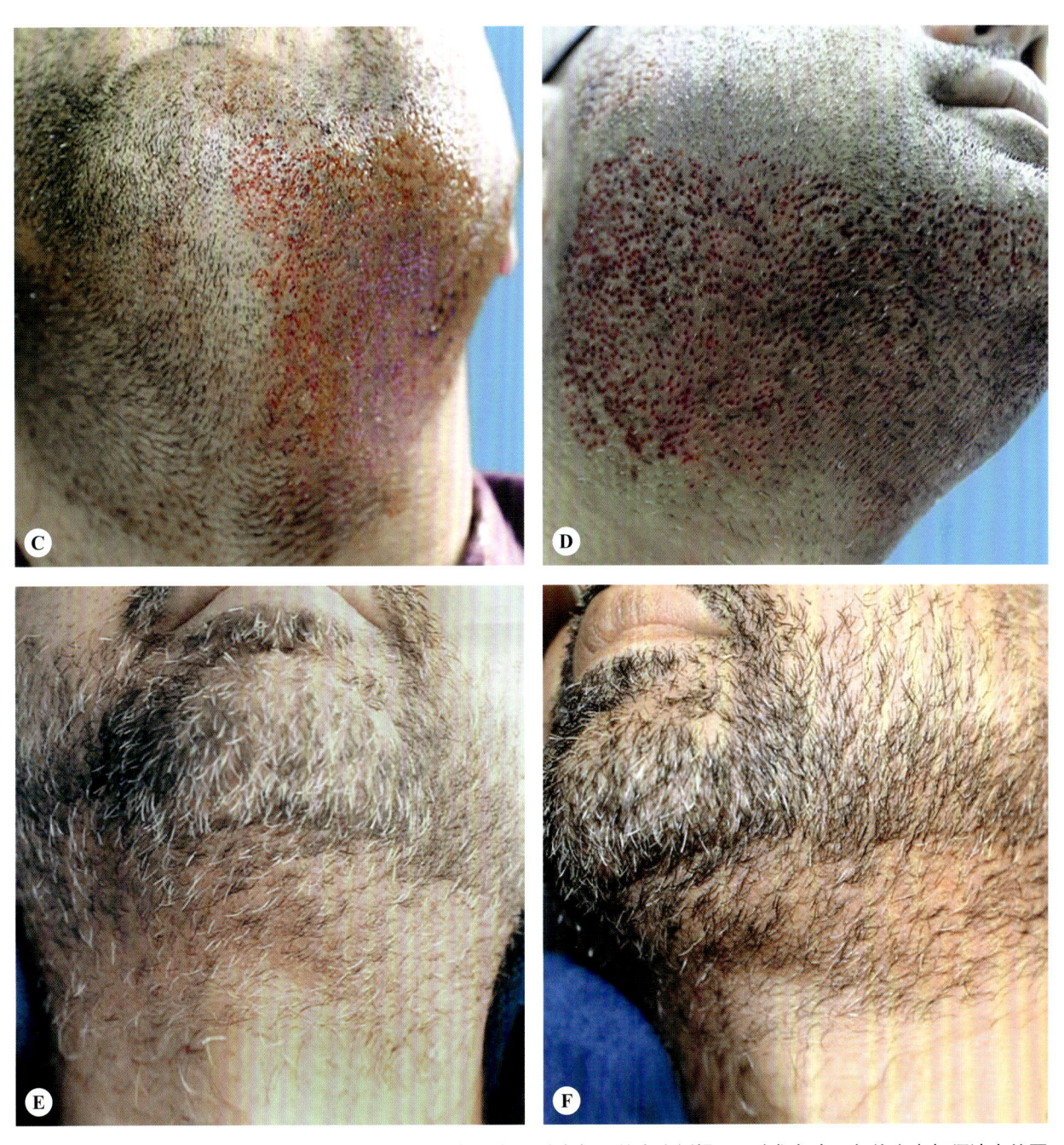

▲ 图 7-9（续） C. 第 1 天，我们用锋利的 0.8mm 锯齿状环钻在胡须的左半侧提取。我们仅在下颌线上方胡须浓密的区域提取来保持胡须的对称性。D. 注意看，我们对该患者进行了不连续提取，现在看起来可能很可怕，但是我们足够小心谨慎，在胡须高密度区域进行高密度提取，低密度区域进行低密度提取。E. 术后 7 天同一部位的照片，值得注意的是照片中没有斑片状胡须缺失，下颌线下方的胡须密度均匀，肉眼未见任何提取后的瘢痕。F. 下颌线下方胡须密度均匀减少，提取区和非提取区之间没有明显的分界线，没有任何红肿，即使提取时非常紧密，也没有任何斑片状胡须缺失

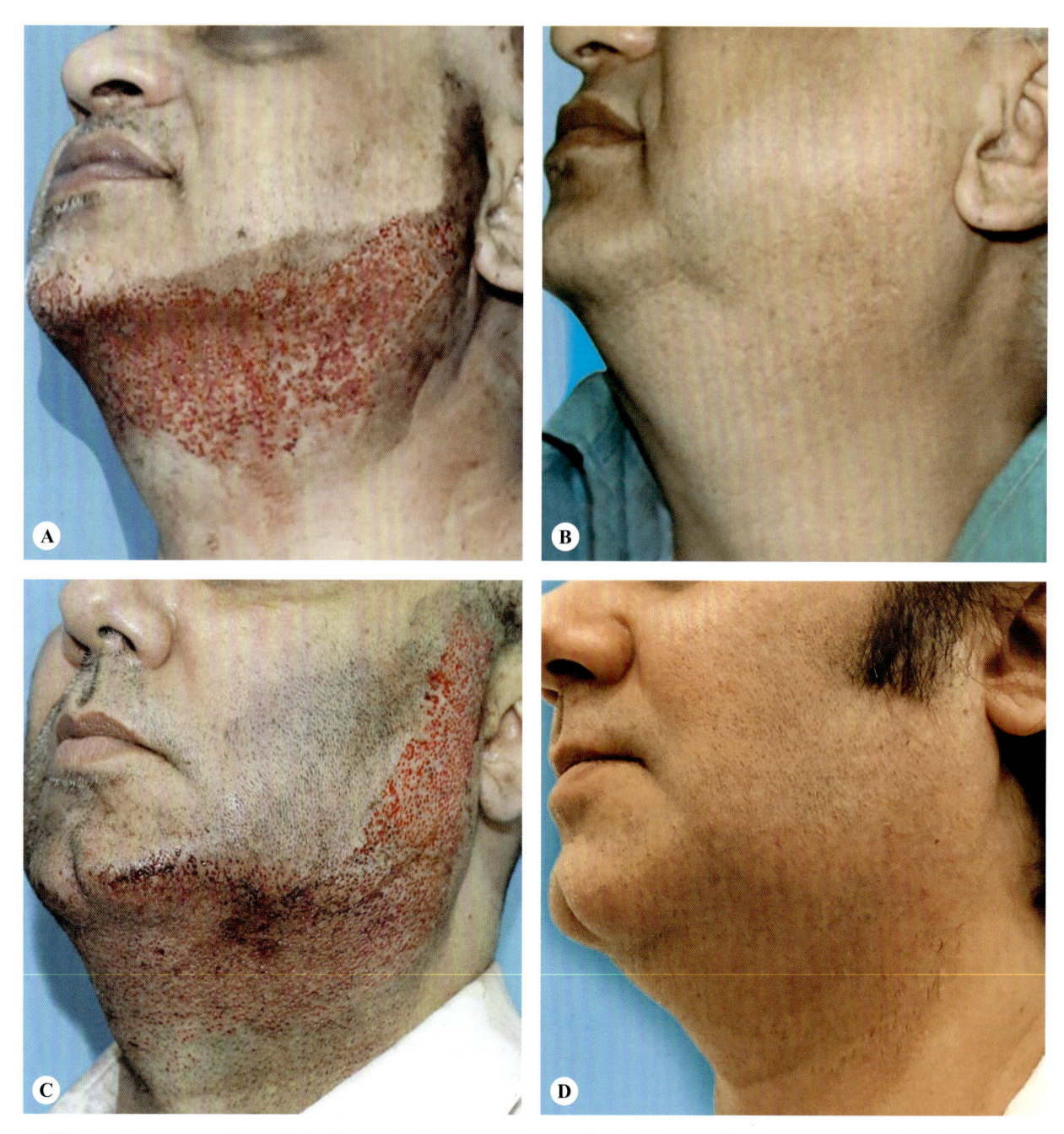

▲ 图 7-10　A 和 B. 这张可怕的术后照片来自一名 Norwood Ⅶ级的患者，我们用锋利的 0.8mm 锯齿状环钻提取了 3210 个胡须移植物。旁边是毛发移植后 6 个月的照片。对于很多医生来说，这看起来像是一个过度提取的病例，但是患者将来不打算留胡须。另外，对 Norwood Ⅶ级的患者也不可能一次手术就做到全部覆盖。C 和 D. 一名患者的胡须区域术后即刻与术后 6 个月的照片，该患者先前毛发移植失败，导致头皮供区受损，从胡须及鬓角区域共提取出 3300 个移植物。术后 9 个月的照片显示即使进行 100% 的胡须提取也不会有肉眼可见的瘢痕

第 7 章 体毛移植

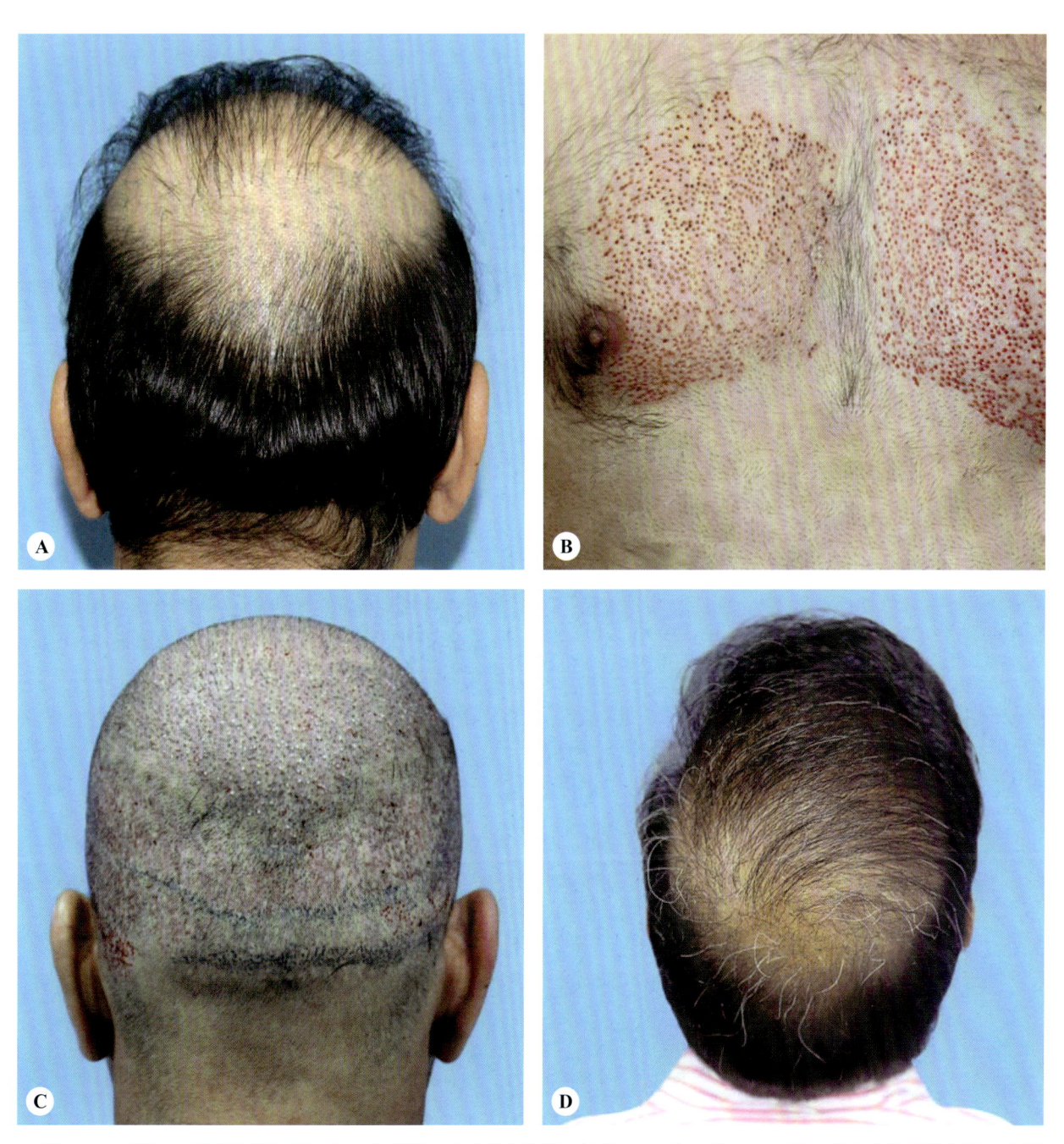

▲ 图 7-11 通过一系列的照片展示了一个病例，头皮供区不足（2 次 FUT 和 1 次 FUE 后），我们在胸部进行了大范围提取（2000 个移植物）。我们将胸部移植物植入到头顶和发际线凸起处，剩下的头皮部位主要植入胡须移植物（3500 个胡须移植物），仅植入 800 个头皮移植物，只有 50%～60% 的胸部移植物已经长出，并且在头皮其他部位生长良好

085

好使用头发，否则发际线会看起来假或不自然。近期我研究了一些患者的胡须特征。

我的研究显示以下情况。
- 平均每个毛囊单位的毛发数（计算密度）=1。
- 平均毛囊单位密度（每平方厘米毛囊单位数量）=65。
  - 平均毛发密度（每平方厘米毛发数量）=70。
- 总之，在体毛数量不足的情况下，胡须是最好的体毛来源。

（三）Arvind Poswal 的评论

作为胡须毛发移植的发明者，并未规定提取移植物的数量标准。我们有很多患者来自亚洲，有一名韩国的患者，其胡须加起来可能只有100~200 根。

此外，我们在 2008 年为一名昵称为 Argentine 的德裔患者进行了毛发移植，手术提取了 11 460 个移植物，其中有 6873 个是胡须移植物（总计使用了 2000 个头皮移植物；6873 个胡须移植物，其中包括 207 个上唇胡须移植物；2285 个躯干移植物和 302 个腋下移植物）（图 7-12）[5]。

浏览全球在线消费者论坛的相关讨论，请访问：http://www.hairsite.com/hair-loss/board_entry-id-53760-page-45-category-2-order-last_answer-descasc-DESC.html。

我同意作者的观点，胡须移植物直径较粗，发际线前面几排不应使用。但是我们也遇到过胡须与头发几乎一样的患者，移植后看起来更浓密、更饱满，因此有必要进行评估。

作为体毛移植头皮的发明者，Arvind Poswal 已经制订了体毛移植头皮（body hair to head transplant，BHHT）指南。

这些指南基于我们对患者的随访观察[6]。
- 在提取前 3~5 天剃光供区，这一步操作简单，而且对确定提取需要使用的生长期毛发非常有用。
- 只使用身体供区的生长期毛发用于移植，不使用静止期毛发。
- 假设移植的体毛会保持它们原有的特性（长

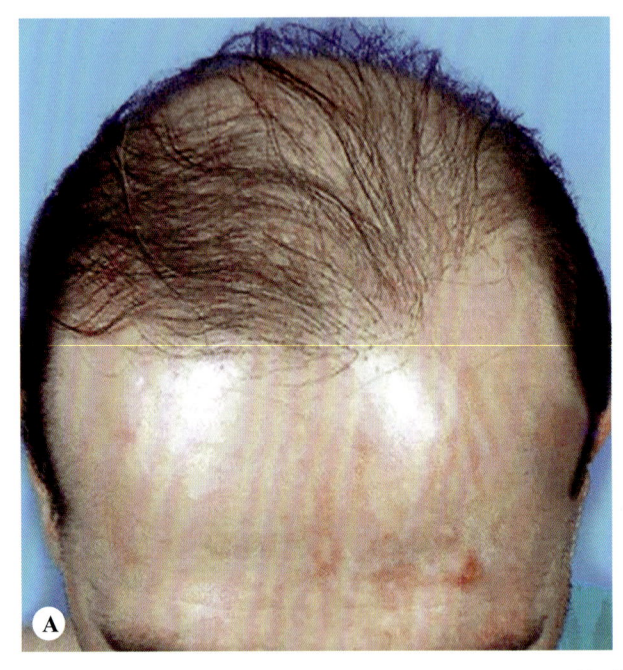

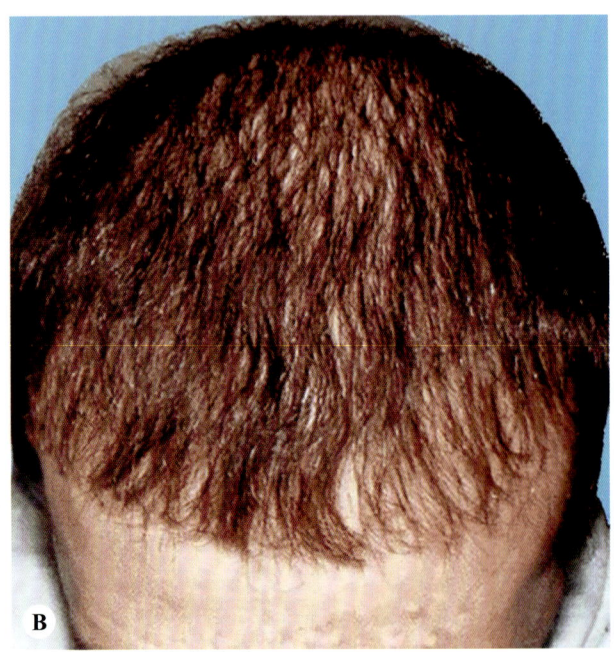

▲ 图 7-12　该患者在 2008 年移植了 11 460 个 FUSE 移植物（使用了 2000 个头皮移植物；6873 个胡须移植物，其中包括 207 个上唇胡须移植物；2285 个躯干移植物和 302 个腋窝移植物）

度、直径、颜色、容易变白、卷曲、生长期/静止期比例、毛发生长周期）。
- 影响体毛生长周期和特征的因素有可能随之转移。
- 可以在任何特定的头皮区域混合种植不同的体毛及头皮供区毛发。

（四）Anil Garg 的评论

如果有胡须且患者也同意，胡须是良好的供区毛囊来源。胡须密度因人而异，胡须的生长依赖雄激素，这是雄激素性秃发患者的优势。没有必要每个患者都提取 5000 个毛囊，在这个注重形象的时代，有个性的年轻人喜欢留胡子，还有很多人来再造胡须。

与头皮相比，胡须的优点是，它们的直径更粗，大多呈卷曲状，这些特征使它们种植后的视觉密度更高。

我们需要从阴影区域提取胡须。

在提取当天，胡须长度应为 2mm，如果是白色应提前染色，胡须应在提取前 3~4 天刮净，以便于识别生长期毛发。

膨胀麻醉优于局部麻醉或环形阻滞，建议提前 1h 局部使用丙胺卡因凝胶，然后进行膨胀麻醉，注射咪达唑仑或口服镇静药也有帮助。提取过程中选择生长期毛发，表皮红晕是毛发处于生长期的标志。

钻取胡须移植物时，钻取深度 2~3mm 即可，可轻松拔出。提取时单步提取，或者在难拔出时可能需要两步提取，强行拔出或许导致只提取出毛干，其他毛囊组织残留，从而可能会导致囊肿或毛囊炎。

提取方法同头皮 FUE 一样，每间隔 3~4 个毛囊提取 1 个，应避免过度提取（图示为过度提取，在任何情况下均不可取）。

在提取胡须时应时刻注意面神经、面动脉和颈动脉。

胡须毛囊脆弱，更容易缺血，应尽量缩短移植物离体时间，避免接触它的根部，优先使用种植笔。

提取胡须可能导致的并发症为色素减退、毛囊炎、囊肿和面部麻痹，我们最好向患者解释上述术中可能出现的并发症，应采取一切措施尽可能减少或预防不良反应。

谨记，请勿在任何区域单独种植胡须，胡须毛囊应始终与头皮毛囊混合种植。

胸毛毛囊提取技术要求更高，它们出口角度更小，皮下脂肪更多，并且只有 20% 的胸毛处于生长期。为了选取生长期的毛囊进行提取，建议在提取前 7~10 天刮净胸毛。

Robert True 已经给出了适合提取胸毛毛囊患者的毛发密度指标。

粗度、密度、长度是决定是否适合提取胸毛毛囊的参数。

使用丙胺卡因凝胶、膨胀麻醉配合镇静药物、小孔针、冰袋和震动按摩器可有效控制浸润麻醉时的疼痛。

（五）Hyun-Wook Baik 的评论

根据我的经验，胡须是极好的供区，极少出现医生都担心的瘢痕问题。本文是我所读过的最好的体毛移植综述。我希望很多医生通过阅读这篇文章用体毛来纠正受体区域的不足，从而使患者更为受益。

总　结

- 胡须是一个良好的供区，储备有大量移植物，可以认为是仅次于头皮移植物的最佳发源。
- 在发际线后 2cm 种植较为安全，之后巧妙地与头发混合种植是关键。
- 颈部有大量血管，因此在麻醉时应特别注意。
- 麻醉期间的疼痛是主要问题。轻柔熟练的手法最为重要。
- 为了高效地提取移植物，应使用肿胀液，更重要的是助手牵拉绷紧皮肤。
- 使用锋利、合适尺寸的锯齿状环钻对于移植物钻取而言至关重要。不锋利的环钻会形成难看的瘢痕。
- 术后胡须部位愈合极快。

参考文献

[1] Saxena K, Savant SS. Body to scalp: evolving trends in body hair transplantation. Indian Dermatol Online J. 2017;8(3):167-75.

[2] Nurein H, Mohanty S. Anesthesia in FUE. In: Saxena K, Saxena D (Eds). FUE Hair Restoration Major Procedures Minor Incisions. Mumbai, India: Cosmazone Pvt Ltd; 2012. 47-52.

[3] Behroozan DS, Goldberg LH. Dermal tumescent local anesthesia in cutaneous surgery. J Am Acad Dermatol. 2005;53:828-30.

[4] Mysore V. Body hair transplantation: case report of successful outcome. J Cutan Aesthet Surg. 2013;6:113-6.

[5] Dr. A's. (2016). Sub Gallery Argentine. [online] Available from http://fusehair.com/portfolioposts/sub-gallery-argentine/. [Accessed April, 2018].

[6] Dr. A's. (2016). Body Hair Transplants (FUSE). [online] Available from http://fusehair.com/body-hair-transplants-fuse/. [Accessed April, 2018].

第 8 章 移植物钻取的艺术与科学
Art and Science of Scoring of Grafts

Abhinav Kumar　Arika Bansal　著

冯苏云　译　蒋文杰　审

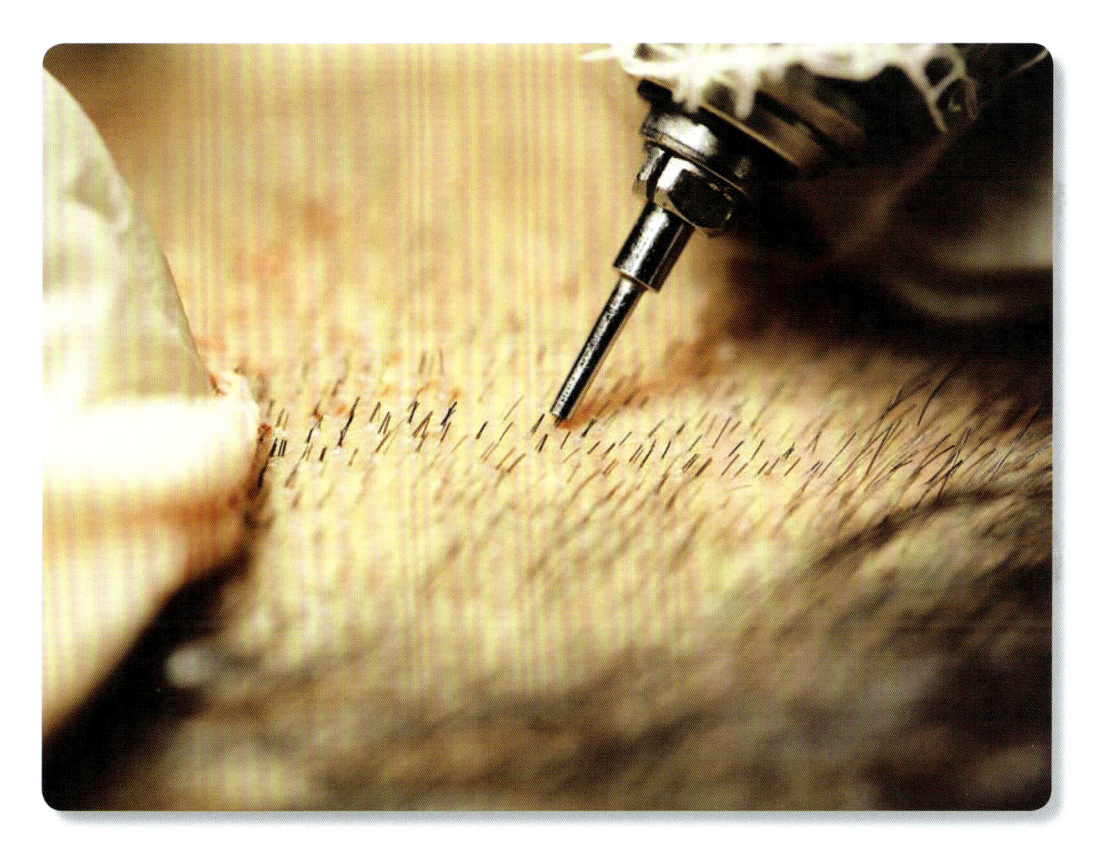

在工具的帮助下，人类已经由石器时代进化到有工具辅助的 21 世纪！世界各地的医学家及科学家们都在贡献自己的想法及创造性思维以最大限度地提升一种手术操作，使这一操作在不损害供区美观的前提下，达成美学上可接受、能完全覆盖秃发区、毛发移植密度适中且效果持久的综合结果。只有通过选择合适的最新工具，才有可能实现这一目标。

一、概述

通过 FUE 而进行的毛发修复手术，其成功的关键是移植物的钻取，这种毛囊单位的提取早期被称为 FUE 或 DHT。我们简要概述一下在 FUE 手术中从头皮以最佳状态成功提取毛囊的步骤。

二、供区评估

术前检查时应对供区进行评估。外科医生应

该预估能从头皮及胡须供区提取的移植物数量，并据此决定方案。应估算出可从头皮及胡须供区提取的移植物总量。还应留意是否存在既往的 FUT 瘢痕、外伤性瘢痕、FUE 瘢痕，是否存在脂溢性皮炎和退行性稀疏，以及头皮不同部位头发密度的变化（图 8-1 至图 8-3）。

此外，通过检查患者及其家属的秃发程度，外科医生应该明确区分出安全供区及非安全供区。在头顶中下部可能会有头发密度较高的区域，这部分区域还没开始变薄，但将来有可能变薄（图 8-4）。存在瘢痕的区域应该被标记出来且不应该在瘢痕周围进行毛囊提取。

应该避开外科医生注意到的退行性稀疏区域，即从后颈部向上至头顶的变薄区域。与外侧 1/3 相比，头皮后部中间 2/3 的变薄程度更为明显（图 8-5）。

修剪供区后，应进一步评估放大 4～5 倍时的毛囊。

没有理发时，供区可能看起来很茂密，远距离看时会觉得可能有多毛囊移植物，或者可能密集地挤满了成片的多毛囊移植物。它们中或许只有 1~2 根毛发直径较粗的毛囊移植物。头发密度高的供区可能有直径细的头发，头发密度不高的供区可能有直径较粗的头发。

三、理发

头发的长度应保留 1.0～1.5mm，这样刚好可以观察头发在注射肿胀液放大后的方向和角度。

窗口式修剪通常适用于选择最多 2000 个移植物的小手术患者，或者通常需要不超过 1500 个移植物以充分掩饰女性型秃发的女性患者。建议男性患者将头发留得足够长，以避免从后面看见秃发区。应始终牢记在窗口式修剪区中过度提取的风险（图 8-6 和图 8-7）。

四、消毒和麻醉

手术开始前用消毒剂消毒头皮。用 7% 聚维酮碘溶液重复消毒供区，然后用生理盐水将其完

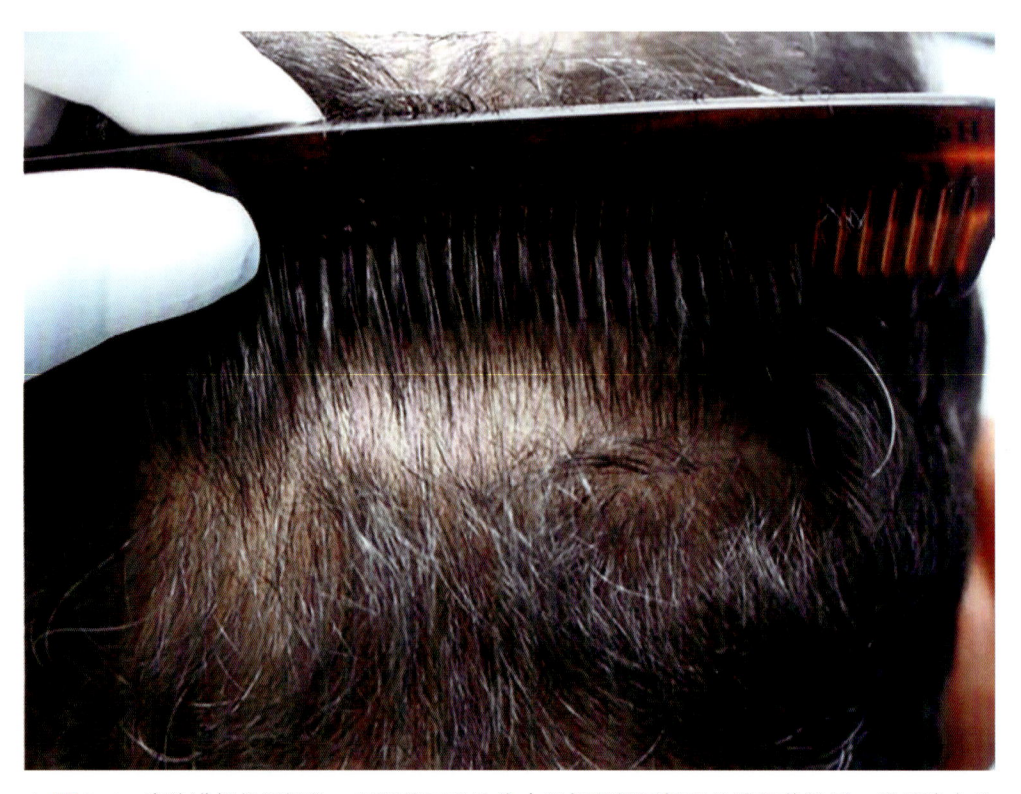

▲ 图 8-1　应该进行供区评估，以预估可以从头皮及胡须供区提取的移植物数量，然后确定发际线的位置、打孔的密度及可被覆盖的头皮区域

第 8 章 移植物钻取的艺术与科学

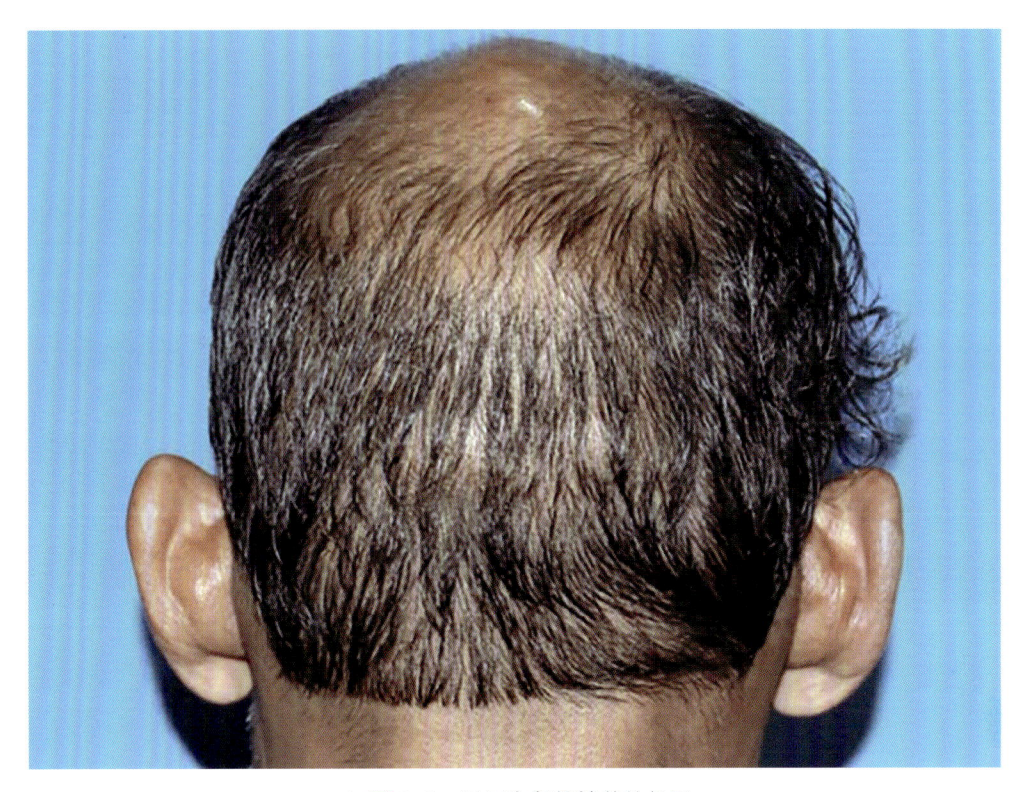

▲ 图 8-2 图示为条件较差的供区

注意看枕突上枕区中心部位与头皮两侧相比的"透视效果"，应该将此区域清楚地标记出来，在保持该患者供区美观的情况下，仍可能一次性提取出 1500 个移植物

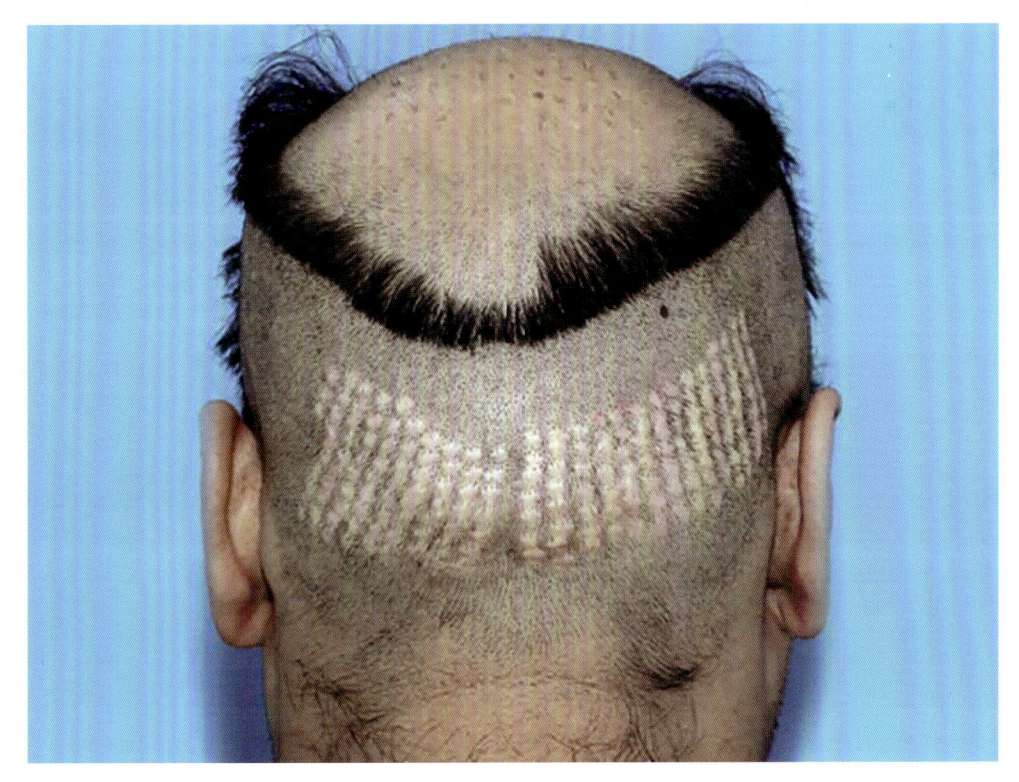

▲ 图 8-3 很久以前钻取移植物时留下的瘢痕

提取移植物后的钻孔瘢痕之间应有一定间隔，以保持供区的美观

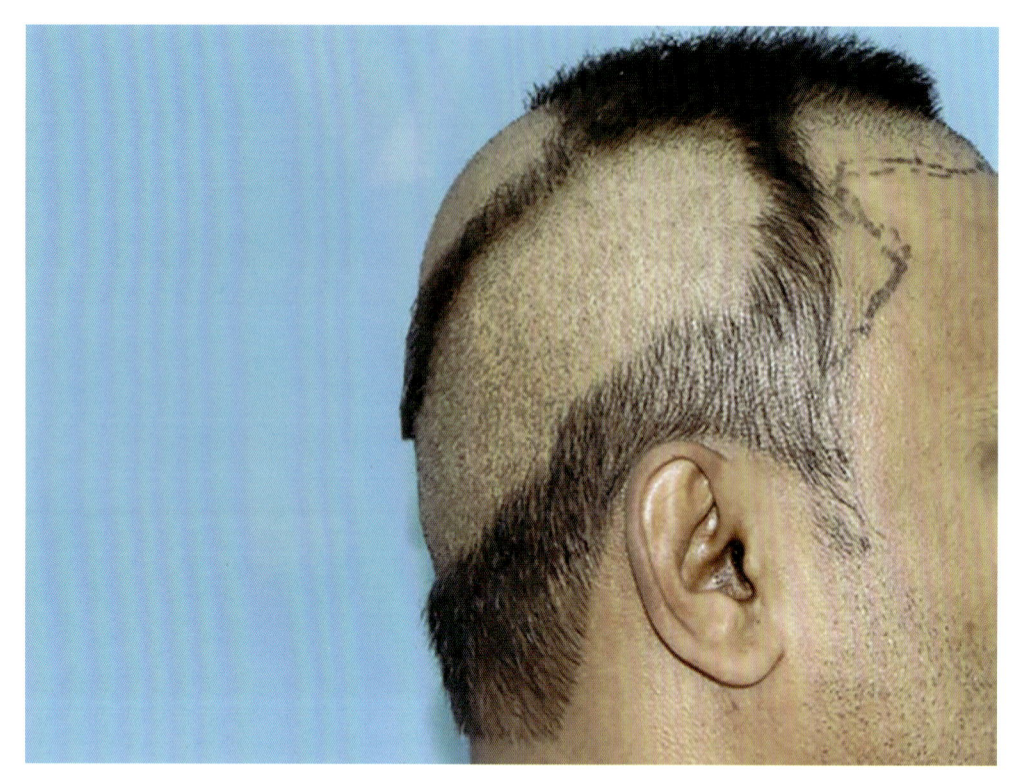

▲ 图 8-4　手术前应该科学地修剪患者的头发

这名患者行头顶的第二次毛发移植，同时还要修复发际线。注意看是如何利用一圈头发将安全供区与非安全供区分隔开的。同样，后颈部及耳上的毛发被保留下来，因为它们容易出现退行性稀疏且密度较低

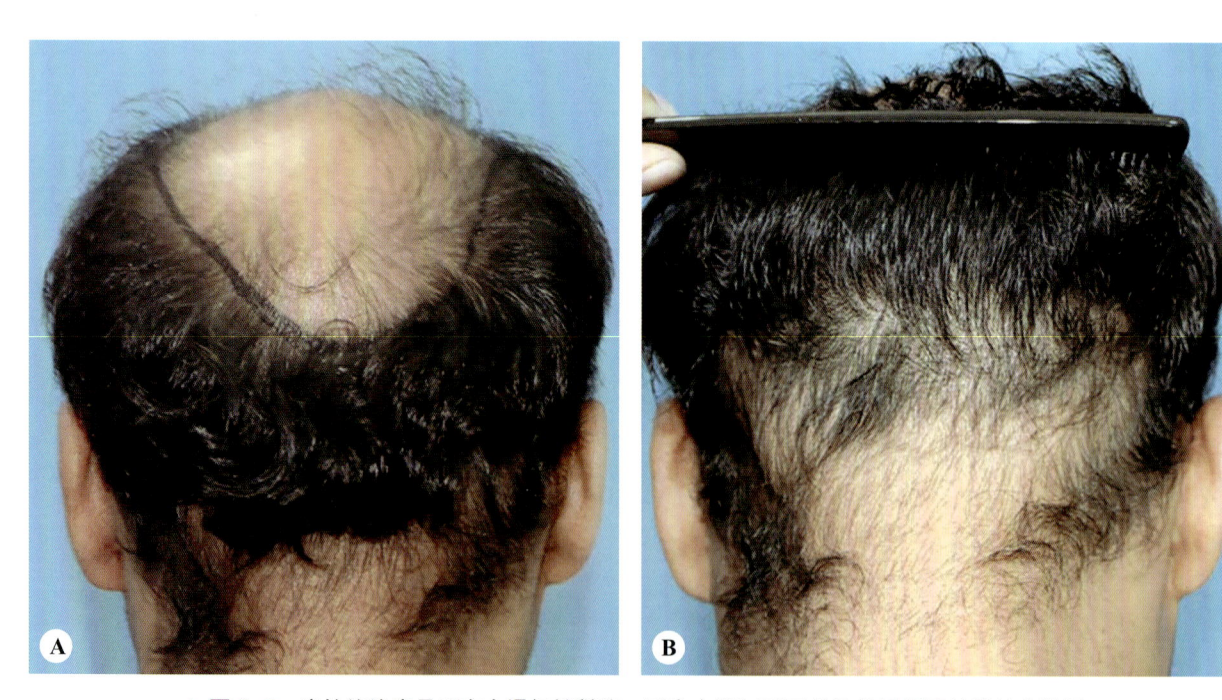

▲ 图 8-5　应始终注意是否存在退行性稀疏，因为它限制了可以从供区提取的移植物数量

第 8 章 移植物钻取的艺术与科学

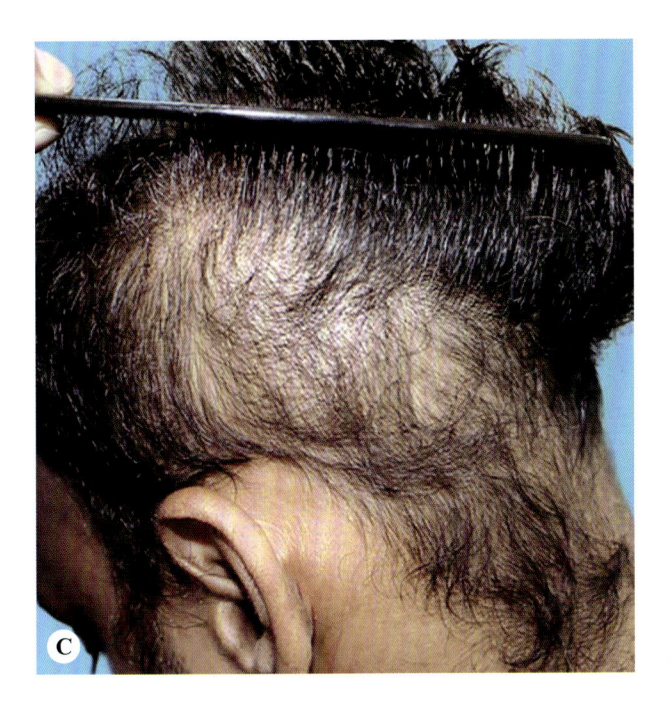

◀ 图 8-5（续） 应始终注意是否存在退行性稀疏，因为它限制了可以从供区提取的移植物数量

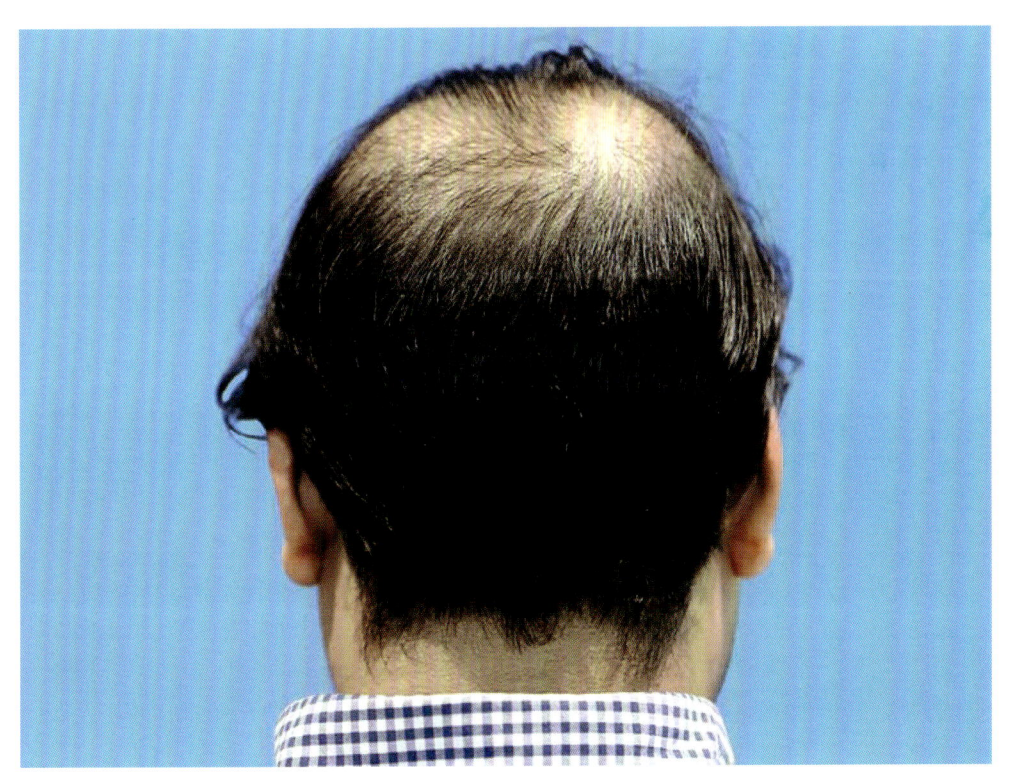

▲ 图 8-6 图示为窗口式修剪区，有长头发覆盖其上

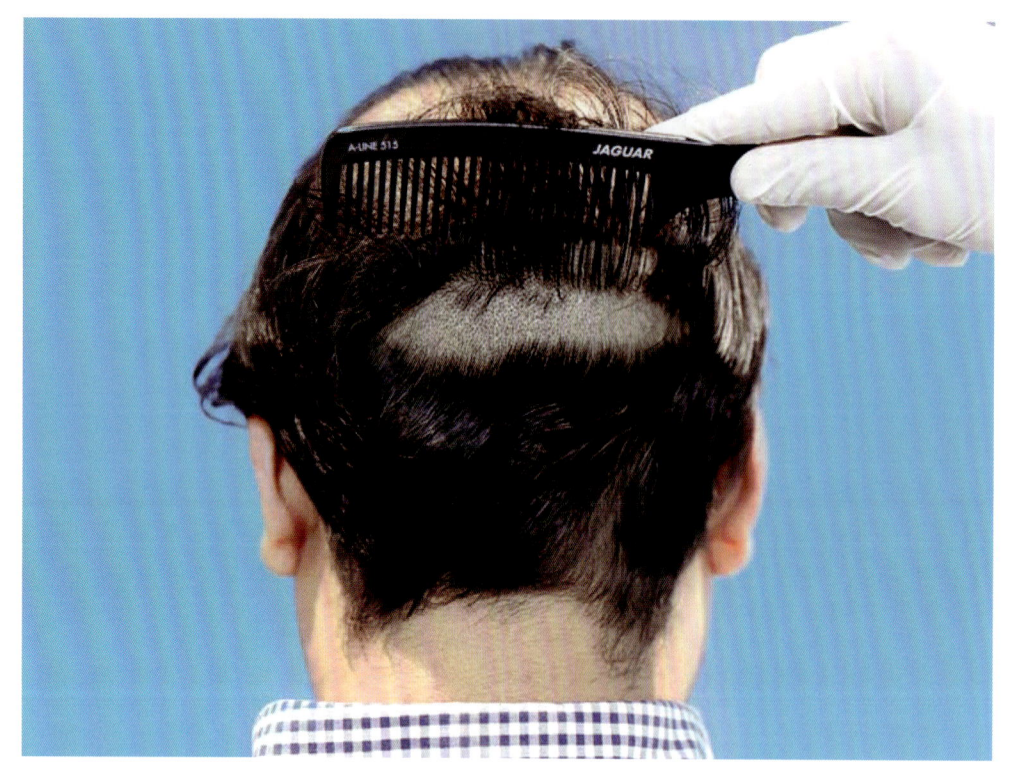

▲ 图 8-7 做过 DHT 的窗口式修剪区

请注意，采用这种方法时，始终存在过度提取的风险。应小心不要从该区过度提取，可以扩大该区范围或创建另一个窗口式修剪区，以防移植物不足

全擦净。局部麻醉时采用环形注射方式。

五、移植物钻取[1]

移植物的出口角度较小可能会增加供区的创面，因为钻头以锐角钻取会产生一个椭圆形伤口，这样的伤口明显比在同一区域使用钻头垂直钻取所产生的伤口创面更大。

当钻头与皮肤接触并剖开皮肤，穿过表皮和真皮时，增加的摩擦力会导致毛囊移位。对于经验不足的医生，毛囊的这种移位会增加操作时的横断率。这将增加钻取移植物的数量，因为获得目标数量的移植物所需的钻取次数增加，从而影响接下来的 FUE 手术（图 8-8）。

为了增大出口角度，需要在供区每平方厘米注入 0.4ml 的生理盐水，使毛囊的方向不那么倾斜，以尽量减少横断率。即使我们在对移植物进行钻取时适当地拉伸皮肤，当钻头接触皮肤时，皮肤也会有极轻度的变形，导致几乎不可见的毛囊移动。

如果是分叉的毛囊，即两个毛囊彼此并不平行，而是在毛囊单位的下 1/3 处分叉，使钻头稍微偏离中心朝向分叉的移植物，并限制打孔深度，将有助于获得完整的毛囊。如果仍存在移植物部分横断，可以增加钻头孔径尺寸至 1.05mm 以获得完整的移植物。还有一种方法是将钻头类型更改为 Jean Devroye 医生研制的混合式喇叭钻头。扁平钻头有一个锋利的方形外缘，锋利到足以在压力和低速下钻破头皮。然而，内缘不可锋利并且必须光滑，以便向前剖取移植物时不切到它或使其横断（图 8-9）。

最理想的情况是，应该使用能包围整个毛囊且直径尽可能最小的环钻。FUE 的开创者们，如 Cole、Robert、Wolf、Lorenzo 和 Harris 等医生已经达成共识，即 0.8~1mm 的钻头尺寸不会在供区外观和良好的采集率方面产生明显差异[2]。毛囊采集设备包括手动环钻、机械辅助设备、真空辅助提取设备和自动化机器人辅助设备。

毛囊提取环钻的边刃可以是锋利的，也可以

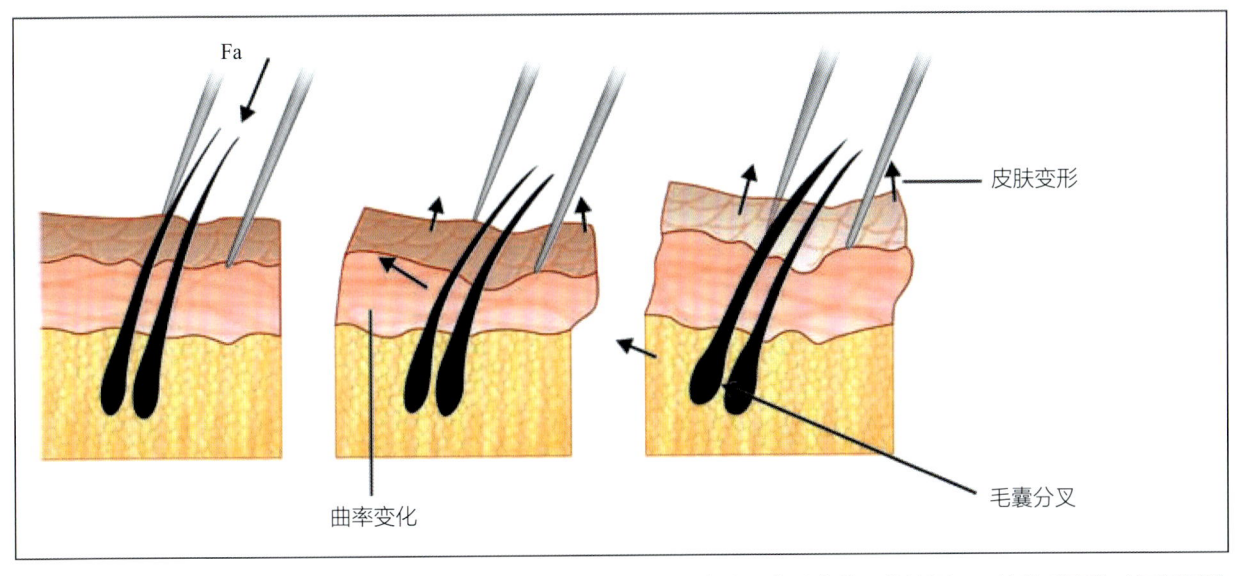

▲ 图 8-8 当环钻接触皮肤表面时，它使皮肤变形，从而导致毛囊移动。在毛囊分叉的情况下，这种毛囊移动可能导致部分毛囊横断高发

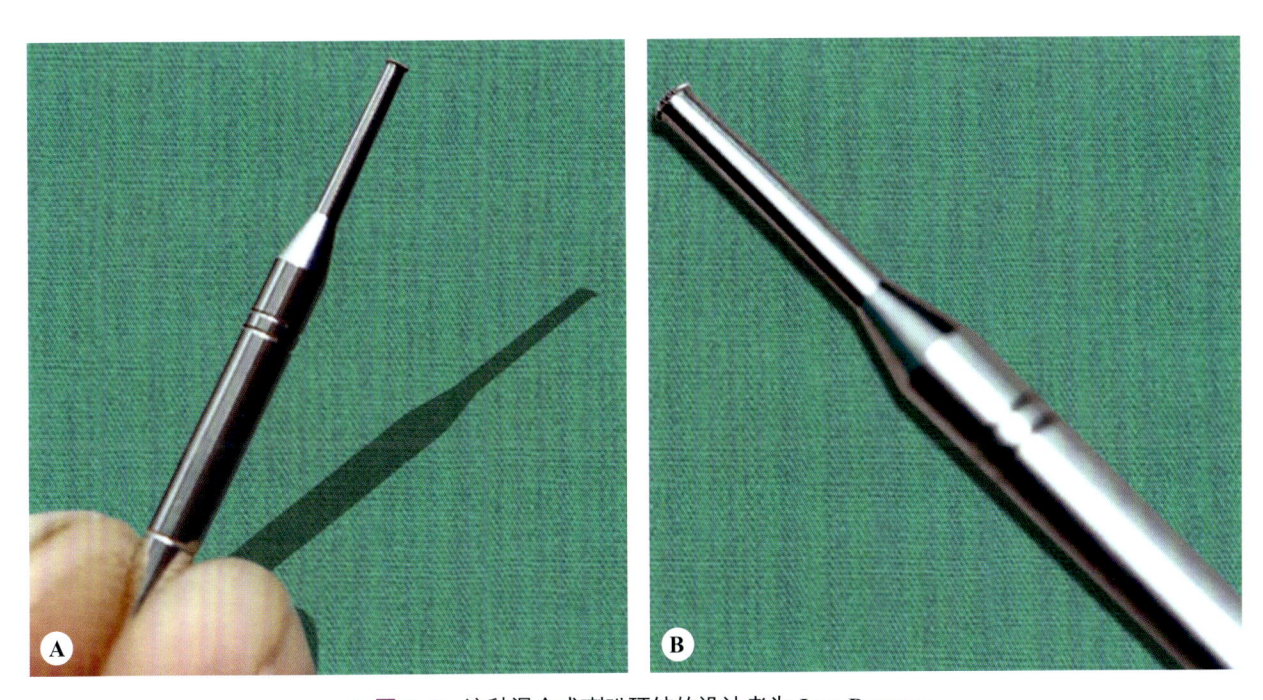

▲ 图 8-9 这种混合式喇叭环钻的设计者为 Jean Devroye

它是一种混合式钻头，外缘呈 90°，内缘光滑呈漏斗形。它集合了锋利环钻和钝性环钻的优势。使用时更像是解剖工具，而不是切割工具

是钝的。对于锋利的新式钻头，主张尽量减少这些钻头的厚度，以减少邻近组织的损伤。锋利的钻头减少了对毛囊结构和真皮组织造成机械损伤的机械力和扭转力，从而减少了移植物横断。减少机械力也降低了移植物被包埋的风险[2]。在皮下脂肪含量高的区域，即安全供区的下 1/3 和胸部，移植物被包埋的风险特别高。

理想的锋利钻头是由硬化不锈钢制成的圆形钻头，外缘锋利，内表面钝，有利于保护毛囊。

Cole 博士研制的"锯齿形"环钻和 Rassman

博士研制的"三波形"环钻都是锯齿形钻头，这类设计的目的是减少切割表面积，从而减少穿透皮肤所需的摩擦力和轴向力[3]（图 8-10）。

切口的深度应限制在尽可能获得完整毛囊而不损坏毛发外毛根鞘的最小深度。然而，在胡须提取或是在脂肪极少或质量差的移植物稀疏区，我们的个人经验是，即使有轻度的毛囊横断率的增加，也要深度钻取，以在用镊子提取时尽量减少对沿移植物长干分布的干细胞的损害。为了使提取更简易，通常需要破坏立毛肌的附着。一旦肌肉附着被切断，毛囊就可以完全移出。钻头穿透深度为 2~3mm。当医生从一个供区移动到另一个供区时，必须调整采集参数，如毛发方向、角度、穿透深度和钻头尺寸，这些参数在不同的区域是不一样的[4]。

通常，多毛囊的最窄部分位于表面，并且由于毛囊分叉，皮肤表面以下的毛囊表面积可能会增加。限制打孔的深度将有利于提取。使用较大的钻头或 John Cole 博士研制的"广口"环钻可能有利于保护多毛囊。但是，即使损伤了毛囊，如果仍残存了一部分真皮毛乳头，部分毛囊可能会再生[3]。

移出已钻取的移植物需要使用珠宝镊。医生应牢记，毛囊隆凸区在提取时可能会受到挤压或损伤。在提取过程中，不应用力夹持毛干外层。

卷发容易横断。在进行 FUE 手术之前，建议对供体采集部位进行小型试验。对于非常卷曲的头发，建议使用孔径更大的钻头（1~1.2mm）在皮肤表面打孔。如果横断率很高，使用钝性钻头可减少横断。但是，使用最小推进（< 2mm）的锋利钻头，接着使用极其精细灵活的双手提取，将会得到完整的移植物[4]。使用 Poswal 博士描述的提取体毛的皮下注射针头有利于切割皮下组织和立毛肌[5]。

James Harris 博士发明的钝性解剖式钻头及组织解剖方法学被称为先进的外科手术毛囊提取（surgically advanced follicular extraction，SAFE™）系统（图 8-11）。钝性钻头需要更大的钻取动

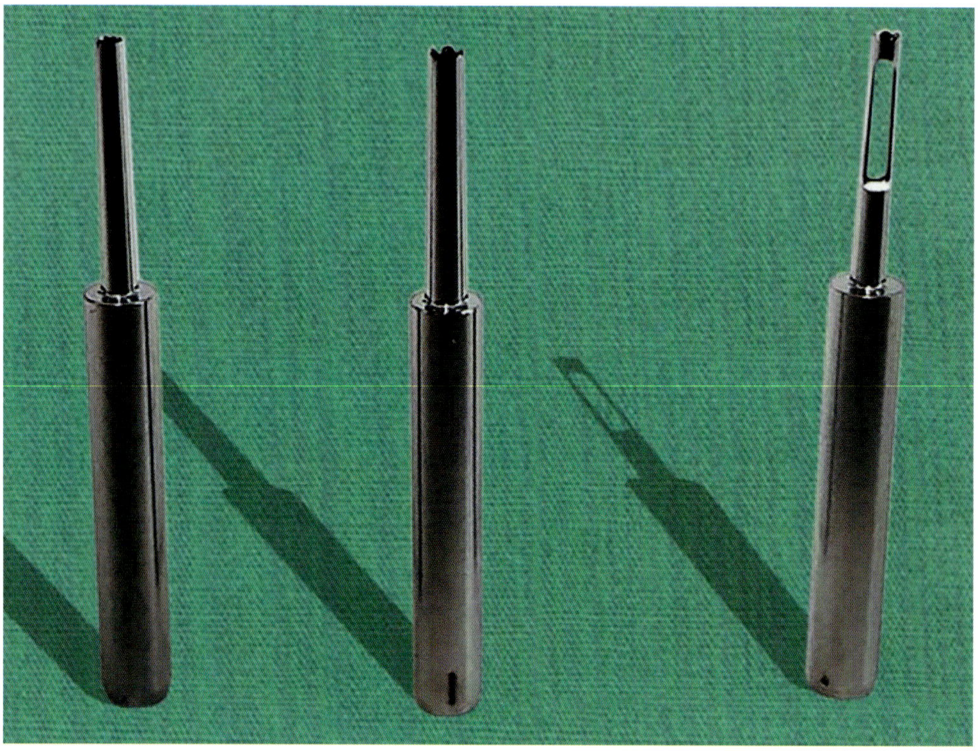

▲ 图 8-10 3 种新型锋利锯齿形环钻
最新型是"广口"钻头，它可以进一步减少与周围皮肤的摩擦，从而最大限度地减少热量的产生（引自 www.coleinstruments.com）

力，这可能会损伤毛囊并增加移植物陷入皮下的风险，但是与钝性钻头相比，如果新手外科医生使用锋利的钻头进行操作，通常会造成不可逆的后果及高横断率。该解剖方法背后的理论是，从附着组织中剥离毛囊时，钻头通过充当楔子来进行钝冲致毛囊分离。这种钻取和解剖技术将分叉的毛囊聚拢到环钻的管腔中，从而减少毛囊横断。

第一步需要使用锋利的钻头，以毛干为中心，将皮肤切开 0.3~0.5mm 深度。第二步是穿过切开的皮肤置入钝性钻头[6]。

当钻头直径从 0.8mm 增加至 1mm 时，瘢痕的表面积增加 58%，因此应谨慎选择钻头的尺寸[7]。如果外科医生为了从头皮中提取最佳数量的移植物而进行高密度钻取，1.0mm 的钻头可能导致相邻部位的孔洞融合。

即使是同一患者，胡须和躯干毛发的角度和方向也有很大差异。胡须和胸毛都可能有涡旋，因此，在提取过程中必须不断调整钻头的方向。

颏下胡须区域及躯干皮下组织通常柔软且脂肪多，而不富含纤维，所以很少有脱出的风险，提取时用钳子轻轻一拉即可。

六、我们怎么做

我们更喜欢程控电源 Cole 分离一体机（Programmable Power Cole Isolation Device，PCID®）（图 8-12）。环钻的尺寸取决于提取的少量测试移植物。

- 应选择能提取出完整移植物且尺寸尽可能最小的环钻。移植物周围应该有足够的脂肪，并尽可能减少移植物部分横断。
- 成功提取的必要条件如下。
  - 舒适的座椅位置。
  - 4~5 倍的合适放大倍数，以及与移植物方向一致的正确钻取角度（图 8-13）。
  - 适当但不过度的头皮膨胀以使移植物不那么倾斜，并最大限度地减少出血。
  - 当环钻接触皮肤表面时要适当拉伸皮肤，

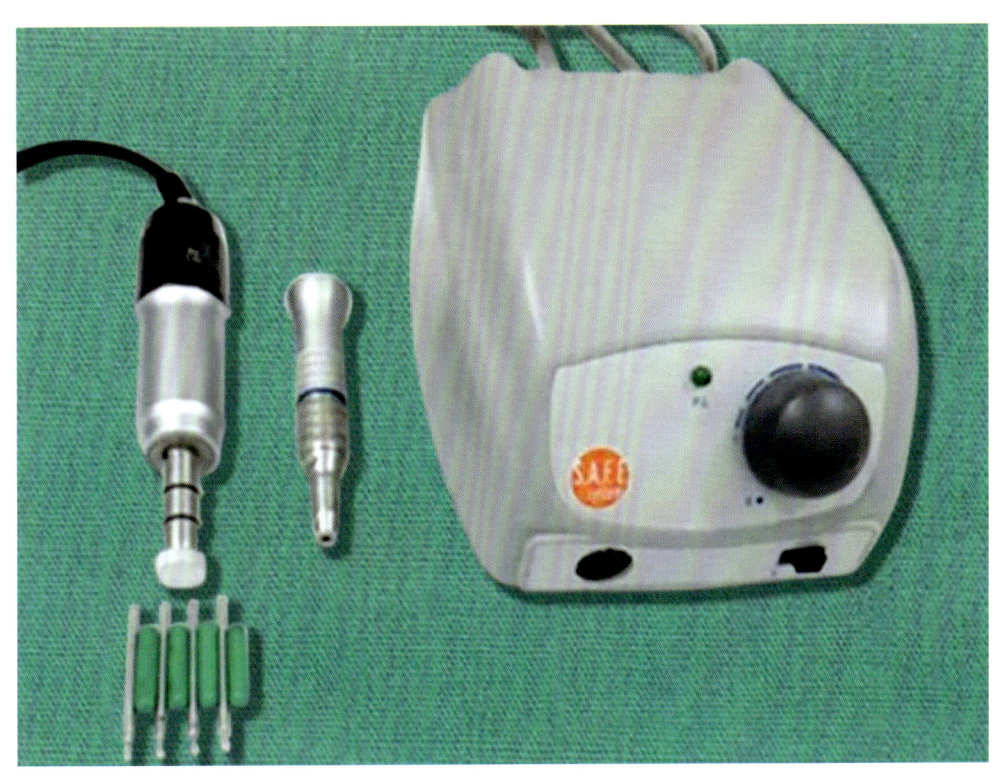

▲ 图 8-11 先进的 SAFE™ 系统

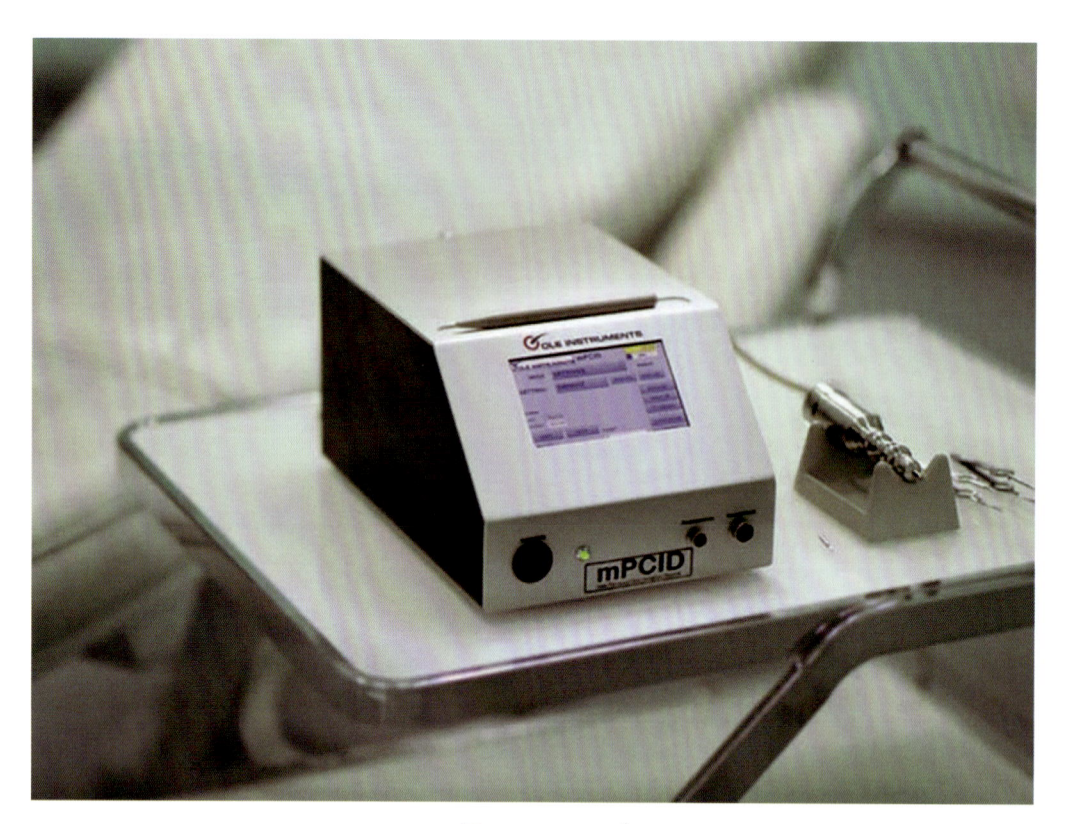

▲ 图 8-12 PCID®
安装锋利的 Serrounded® 环钻后，可使用该设备来提取移植物

- 以避免移植物下陷。
- 钻取深度应该尽可能地浅。过深会增加移植物部分横断的风险，但如果移植物根部较深，可能需要增加钻取深度以切断立毛肌。当遇到根部位置深且分叉的移植物，钻取深度过浅导致横断并且无法取出来时，情况可能会变得棘手。
- 应牢记移植物的角度、深度及方向会随着供区的变化而变化，因此，适合头皮某一部位的提取深度，在另一部位可能就不适合。提取移植物所需的钻取深度在安全供区的上缘较高，这是因为移植物的强黏附力仅次于头顶。在进行全面打孔提取之前，应在新部位提取些测试移植物。
- 既往做过 FUE 手术的患者再次进行手术时，移植物的深度会发生变化，因为 FUE 瘢痕会在不同部位产生不同深度的纤维化，从而导致提取难度变高。在进行提取时应牢记避开既存的 FUT 术后遗留瘢痕。由于瘢痕的纤维化过程，瘢痕上方和下方的头发方向可能很难被对准，所以应避免对该区移植物进行钻取（图 8-14 和图 8-15）。
- 可能有分叉的移植物和非分叉的移植物，因此选择合适的钻头尺寸很重要，因为选择直径过小的钻头会导致分叉的移植物部分横断。同样重要的是皮内注射生理盐水可降低移植物的倾斜程度。
- 谨记，注意钻取移植物时产生的热量，可以通过触摸环钻和电动 FUE 设备的温度来评估。即使在有足够脂肪和没有毛囊横断的情况下，发热的设备也可能通过破坏毛囊隆凸区中的干细胞而使移植物永久性地损坏。
- 裸露的移植物周围没有足够的脂肪，可能会生长，也可能不会生长。
- 致力于始终以适当的深度准确进行钻取，而不是更高的提取速度。

第 8 章 移植物钻取的艺术与科学

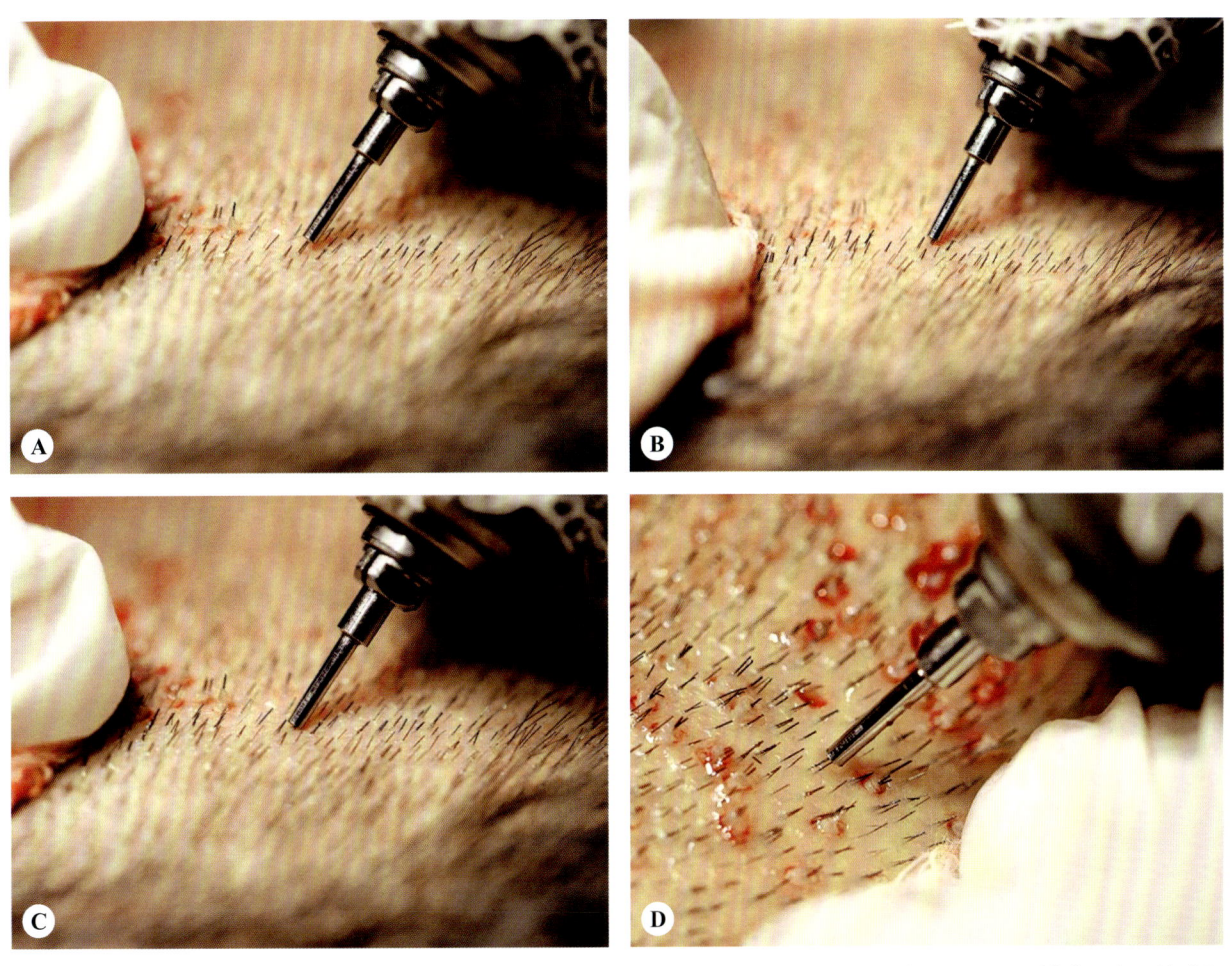

▲ 图 8-13　A. 对齐，即将环钻管轴平行对准目标毛发；B. 接触，即环钻的前端接触到皮肤表面；C. 推进，当环钻进入皮肤，剖开移植物周围的组织；D. 不平行钻取，环钻的管轴与毛发的方向不平行，从而导致部分或完全横断

- 在助手将移植物转移到储存溶液之前喷洒冷生理盐水，因为防止移植物脱水和防止其缺血同样重要。
- 应该从头皮上的所有供区进行准确和均匀的提取；如果提取不均匀，出现虫蚀状外观的风险更高。
- 需要注意的是，颞区的毛囊密度和毛发直径可能会小于枕区，因此颞区的钻取密度通常会较低。
- 使用后颈部的头发进行鬓角重建或眉毛重建。
- 在既往 FUE 手术中进行过钻取的部位，钻取密度不应同未钻取的区域一样密集，以使供区保持均匀美观。

总　结
- 供区评估——预估可以采集的移植物数量，评估秃发程度、既存 FUT 瘢痕、外伤性瘢痕、既存 FUE 瘢痕和头发的退行性稀疏。 - 选择合适的环钻有利于获得具有包裹足够组织的完整移植物，这对于确保移植物的存活非常重要。 - 需要破坏立毛肌的附着以便于提取。 - 舒适的座椅位置、4～5 倍的放大倍数、正确的钻取角度、膨胀和适当的皮肤拉伸有助于轻松钻取移植物。 - 如果已经有 FUT 瘢痕，钻取时不应太靠近瘢痕。 - 应在安全供区进行精准和灵活的钻取，否则可能会有因过度提取而出现虫蚀状外观的风险。

099

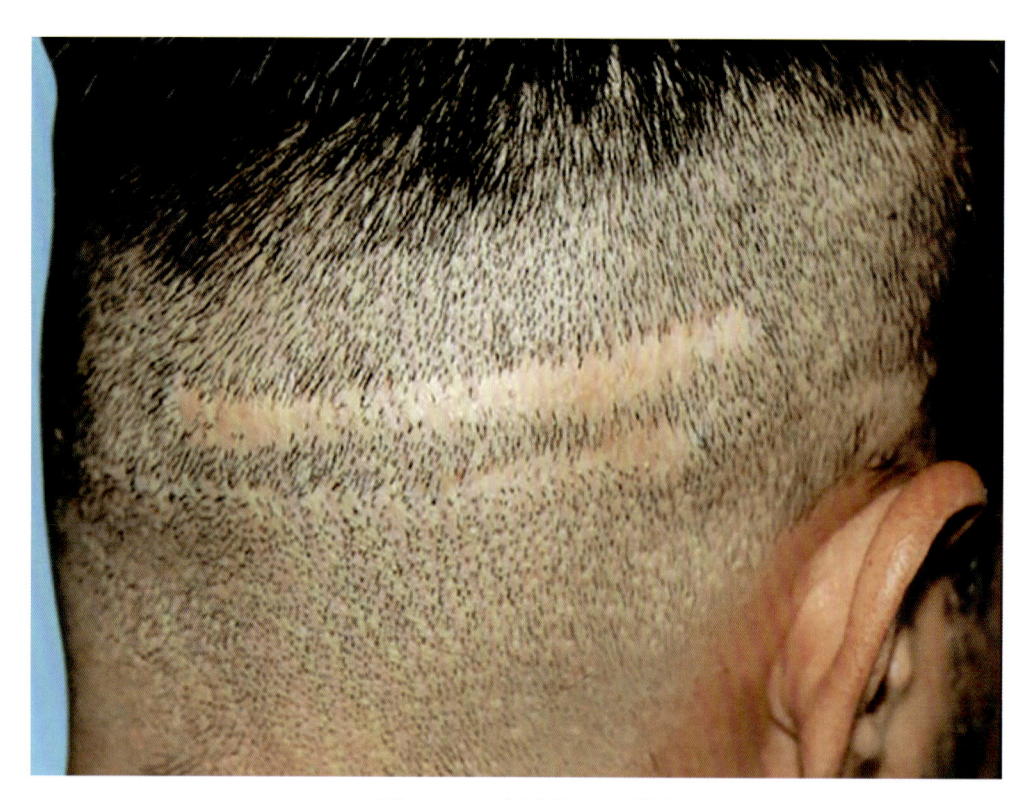

▲ 图 8-14　一条宽的 FUT 瘢痕

在 FUT 瘢痕上方未进行提取（FUT 瘢痕上方无 FUE 瘢痕的痕迹），因为它会使瘢痕变得明显

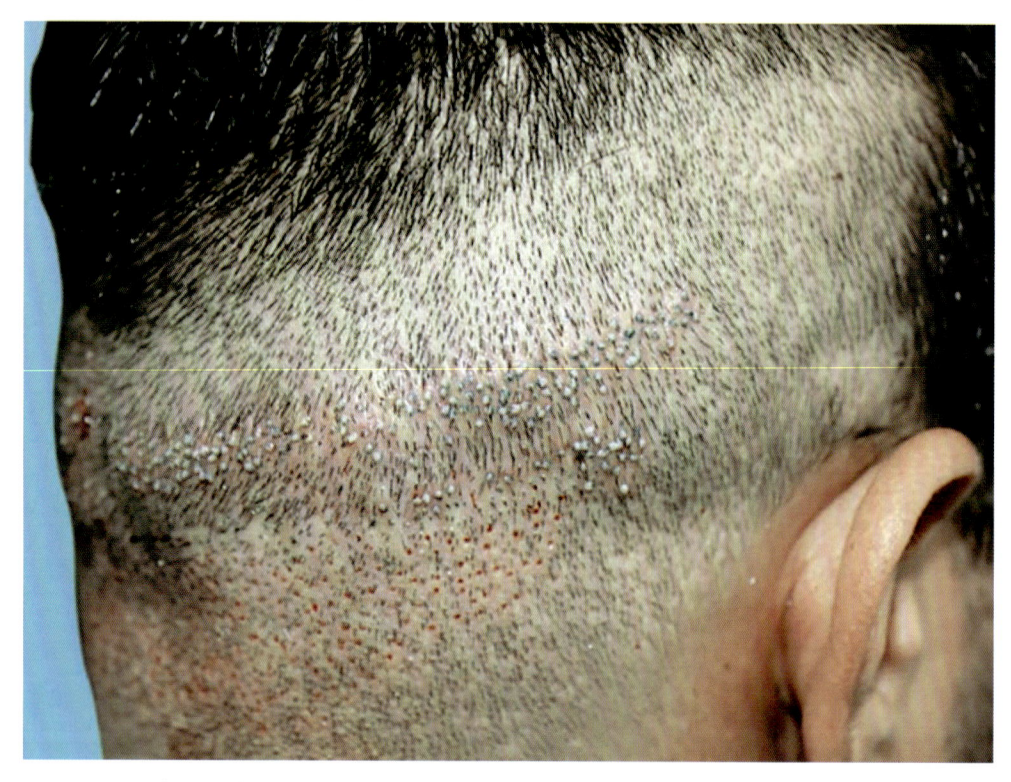

▲ 图 8-15　在毛发移植术后 3 个月，种植 500 个移植物来修复 FUT 瘢痕。通过植入 500 个胡须移植物来修复 FUT 瘢痕

参考文献

[1] Zontos G, Rose PT, Nikiforidis G. A mathematical proof of how the outgrowth angle of hair follicles influences the injury to the donor area in FUE harvesting. Dermatol Surg. 2014;40(10):1147-50.

[2] Cole JP. An analysis of follicular punches, mechanics, and dynamics in follicular unit extraction. Facial Plast Surg Clin North Am. 2013;21:437-47.

[3] Rassman WR, Bernstein RM. Follicular unit extraction: minimally invasive surgery for hair transplantation. Dermatol Surg. 2002;28:720-8.

[4] Boden SA, Jr Williams KL. Motorized FUE with sharp punch. In: Lam SM, Jr Williams KL (Eds). Hair Transplant 360, 1st edn. New Delhi, India: Jaypee Brothers Medical Publishers (P) Ltd.; 2016. 241-307.

[5] Poswal A. Expanding needle concept for better extraction of body hair grafts. Indian J Dermatol. 2013;58(3):240.

[6] Harris JA. New methodology and instrumentation for follicular unit extraction: lower follicle transection rates and expanded patient candidacy. Dermatol Surg. 2006;32(1):56-61.

[7] Zontos G. The physics of follicular unit extraction. In: Lam SM, Jr Williams KL (Eds). Hair Transplant 360, 2nd edn. New Delhi: Jaypee Brothers Medical Publishers (P) Ltd.; 2016. 47.

第 9 章 移植物的处理
Graft Handling

Abhinav Kumar　Pradeep Sethi　Sarita Sanke　著

杨志岗　译　薄宏涛　蒋文杰　审

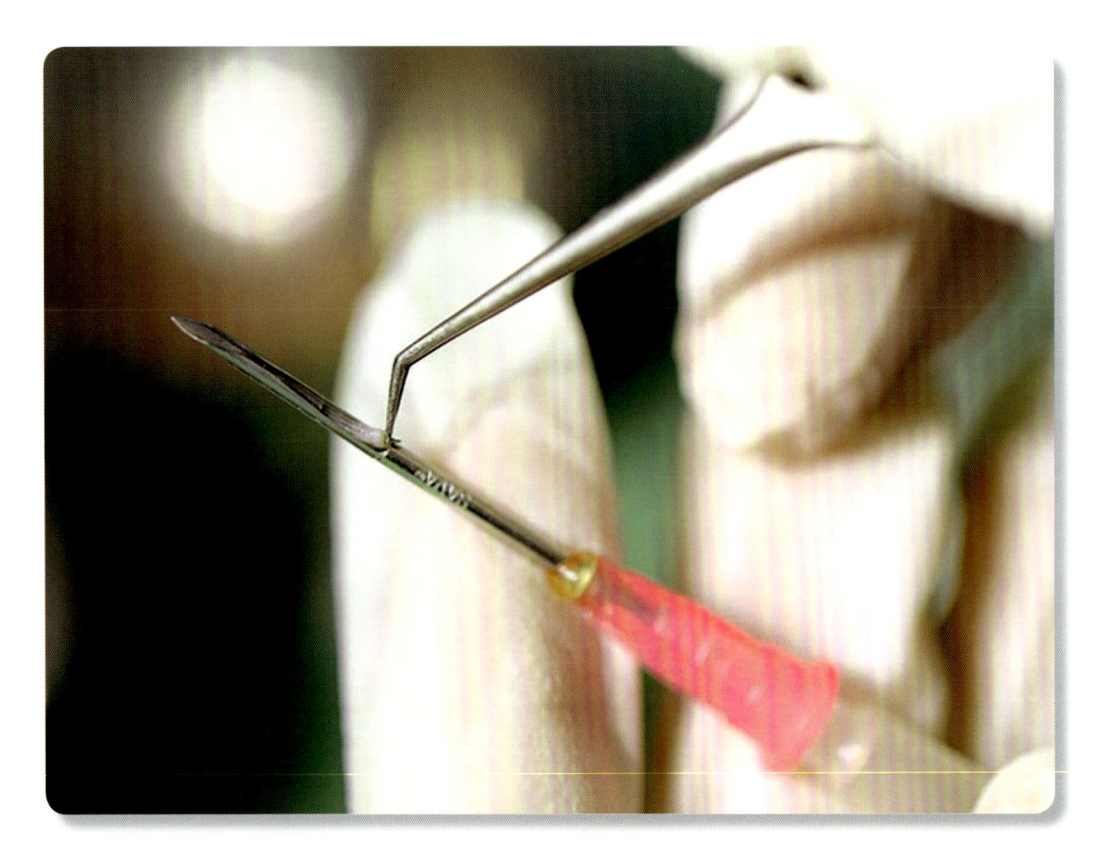

　　毛囊移植的最终结果取决于对移植物进行操作时的轻柔程度。每一个移植物都是一个小生命！作者个人认为，每个移植物都像是一个婴儿，如果不能使其移植成活则意味着谋杀！当一个团队的高层人员努力建立了这种认知后，其他的辅助人员也会适应这个思维过程，最终移植物的存活率会迅速上升，这是我们所有人（包括患者和外科医生）都非常想要看到的结果。

一、概述

　　电动（或手动）打孔或者切取头皮条之后，对移植物进行正确处理是后期毛发生长的关键。我们认为，经验丰富的助手应在 4~5 倍的高放大倍率下提取移植物。

　　移植物处理包括以下几点。
- 毛囊移植物提取。
- 移植物保存。
- 移植物加载。

- 移植物植入。

二、移植物的提取

从供区获取 FUE 移植物的方法很多。这取决于外科医生进行毛发移植修复时患者处于俯卧位还是坐位。在第一种情况下，使用直镊或弯镊向下推动周围的皮肤，以显露移植物。同时，轻柔地固定并提取移植物。采取坐位时，使用特定的镊子进行移植物的提取，如 Castroviejo 显微镊和 ATOE™ 不锈钢镊（辅助提取移植物）。Castroviejo 镊在打孔部位内直接抓住移植物，ATOE™ 镊固定移植物的顶端，这种方法便于移植物的提取。该方法利于以最小深度进行移植物提取。ATOE™ 的使用有助于实现毛囊损伤的最小化。ATOE™ 一次可提取多达 25 个移植物。

用镊子进行移植物提取的过程如下。

- 用直镊从顶端固定好移植物（图 9-1）。
- 用直镊或弯镊将移植物周围的皮肤向下压以显露移植物的下端，然后用另一把镊子轻轻地夹住移植物（图 9-2）。
- 直镊顺着头发生长的方向将移植物拉出，第二把镊子辅助以避免毛囊根脱落。第二把镊子对移植物夹持太紧可能会导致其受损（图 9-3）。
- 提取的过程中应该持续喷洒生理盐水以防止移植物干燥。
- 此外，持续喷洒生理盐水还可以防止血凝块黏附于移植物，以及多个移植物之间的黏着。生理盐水喷洒不足会导致手术助手在将移植物加载到移植器上时，需要增加额外的操作才能将移植物分离。

三、移植物的保存

移植物提取完成后，将移植物保存在预冷（4～8℃）的生理盐水中（0.9% 氯化钠），或者乳酸林格液及含有三磷酸腺苷的低温保存液中。

在图 9-4A 至 C 中，我们列举了提取的各种移植物。

用镊子夹取移植物时应夹在表皮端。作者遵

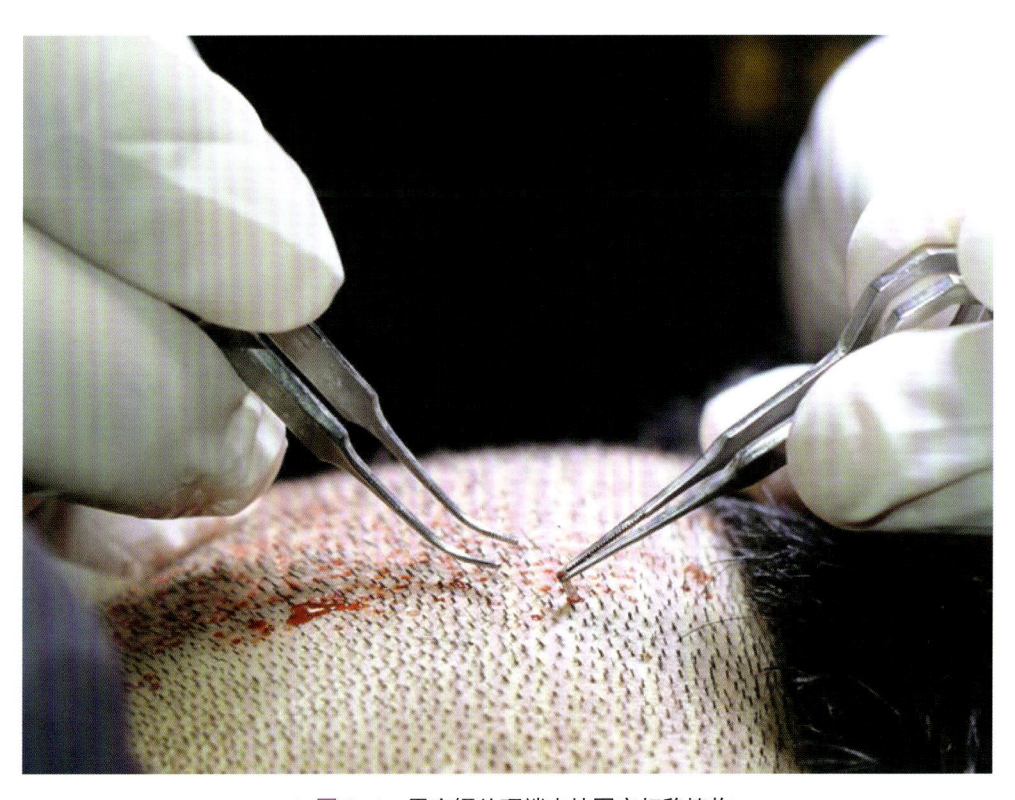

▲ 图 9-1 用直镊从顶端夹持固定好移植物

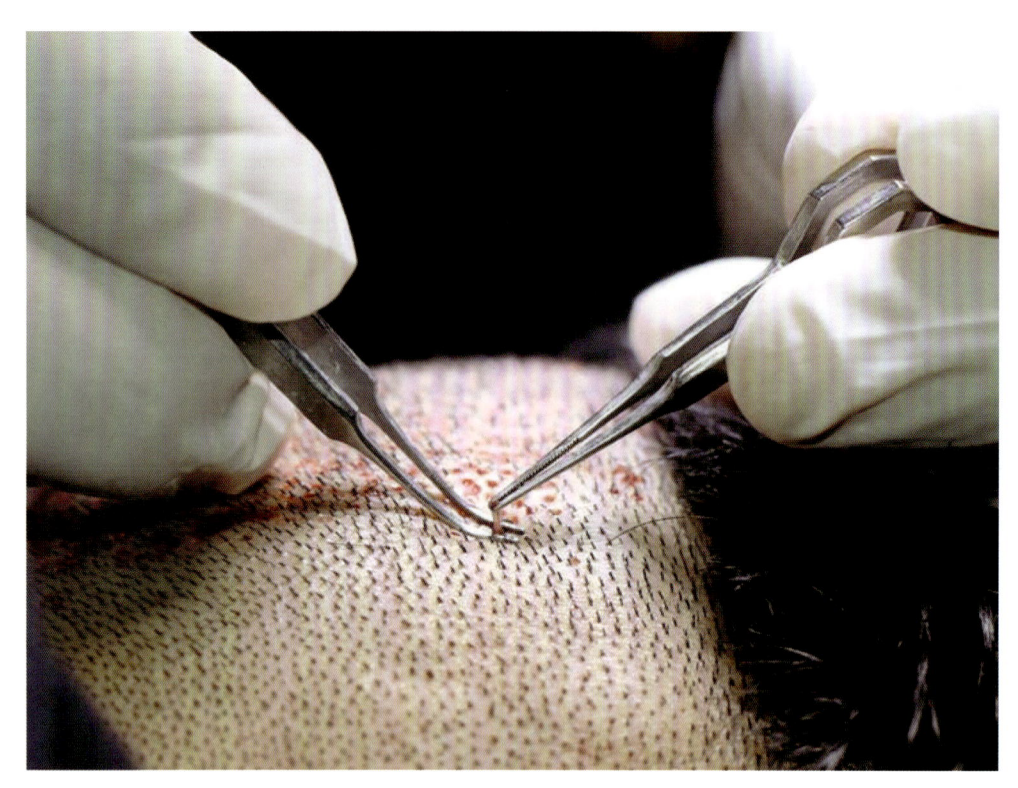

▲ 图 9-2　用弯镊将移植物周围的皮肤向下按压以显露移植物的下端

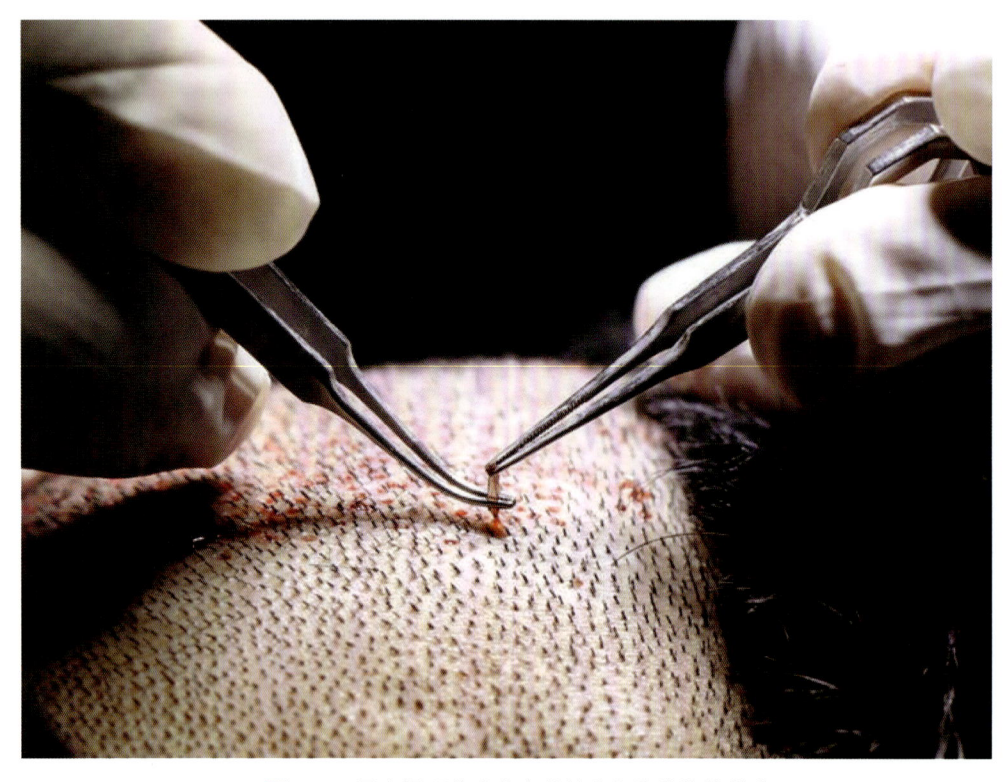

▲ 图 9-3　用直镊顺着头发生长的方向将移植物拉出

第 9 章 移植物的处理

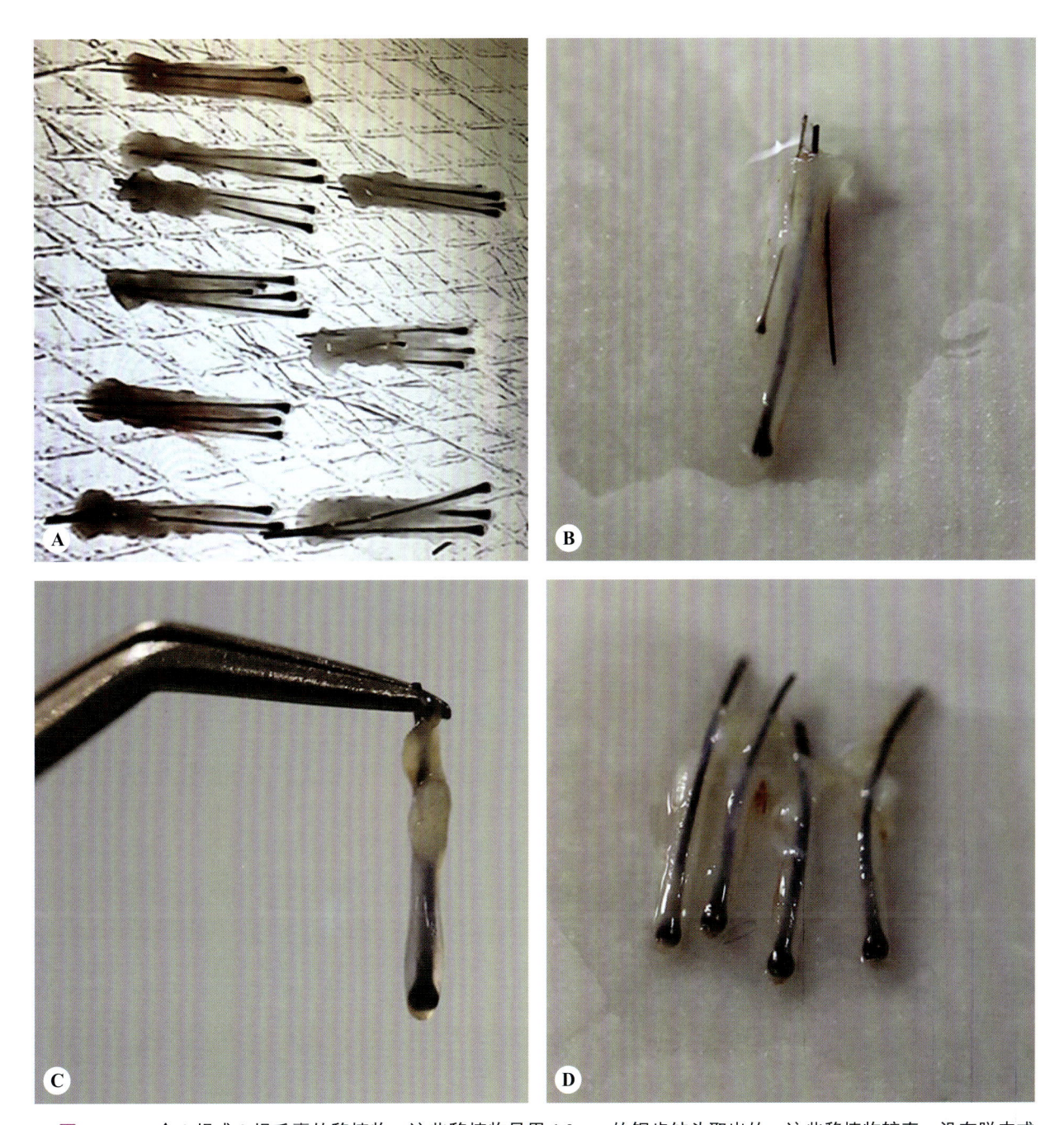

▲ 图 9-4 A. 含 2 根或 3 根毛囊的移植物。这些移植物是用 1.0mm 的锯齿钻头取出的。这些移植物较直，没有脱皮或卷曲。B. 含 3 根毛囊的移植物，其中一根处于静止期，一根毛发根部发生横断，另一根为处于生长期的完整毛囊。休止期毛囊经常被肉眼所忽略，它们被认为是单根毛发移植，误植在发际线过渡区。C. 在毛囊顶端持取移植物。D. 具有完整根部但没有周围组织的移植物。这种移植物仍具有活性，应该在植入器的帮助下立即植入，不要触及根部

FUE 毛发移植经典概念与技术

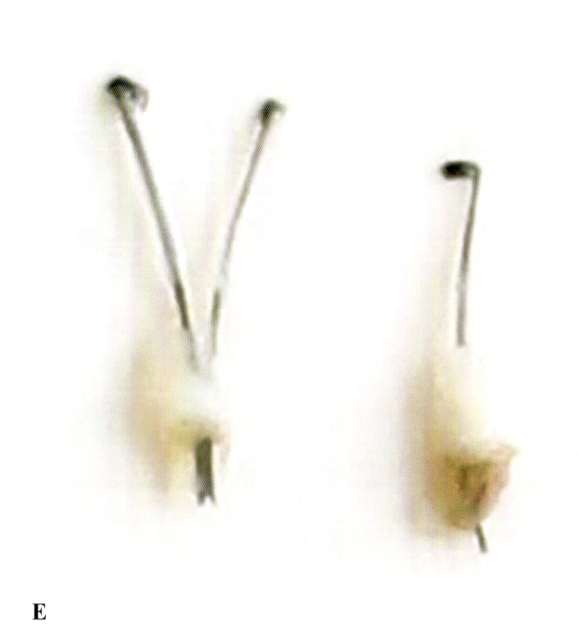

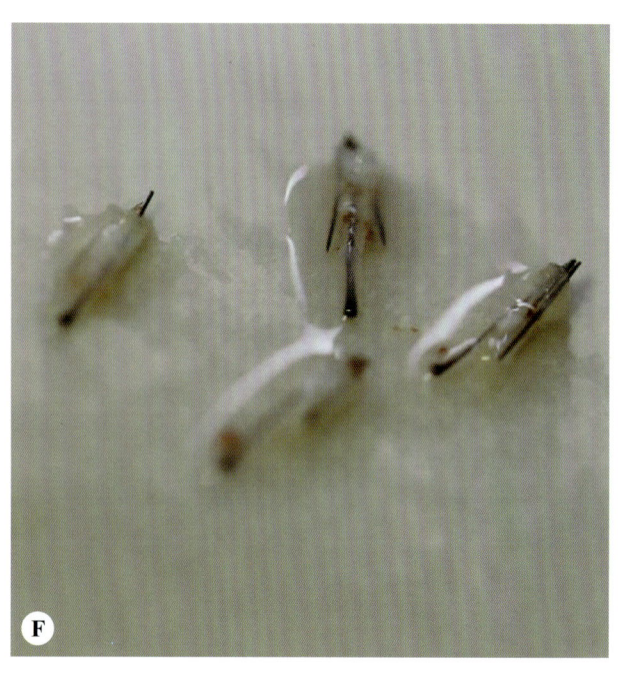

▲ 图 9-4（续） E. 根部弯曲的毛囊，提示在提取和移植处理过程中受损。F. 高横断率的、长的、弯曲的和八字形的移植物。为避免该情况发生，钻孔深度应略浅，优选使用 1.0mm 或 1.05mm 的大口径钻头或喇叭形钻头。这种移植物可能由于张开和弯曲而突出植入器。必须正确加载移植物以减少对移植物的操作（A. 图片由 Dr. Chiara Insalaco 提供）

循"毛囊根部无接触原则"，即毛球从拔出到植入整个过程中都不要被镊子、器械等以任何方式接触。也不要将含多个毛囊的移植物分离成单个毛囊。上述操作可确保对移植物的损害降到最低。

移植物在提取过程中可能受损，尤其是只含单个毛囊的移植物。移植物的提取可以不含脂肪，但根部必须保持完整（图 9-4D）。

有的时候，移植物的根部弯曲，说明这些毛囊根部受损，移植后可能无法存活（图 9-4E）。

也可能遇到部分横断或完全横断的移植物。这种情况包括移植物中所有的毛囊全部被横断，或者其中一个或多个毛囊被横断。国际毛发修复外科学会术语委员会（International Society of Hair Restoration Surgery Terminology Committee）对横断的官方定义为毛囊沿其整个长轴的任何地方出现任何显微镜可见的破损。这些移植物横断的原因包括，错误的打孔尺寸、移植物的过度卷曲、移植物表面的剥落或电动或手动 FUE 打孔时方向错误等（图 9-4F）。

四、将移植物加载至植入器

由于我们遵循"根部无接触原则"，因此，首选利用植入器进行移植。

将移植物装入植入器的步骤。
- 如图 9-5 所示，一只手握住钝针植入器。
- 如图 9-6 所示，从表皮端夹持移植物。
- 如图 9-7 所示，将移植物从后面推入通道。
- 推动移植物，直到根部到达植入器针头斜面的中间，确保移植物不会在通道中突出或弯曲。根据移植物中毛囊的数量，使用正确尺寸的植入器。图 9-8 所示为移植物必须到达植入器的高度，以方便在植入过程中正确卸载。然而，在移植物展开、弯曲或具有过多周边组织和脂肪的情况下，可能会面临一个或多个毛囊从植入器中伸出的问题。在这种情况下，有必要加大植入器的尺寸。在做切口之前取出移植物进行测试有助于避免这种情况。

五、将移植物植入体内

我们展示了如何使用 SAVA™ 钝针植入器将

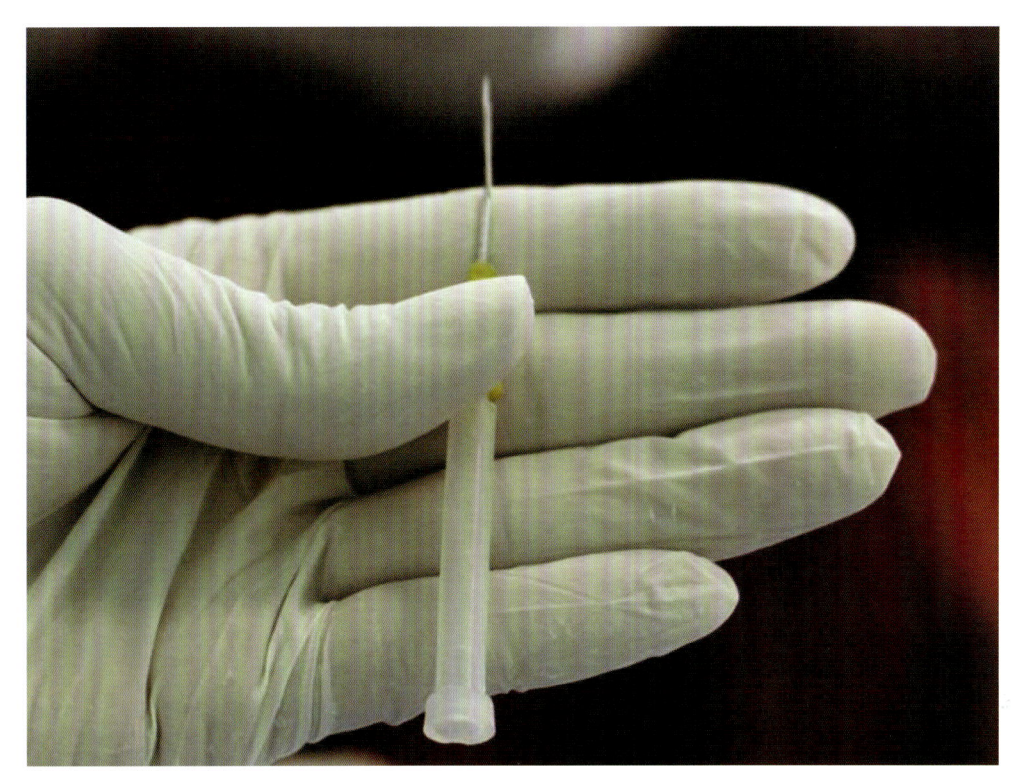

▲ 图 9-5　一手持 SAVA™（钝针）植入器

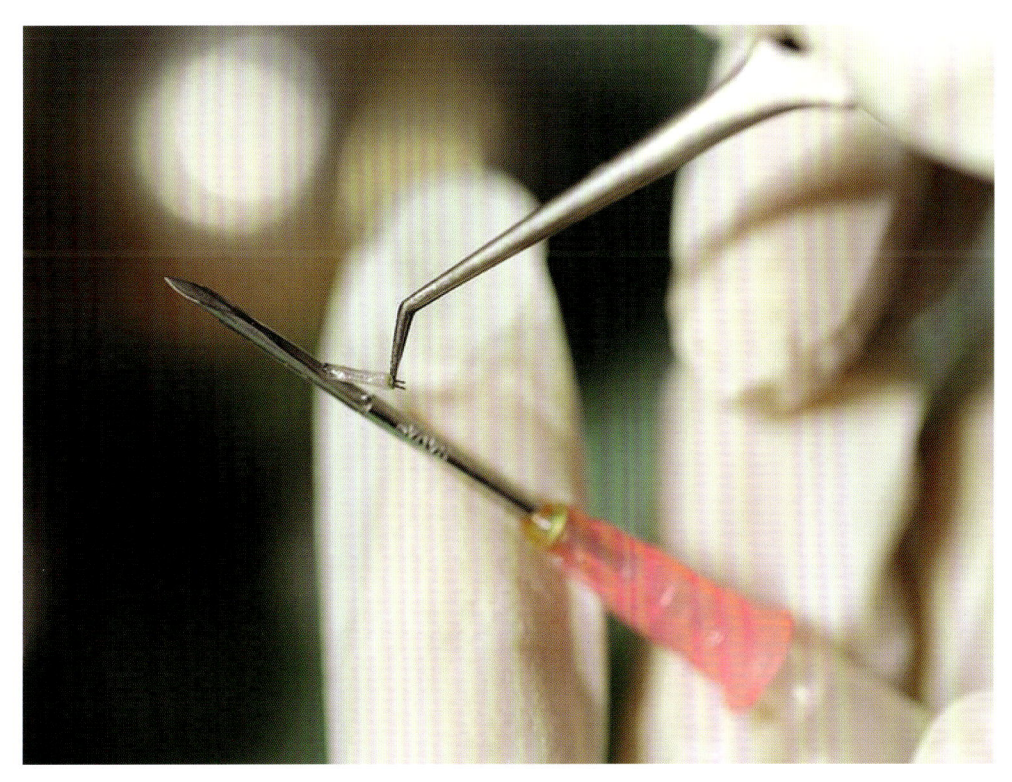

▲ 图 9-6　在表皮端夹持移植物

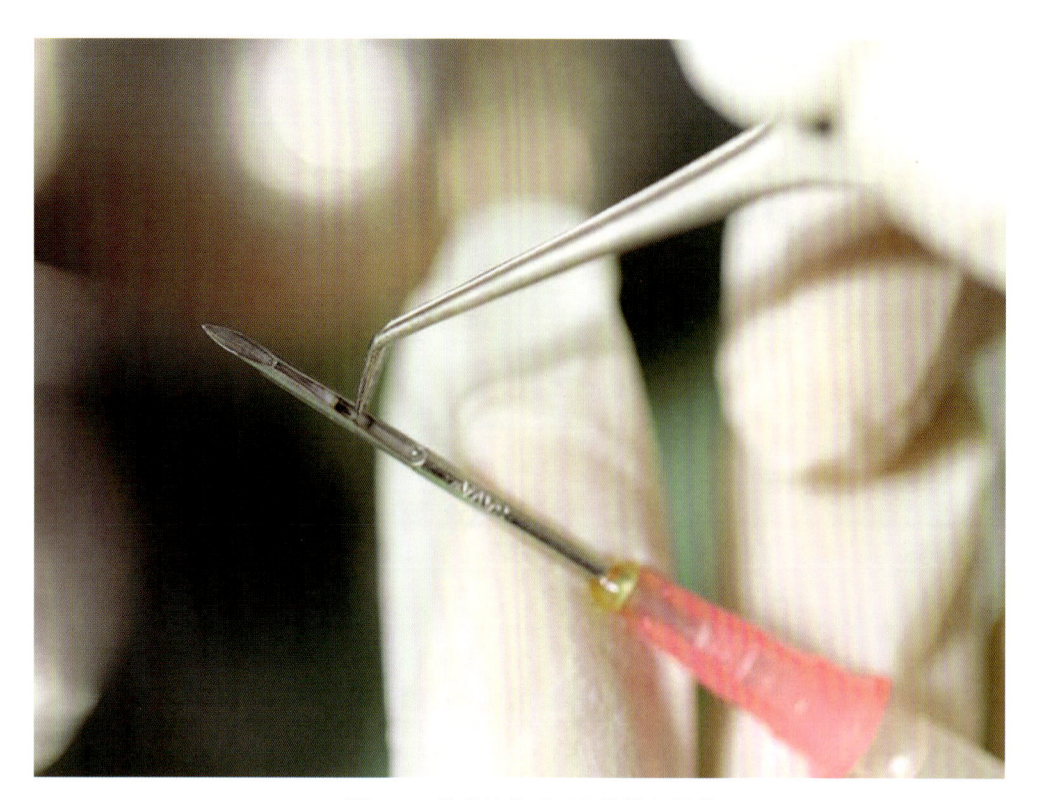

▲ 图 9-7　将移植物从后向前推入通道

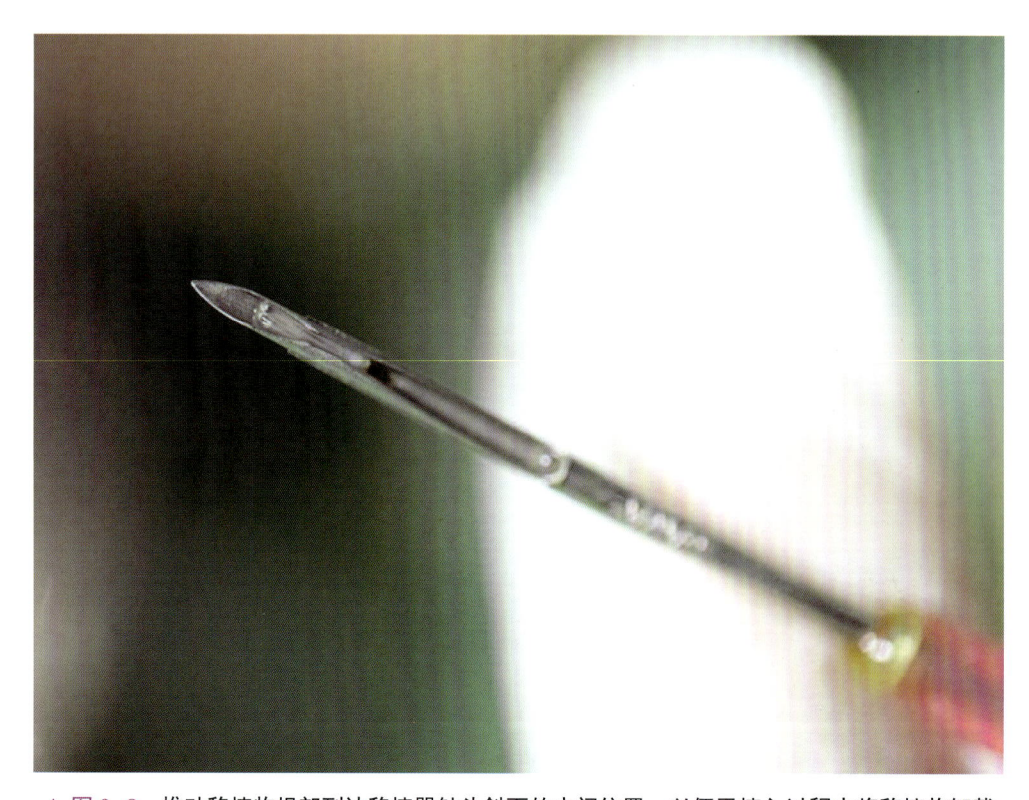

▲ 图 9-8　推动移植物根部到达移植器针头斜面的中间位置，以便于植入过程中将移植物卸载

移植物植入矢状切口。这些植入器为钝性针头，在注入预制裂隙切口的过程中不会增加切口的尺寸。也可使用镊子进行植入，镊子有助于扩张切口并将移植物插入扩张的切口中。

- 第一步是将钝针植入器的针推入预制的切口中。在图 9-9 中，预先进行了矢状切口。植入器顺着裂隙插入。植入器插入的角度应与制作过程中外科医生所做切口的角度相匹配，因此技术人员应了解切口制作过程中的方向和角度。
- 完全插入植入器后，将植入器旋转 90° 以扩张裂隙，如图 9-10 所示。
- 用镊子从顶部推动移植物，直到移植物插入切口并只有表皮部分突出。如图 9-11 所示，当移植物植入完成时，用镊子辅助拔出植入器，防止植入的移植物在此过程中随植入器一起滑出。
- 完成植入后，取出植入器并进行下一步装载。注意斜面在插入和离开裂隙切口时的方向（图 9-12）。

六、结论与思考

移植物处理是毛囊移植过程中很重要的一部分。如果技术人员的技术不过关，即使是优秀的外科医生，也不能保证移植的效果，因为技术人员可能会在移植物提取和植入过程中损坏移植物。相反，拥有优秀技术人员辅助的普通外科医生却可提供较好的移植效果。

Chiara Insalaco 的评论

毛囊移植过程的每个环节必须以正确的方式进行，才能得到理想的头发修复效果。当然，移植物没有被横断或损伤是基本要求。但这还不够。移植物提取后必须立即置于保存液中并保存在恒定低温环境中。保存液可以是简单的生理盐水、乳酸林格液或更高级的低温保存液。低温保存液具有改善毛囊保存和延长保存期的作用。目前，我们还不知道移植物能在体外停留多久而不发生退化。因此，最好尽快将它们植入受者体内。第二步是根据毛囊提取过程中使用的口径不同的钻头，使用不同大小的刀具或针头来创建受

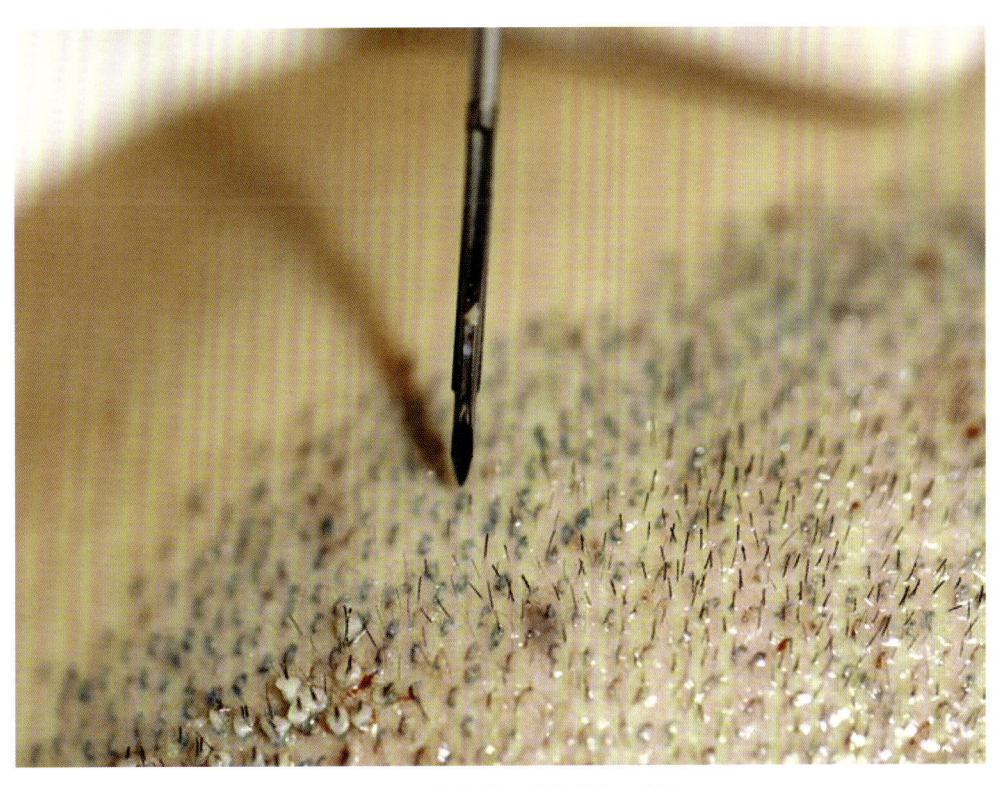

▲ 图 9-9 植入器顺着矢状切口插入

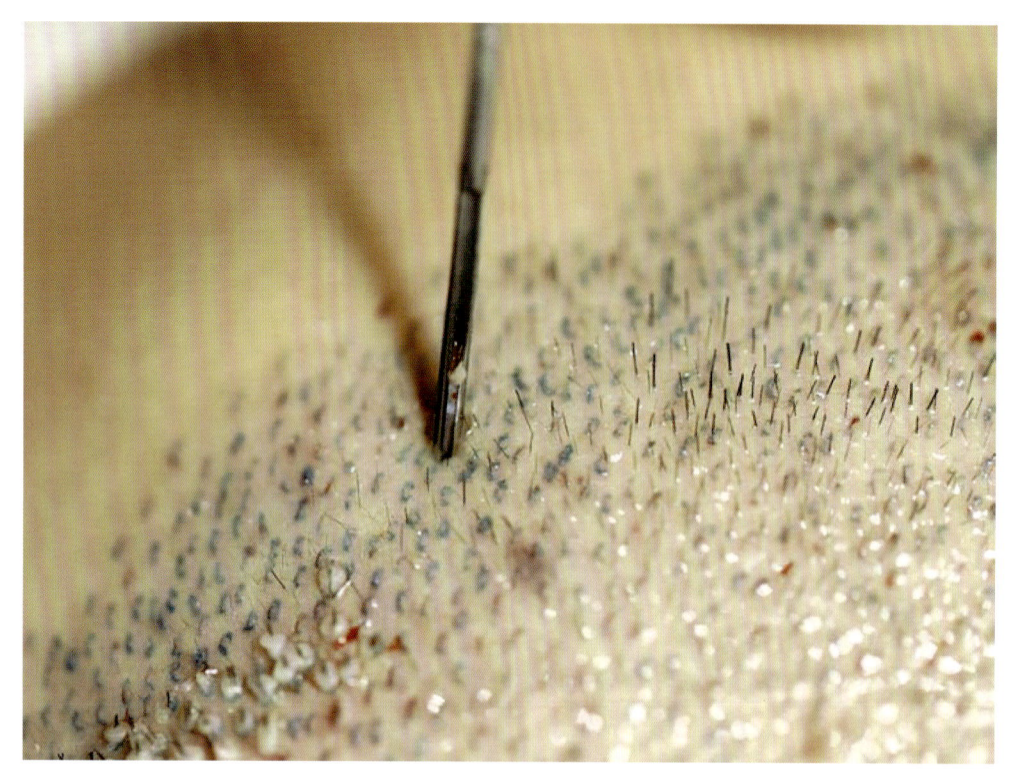

▲ 图 9-10　植入器完全插入后，旋转 90° 以扩张切口

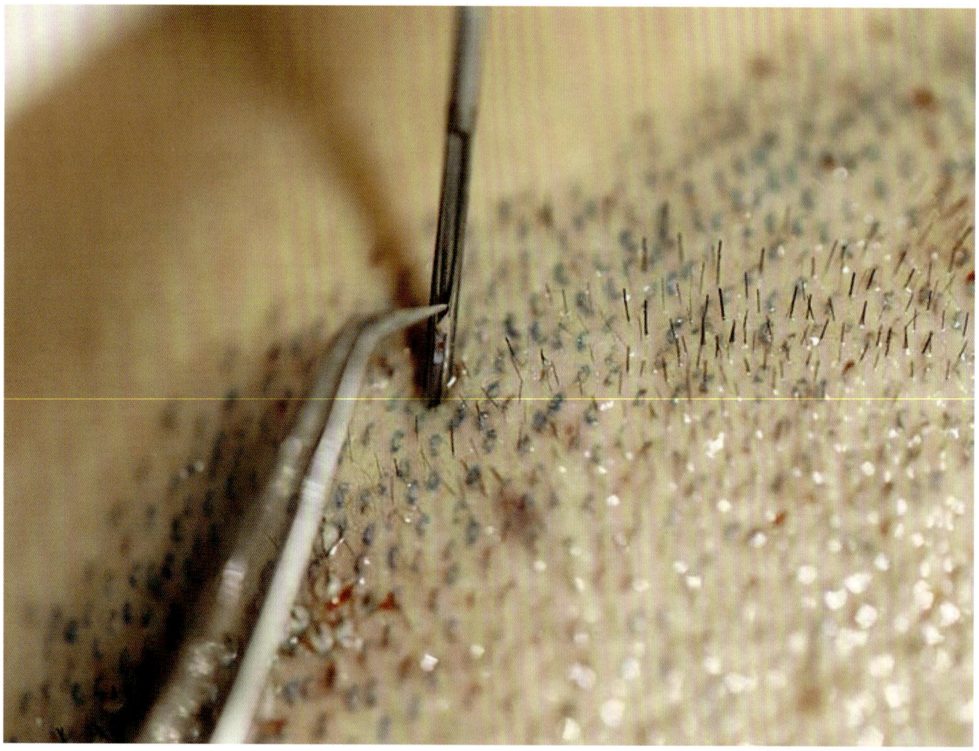

▲ 图 9-11　用镊子从顶部推动移植物直到其插入切口并只有表皮部分突出

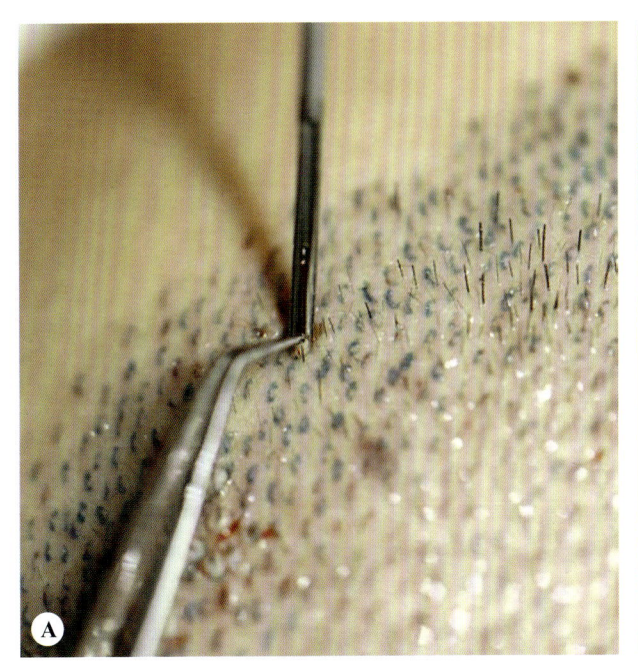

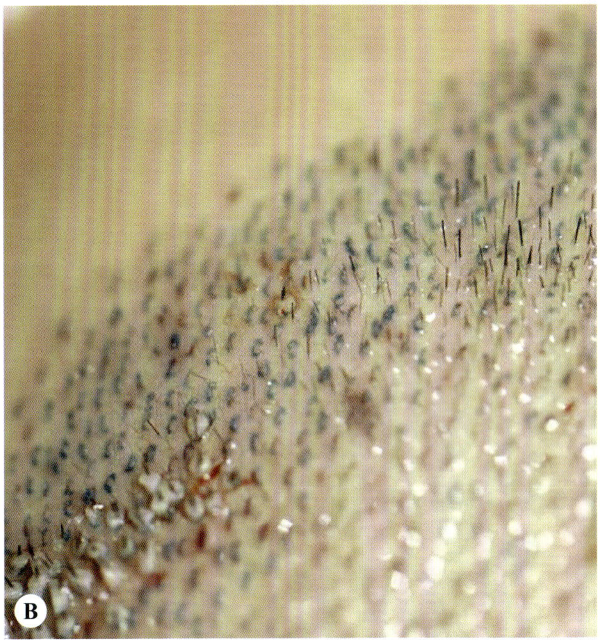

▲ 图 9-12 移植物推入切口中。移植物的表皮部分突出皮肤表面。注意植入器退出裂隙切口时的方向

体部位。毛囊的平均长度为 4mm，但它可以因患者个体和种族而异。重要的是用尺子测量移植物的长度，以便创建深度完全适合的位点来接受毛囊单位。移植物的植入可以使用植入器或传统的镊子（直镊或 45° 弯镊）。因为毛囊是一个非常脆弱的器官，所以要尽可能减少对移植物的操作。必须由训练有素且有长期种植经验的专人进行操作。毛囊单位在整个根鞘、毛囊隆凸和球部均富含干细胞。这意味着为了获得好的移植效果，我们需要遵循所有这些步骤的正确操作方式，关注点始终放在移植物上。我们的速度有多快并不重要，重要的是我们对毛囊的一切操作要轻柔、精确。

总　结
• 毛囊提取到植入的全过程要遵循"毛囊根部无接触原则"。 • 含多个毛囊的移植物不要分离成单个毛囊。 • 使用钝针植入器；这些针的直径是一致的，因此不会增加裂隙切口的尺寸。

第 10 章 并发症：训练有素的术者很少出现
Complications: A Rare Thing in Trained Hands

Sarita Sanke　Arika Bansal　Abhinav Kumar　著
杨志岗　译　裴开颜　校

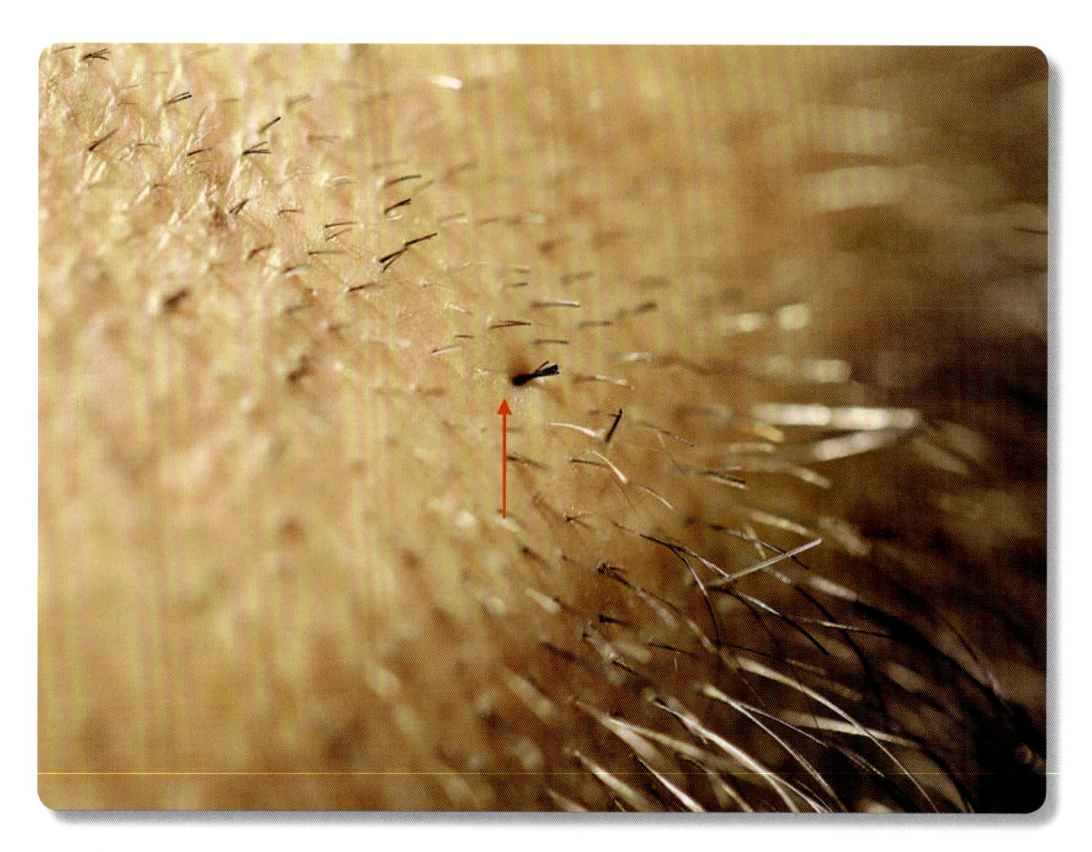

移植物的点状内陷。

我们都不希望并发症的发生，但有时并发症的出现是不可预见、意想不到和无可奈何的。一个认真勤奋、经验丰富、具有学术和伦理道德修养、富有同情心及执着专注的团队可以避免许多并发症的发生。

一、概述

头发修复手术的并发症通常很少，而且多是暂时性的。

它可以发生在供区或受区。并发症可分为医学并发症和美学并发症（表 10-1）。

二、疼痛相关并发症

手术期间的疼痛是最常见也是最容易控制的并发症。适当地麻醉或应用止痛药和抗焦虑药将

表 10-1 医学和美学并发症

医学并发症	美学并发症
• 疼痛、感觉减退、感觉过敏、神经痛 • 出血 • 感染 • 水肿 • 瘢痕（FUT 瘢痕，FUE 瘢痕，瘢痕疙瘩） • 供区或受区坏死	• 暂时性和永久性毛囊丢失 • 发际线不自然，密度差，头顶和颞部毛发不自然 • 移植的毛囊生长不佳 • 点状凹陷 • 隆起 • 供区不美观 • 生长不良

有助于减轻疼痛。少数患者主诉供区或受区麻木、感觉减退、感觉过敏或术后疼痛，这些症状一般会在几个月后消失。神经痛或刺痛很少发生，这是由手术中神经损伤造成的。

三、出血

少量出血是头发修复手术中的正常现象。然而，大量出血并不常见。应要求患者在手术前至少 2 周停止服用阿司匹林、非甾体抗炎药、维生素 E 等药物。所有患者都应进行常规检查，包括血小板计数、出血时间、凝血时间、凝血酶原时间和病毒标志物等。高血压或手术前一天饮酒也会导致出血增加。可以通过在注射肿胀液中加入肾上腺素和布比卡因来减少出血。出血增加会妨碍手术视野，并降低移植物提取效率。用纱布持续按压 10~15min 可以止血。我们一直让高血压患者服用阿普唑仑片和口服氨甲环酸片，以控制手术期间的出血。同样，少数患者会在术后 24~36h 内出现术后出血，这是正常现象。

四、感染

局部感染可发生在供区或受区；然而，发生严重感染的风险是极其罕见的。丘疹性脓疱或毛囊炎是最常见的感染形式，可在 2 周~4 个月内发生（图 10-1）。供区去除痂皮时操作不当，或经常用生理盐水清洗受区，或者对于糖尿病患者，会使感染的概率增加。局部感染可以通过口服抗生素轻松解决。医学文献不支持在皮肤手术中常规使用预防性抗生素。感染的主要治疗是清创术，然后是抗生素。在耐甲氧西林金黄色葡萄球菌（methicillin-resistant Staphylococcus aureus，MRSA）时代，出现感染应常规进行培养，在培养结果出来之前初始使用的抗生素的作用范围应覆盖 MRSA。考虑到印度的情况，我们会在手术后开出 7 天疗程的全身应用抗生素。7 天后建议进行湿敷和定期温和的洗发。

五、水肿

术后水肿是另一种常见的并发症，它可能是由麻醉、肿胀液或静脉压迫充血所引起的。水肿在第 2~4 天最严重。对于额部手术的患者，要求患者在镜子前由中心向四周小心按摩（图 10-2）。短期口服类固醇也会有帮助。

六、瘢痕、瘢痕疙瘩、增生性瘢痕

瘢痕疙瘩和增生性瘢痕在无既往病史的患者中并不常见。如果有任何疑问，可以在头皮上不容易发现的地方做一小块移植试验。可以通过病变内注射 40mg/ml 曲安奈德来处理。然而，FUE 很少见到宽大瘢痕、交叉瘢痕和多个大瘢痕的情况发生（图 10-3 至图 10-6）。

七、手术后暂时性脱发

供区和受区都可能发生脱发。供区出现脱发多由于局部血管受损、术后炎症或水肿，这是一种暂时现象（图 10-7），会在 3~4 个月内恢复。

当在原生毛发之间进行移植时，受区可能会脱发。这是一个不可避免的正常过程，而不是并发症；是由于多次针刺后，毛细血管受损引起

FUE 毛发移植经典概念与技术

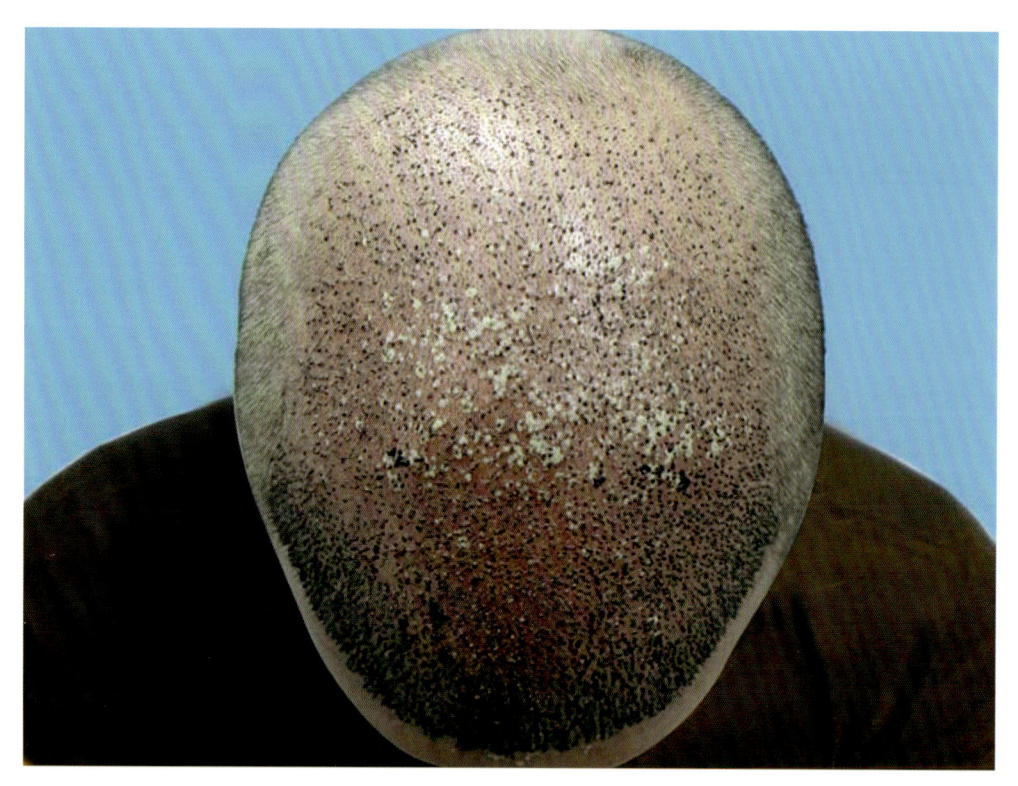

▲ 图 10-1　手术第 3 天受区毛囊炎
我们立即更换了抗生素，并送去做药敏实验，3 天内就痊愈了

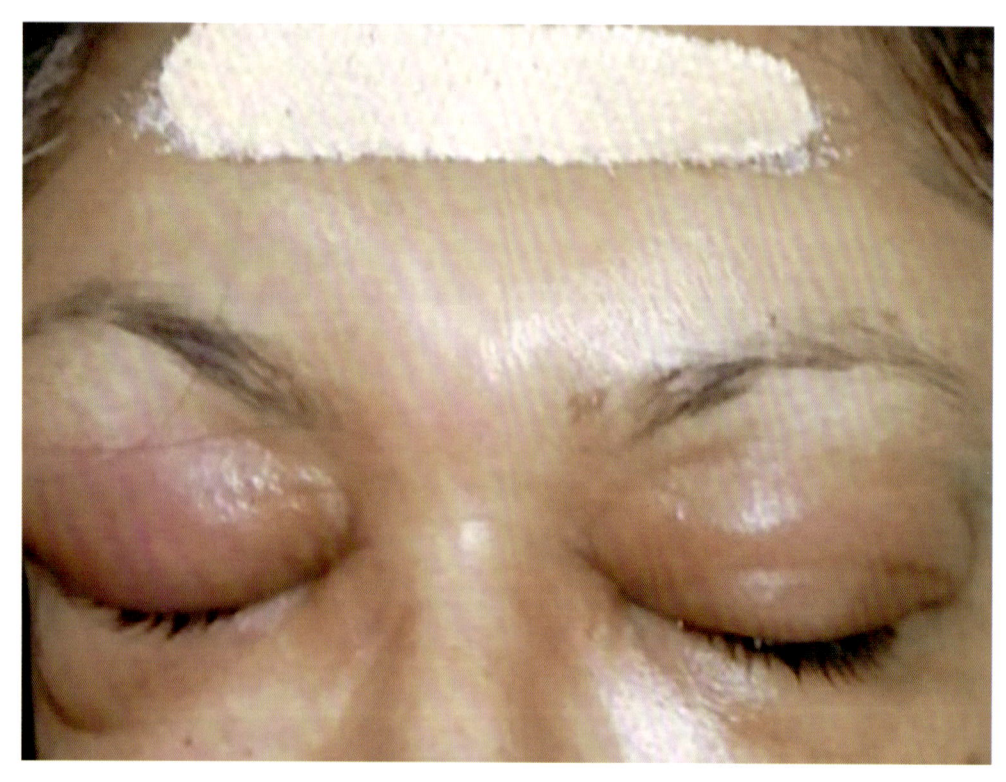

▲ 图 10-2　女性患者毛发移植后第 3 天出现大面积眶周肿胀

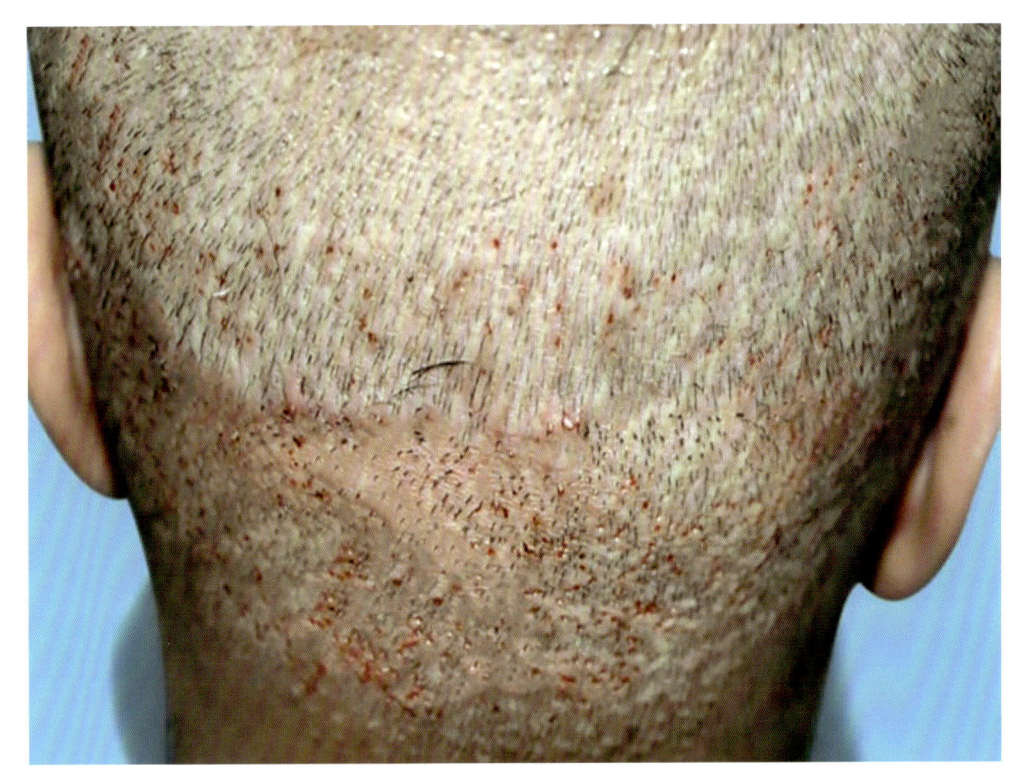

▲ 图 10-3　FUT 增生性瘢痕

该患者即便之前采用的是 1.0～1.2mm 的钝性 FUE，其瘢痕也发生了轻度增生。两次手术失败后，我们仍然为这位患者做了 FUE，并成功地从头皮和胡须分别获取并移植了 1500 和 2500 个移植物

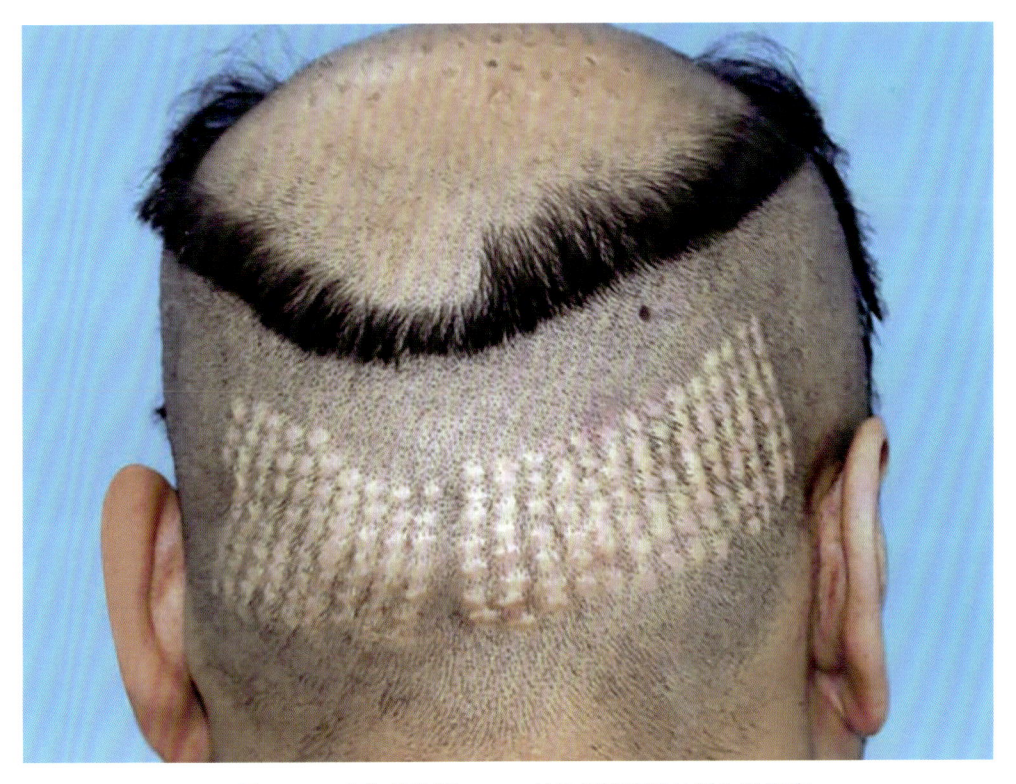

▲ 图 10-4　几年前进行 Punch 钻孔提取所致的增生性瘢痕

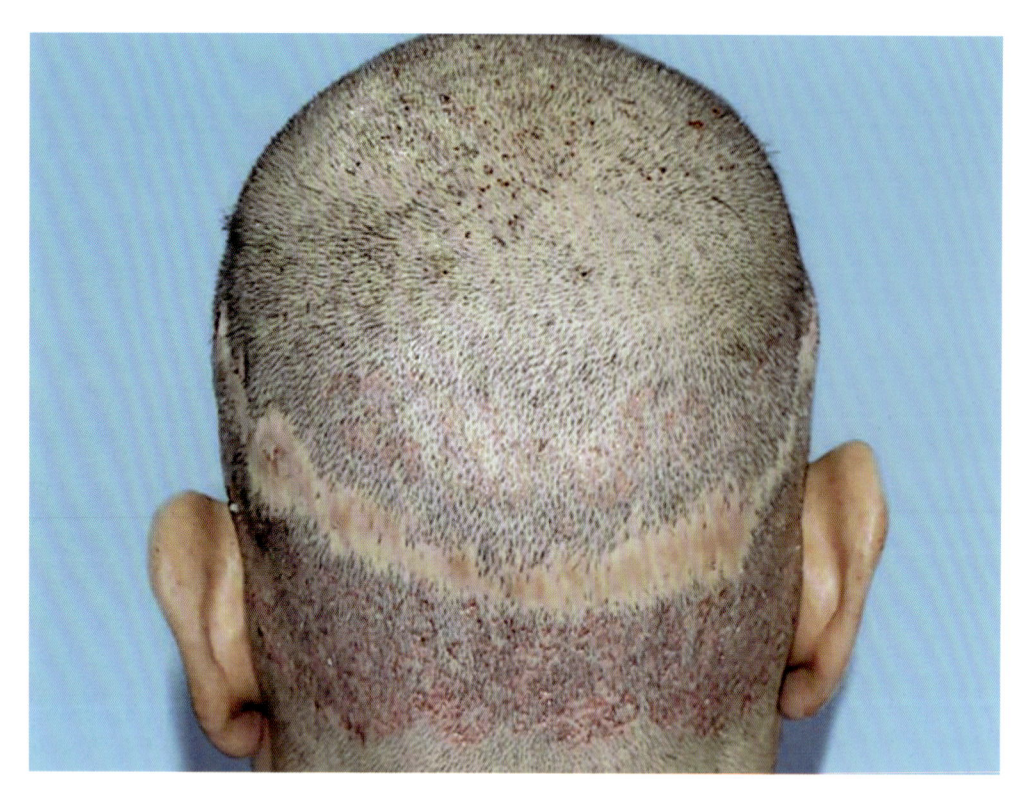

▲ 图 10-5 严重的 FUT 瘢痕

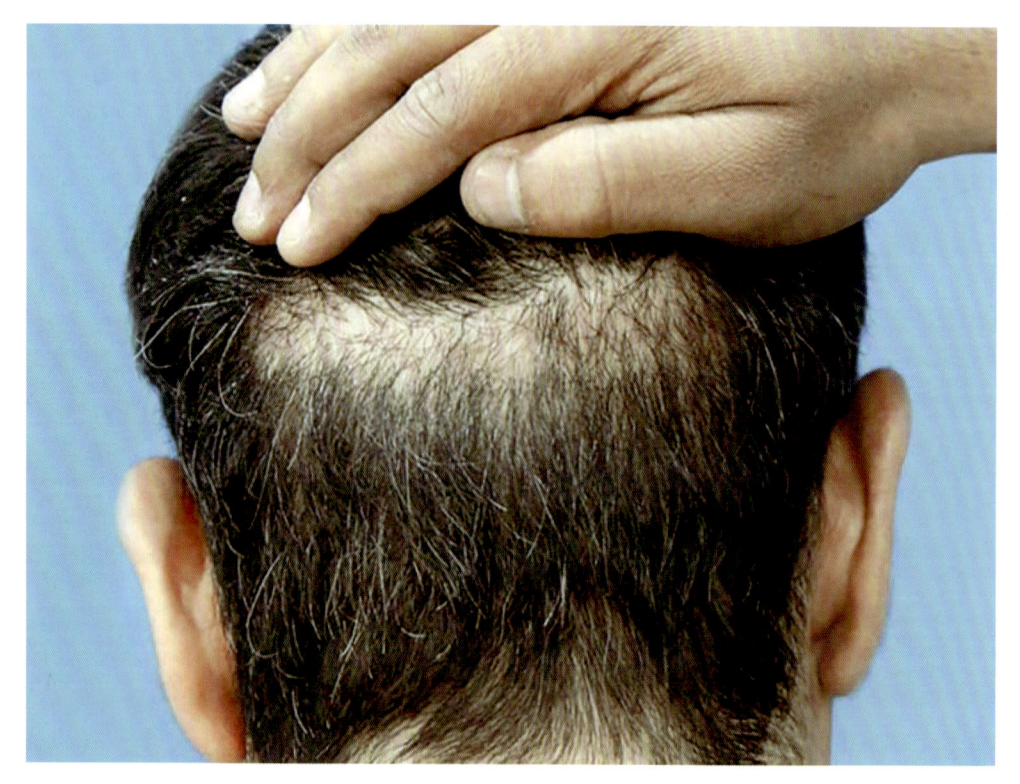

▲ 图 10-6 术后 6 个月拍摄的照片显示情况有望进一步改善

的循环不良所致。虽然脱发通常是暂时的，但医生有责任告诉患者。一些头发可能不会再生长。细小的原生毛发最容易脱落和不能再生长。每天口服非那雄胺 1mg，配合微量营养素支持、高蛋白饮食和米诺地尔，可能有助于保护原生头发。

八、坏死

发生在供区的坏死是由 FUE 手术中打孔过深或间隔过近造成的（图 10-8）。当针头或刀具打孔过深并损伤下方血管时，受体区域也可能发生坏死。

九、发际线不自然

创造出看起来很自然的发际线是一门需要丰富经验才能掌握的艺术。某些错误，如在前发际线上植入含 2 个或 3 个毛囊的移植物而不是含单个毛囊移植物，以及没有通过产生细微和显著不规则来打断发际线，会使发际线看起来不自然（图 10-9 至图 10-11）。

十、移植毛发生长不良

移植的毛发有时会因为各种原因而无法存活，如横切、过度操作、缺氧、干燥等。可以通过用高倍率放大镜辅助手术以避免对移植物的不当操作，或者通过采用 DHT 技术纠正这些问题，以确保移植物更好地存活。

在图 10-12 和图 10-13 所示的例子中，FUT 失败，移植后几乎没有任何生长。我们纠正了他的发际线（图 10-13）。额颞部的毛发仍然需要通过激光或 FUE 去除。

十一、点状凹陷

点状凹陷是指移植物的外观凹陷。如果移植物放得太深或切口比移植物大，就会发生这种情况（图 10-14）。

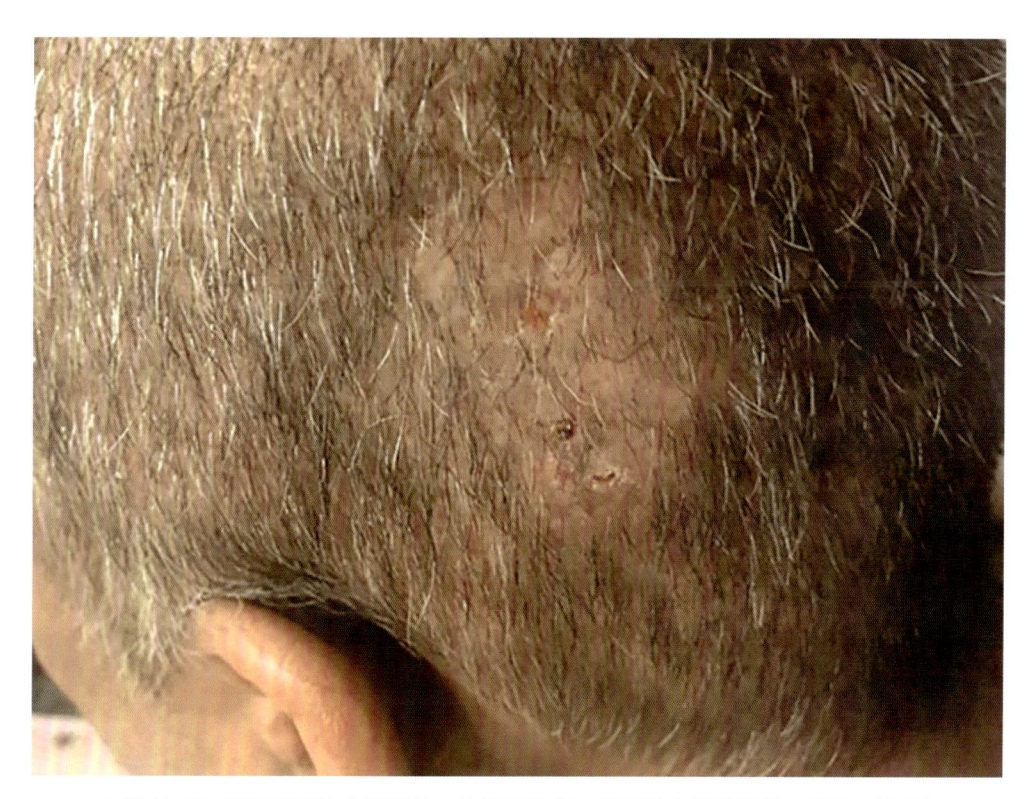

▲ 图 10-7　供区毛囊休止期脱发 3 个月后恢复。供区休止期脱发是一种罕见的现象

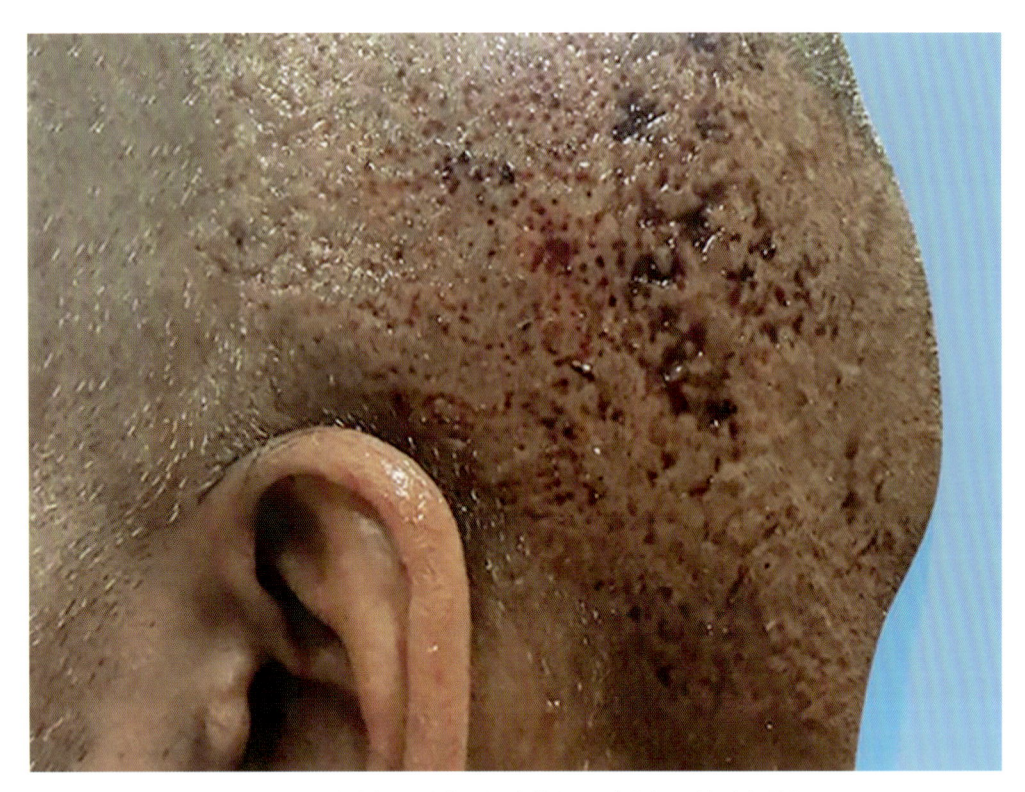

▲ 图 10-8　钻孔间距过小和深度较深所致的供区钻孔部位坏死

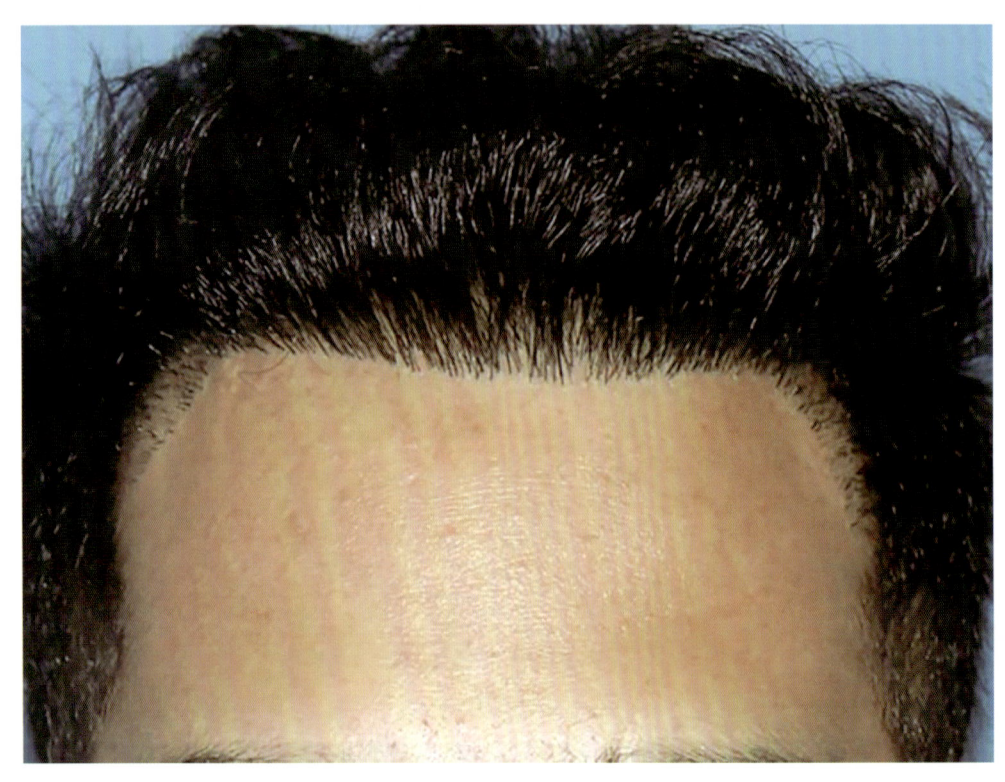

▲ 图 10-9　发际线过于清晰，完全对称，额颞角过度种植，缺乏细微不规则。永远不要创建这样的发际线

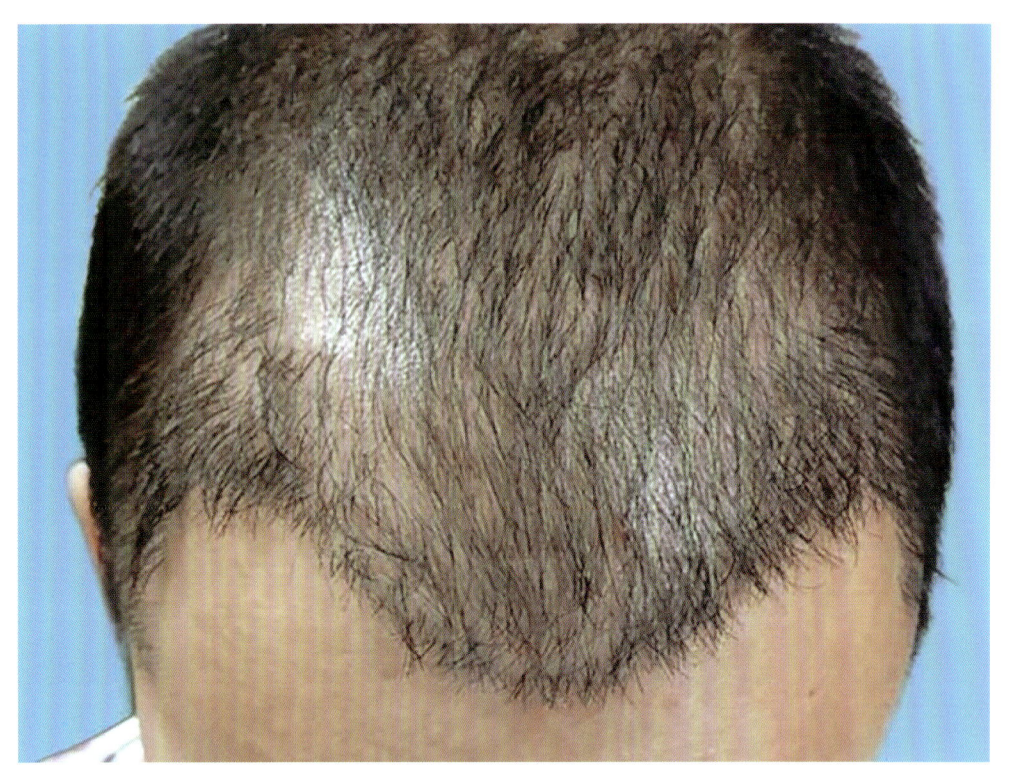

第 10 章 并发症：训练有素的术者很少出现

▲ 图 10-10 在该患者身上，外科医生将头发植入发际线，并将发际线向前延长了 1cm，但在发际线区域之后却没有尽力移植。创建的发际线不密集，与周围的头发没有融合，方向错误。额颞角由外科医生进行了填充

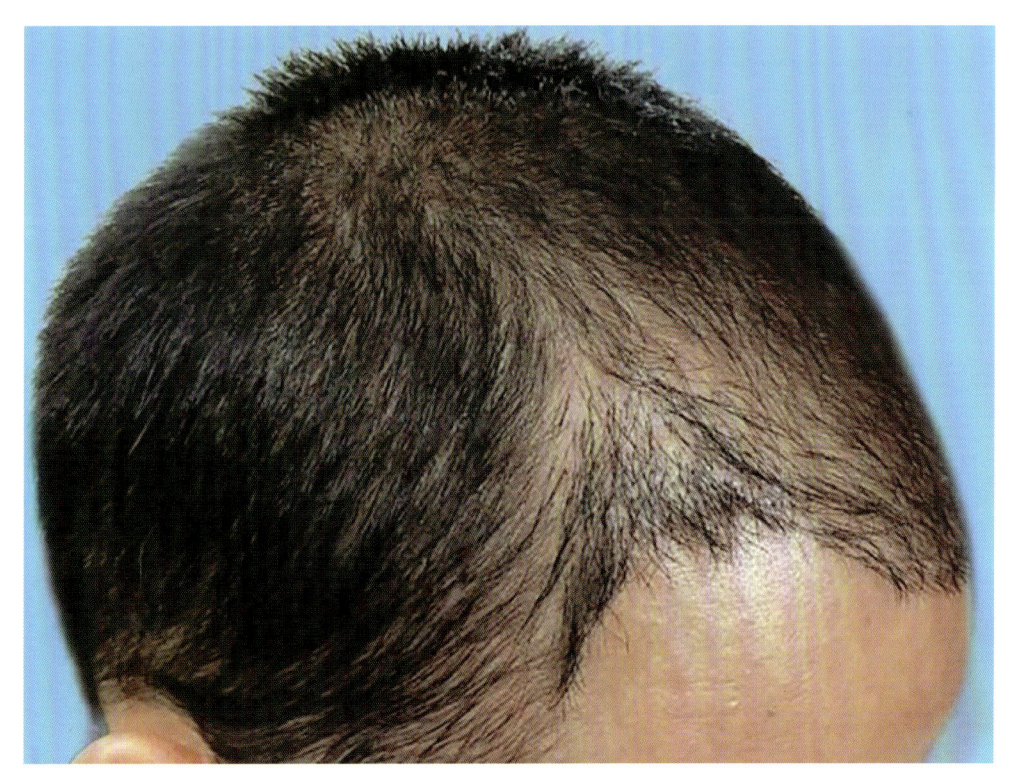

▲ 图 10-11 额颞角的填充形成了女性样式的发际线。移植的头发很突出，没有与原有的头发融合在一起

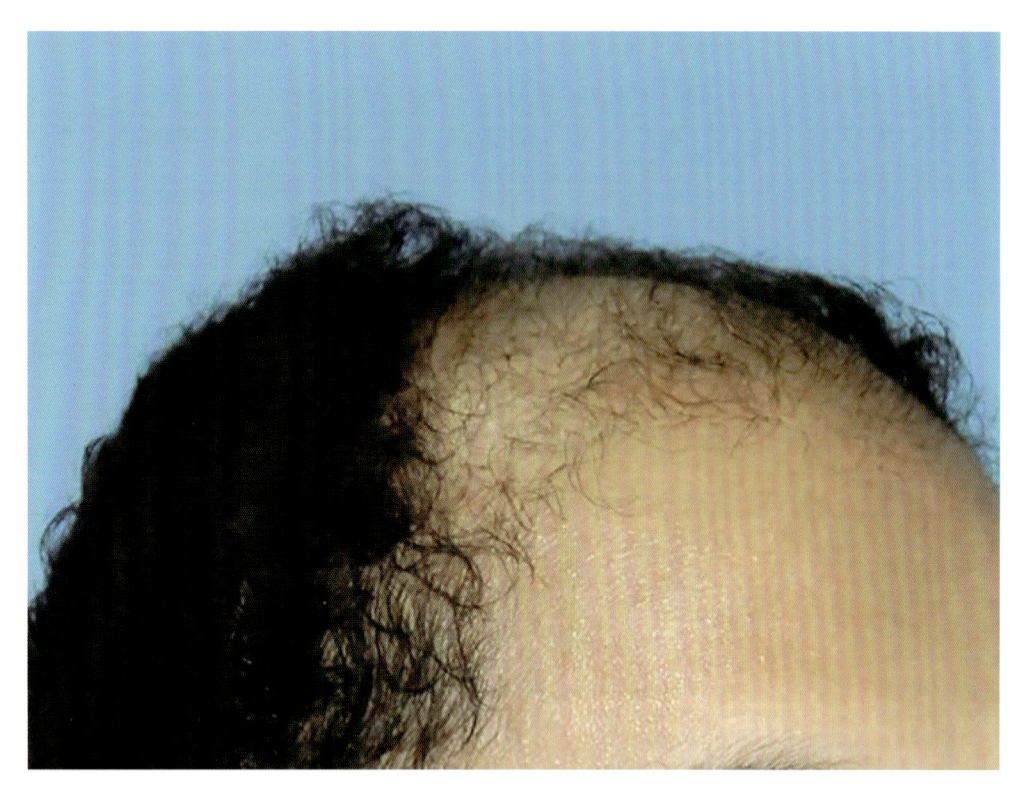

▲ 图 10-12　第一次毛发修复手术后几乎没有毛发生长

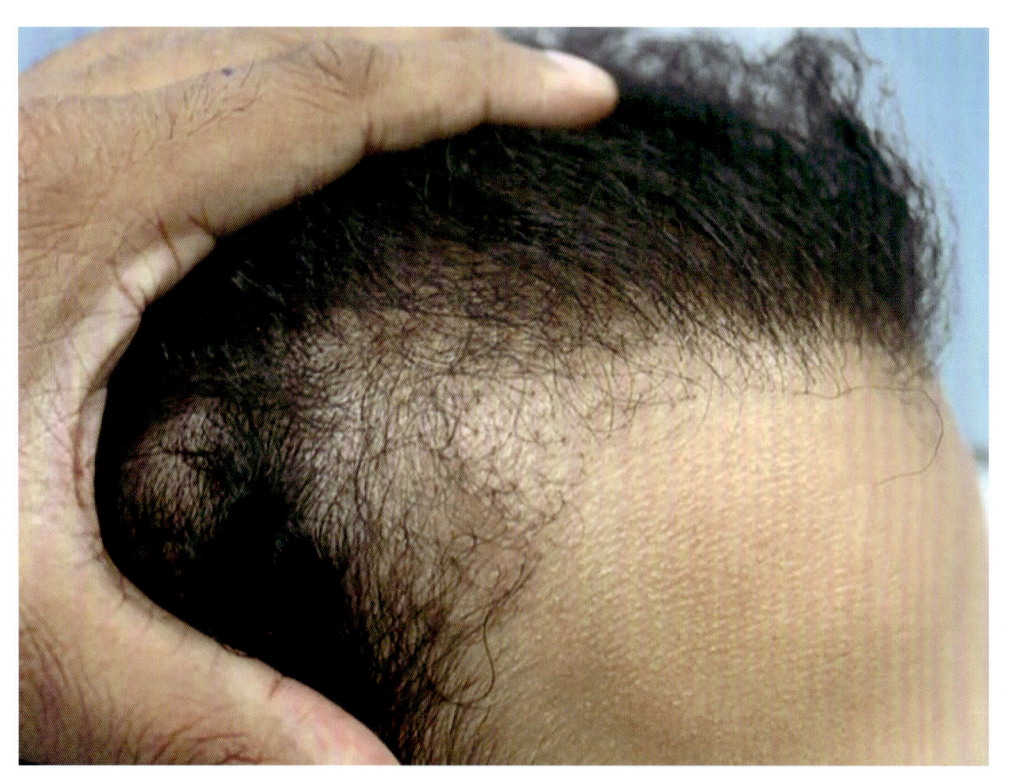

▲ 图 10-13　我们使用发际线修复手术失败的头发作为前哨头发，以提供发际线的自然度。额颞角的毛发需要通过激光或用 0.8mm 的锐性环转进行 FUE 去除，以确保瘢痕最小化

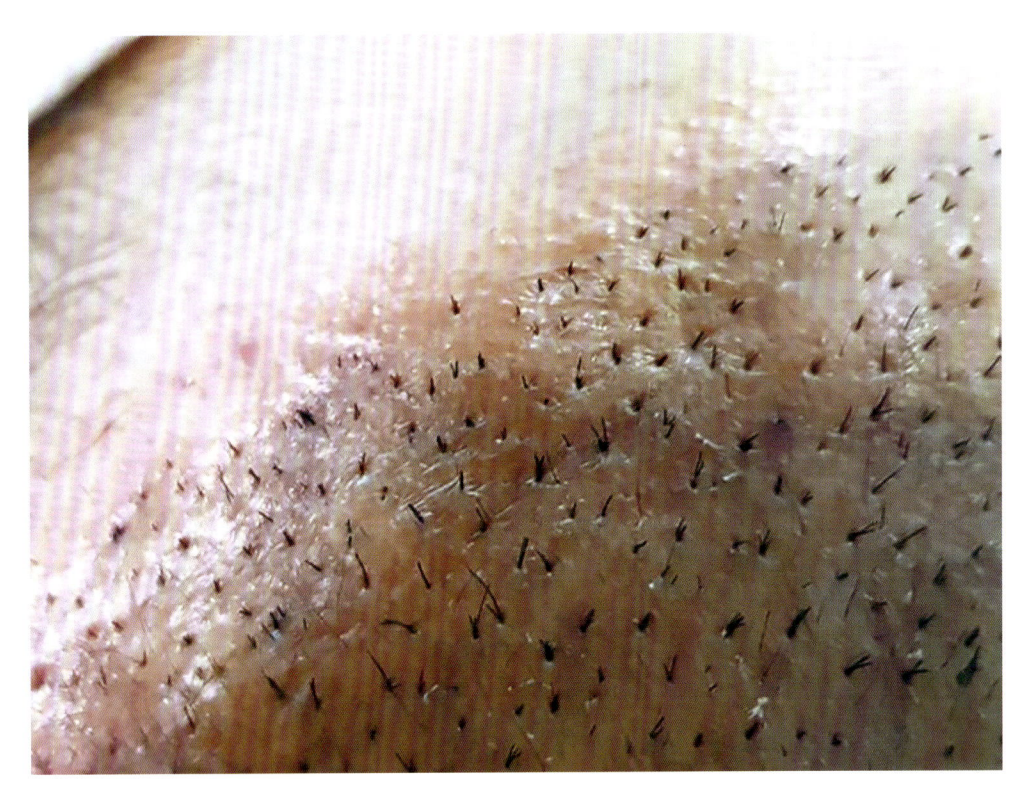

▲ 图 10-14　移植物的点状凹陷

十二、隆起

隆起是指移植物外观高于周围皮表，是由移植物放置较浅所致。

十三、供区美学不足

对供区的不均匀提取会导致头皮不同区域毛发密度产生明显差异。在 FUE 提取移植物的过程中，外科医生应注意是否存在 FUT 瘢痕、创伤性瘢痕、是否存在反向毛发密度降低、发旋部或颞枕区供区密度差异等情况（图 10-15）。

十四、晕轮

毛发移植后未服用非那雄胺的患者通常会形成环形的无毛区（图 10-16）。

十五、特定类型的毛发没有生长

我们曾观察到的极少数情况，即一位患者的胡须移植物没有生长，而头皮来源的移植物却生长较好（图 10-17 和图 10-18）。

十六、结论与思考

并发症可以预测，也可能无法预测。应该采取最大可能的预防措施来避免并发症的发生，但是不应该让对并发症的恐惧束缚了外科医生的手脚。

Piero Tesauro 的评论

这一章的插图令人印象深刻。如果有人认为这种手术很少或没有并发症，他一定会感到失望。

我的祖父是一位来自农村的农民。他在意大利中部拥有玉米地。其中的一部分土地变成了山坡。该地区的土地构造发生了变化，山坡的提升使得大大小小的石头填满了由树根环绕所形成的粗糙地面。

在那个地区无论种哪种作物都是一场赌博。我的祖父花了几周时间准备和耕种土地。他

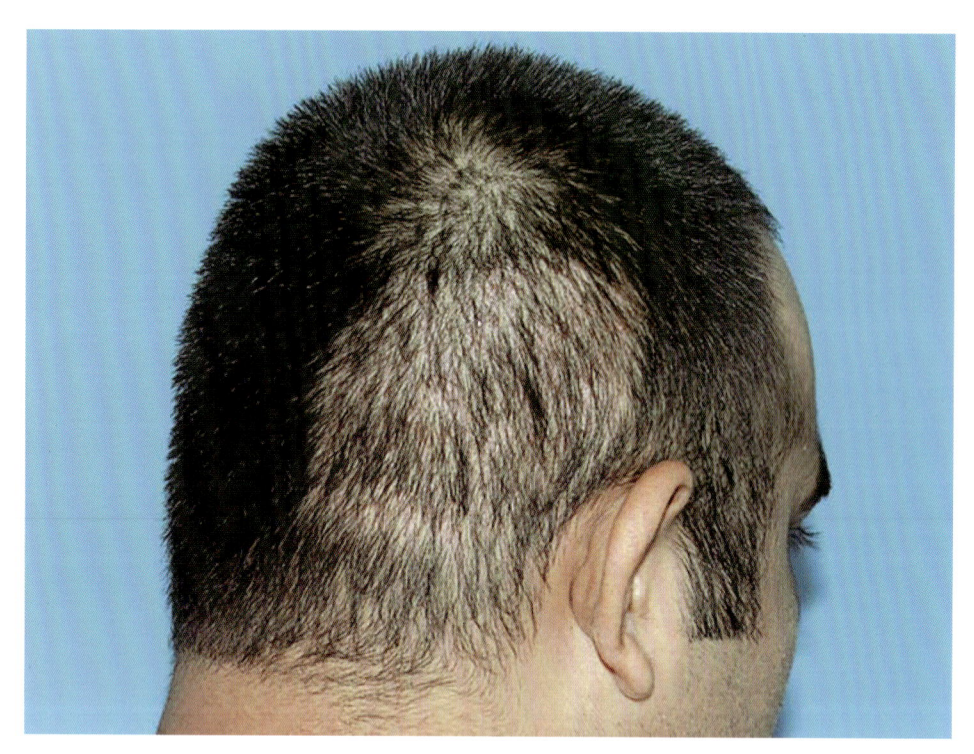

▲ 图 10-15　虫蚀状外观，从一处供区头皮过度提取毛囊所致

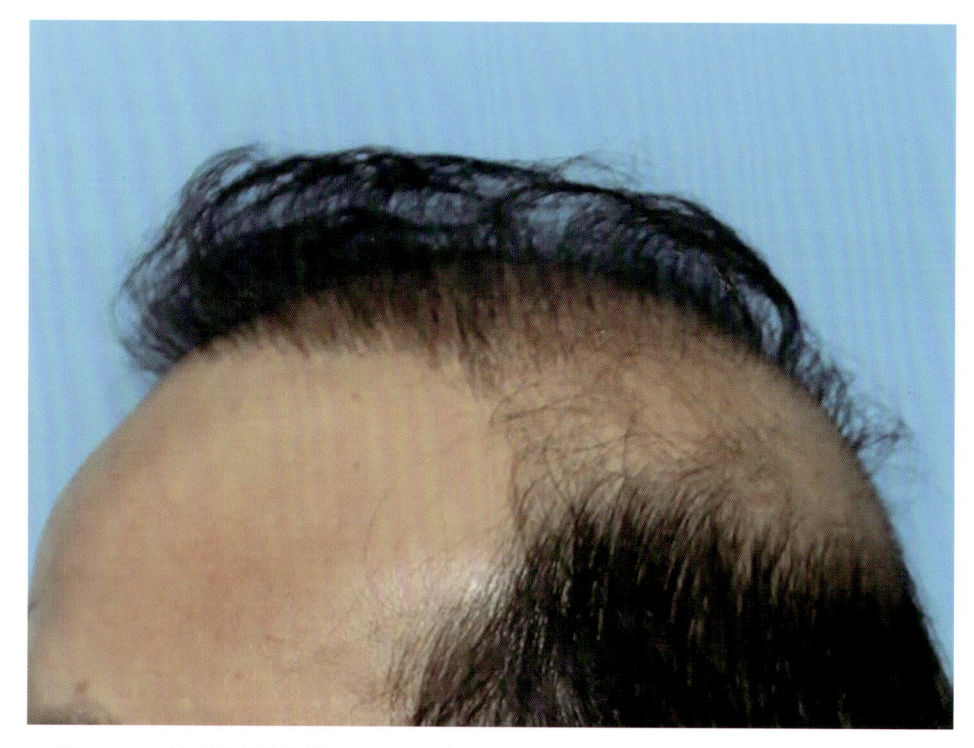

▲ 图 10-16　注意随着秃发从 Norwood Ⅵ级发展到 Norwood Ⅶ级，颞区的毛发明显后退。这在移植的毛发周围形成了一个无毛区的岛。建议患者终身服用非那雄胺以降低脱发进展的风险

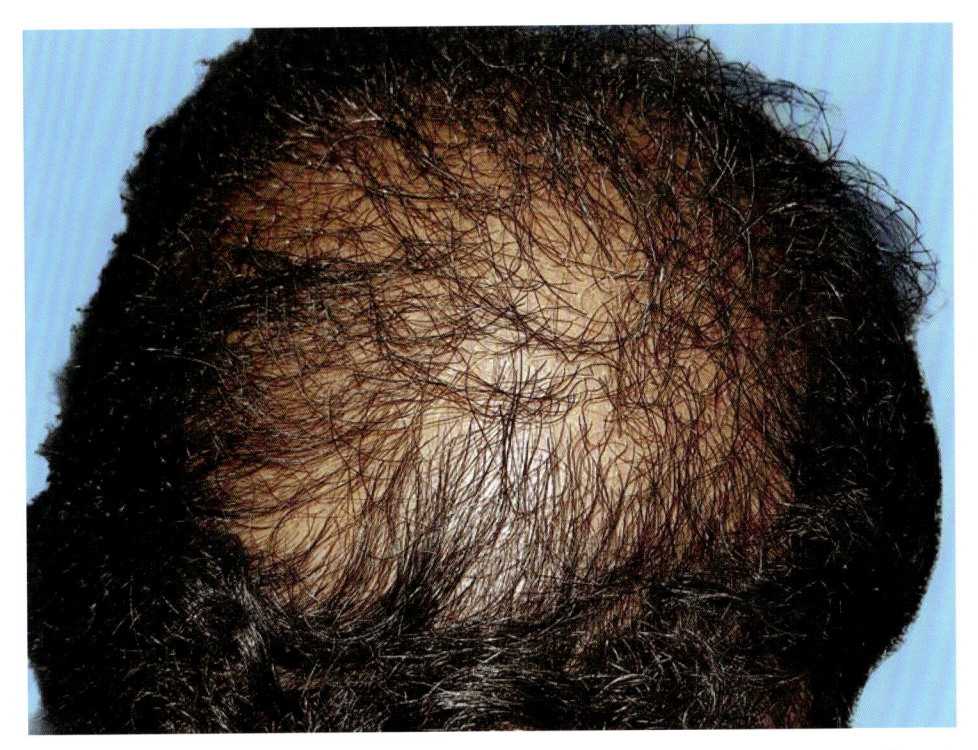

▲ 图 10-17 从头皮中部到冠区，我们移植了从胡须提取的毛囊单位。发际线和顶部用头皮毛囊移植重建。如图所示，发际线区域的移植物均成活生长，但是大多数从胡须提取的移植物却没有生长。这可能是由于该患者的胡须移植物很脆弱，0.75mm 打孔器的刻痕导致移植物脂肪太少或在提取过程中受损，也可能是由于我们对这些胡须移植物的处理不当，终身服用非那雄胺以降低脱发进展的风险

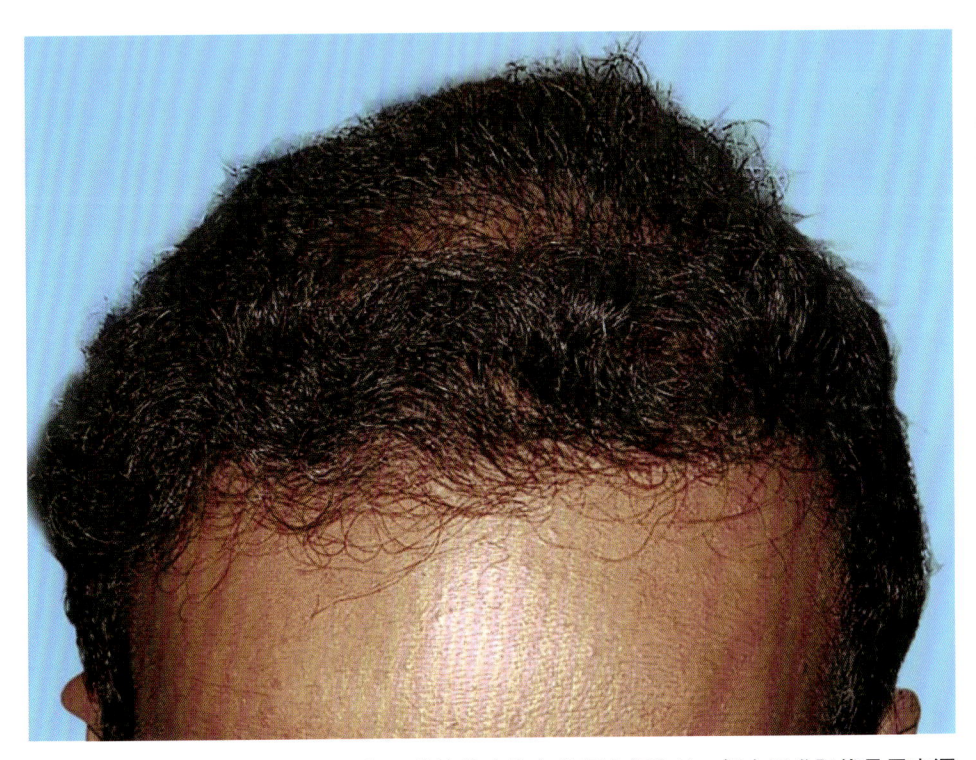

▲ 图 10-18 同一个患者，他的胡须移植物未能在头顶中部生长，但由于发际线是用来源于头皮的移植物移植形成的，在美学和生长方面都达到了非常好的效果

小心翼翼地犁地，一颗接一颗地以同样的距离小心翼翼地播种。然后他等待着。

到了春天，第一批庄稼开始生长的时候，他每天早上都要在喝咖啡之前跑出去看看，确保它们都熬过了寒冷的夜晚。

有的年份，他只是耕地，不种任何作物，他知道那些土地还没有准备好，它需要时间休息。

长年累月，我的祖父获得了许多好收成。尽管他每一年都尽心尽力，悉心照料，但有的年份还是收成不佳。

我觉得毛发修复手术和我祖父的故事有很多相似之处。一个好的和敬业的外科医生可以获得许多好的成果，但这并不能使其免于坏的结果。出于这个原因，每个有经验的外科医生都知道不要说"移植的毛囊会永远存在"，因为它们的命运并不总是一样的（表10-2）。

本章中强调的许多并发症可能会让刚入行的外科医生担心，但同时也会让他们非常清楚应该避免什么，以及如何处理已出现的许多问题。

年复一年，他们会变得更加谨慎，对自己的技术越来越有信心。他们会意识到，目前最常见的并发症是由两个主要因素造成的，但令人惊讶的是，这两个因素与技术本身几乎没有关系。

- 第一个也是最引人注目的一个是与咨询不力有关。在第1章中已经说过，我们必须考虑患者脱发的病史，但这一点经常被忽视。既然一张图胜过千言万语，这里就举个例子让你来判断（图10-19至图10-21）。在这个特殊的病例中，患者因担心他所经历的那次激进的手术而回到我的诊所。事实上，对供区的过度采集使他在未来已没有太多的可能性去面对他的进行性脱发。
- 造成许多并发症和不良结果的第二个原因与沟通中的一些常见陷阱有关，我尝试在表10-3中对它们进行简单分类。"种瓜得瓜，种豆得豆"是这一章的意思。到目前为止，因果关系的基本法则在毛发移植中就像在其他领域一样起作用。

我非常感谢我的朋友和同事Pradeep Sethi博士邀请我在本书中发表评论。

表10-2 移植毛囊的密度

稳定	移植的毛囊会随着供体区域的自然老化而变老
稳定+治疗	移植的毛囊在没有治疗的情况下趋向于提前萎缩
不稳定	移植的毛囊会随着时间缩小

表10-3 沟通陷阱

社交媒体-医生 社交媒体-患者	社交媒体提高了人们的期望，鼓励那些激进的治疗计划，因此，必须经常削弱它的影响力
医生-患者	当医生和患者都清楚地了解自己的责任时，就会取得好的结果
医生-手术团队 手术团队-彼此之间	适当的知识、高强度的培训、有条理的沟通和对彼此职责的清晰理解会造就完美的员工

总 结

- 即使是最好的外科医生也可能发生罕见的并发症，但只要采取适当的预防措施并对患者进行宣教，这些并发症通常是可以避免的。
- 无论是否影响最终结果，都要认真对待医学和美学方面的并发症。

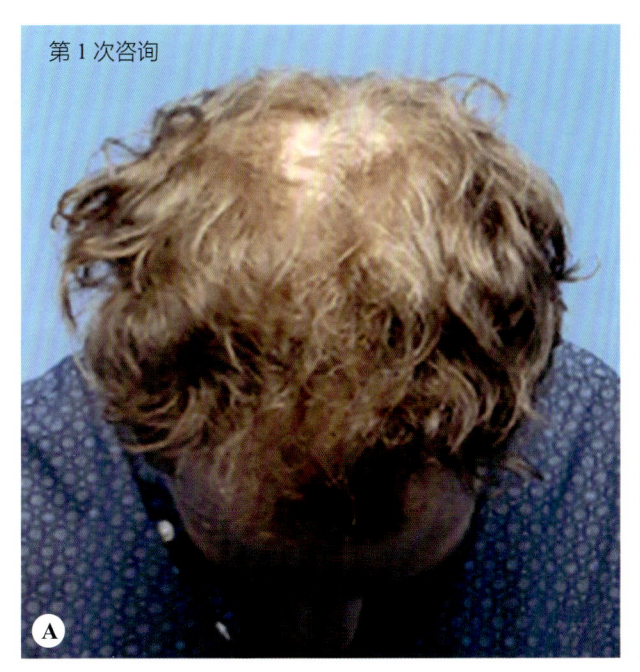

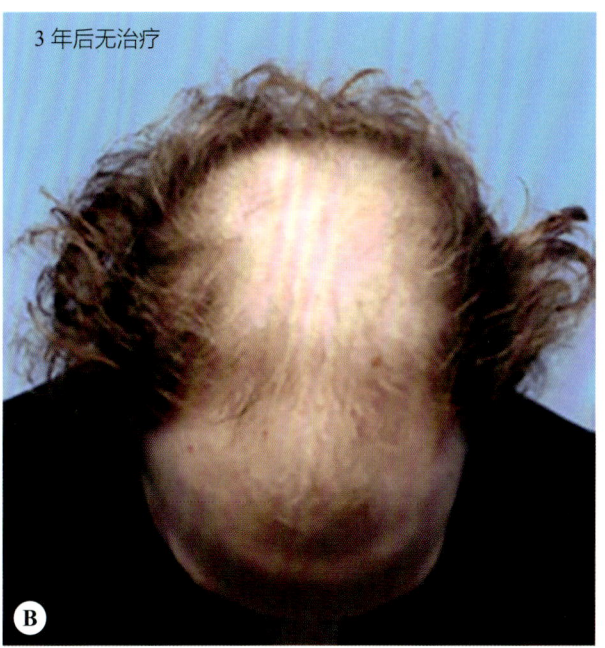

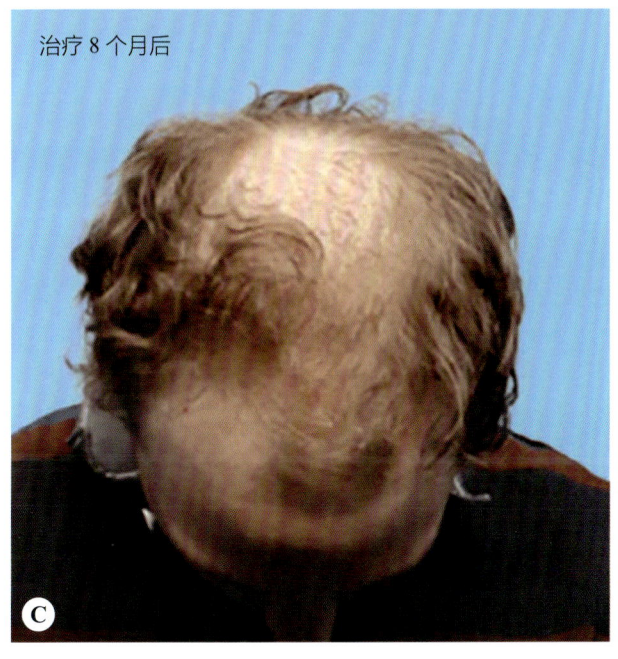

第 10 章 并发症：训练有素的术者很少出现

A 第 1 次咨询

B 3 年后无治疗

C 治疗 8 个月后

▲ 图 10-19　我的计划是多等几年，然后对治疗稳定性进行明确的评估，然后考虑是否进行保守的毛发移植

125

FUE 毛发移植经典概念与技术

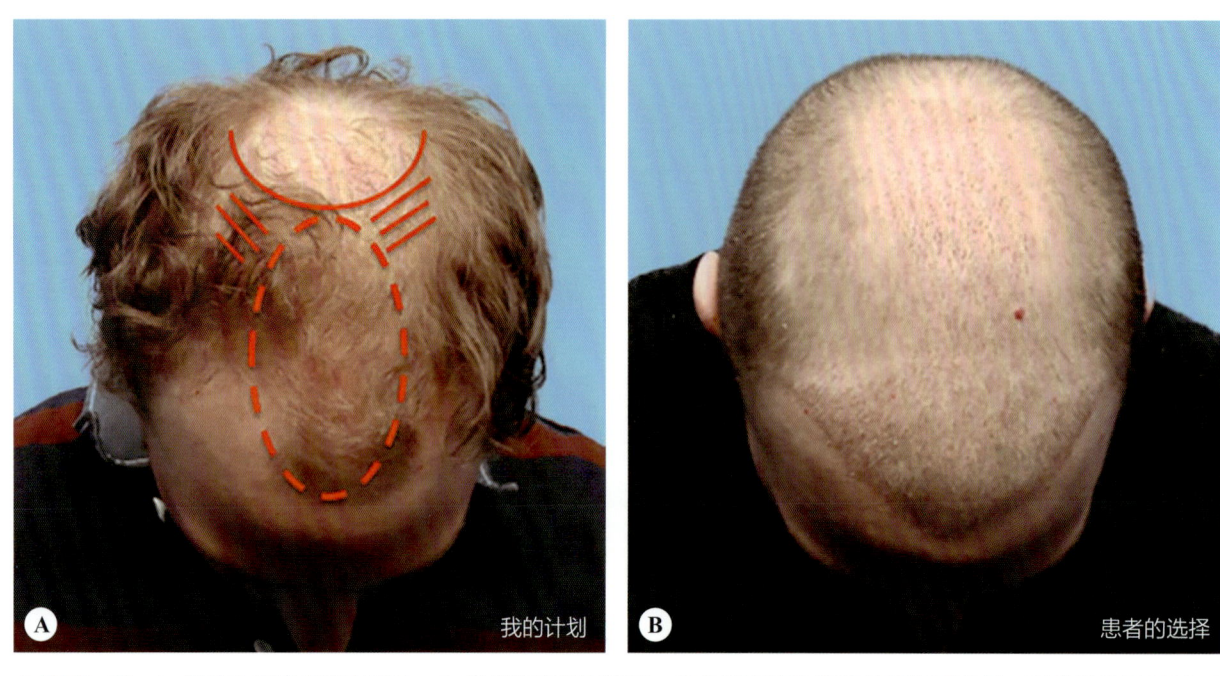

▲ 图 10-20　**A.** 我的计划患者没有听从；**B.** 患者决定不再等待，他在没有事先咨询的情况下在另一家诊所做了 **3300FU** 的移植

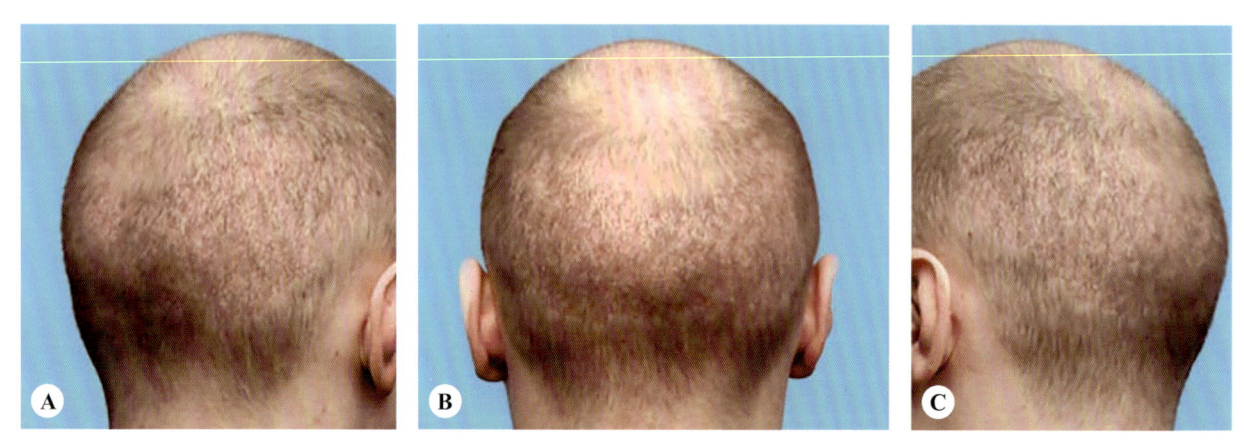

▲ 图 10-21　这个患者以后会幸福吗？还有多少毛囊可供移植

126

第 11 章 毛发移植的修复
Corrective Hair Transplant

Pradeep Sethi　Arika Bansal　Abhinav Kumar　著

黄　鑫　译　郑金龙　蒋文杰　校

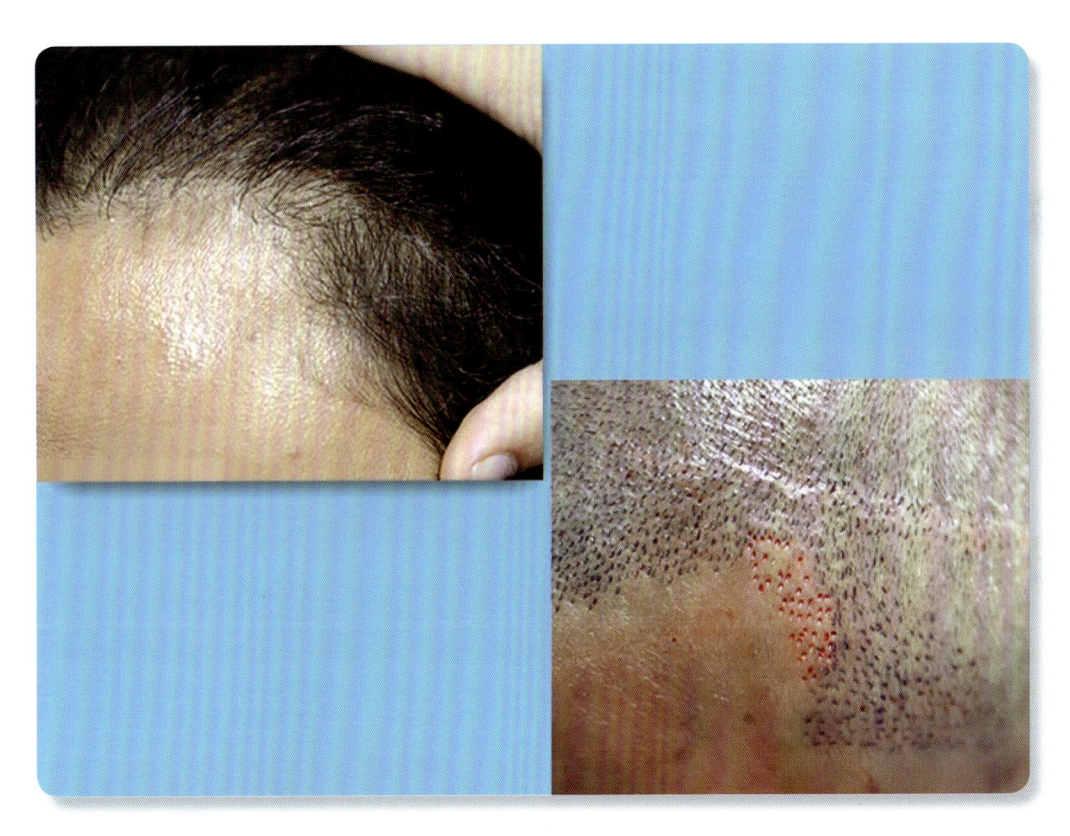

矫正额颞角（correction of frontotemporal angle，FTA）与太阳穴的发际修复。

左上图：术前。

右下图：修复FTA与太阳穴的预制切口。小孔表示被提取的移植物。

"无损伤"是医学科学的第一原则！头发一旦长出来，就是永久性的！错误的移植位置长出不合宜的头发不仅会影响外表美观，同时也会增加患者的心理负担。毛发移植的修复是个大工程，有时候一些错误的移植手术甚至无法通过修复矫正。因此，做一次手术，做对每一次手术。

一、概述

随着毛发修复在印度的不断普及，大量的患者正在进行毛发修复手术。目前，可以进行高质量毛发移植手术的专业外科医生是有限的，但由于毛发移植的需求量十分巨大，相当一部分的诊所和医院都在寻求有一些头发移植经验的专业人员。因为没有经验的医生设计的发际线及后续实施的移植手术,往往会出现不好的效果。这类患者如果对毛发移植手术效果不满意,就会寻求有经验的专业人士进行修复手术。

需要进行毛发移植修复的患者通常存在以下一些情况。第一次手术导致供区受到过度损伤。这种情况是因为毛发移植医生缺乏经验,对头皮毛发进行过度提取而没有考虑到胡须也可以作为供体;以前曾用FUT采取毛囊,供区会遗留一条FUT术后瘢痕,在紧邻瘢痕上方的供区提取移植物要相当慎重,否则可能会导致瘢痕看起来更明显;打孔导致的纤维化也会牵拉邻近的毛发。在受区则可能出现种植位置的错误,导致前额发际线中点非常低、发际线平直等情况。额颞角可能不存在,需要进行修复。之前移植的头发角度和方向也可能是错误的。之前的手术也可能会遗留增生的FUT术后瘢痕、多条FUT术后瘢痕及圆形打孔取毛囊后留下的瘢痕。当然,以前错误的种植也可能导致受区瘢痕增生及纤维化。缺乏经验的医生进行毛发移植甚至可能出现存活率近乎于零的后果。还有,患者拒服非那雄胺会导致脱发持续进展,因此在几年后也需要进行修复手术。对有些患者来说,单纯的毛发移植可能无法达到理想的效果,借助于头皮纹饰技术或许能改善外观。

下面我们介绍一系列毛发移植的修复病例。

二、病例1

(一)病史

患者男性,26岁,Norwood VI级秃发,长头型且供区毛发密集。患者曾进行了3000个移植物的头发移植手术,但最后仅存活了500根毛发(图11-1和图11-2),为此寻求二次修复手术。目前来看,供区虽已受损,好在患者的胡须质量与密度都较好,美中不足的是胡须呈卷曲状。另外,患者也愿意服用非那雄胺(图11-3至图11-6)。

(二)结果(图11-7和图11-8)

4个月后可见明显的毛发生长,显著改善了患者的外观,可以期待毛发密度能够进一步提升

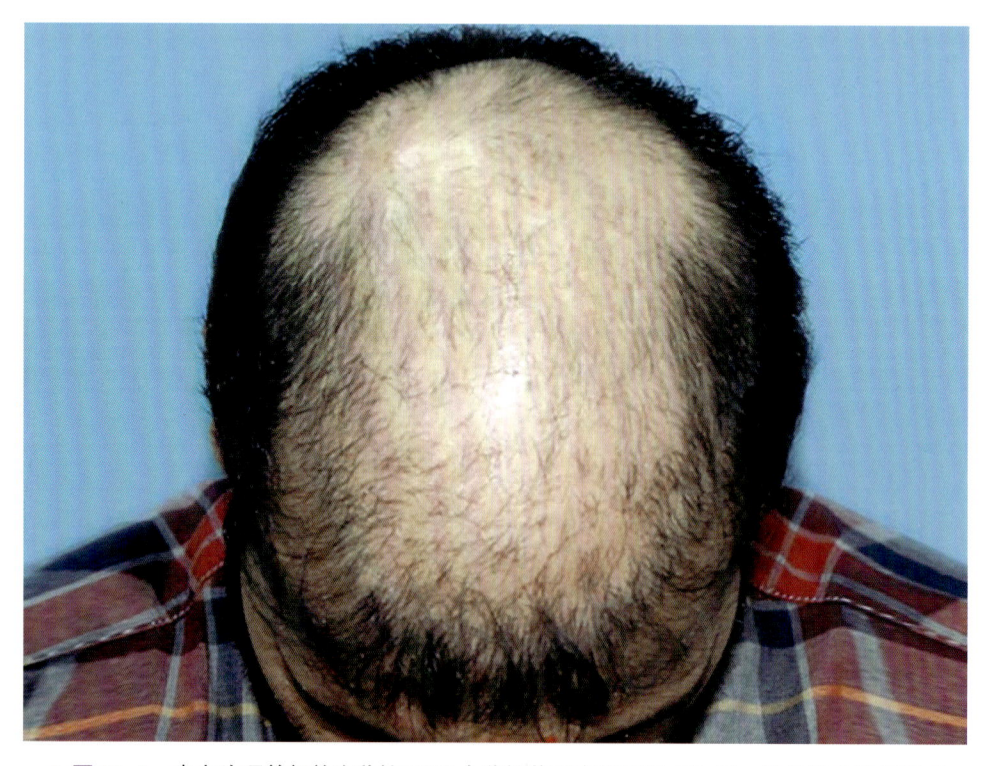

▲ 图11-1 患者头顶前部首次移植2000个移植物后存活不足500根,为此寻求修复手术

第 11 章 毛发移植的修复

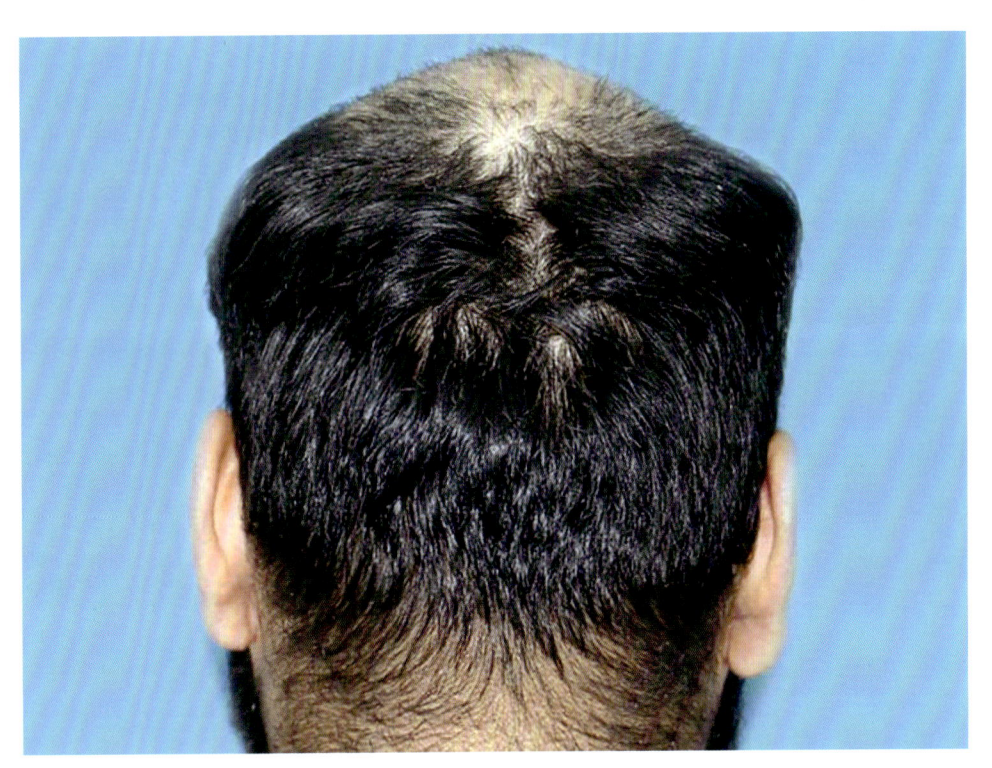

▲ 图 11-2 患者枕部存在反向的毛发稀疏（上部稀疏而下部相对浓密），这些区域无法再进行移植物提取

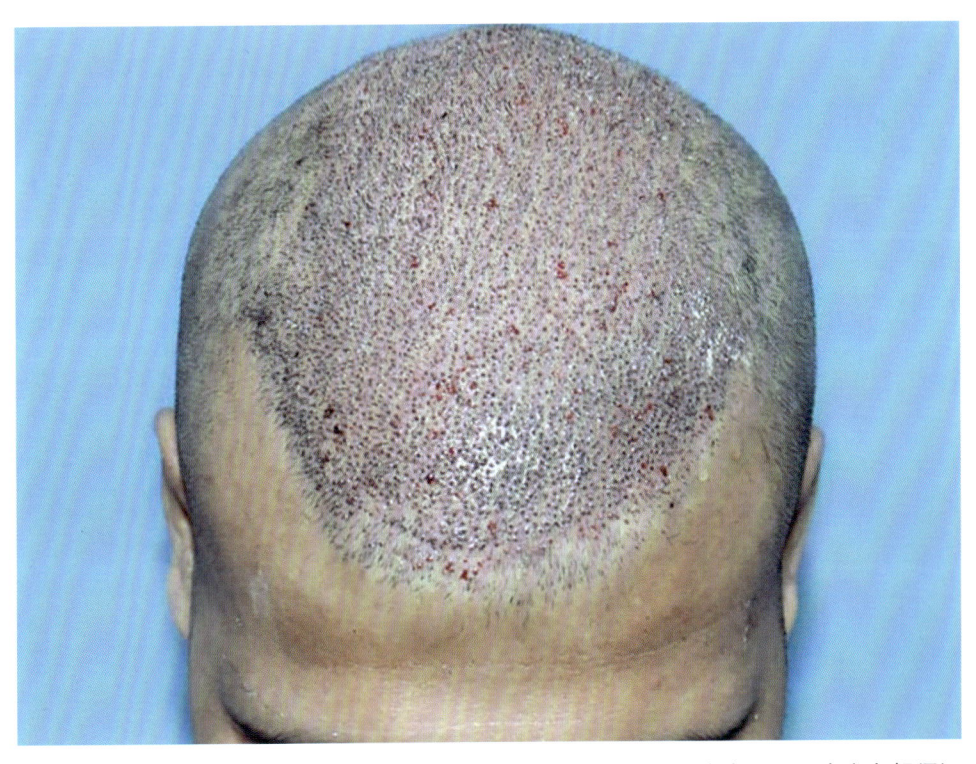

▲ 图 11-3 毛发修复手术共计使用 5100 个移植物（2500 个来自头皮，2600 个来自胡须）。头皮移植物用于改善发际线，考虑到患者的脸型，我们为其设计了一个矩形发际线。胡须移植物用以加密填充冠区，冠区的一小部分不予种植

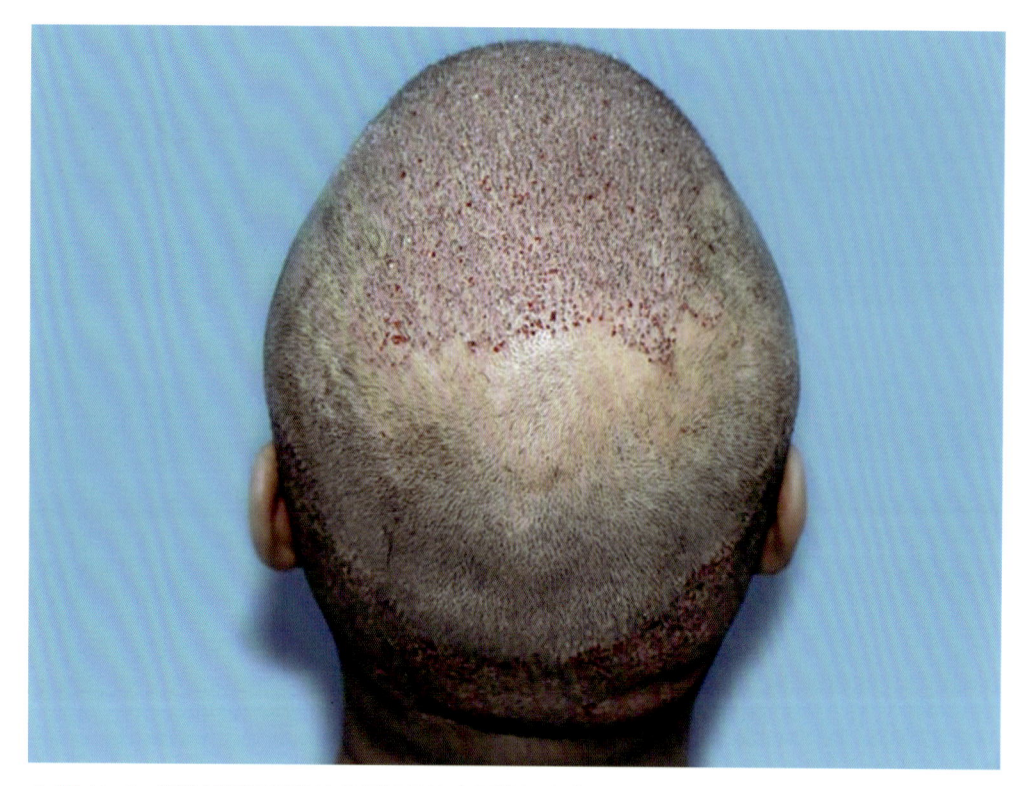

▲ 图 11-4 部分冠区不予种植的原因是这个区域要求单纯的头皮移植物，而非胡须移植物。该长头型患者之前提取了 3000 个移植物已经损伤了供区，导致安全供区无法再继续提供更多的移植物

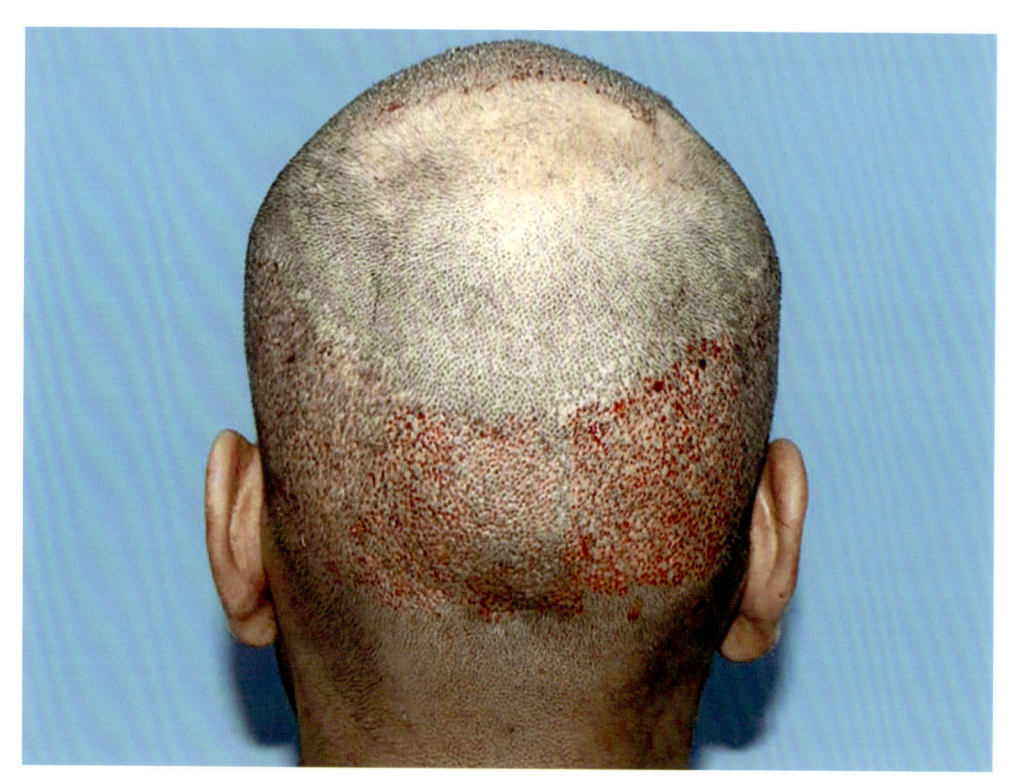

▲ 图 11-5 毛囊提取后的即刻头皮状况
注意反向头发稀疏区未进行毛囊提取。该过程使用了直径 0.9mm 的 FUE 提取针，注意前次手术遗留的 FUE 瘢痕

第 11 章 毛发移植的修复

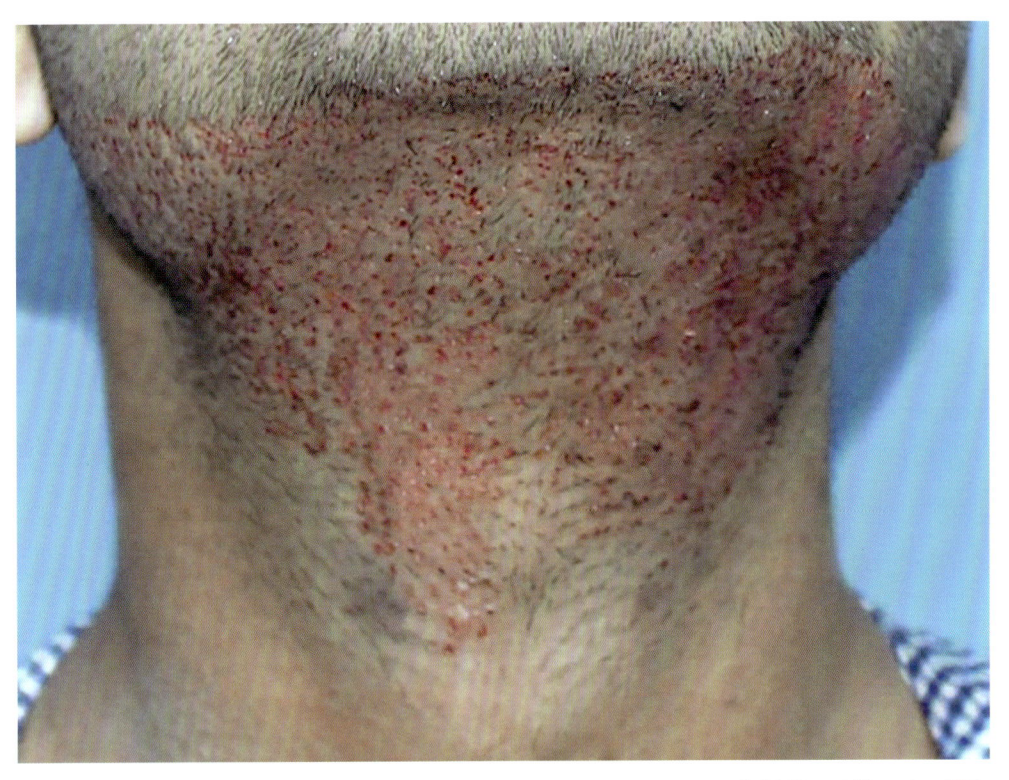

▲ 图 11-6 提取了 2600 个移植物的胡须区域，使用的是直径 0.8mm 的锐利环形提取头。提取区域处于面部阴影区，并延伸至下颌线

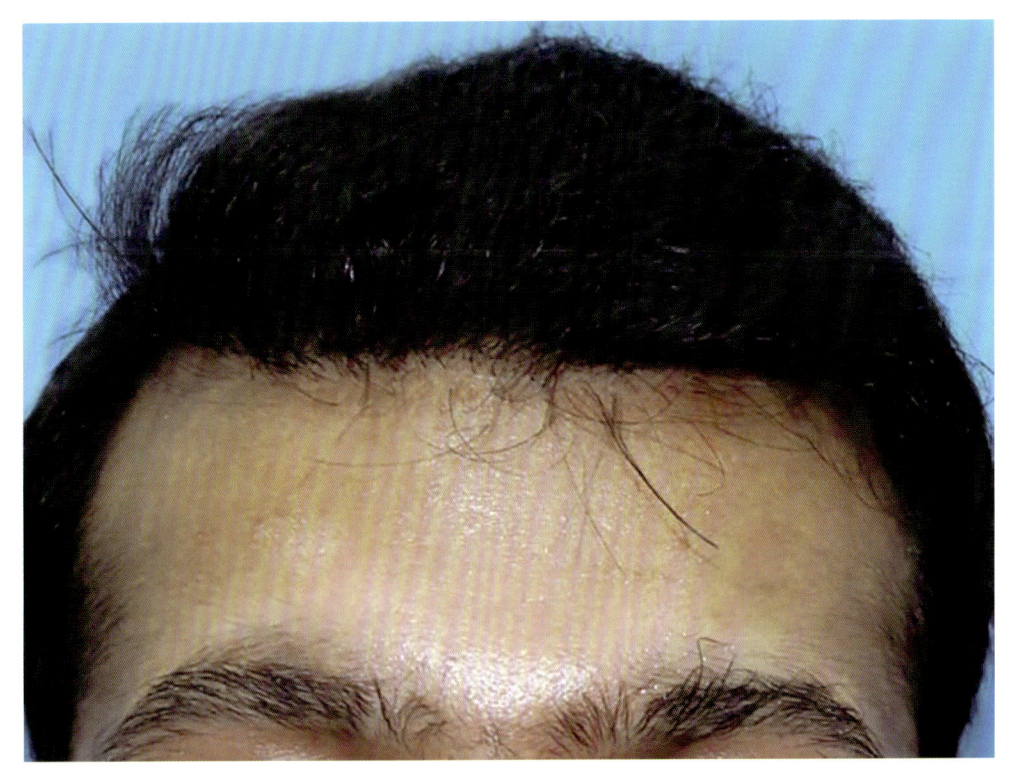

▲ 图 11-7 发际线明显改善，毛发浓密且与脸型搭配。发际线柔和伴些许不规则，并且自然下倾

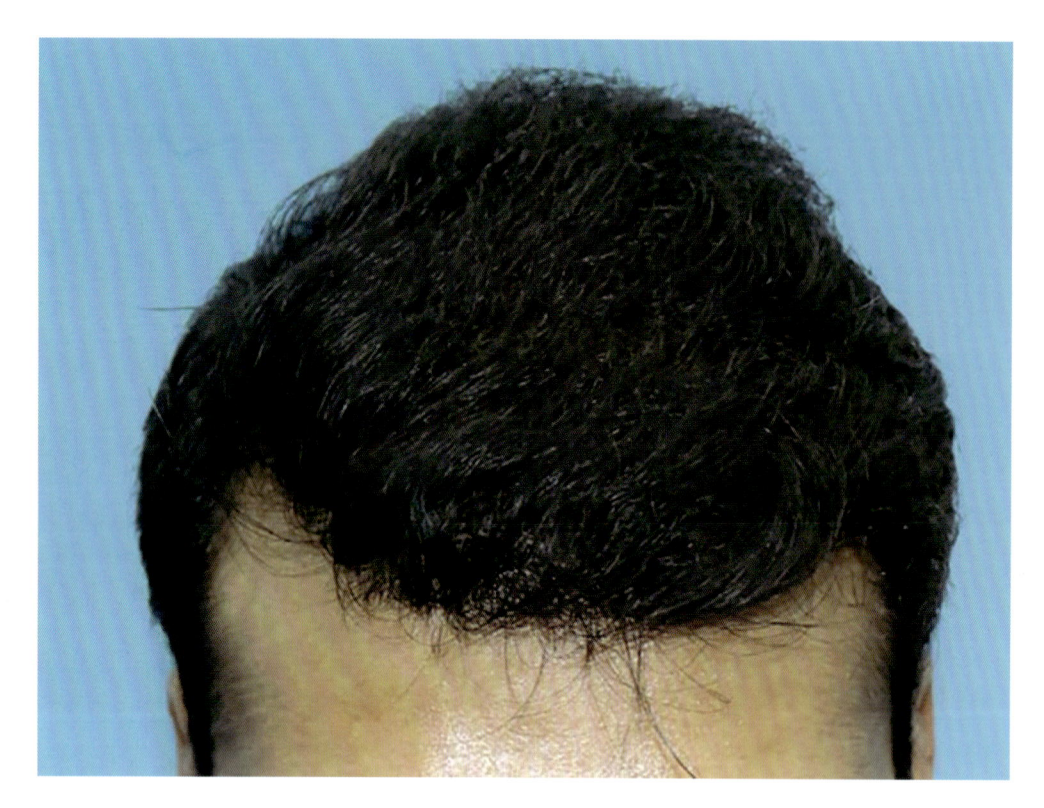

▲ 图 11-8 术后 6 个月

头顶中部植入的是胡须移植物，前部及部分头顶后区域植入的是头发移植物。卷曲的胡须仅种植在头顶中部的一小块区域，因此看起来并不突兀

到 30%。

三、病例 2

（一）病史

中年男性患者，Norwood Ⅵ级秃发，短头型。打孔移植毛发修复手术致其头皮供区严重受损。患者的诉求是恢复年轻浓密的发际线。他良好的胡须可作为供体（图 11-9 至图 11-14）。

（二）结果

结果见图 11-15 至图 11-17。

四、病例 3

（一）病史

患者男性，30 岁，短头型，曾行 FUT 法毛发移植术，目前发际线状况差（图 11-18 至图 11-23）。

（二）结果

图 11-24 至图 11-27 展示了术后 9 个月的修复效果。

五、病例 4

我们决定分享一个毛发移植修复的特殊病例，由 Arvind Poswal 医生提供。

（一）病史

头皮可见大量瘢痕。头皮供区几乎没有毛发可供覆盖大面积的秃发区域。最后通过多次采用 FUSE 技术共计植入了 10 509 个移植物，单次手术疗程均超过了 3 天（图 11-28 至图 11-31）。移植物详情如下。

- 第一次手术：5183 个 FUSE 移植物由 2043 个头发移植物、2586 个胡须移植物及 554 个胸毛移植物组成。
- 第二次手术：4037 个 FUSE 移植物由 1299 个头发移植物、1931 个胡须移植物及 807 个胸毛移植物组成。
- 第三次手术：1289 个 FUSE 移植物由 361 个头发移植物与 928 个胡须移植物组成。

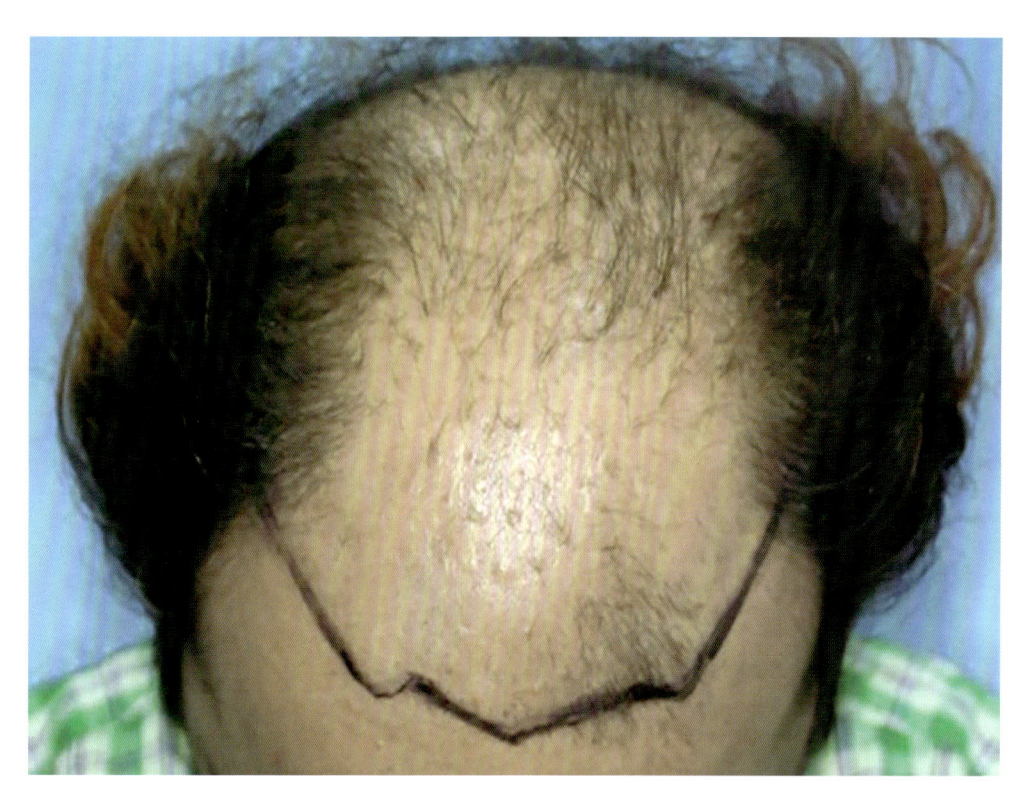

▲ 图 11-9 40 岁男性患者，曾行 Punch 打孔技术进行毛发移植，可见头皮供区与受区均遗留手术瘢痕，目前呈现 Norwood Ⅵ级秃发。我们为其设计了一个中等高度的三峰发际线，距眉心 7.5cm。尽管头皮供区遗留手术瘢痕，但密度仍保持良好

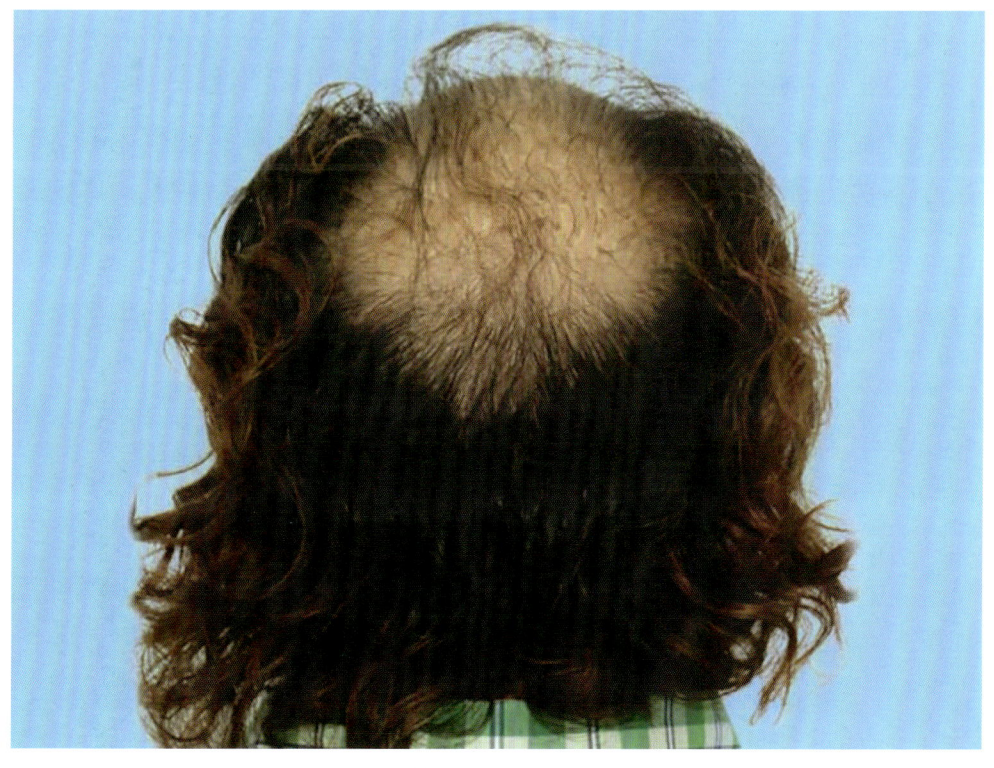

▲ 图 11-10 剪发前供区状态良好，可见头顶毛发稀疏

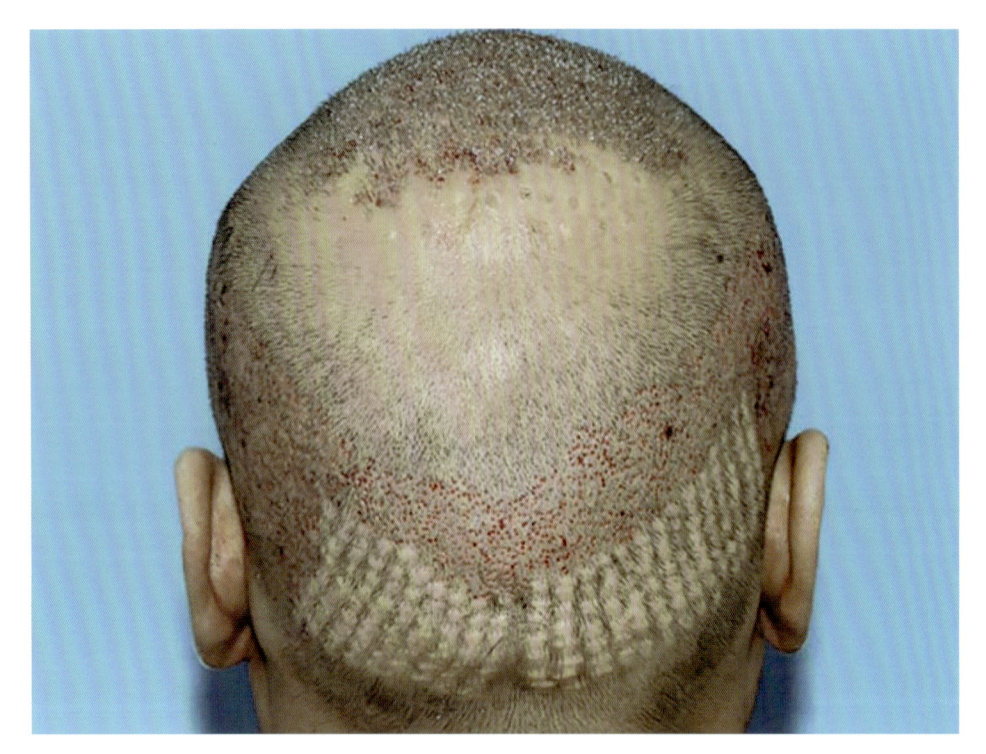

▲ 图 11-11　之前的打孔移植遗留大量瘢痕，本次只能从颞区和瘢痕上方区域进行毛囊提取。瘢痕下方区域因出现反向的头发稀疏不再做提取，如果将提取范围超过瘢痕区，则有突破安全供区的风险。另外，患者承诺终身服用非那雄胺，并且没有极端秃顶的家族史。提取过程我们使用的是 **0.9mm** 的锋利锯齿状提取针，从后枕部共计提取了大约 **1800** 个移植物

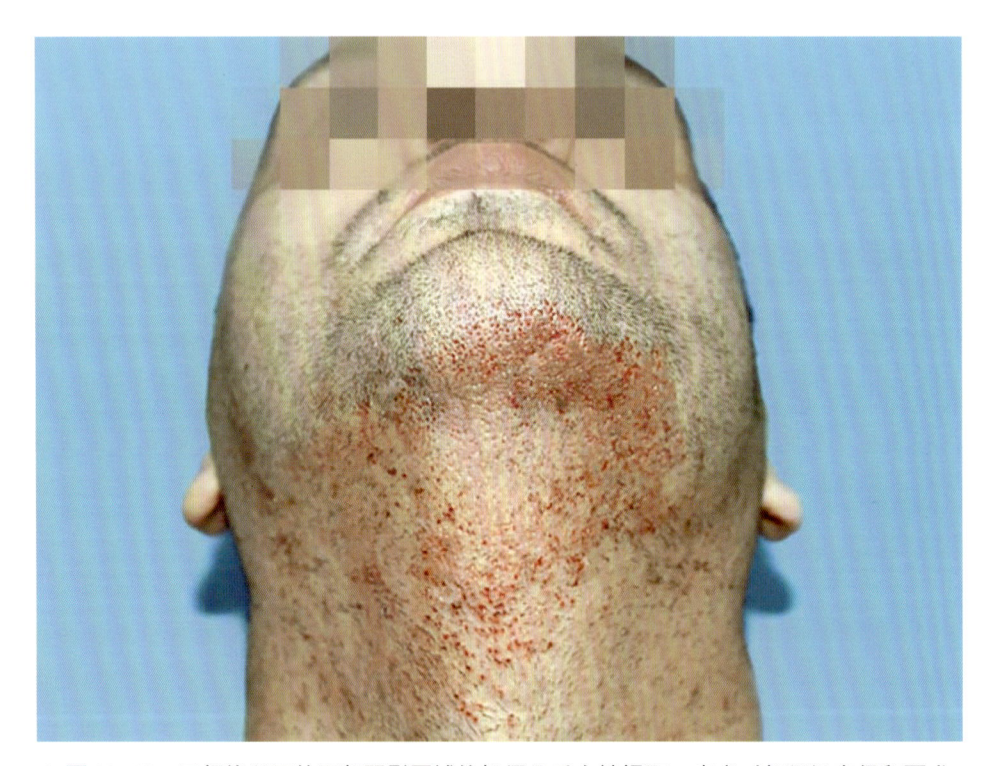

▲ 图 11-12　下颌线以下的面部阴影区域的胡须几乎全被提取，患者对胡须没有保留要求。共计提取了 **2800** 个移植物

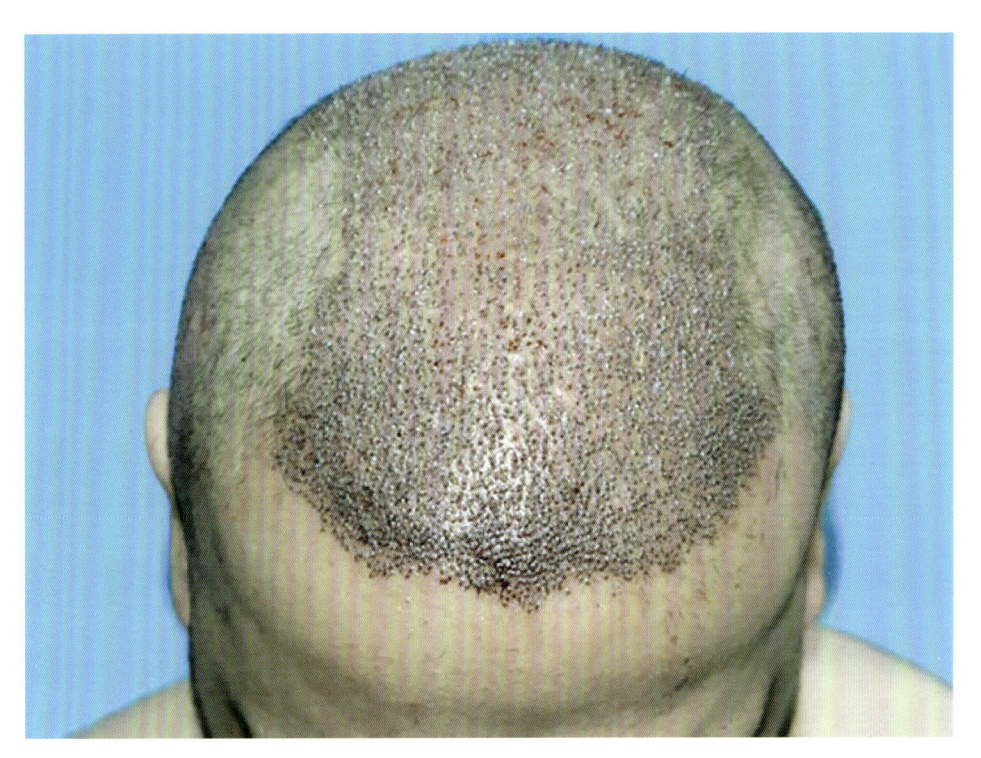

▲ 图 11-13 共计用到 4300 个左右的移植物，其中发际线密度最大，向后至冠区呈阶梯状逐渐降低。胡须被植入头顶中部

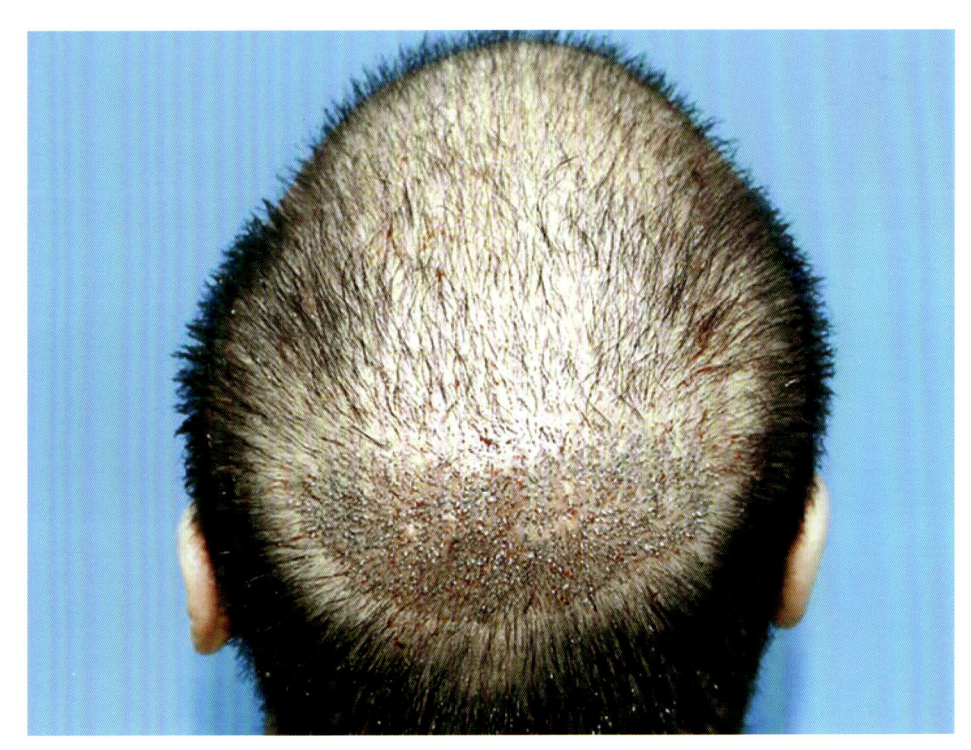

▲ 图 11-14 2 个月后再次植入 1000 个移植物覆盖冠区的部分区域

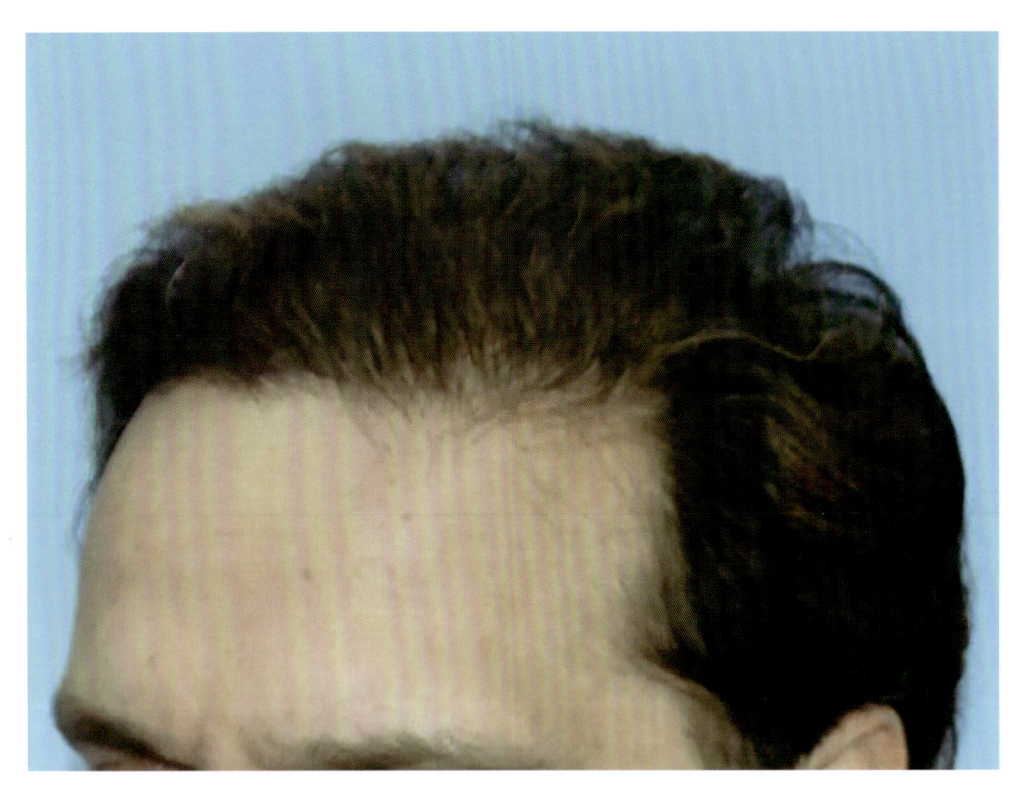

▲ 图 11-15　术后 7 个月的效果，可见设计的发际线外观良好，毛发浓密，不存在明显头皮显露情况

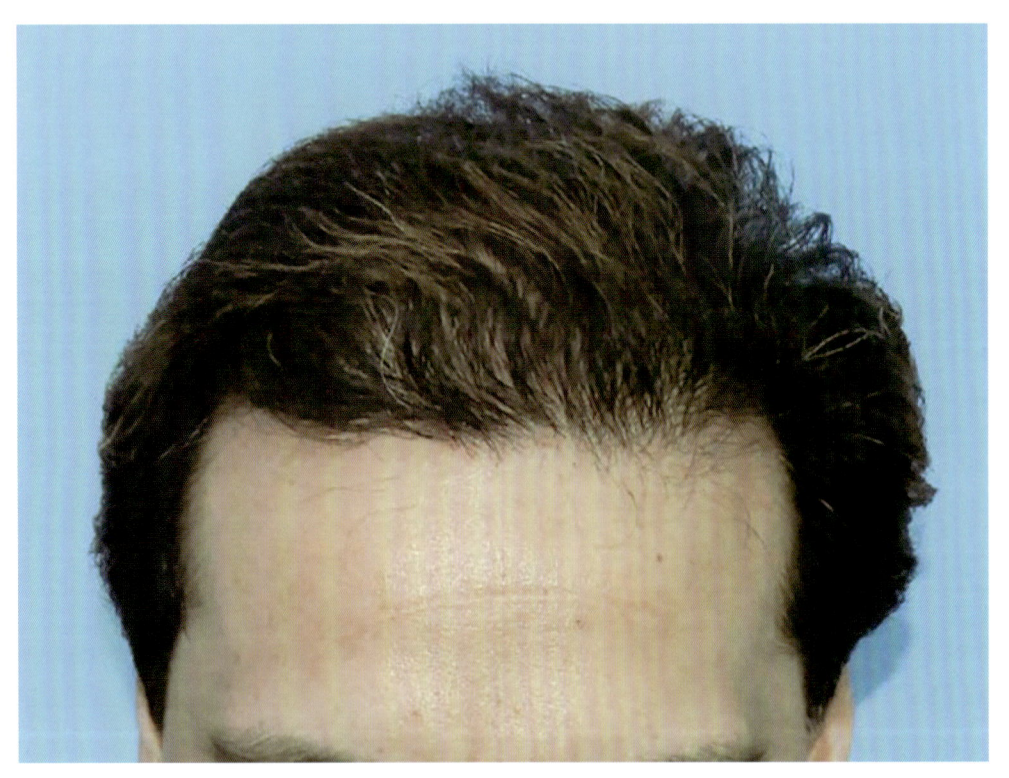

▲ 图 11-16　头皮中部的毛发存活密度也很好。发际线正如设计的那样，是不对称的，存在三个峰，以及细微和显著的不规则

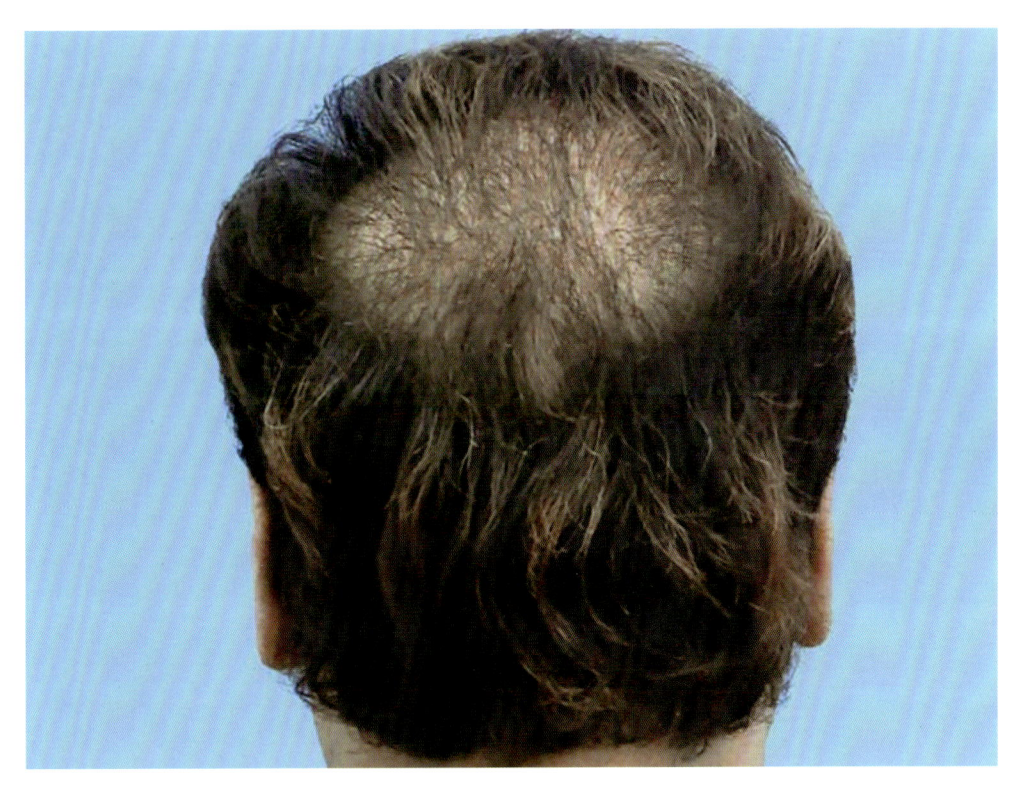

▲ 图 11-17 提取后供区外观也基本维持。移植物基本按扇形在冠区进行分散提取，尽最大可能避免术后头皮显露

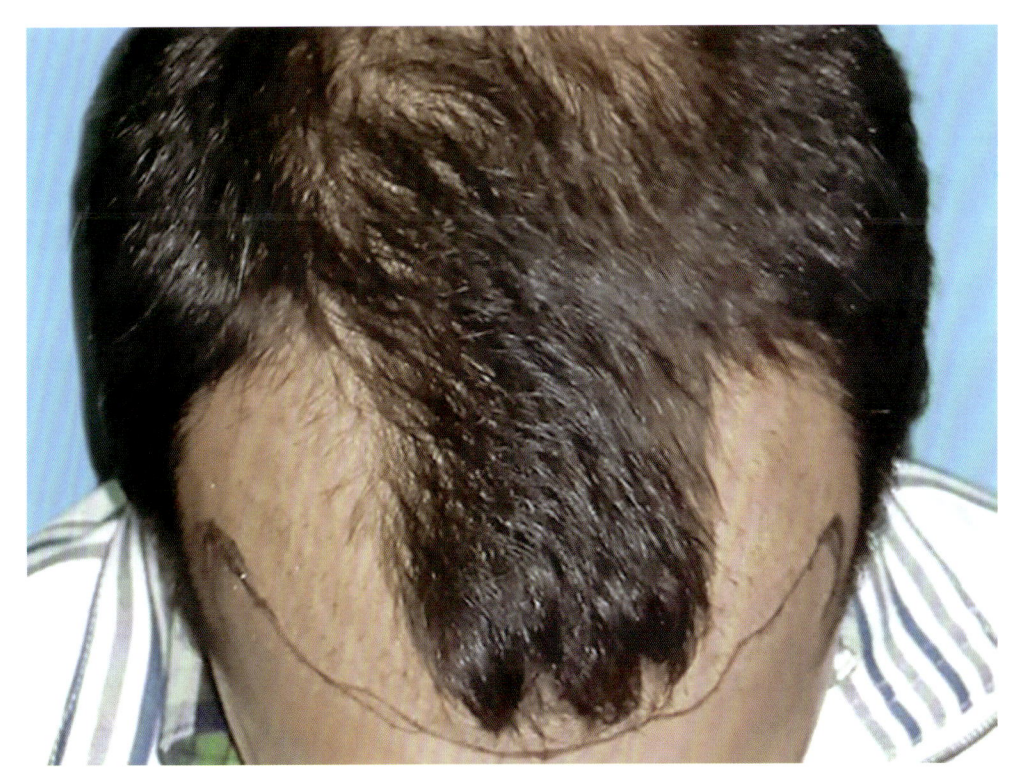

▲ 图 11-18 患者曾行 FUT 发际线修复手术，但移植物存活率极低

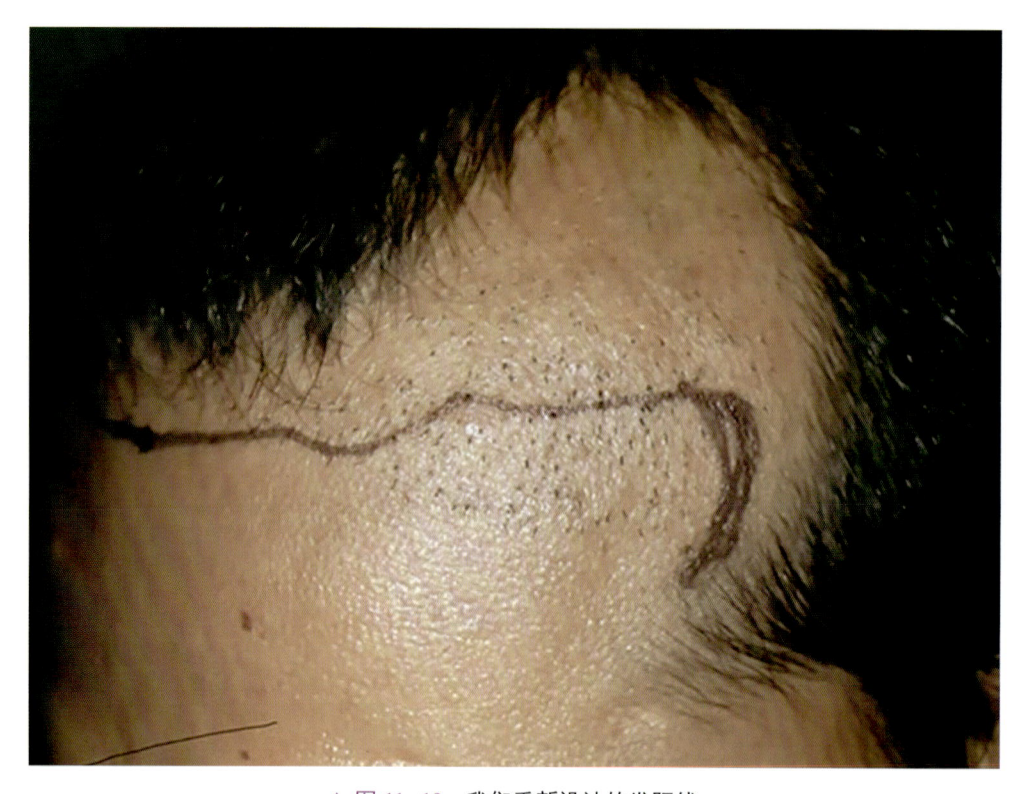

▲ 图 11-19　我们重新设计的发际线

可以看到先前移植的毛发生长不良，额颞角消失，发际线后方毛发稀疏生长。患者对治疗效果很不满意，所以一直维持光头形象

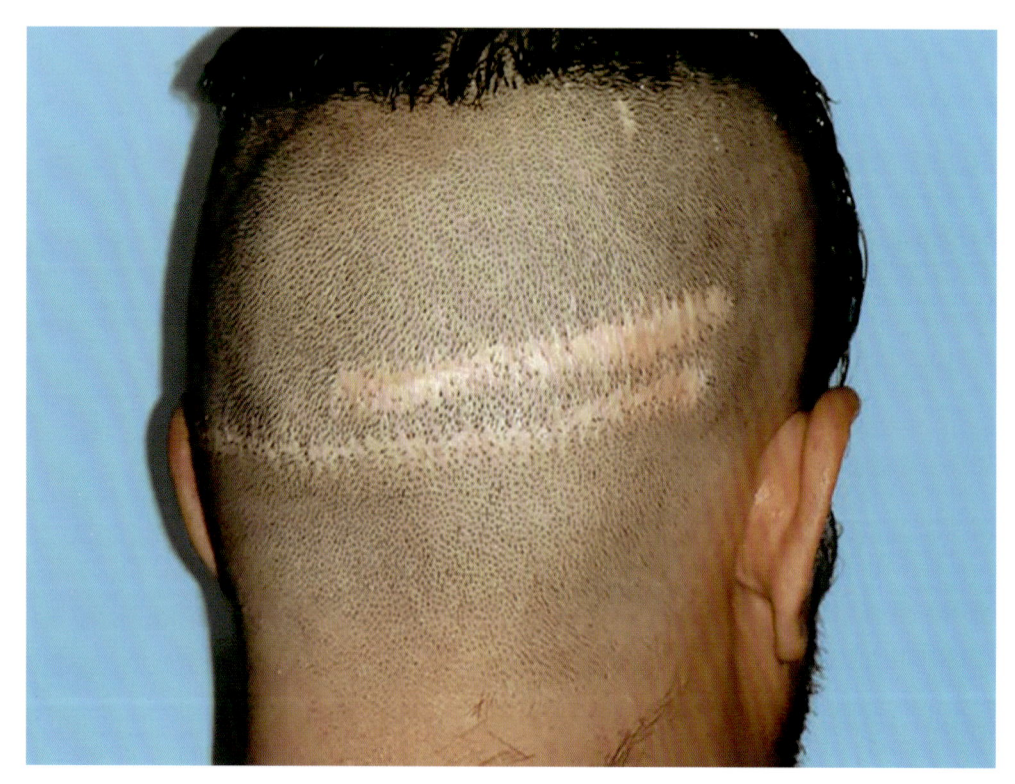

▲ 图 11-20　患者遗留两道 FUT 术后瘢痕，其中上方瘢痕较宽

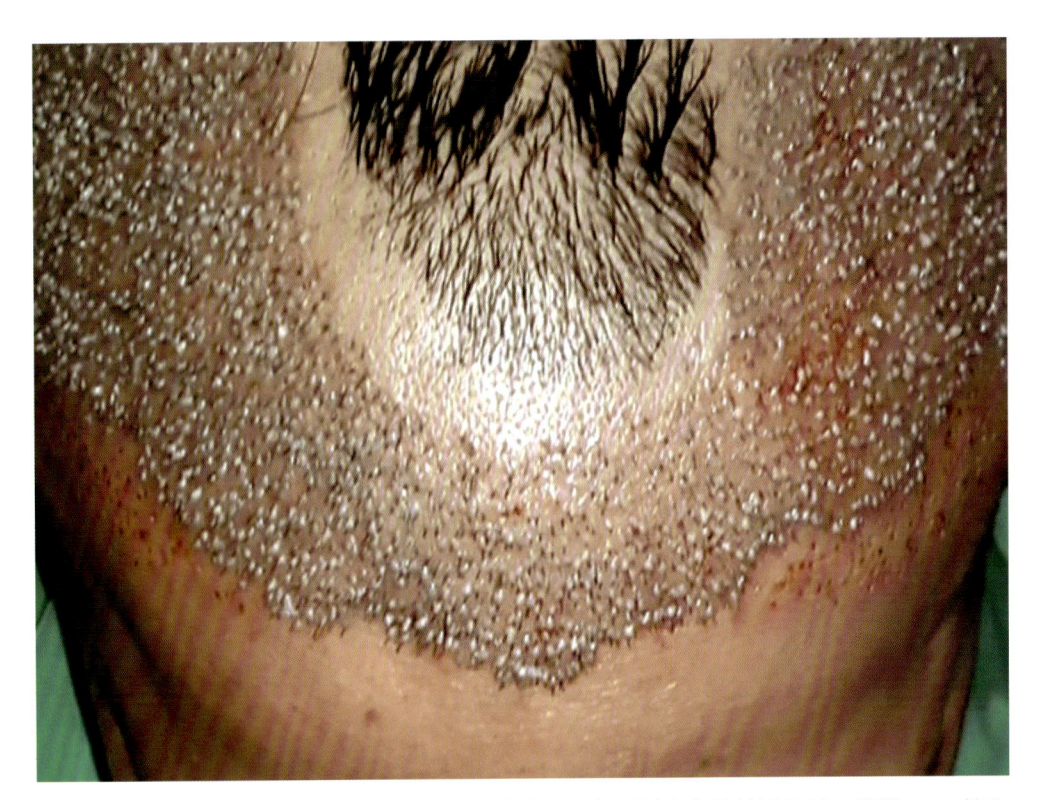

▲ 图 11-21　我们为其重新设计了发际线，整体呈不规则形和自然的波浪状。采用 DHT 植入 3000 个移植物

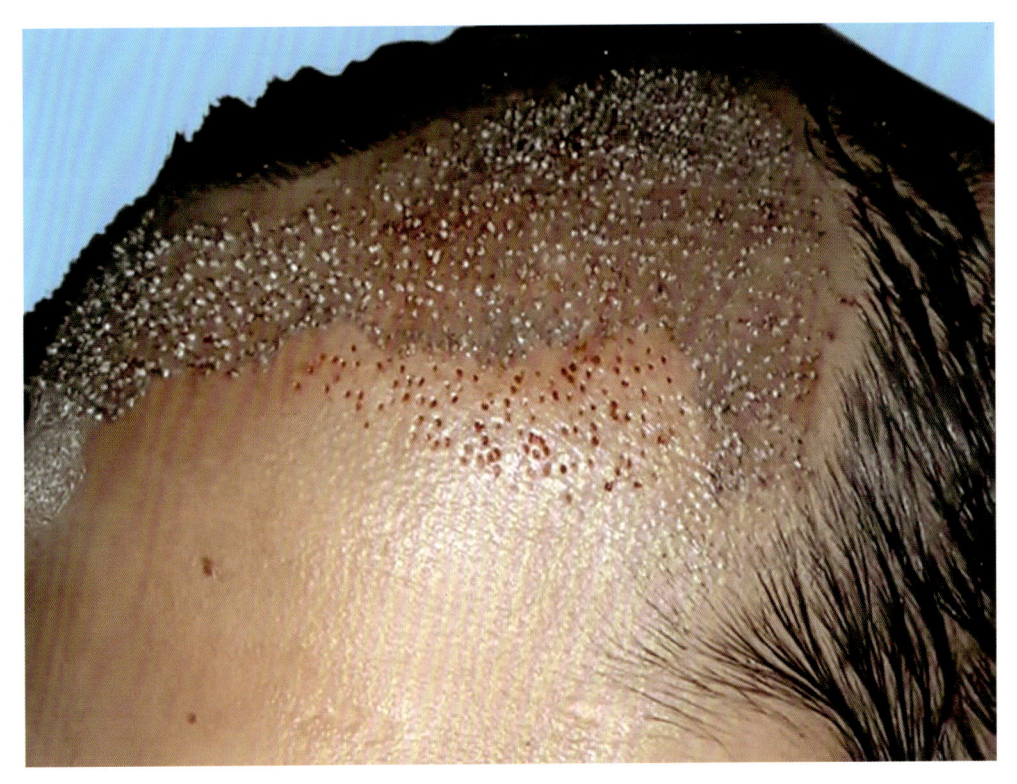

▲ 图 11-22　将错误移植的毛囊提取出来，并植入正确的位置

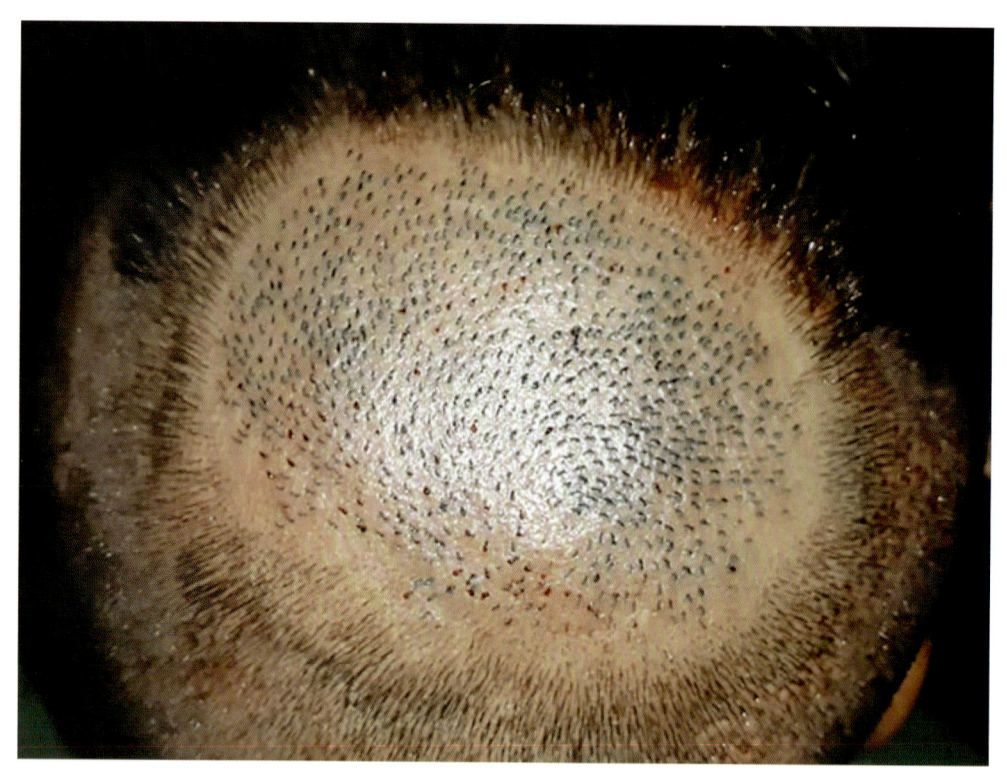

▲ 图 11-23　修复良好的冠区，可见设计精美的发旋向外辐射，并与周围的头发融合

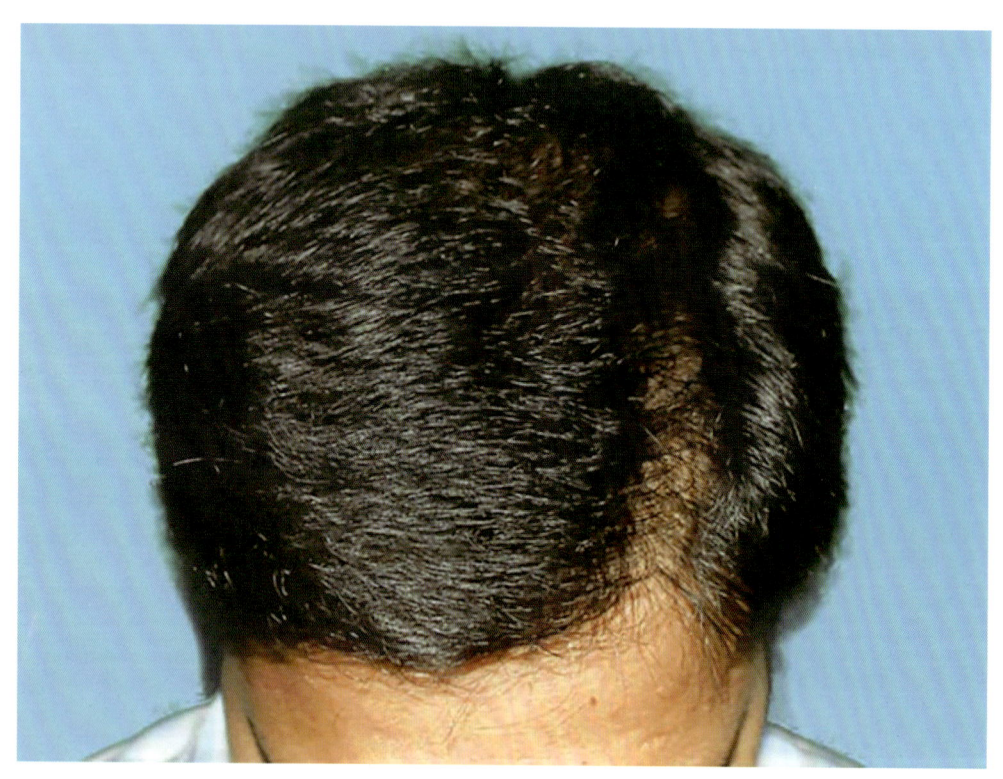

▲ 图 11-24　修复的发际线与额颞角，非常自然。移植后的毛发密度完美契合未秃发区存在的毛发密度

第 11 章 毛发移植的修复

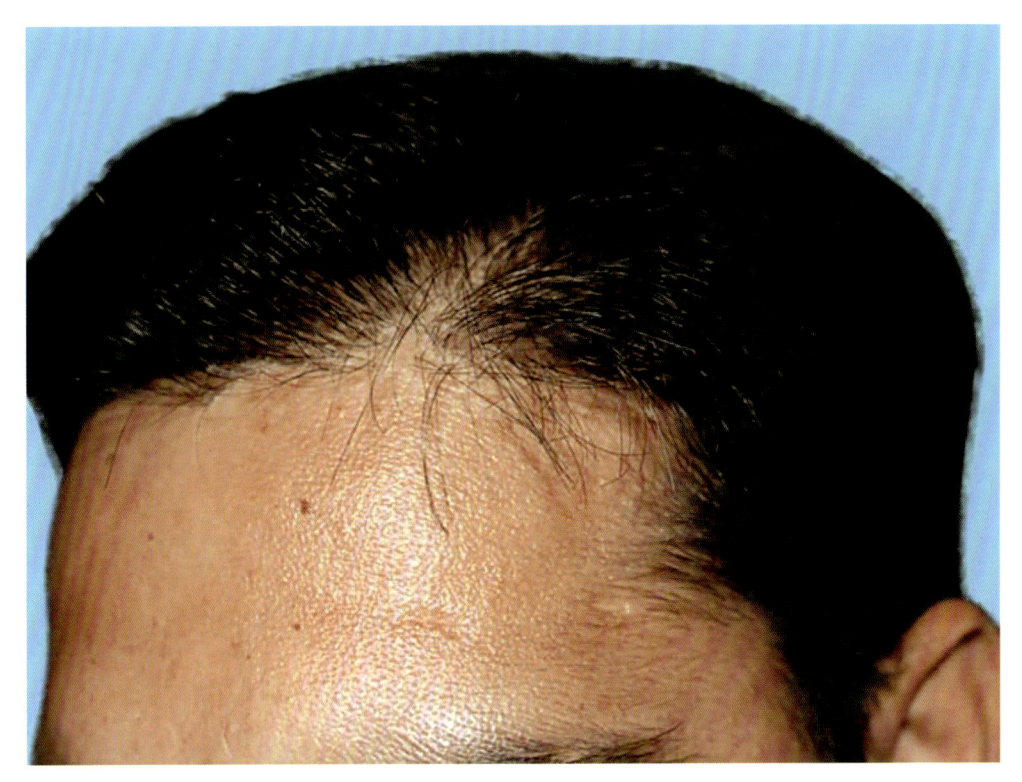

▲ 图 11-25 不规则的发际线与修复的额颞角，术前可见的瘢痕被完美隐藏

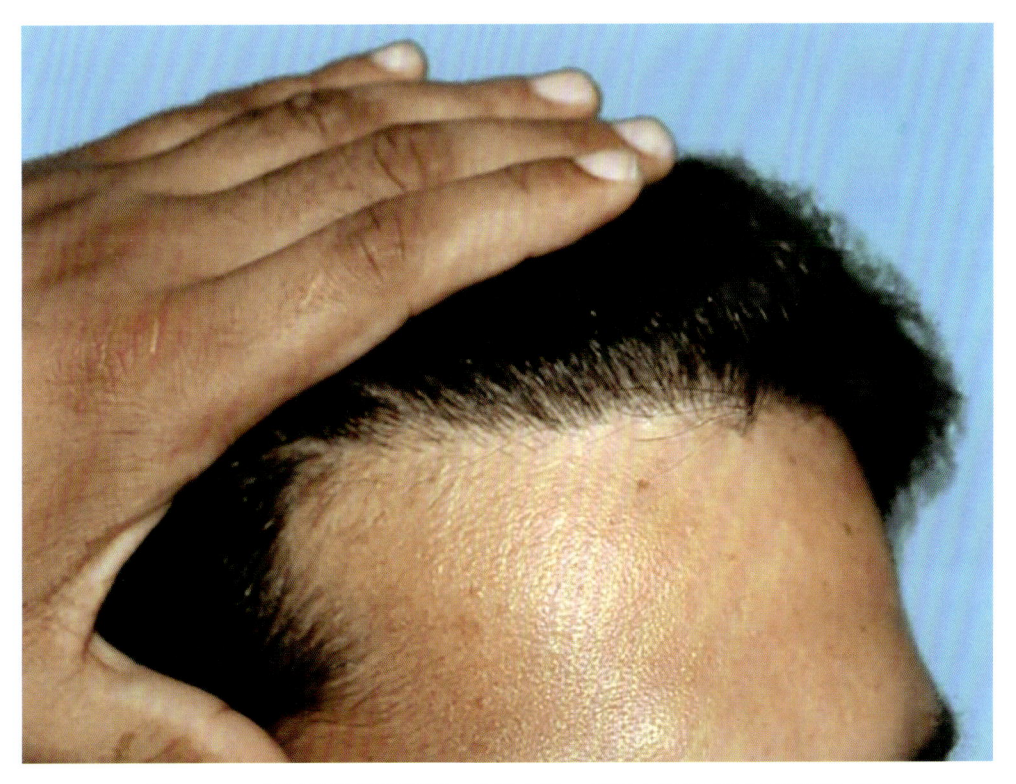

▲ 图 11-26 发际线的近观视野，非常自然。前额右侧的 FUE 瘢痕消失不见

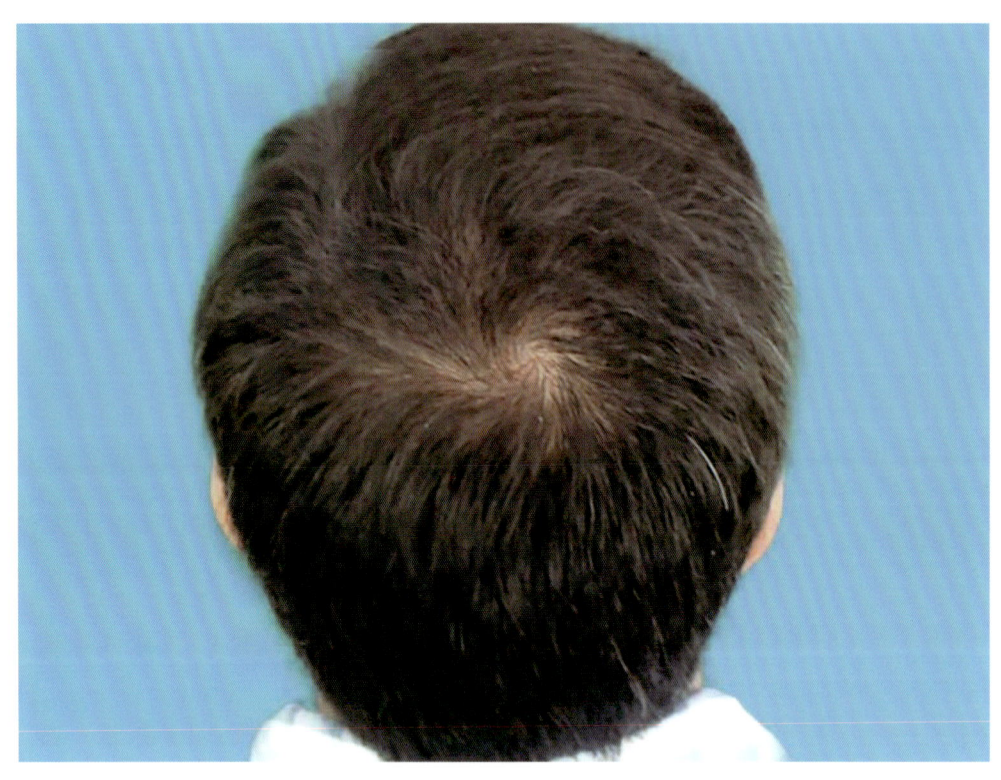

▲ 图 11-27　图示修复后的冠区，可见种植的毛发生长方向顺应了原生发的方向

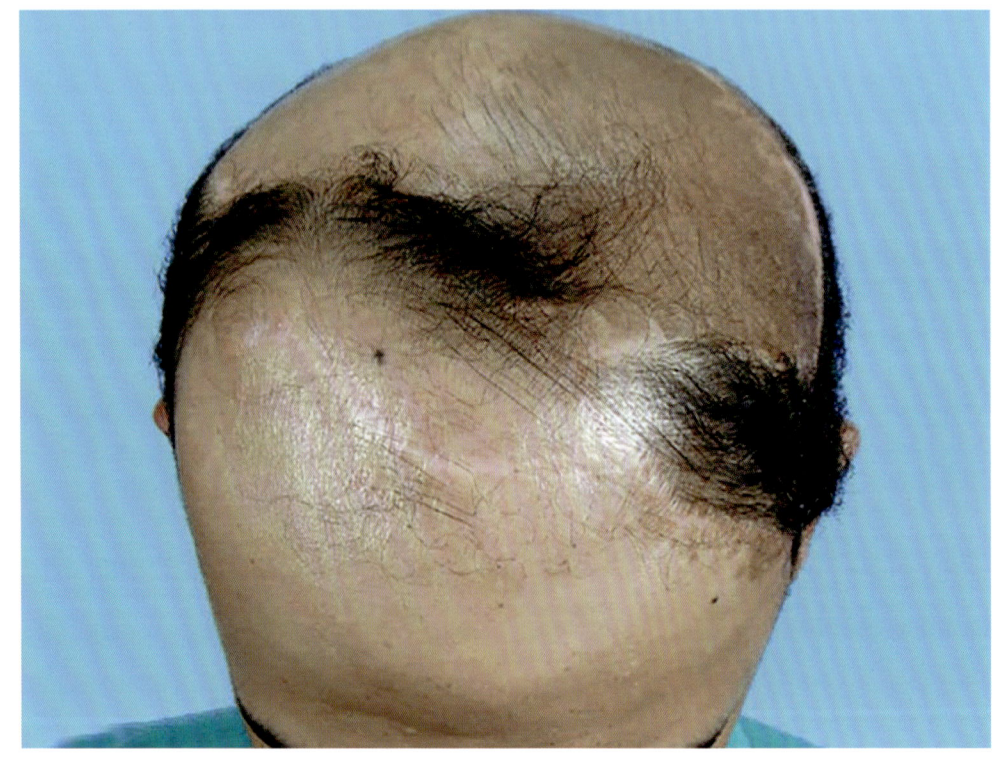

▲ 图 11-28　患者的俯视图显示大范围的秃发区域

第 11 章 毛发移植的修复

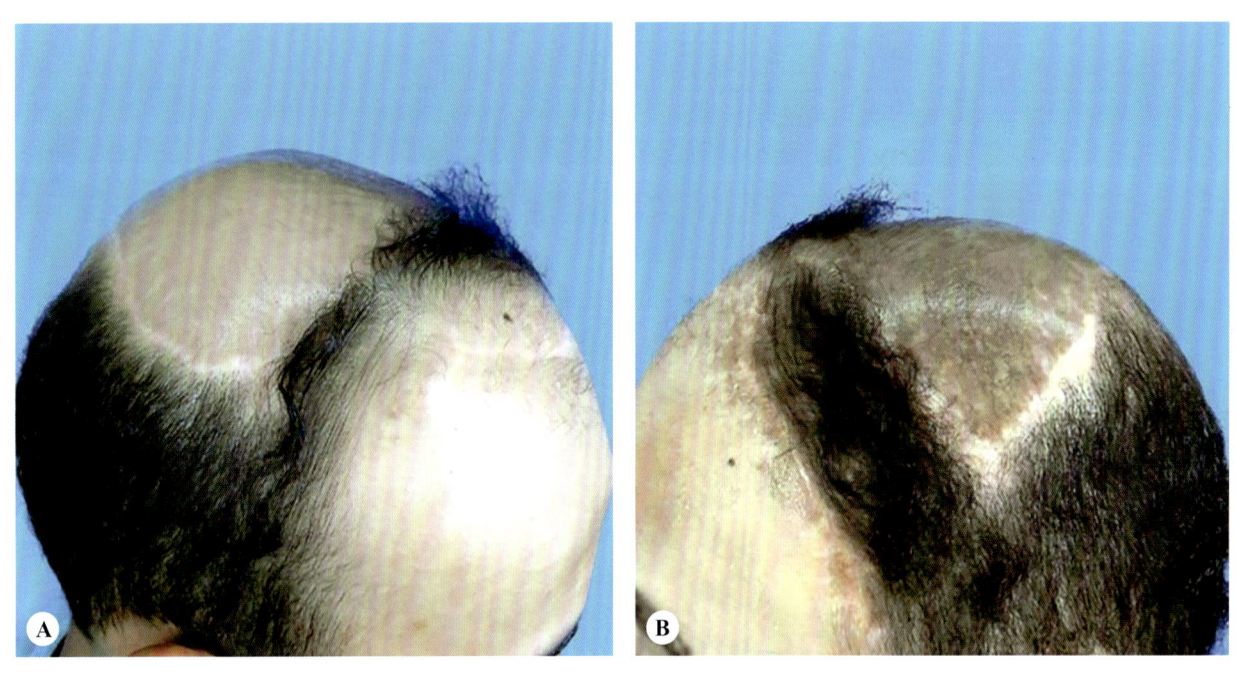

▲ 图 11-29 需要毛发移植的秃发受区与可用的头皮供区

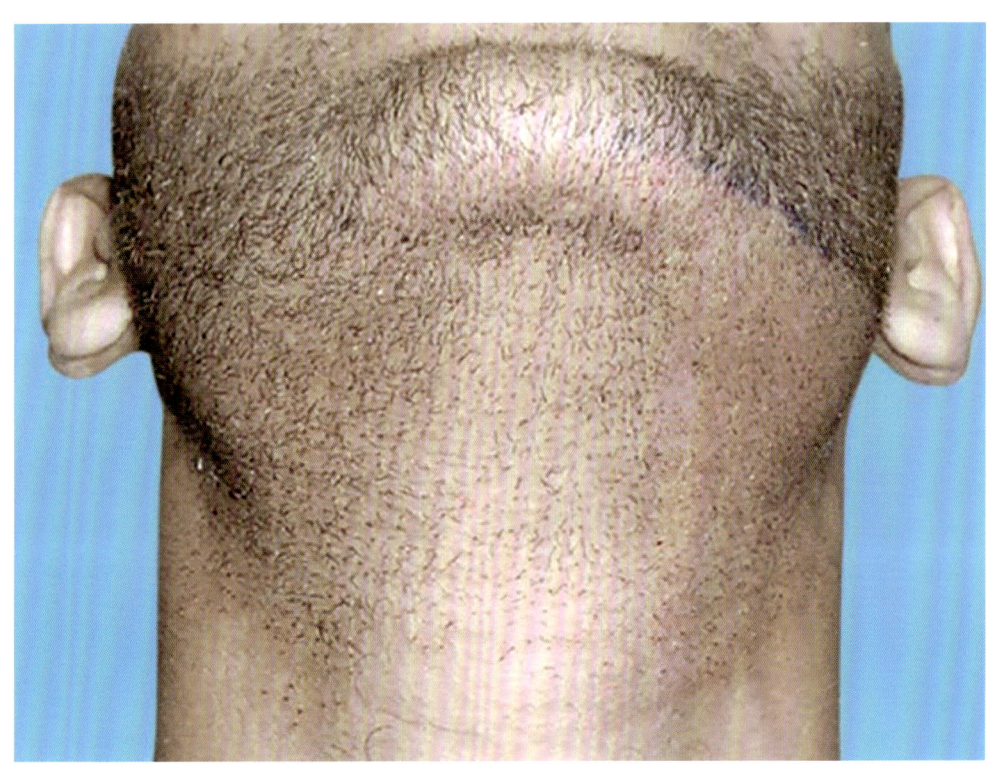

▲ 图 11-30 图示作为主要供体的胡须移植物

143

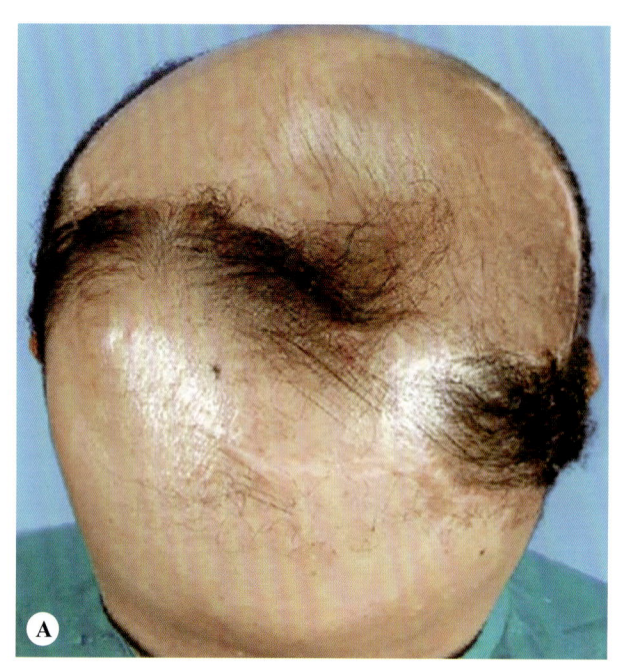

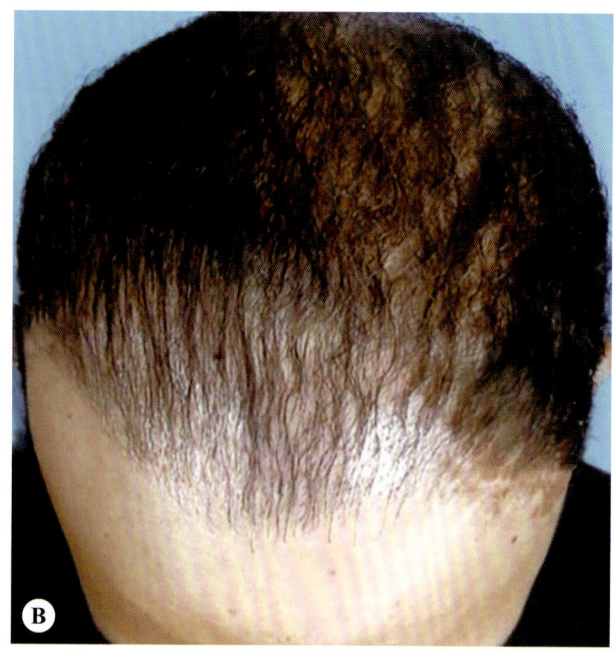

▲ 图 11-31　A. 术前照片；B. 术后照片。Arvind Poswal 及其团队通过 3 次手术，每次耗时 3 天（共计 9 天），最终植入了 10 509 个移植物

（二）Arvind Poswal 的评论

多年来，我常与作者分享经验，一致认同"不做无用功"的原则。

毛发移植的艺术不可能从短期的讲习班或一些视频中就能学习领悟到，它的教授过程需要按以下方式进行。

观察手术，然后协助老师/教授进行手术，继而在老师的监督下进行手术。

这是所有医生都知道的学习毛发移植的正确方法，而不是消耗宝贵的供体区域。以下的链接展示了作者在毛发修复领域的贡献。

- http://fusehair.com/portfolio-posts/sub-gallery-a80/
- http://fusehair.com/portfolio-posts/zayden-3/

总　结

- 目前全世界范围内越来越多技艺不精、经验不足的医生开展毛发移植手术，他们不经意的失败手术导致毛发移植修复越来越常见。
- 如果头皮供区严重受损，无法提供可观的移植物数量，这种情况通常是因为新手医生没有考虑将胡须作为供体，而一味从头皮提取移植物。
- 修复手术常应用于以下这些情况，包括平直发际线、额颞角的填充、毛发植入的角度错误、大 FUT 瘢痕、毛发移植区的发量稀疏。
- 修复手术要求术者必须充分了解前人的失误点，并在术前设计好手术方案。

第 12 章 大量移植与超大量移植
Megasession or Gigasession

Arika Bansal　Pradeep Sethi　Abhinav Kumar　著

黄　鑫　译　蒋文杰　校

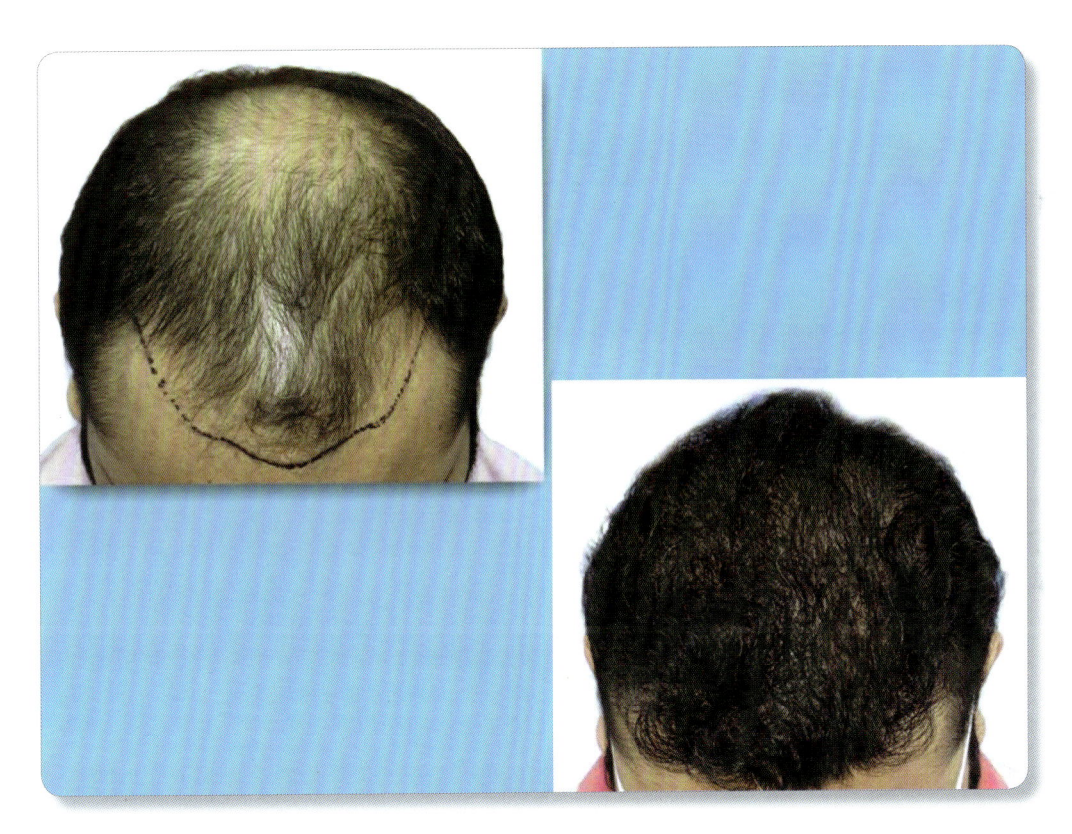

6400 个移植物的超大量移植。

以足够密度覆盖整个秃发区一直是毛发修复科学面临的挑战，足够密度要求至少达到秃发前毛发密度的 50%！这在大多数情况下是不可能的，毕竟供体头皮上可用的移植物数量有限。毛发的下一个来源是胡须和身体其他部位，如胸部（根据作者的经验，除胡须外的其他体毛很难持续生长及长期存活。此外，在使用胡须移植的 2000 多例患者中，胡须移植的术后效果也不及头发移植）。

一、概述

当单次手术疗程涉及超过 2500 个移植物时称为"大量移植"[1]，是头发修复手术领域的一个专业术语。一次移植指在毛发移植医生处的一次就诊并在连续 1~3 天内进行手术治疗，但这个术语是在很久以前定义的，现在几乎所有的头发移植手术都属于超大量移植。因此可将一次移植手术中移植 6000~7000 个以上的移植物称为"超大量移植"。这样的超大量移植治疗对于想一次性完成移植手术的 Norwood Ⅵ 和 Norwood Ⅶ 级秃发患者来说非常必要。我们曾经也质疑过单次移植超过 5000 个移植物的 DHT，但在看到成百上千超大量移植的成功结果后，我们决定与世界分享我们的经验。

我们认为超大量移植取得良好效果有以下两个原因。

- DHT[2] 的预制切口以及移植物最短的离体时间。
- 使用钝针种植器来执行我们的"不触根"原则，在提取、装载和卸载移植物时，只涉及表皮浅层和发干的轻柔处理。

对于外科医生、助手和患者来说，超大量移植都是一个辛苦的过程，因为它需要连续 2~3 天的缜密手术，并且每天要植入 3000~3500 个移植物。因此，我们建议外地患者术后应至少逗留 2 天，以确保移植物在术后得到恰当的护理，并避免因旅途疲惫产生术后问题。

二、患者评估

（一）供区密度

医生对患者的恰当选择是覆盖整个头皮的超大量移植产生良好效果的必要前提。拟行超大量移植的 Norwood Ⅵ 级和 Norwood Ⅶ 级的秃发患者应具备以下条件。

- 供区头皮密度至少为 60~70FU/cm²，并且头皮不存在反向稀疏的现象。另外还要求胡须密度良好，以提供至少 2000 个来自胡须的移植物。
- 如果供区头皮密度低于 50FU/cm²，则要求胡须密度非常好以提供不低于 2500 个优质的胡须移植物，并且胡须与头发的形态应当相近（卷曲、竖直或波浪形）。

（二）头部尺寸

我们经常使用"短头型"和"长头型"来估算所需移植物的量，虽然不完全准确，但在进行全头皮覆盖的超大量移植时仍可以给术者提供有关移植物的预估（图 12-1）。

1. **正常头颅**　正常头颅呈圆形，前后径稍微超过双顶径。头颅指数为 76%~81%。这类 Norwood Ⅵ 级和 Norwood Ⅶ 级的患者需要 6000~7000 个移植物才能完全覆盖。

2. **长头型（头颅指数 < 76%）**　此类型呈现出

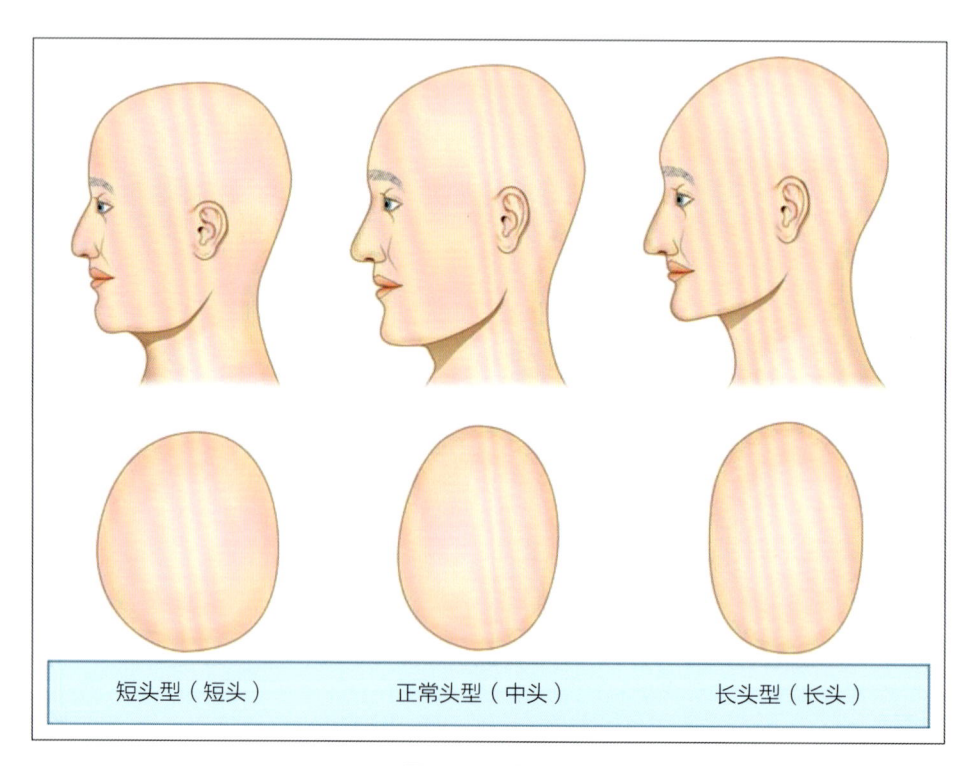

▲ 图 12-1　头颅尺寸

头颅相对较长且面部狭长的情况。这类 Norwood Ⅶ级的秃发患者需要大约 6000 个移植物可达到完全覆盖的效果（图 12-2）。

3. 短头型（头颅指数＞81%） 该类型前后径短于双顶点之间距离，呈现出短而宽的头部，并且枕部扁平。此类 Norwood Ⅶ级的秃发患者则需要超过 10 000 个移植物（图 12-3）。

下面我们将讨论为数不多的几个单次治疗即成功完成全头皮覆盖的 Norwood Ⅶ级秃发病例。

三、病例 1

患者男性，50 岁，Norwood Ⅵ级秃发，要求单次治疗完成头皮全覆盖。经评估该患者需要 7000 以上的移植物。根据其年龄，我们为其设计了相对较高的发际线。另外，来自头皮和胡须的移植物数量有限，尽管我们采用了超大量移植，但仍无法对头顶进行完全覆盖。双方达成共识，随即开展了移植手术，共计使用了 7892 个移植物（图 12-4 至图 12-9）。

四、病例 2

患者男性，35 岁，Norwood Ⅵ级秃发，要求头发移植手术。其头皮供区密度一般，但胡须浓密。头颅表现为短头型，建议移植 10 000 个移植物。我们为其进行了超大量移植，经过两次手术实现了头皮全覆盖（图 12-10 至图 12-14）。

五、病例 3

患者男性，40 岁，Norwood Ⅵ级秃发，要求头发移植手术。其头颅大小正常，大约需要 6000 个移植物可完全覆盖。我们计划一次就诊完成手术，并在 2 天内提取了 6346 个移植物（3300 个来自头皮，200 个来自络腮，2846 个来自胡须）。发际线设计为圆弧形，前额中点距眉心 7.5cm。效果如图 12-15 所示。

六、病例 4

患者，男性，45 岁，Norwood Ⅶ级秃发，要求行毛发移植。该患者呈短头型，需要至少

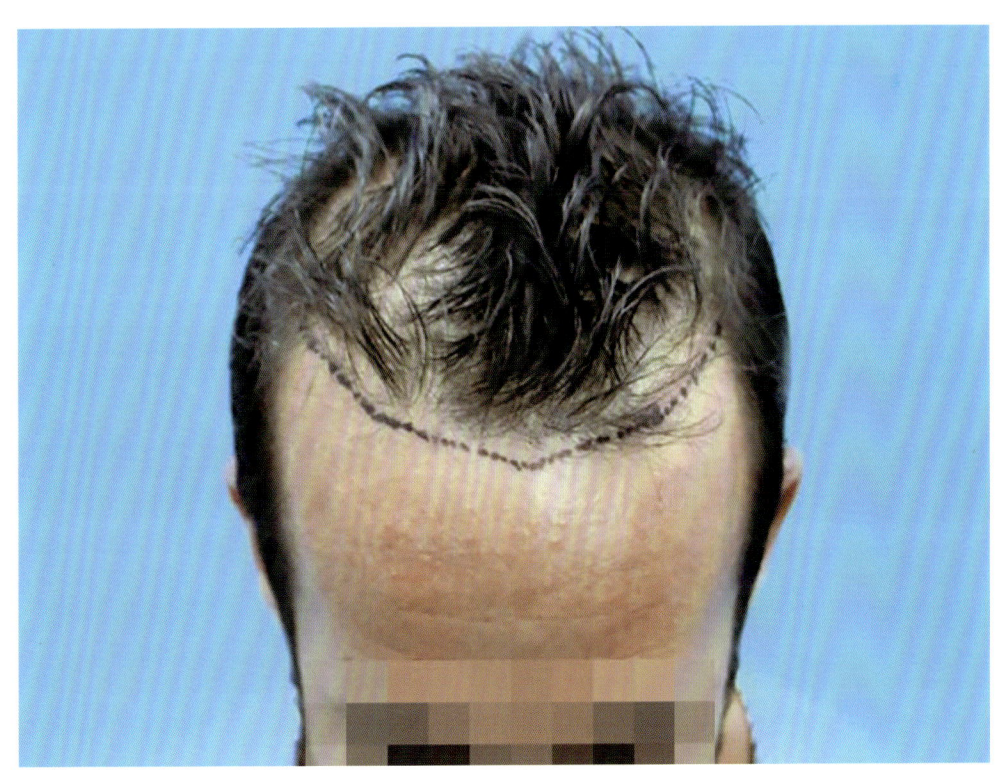

▲ 图 12-2　长头型：呈现出长而窄的头颅

FUE 毛发移植经典概念与技术

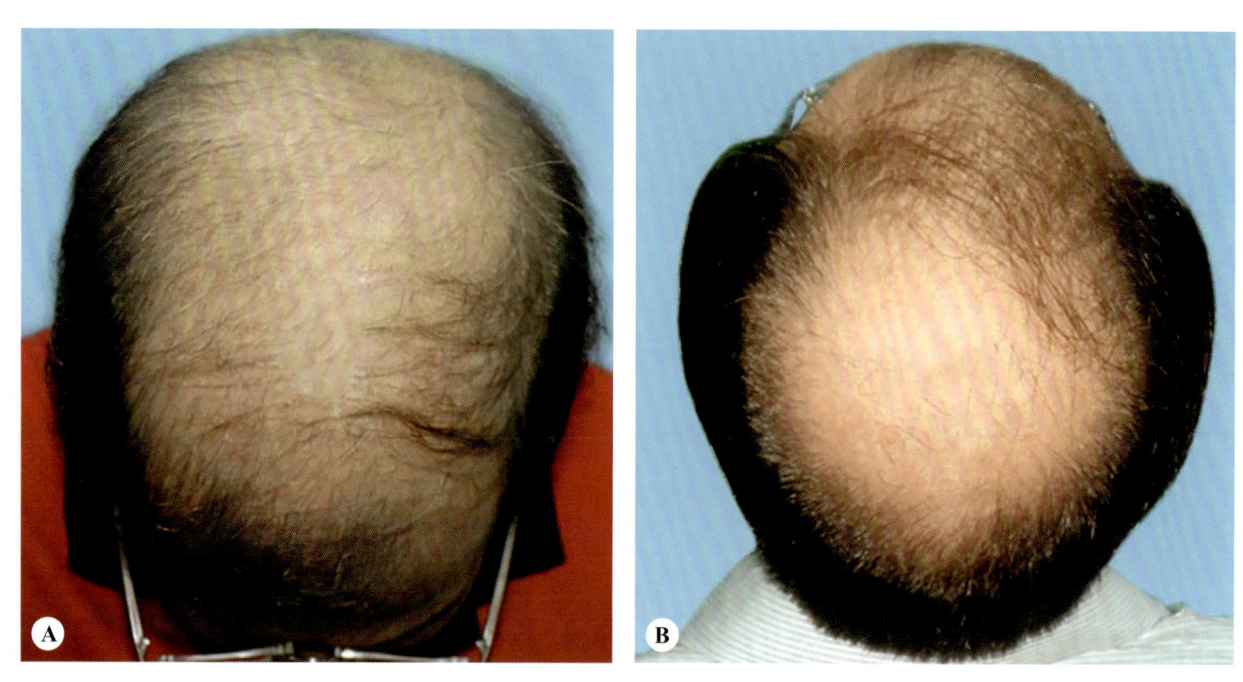

▲ 图 12-3 短头型表现为双顶径更宽并且头颅尺寸更大。以上两个病例均需要超过 10 000 个移植物才能达到平均密度的完整覆盖，所以此类患者实际涉及两个超大量移植

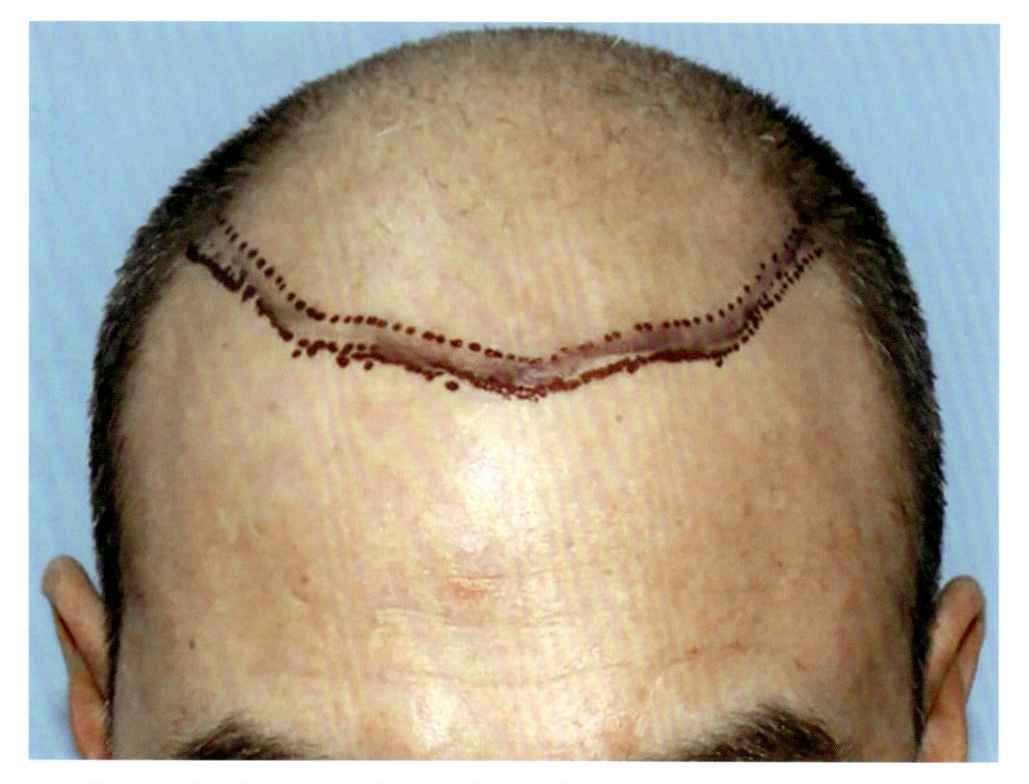

▲ 图 12-4 我们设计了一个多边形的三峰高发际线。两条发际线之间是一个细微不规则区

148

第 12 章 大量移植与超大量移植

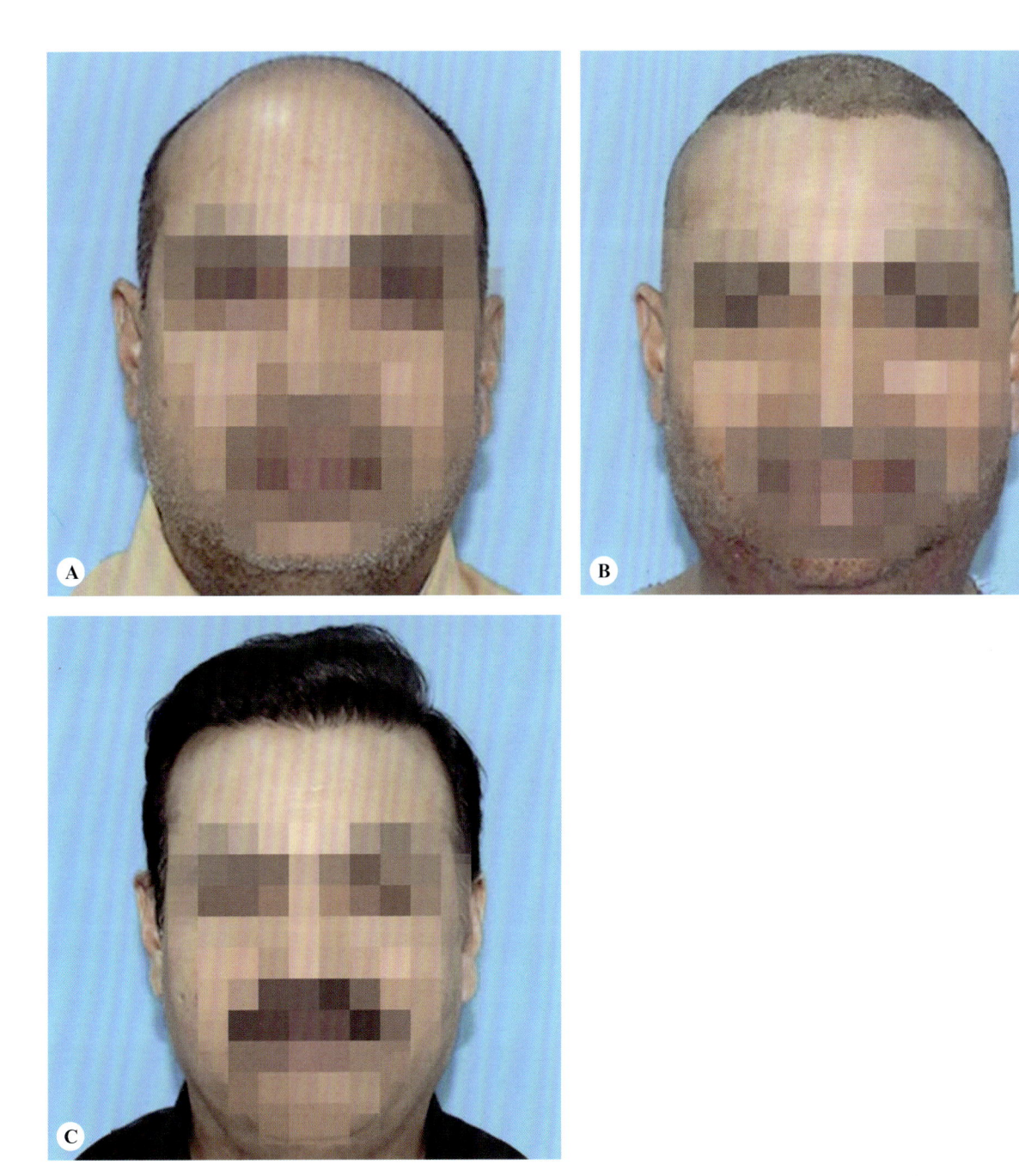

▲ 图 12-5 我们对他的面部进行了设计。将前额发际线中点距离眉心的距离设定为 7.5cm，以平衡其后退的鬓角发际线。该病例共计使用了 7892 个移植物

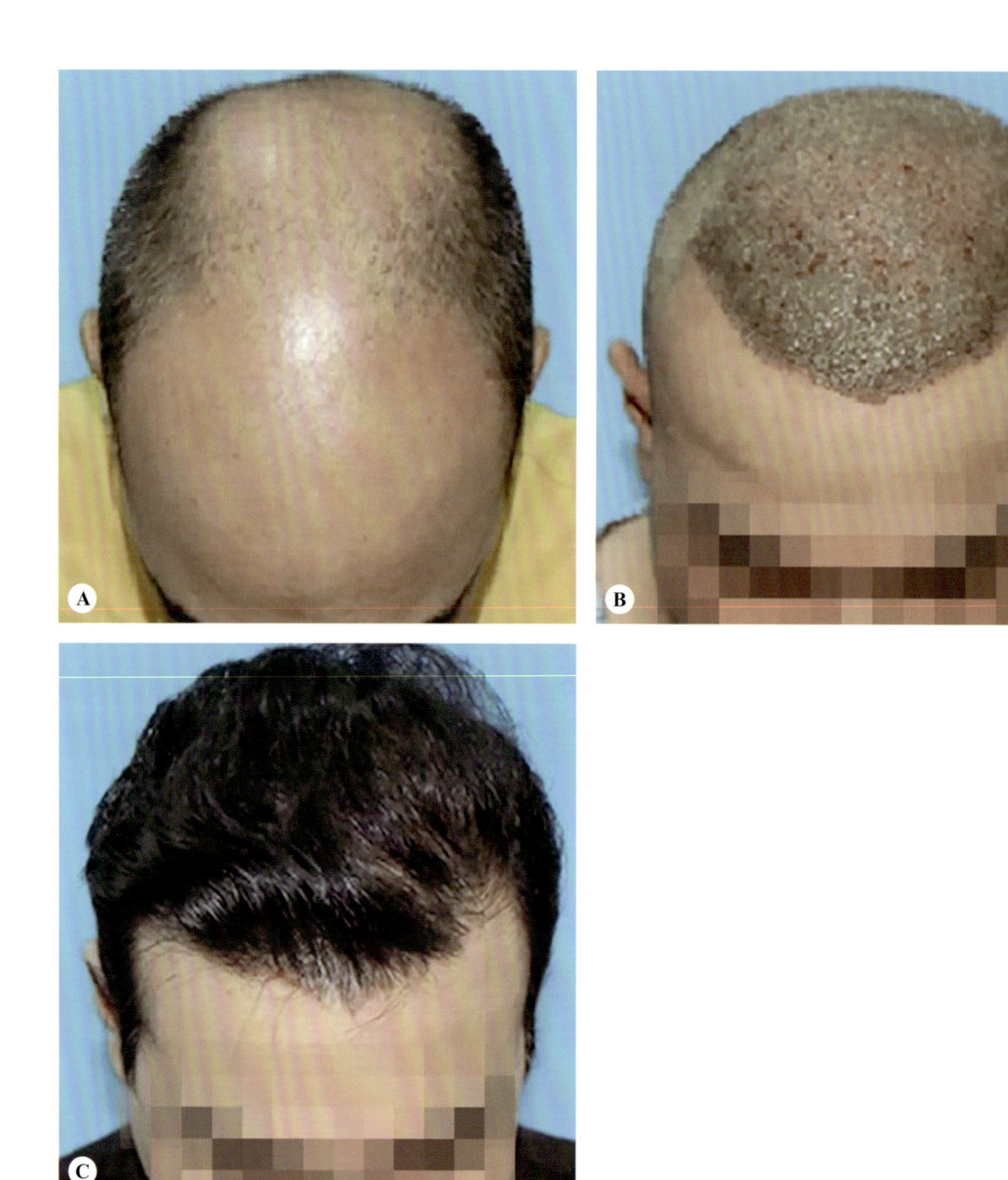

▲ 图 12-6 设计一个三峰多边形发际线，利用美人尖达到视觉上低发际线的效果。由于较高的发际线维持了发际线 – 太阳穴的平衡，因此无须对鬓角进行额外处理。不同区域种植的密度是有差异的，发际线区域密度最高，越靠近头顶，密度越低。头皮的前端区域大约植入 3000 个移植物。发际线区域、前端头皮与头顶均完全使用头发移植物。3666 个胡须移植物则分布在头皮中部与头顶转折点之间的区域。胡须的质感、较粗的直径及竖直的特性使其能完美地隐藏于毛发移植物之中

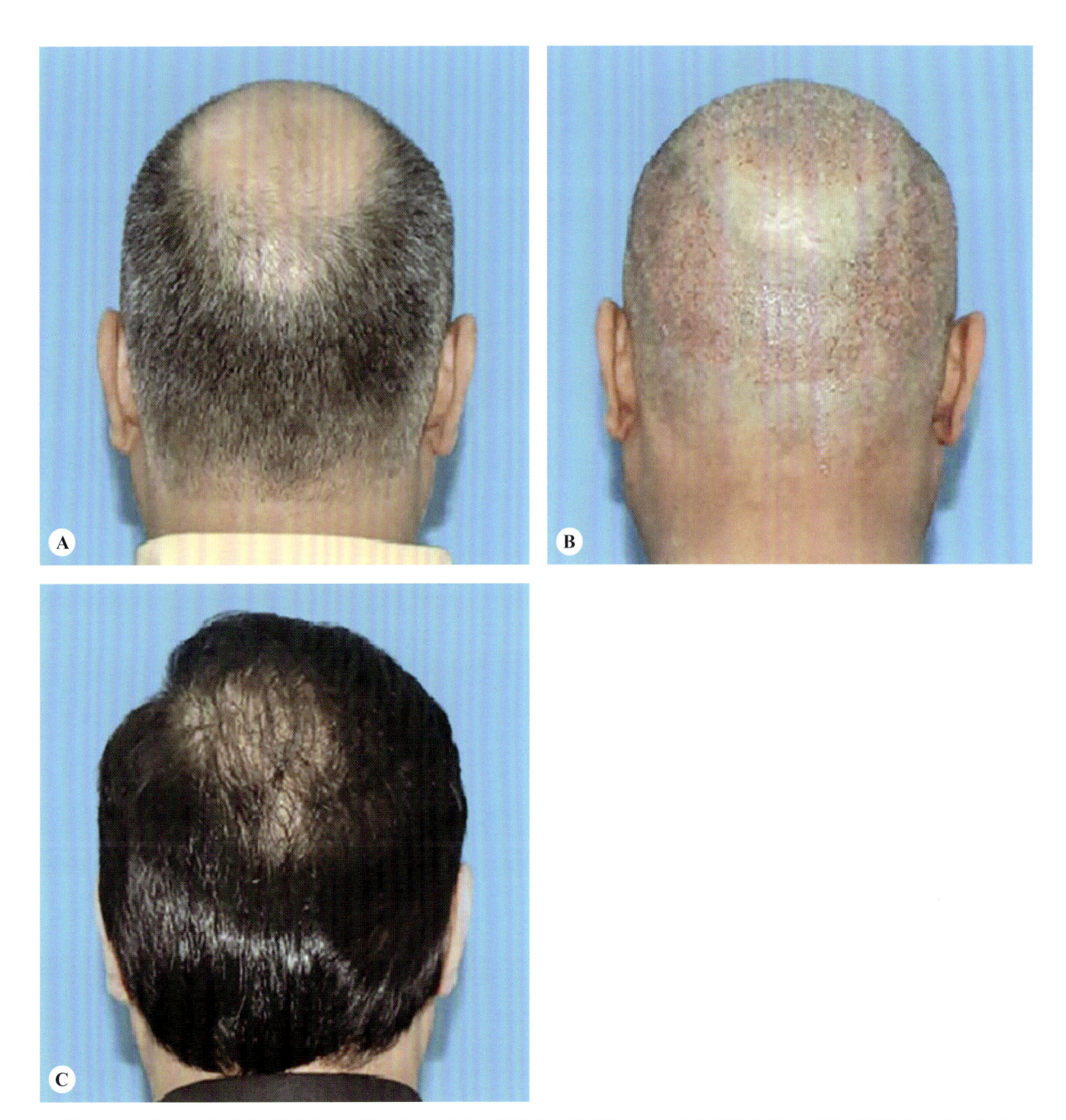

▲ 图 12-7　种植一直进行到冠区的上半部分。冠区上半部分大约需要 1000 个头发移植物。冠区下半部分原有的头发已经跟移植物完美融合在一起。毛发移植物共计 4126 个，每个移植物几乎都包含 2～3 个毛囊。即便提取了 4126 个移植物后，供区依然保持着良好的头发覆盖状态

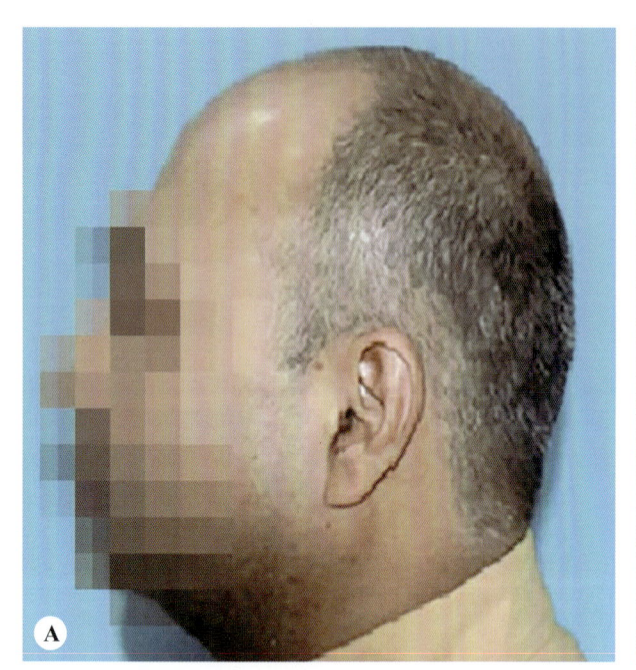

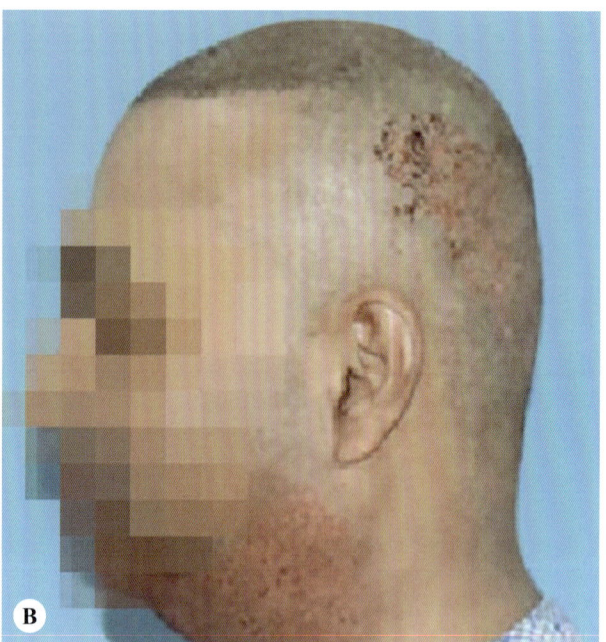

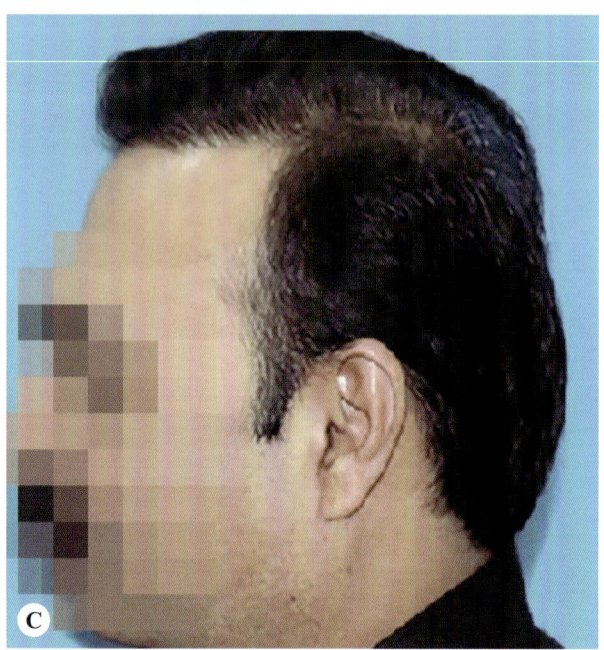

▲ 图 12-8　供区横跨头皮直到耳郭上方。未进行鬓角发际线的重建

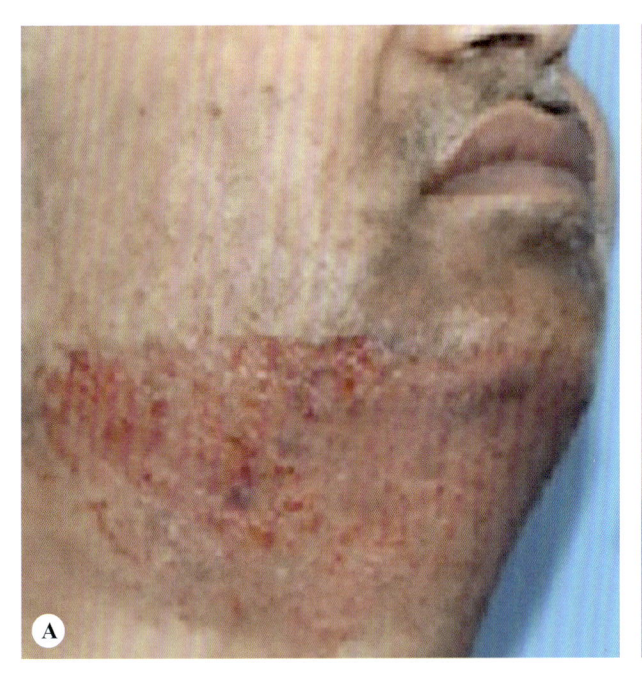

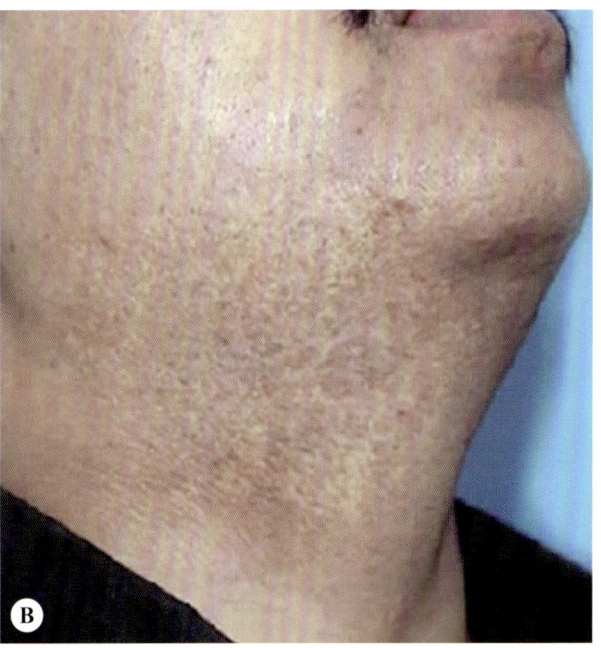

▲ 图 12-9 单次提取 3666 个移植物的胡须供区，分别为术后即刻的照片与术后 8 个月的照片

10 000 个移植物才能完全覆盖头皮，我们计划通过 2 次移植来达到目的。设计发际线的高度为 8cm，并通过美人尖来营造视觉上的低发际线效果。发际线及其两端的 M 角完全采用头皮毛发移植物。种植密度从前往后逐渐降低，发际线处最密。头顶处采用扇形技术，按放射状植入了近 3000 个移植物。两次手术共计植入了 10 300 个移植物（图 12-16）。

七、病例 5

患者，男性，55 岁，Norwood Ⅵ级秃发，要求行毛发移植。该患者呈短头型，需要约 10 000 个移植物才能完全覆盖头皮。我们通过 3 次移植达到了目的（图 12-17 至图 12-21）。

八、超大量移植的技术难点

从技术上讲，超大量移植在许多方面都更具有挑战性。首先在手术最开始就必须评估患者的头皮和胡须移植物的量。这类手术通常需要从胡须供区提取超过 2500 个移植物，以及头皮供区超过 3000 个移植物。头型越大，需要的移植物就越多。此类患者可能需要一次超大量移植或者一次超大量移植外加一次小移植。如果患者发生逆行性头发稀薄，则更依赖于胡须移植物甚至胸部移植物，而不是头皮移植物来实现全覆盖。

在我们的 DHT 技术中，几乎任何时候都需要有 5~6 名助手在场。DHT 技术包括 3 个过程：①画线；②提取；③种植。3 个过程可以同时进行，

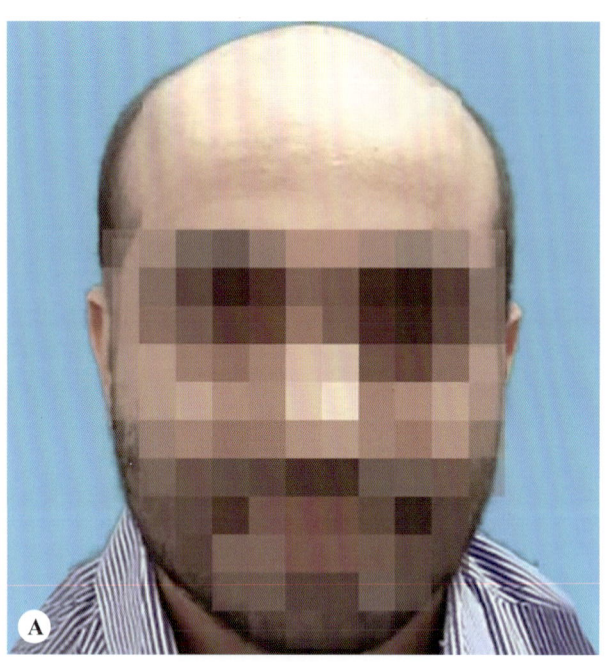

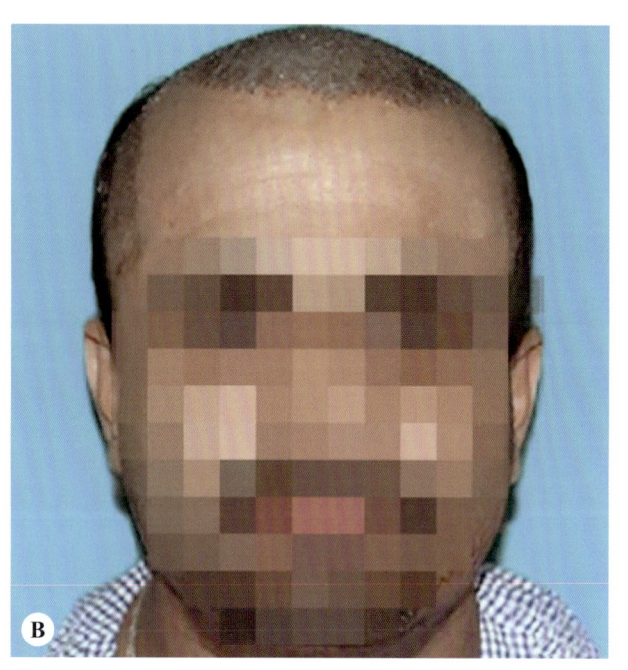

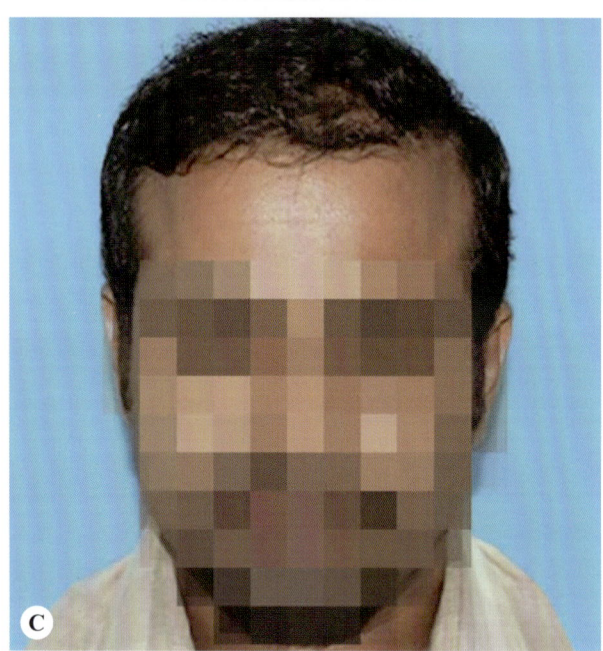

▲ 图 12-10　首次移植手术共计提取了 7900 个移植物，其中 3900 个来自头皮，4000 个来自胡须。由于患者头皮供区密度高，并且愿意提取所有胡须作为移植物，因此我们为其设计了一个较低的发际线，距眉心 7.5cm

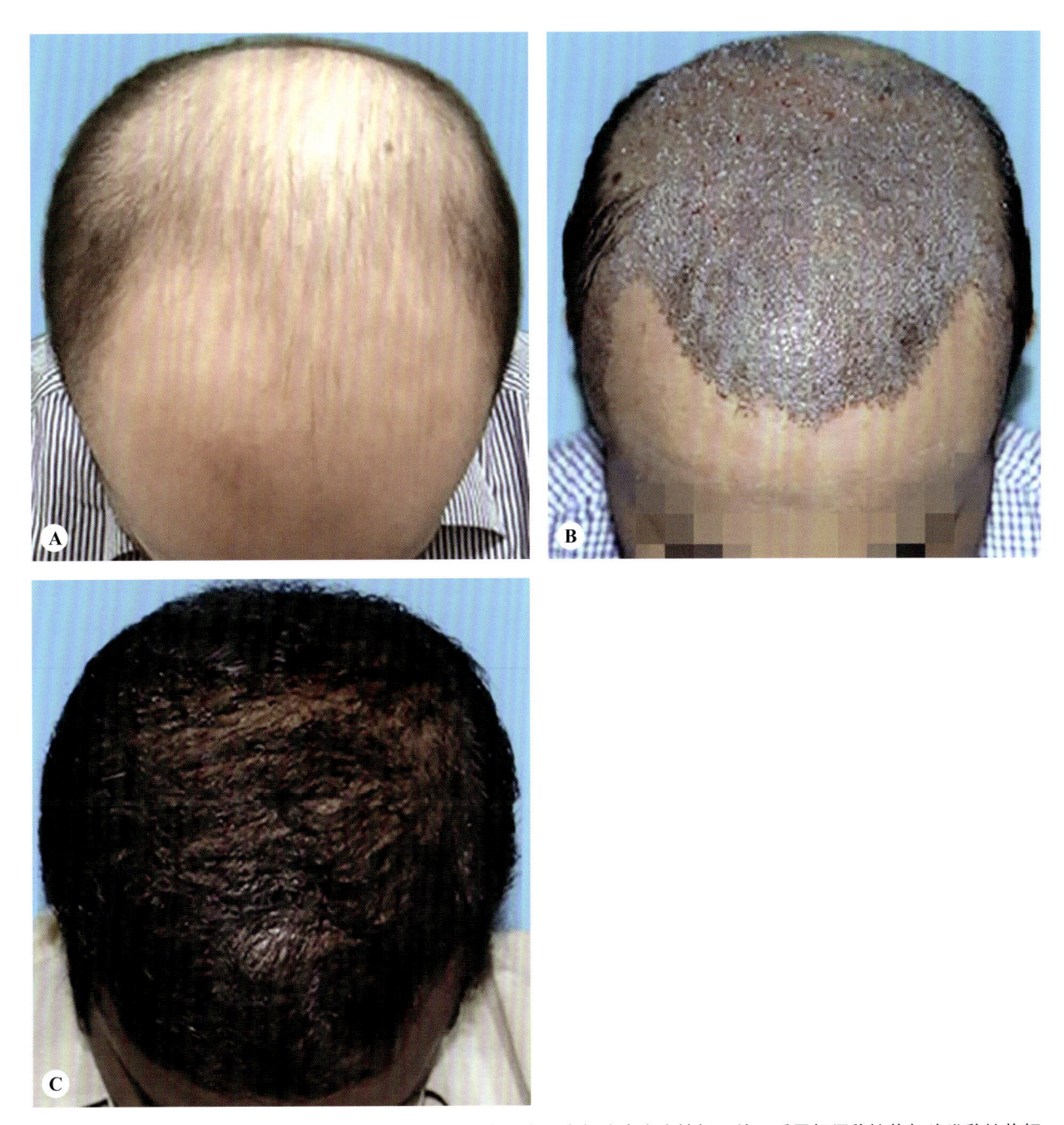

▲ 图 12-11　受区的移植密度是分层的，前额部分密度最高，中部头皮密度较低，并且采用胡须移植物与头发移植物相结合的方式。植入头发移植物重塑发际线两端的 M 角，并进行加密处理

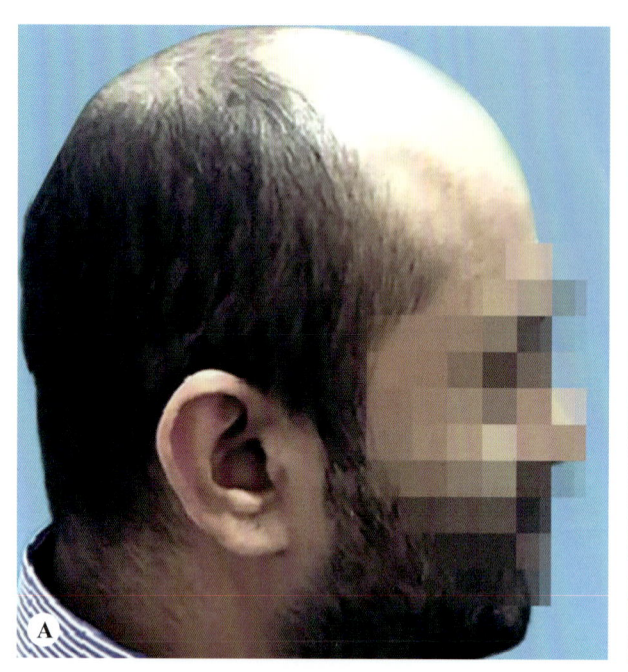

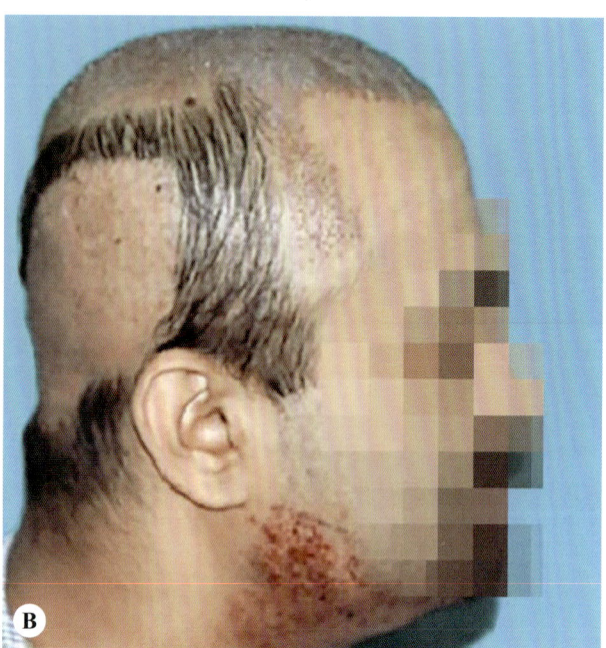

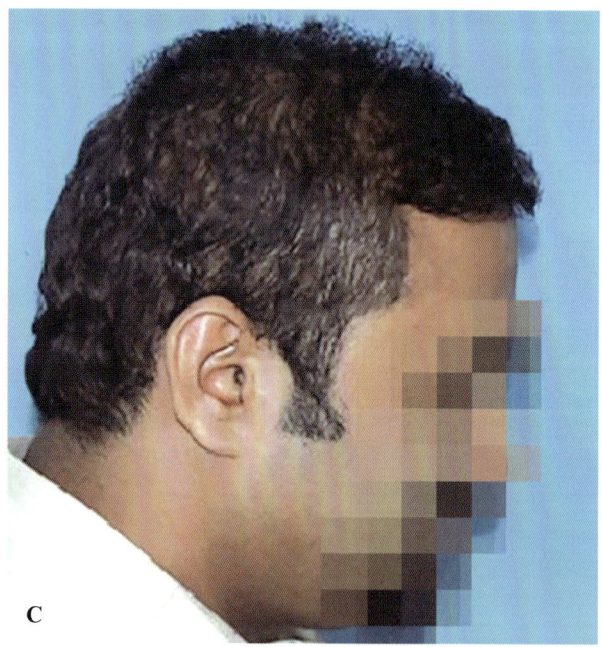

▲ 图 12-12　利用头发移植物重塑鬓角以维持发际线 - 太阳穴的和谐，每侧鬓角各植入 200 个移植物

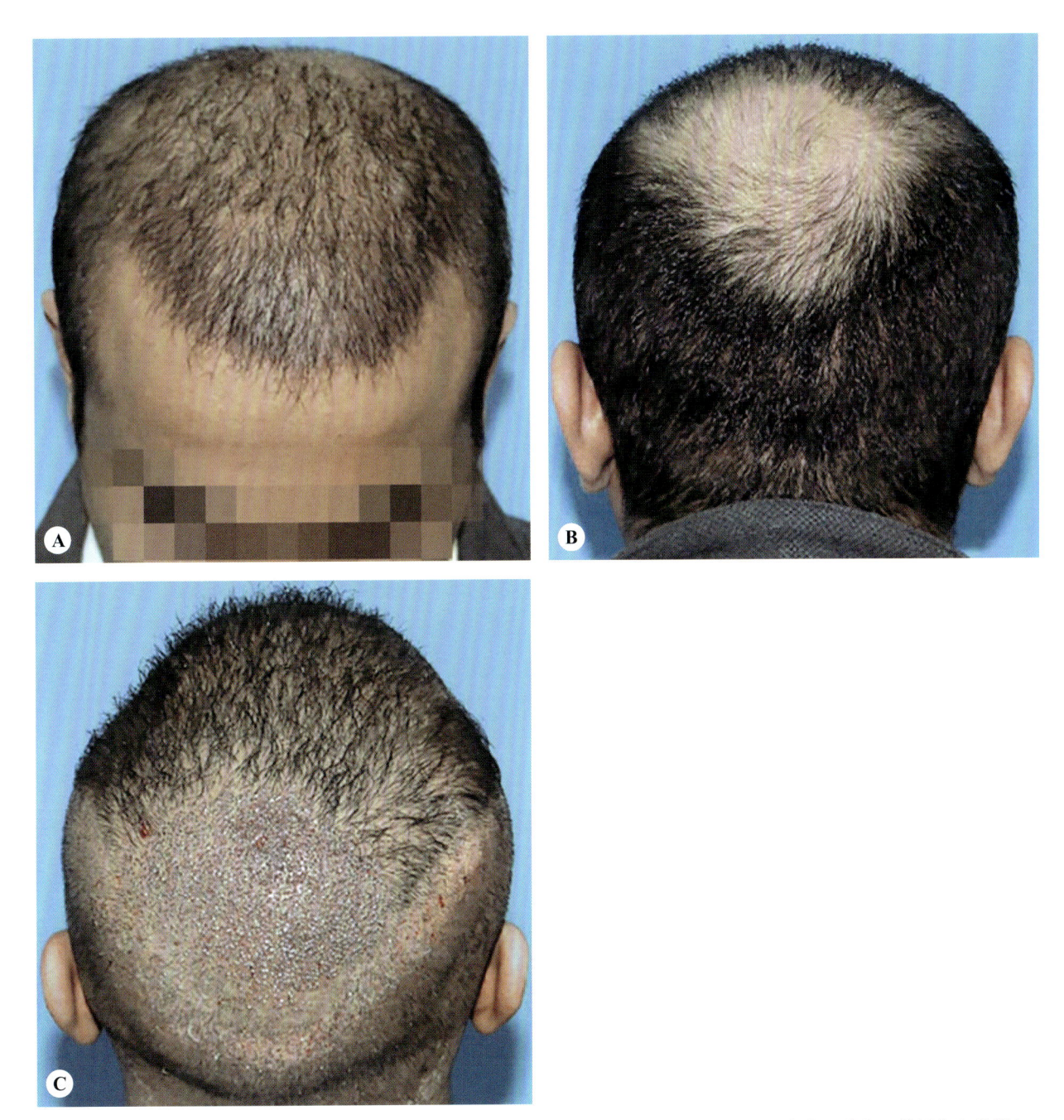

▲ 图 12-13 鉴于首次移植的毛发生长状况非常好，患者遂于 2 个月后进行 2 次移植治疗头顶秃发。供区恢复非常好。此次移植共提取了 2510 个移植物以覆盖头顶秃发区

FUE 毛发移植经典概念与技术

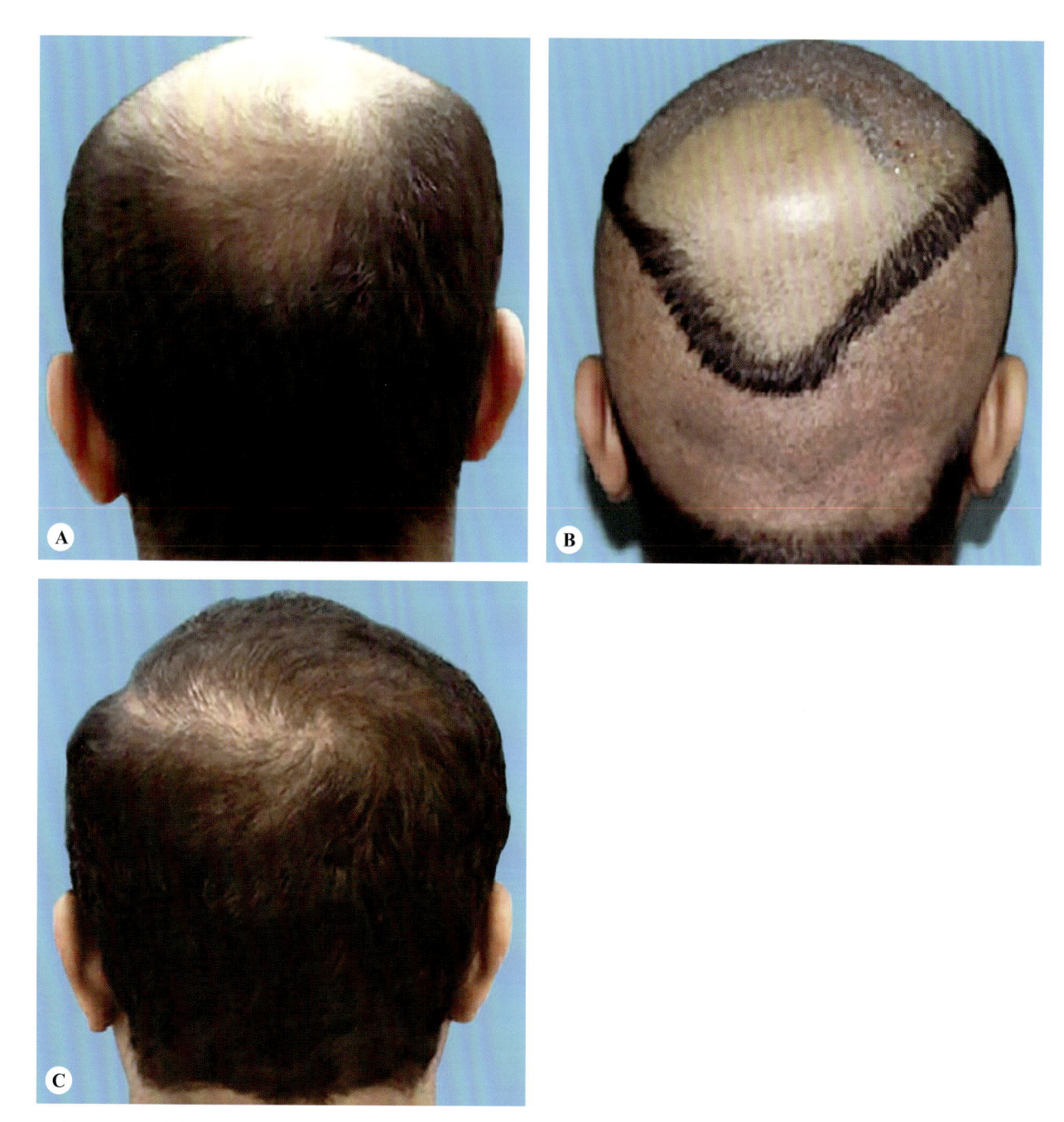

▲ 图 12-14 该病例耗时 8 个月，共计 2 次提取了 10 410 个移植物对头皮进行了全覆盖移植。中间照片展示的是第一次移植的术后即刻状态

第 12 章 大量移植与超大量移植

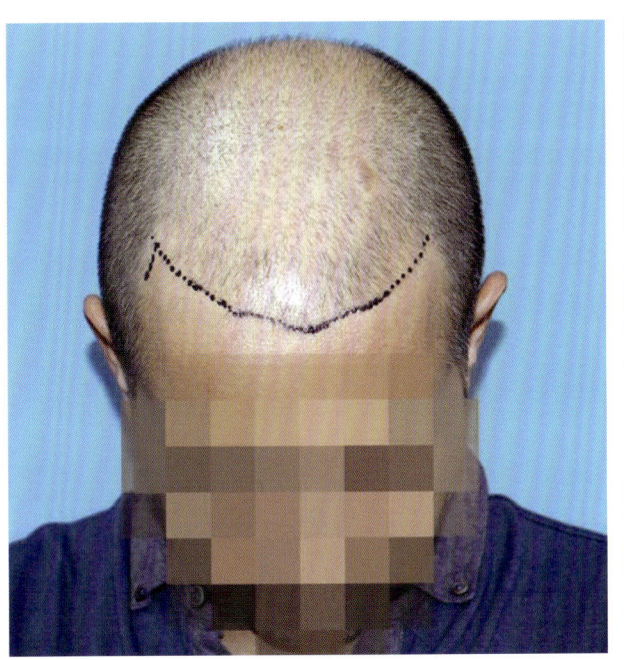

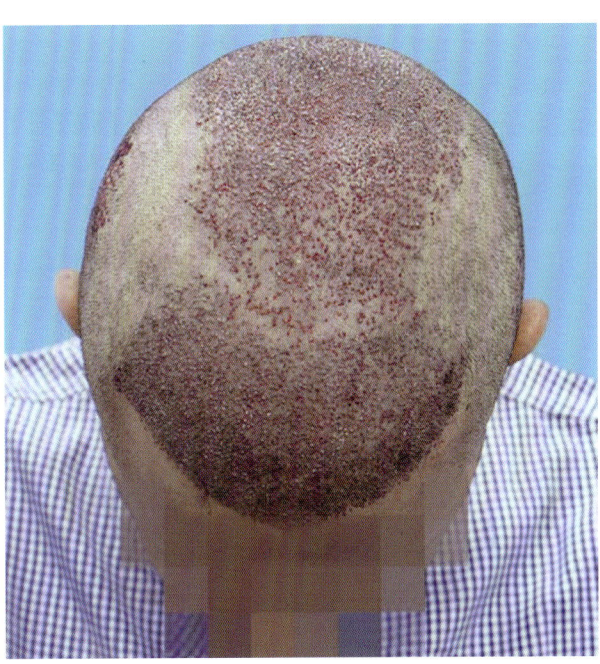

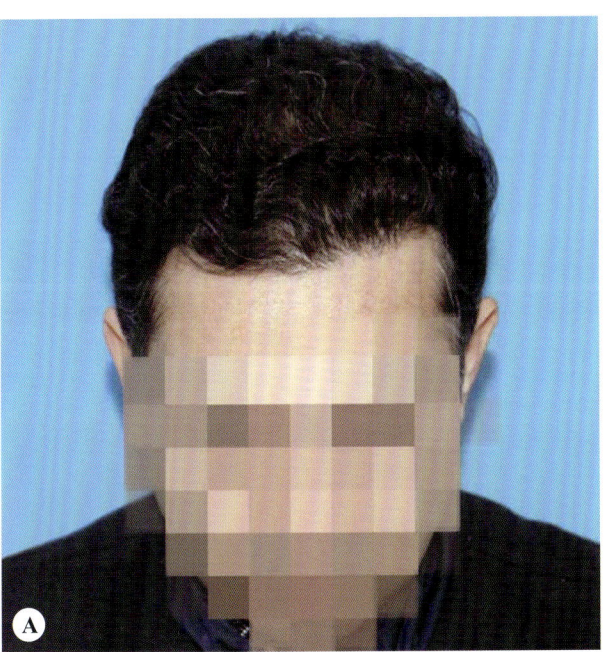

▲ 图 12-15 分别为患者术前、术后及术后 8 个月的照片。共计 7930 个移植物

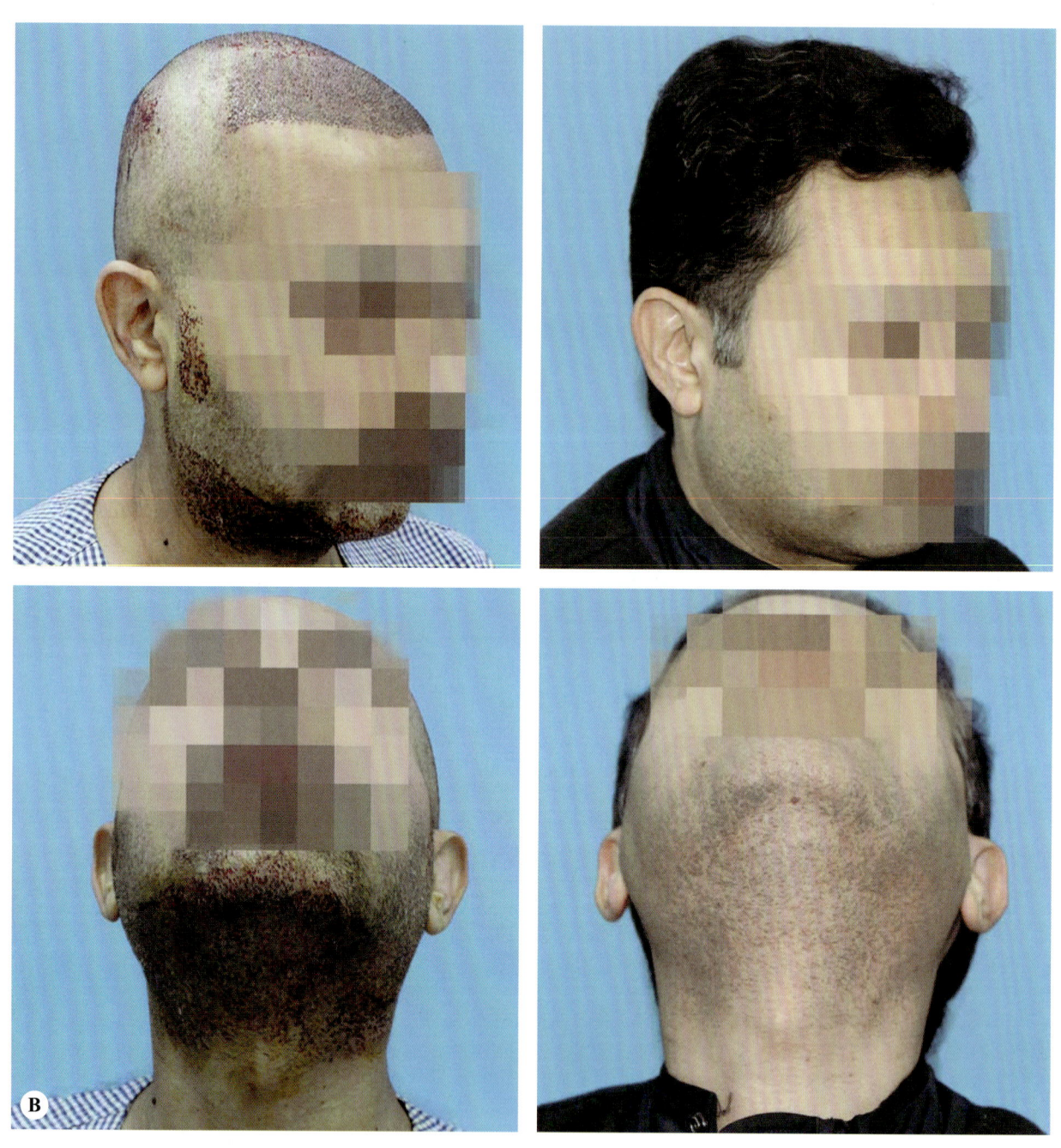

▲ 图 12-15（续） 分别为患者术前、术后及术后 8 个月的照片。共计 7930 个移植物

第 12 章 大量移植与超大量移植

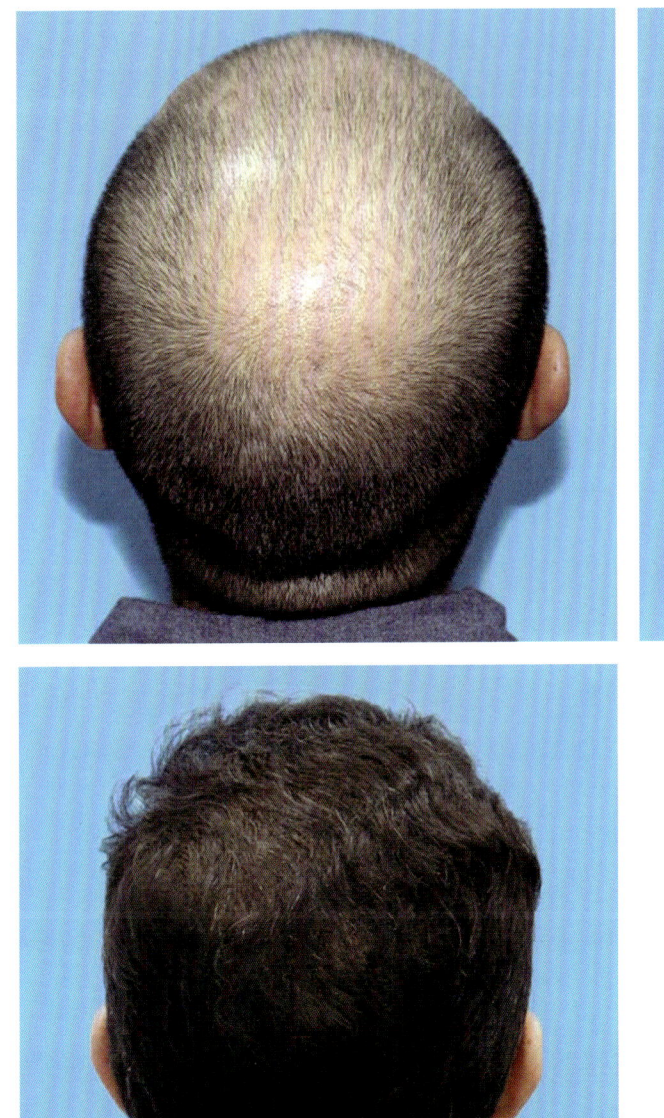

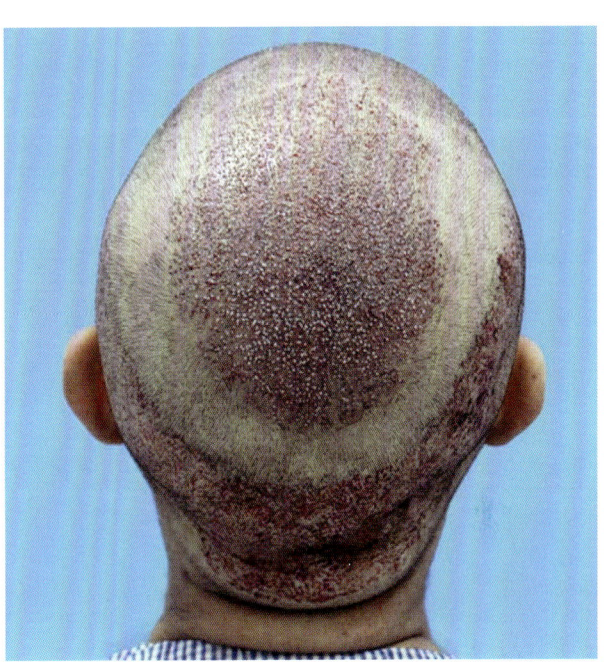

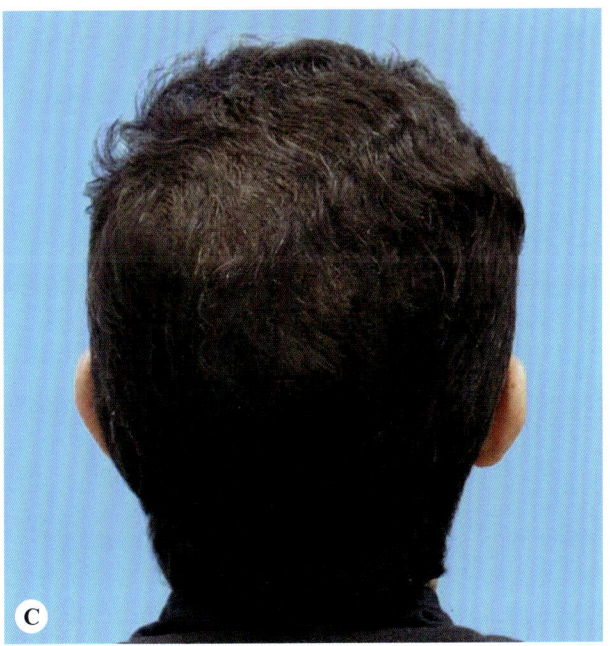

▲ 图 12-15（续） 分别为患者术前、术后及术后 8 个月的照片。共计 7930 个移植物

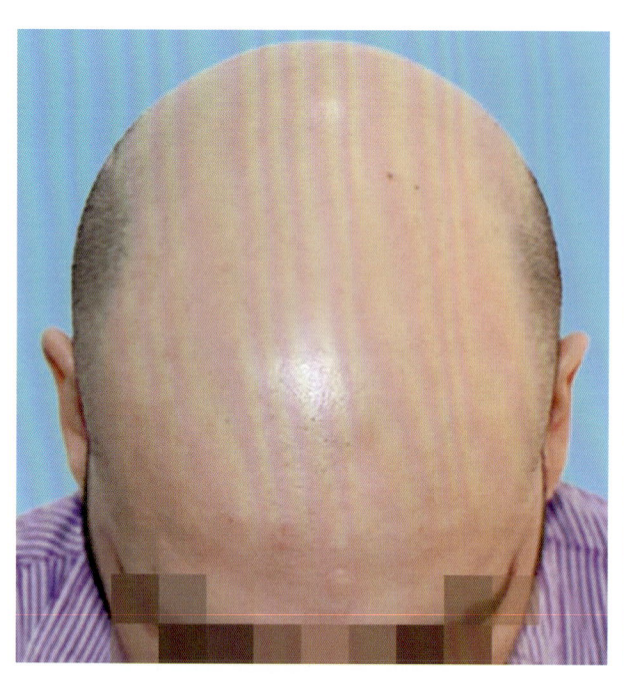

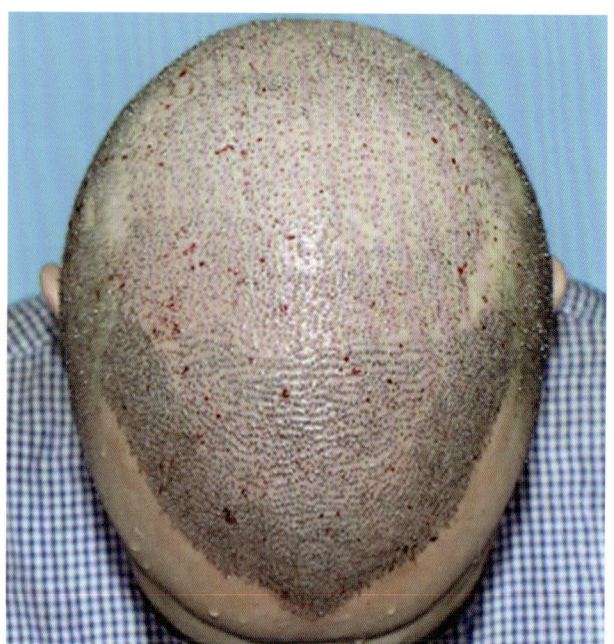

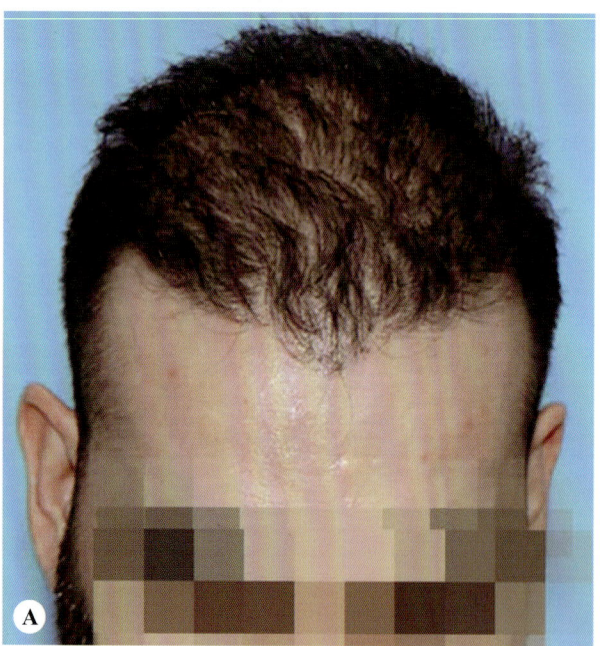

▲ 图 12-16 该患者通过两次外科手术共计植入 10 300 个移植物，这组照片分别展示了术前、术后即时及术后 10 个月的状态。头顶前 2/3 头皮的植入密度是每平方厘米 50 个移植物，但最后的存活密度却不是最高的，原因是种植过密易致血管损伤而导致血供受损。另外，对于头皮 - 头发颜色对比度高的患者，要注意不要过分追求密度

第 12 章 大量移植与超大量移植

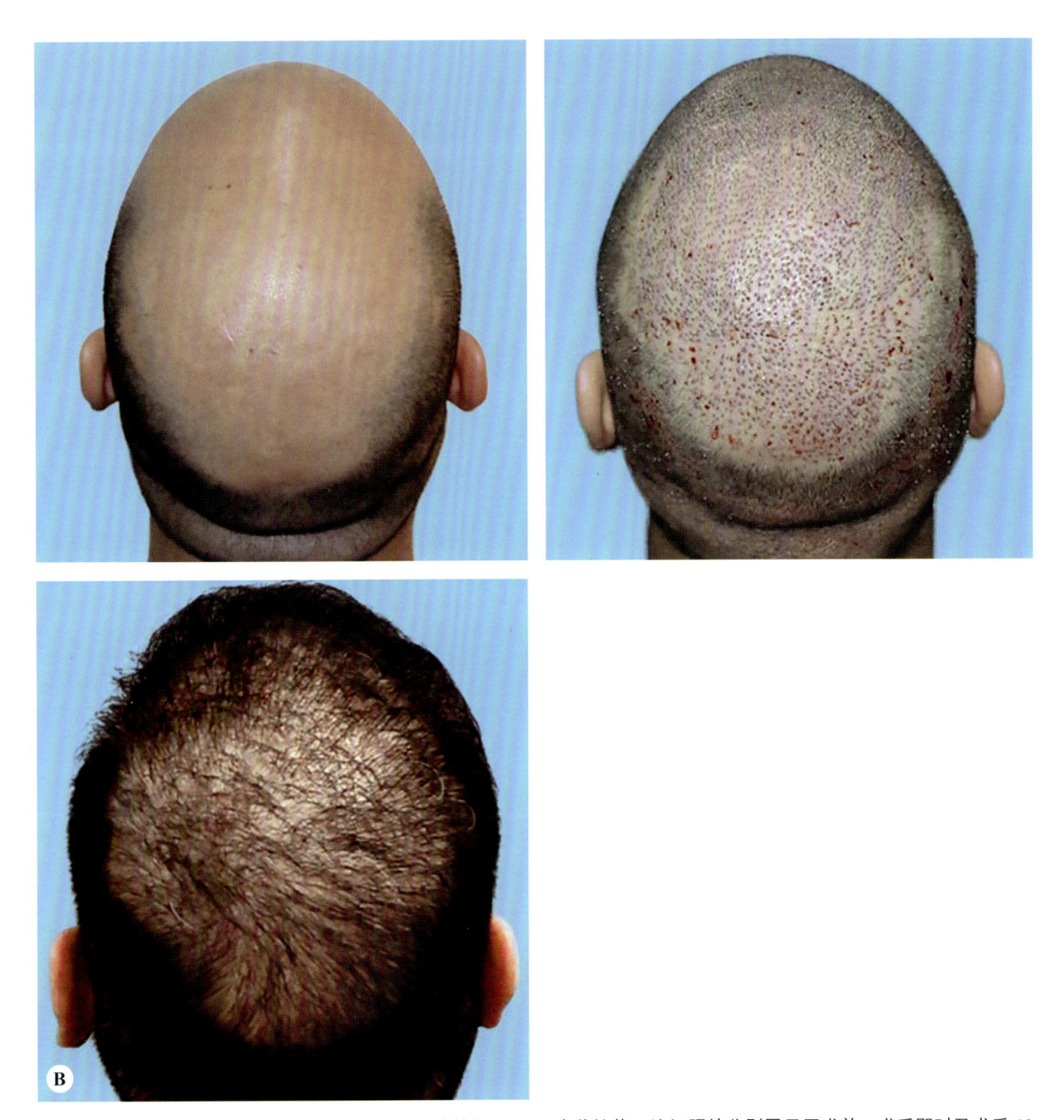

▲ 图 12-16（续） 该患者通过两次外科手术共计植入 10 300 个移植物，这组照片分别展示了术前、术后即时及术后 10 个月的状态。头顶前 2/3 头皮的植入密度是每平方厘米 50 个移植物，但最后的存活密度却不是最高的，原因是种植过密易致血管损伤而导致血供受损。另外，对于头皮 - 头发颜色对比度高的患者，要注意不要过分追求密度

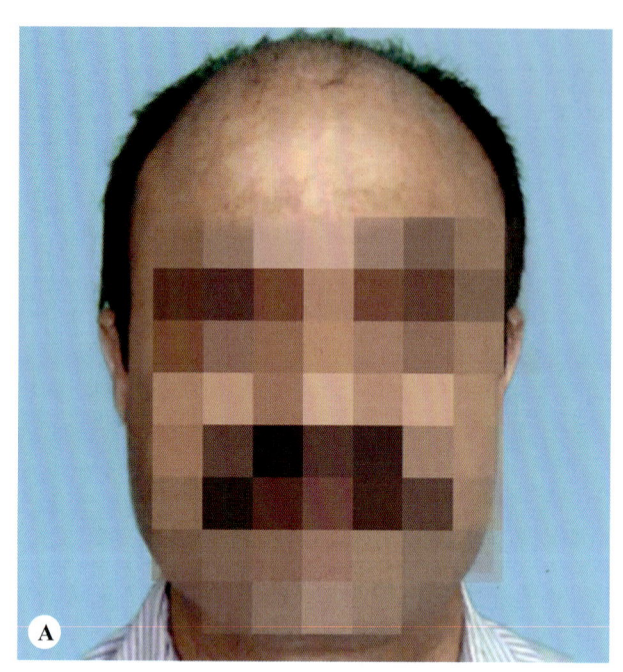

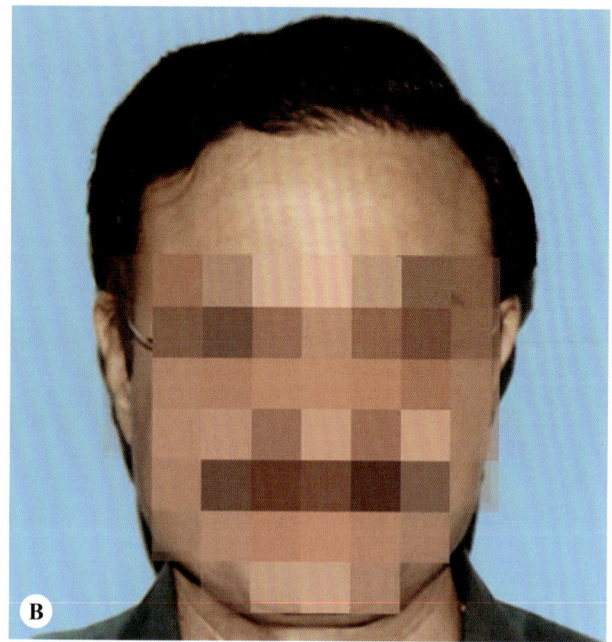

▲ 图 12-17 该病例设计了一弧形发际线以适应患者的头型

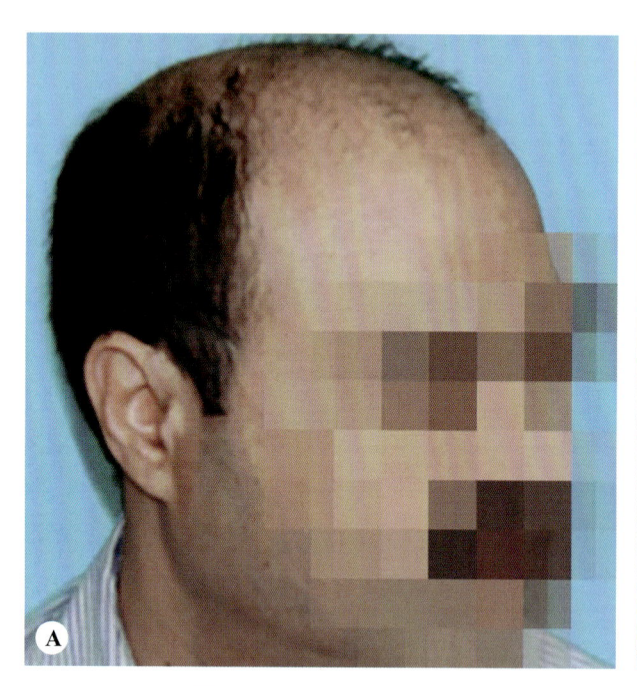

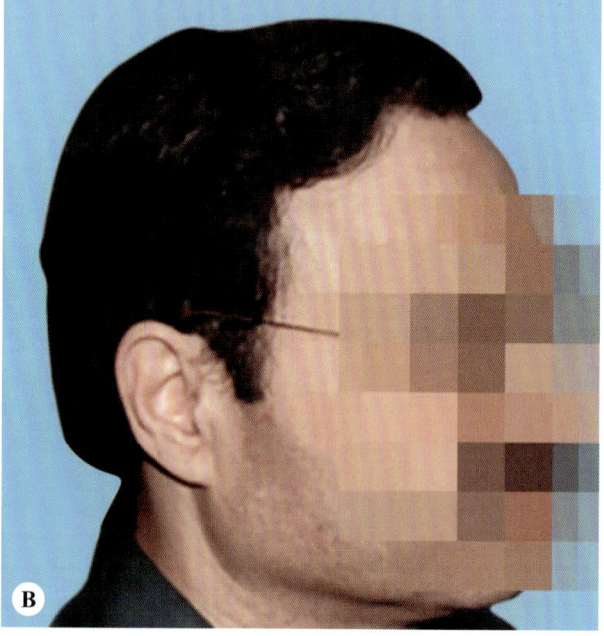

▲ 图 12-18 右斜视图。该病例未重建鬓角发际线，高发际线维持了其与太阳穴之间的和谐

第 12 章 大量移植与超大量移植

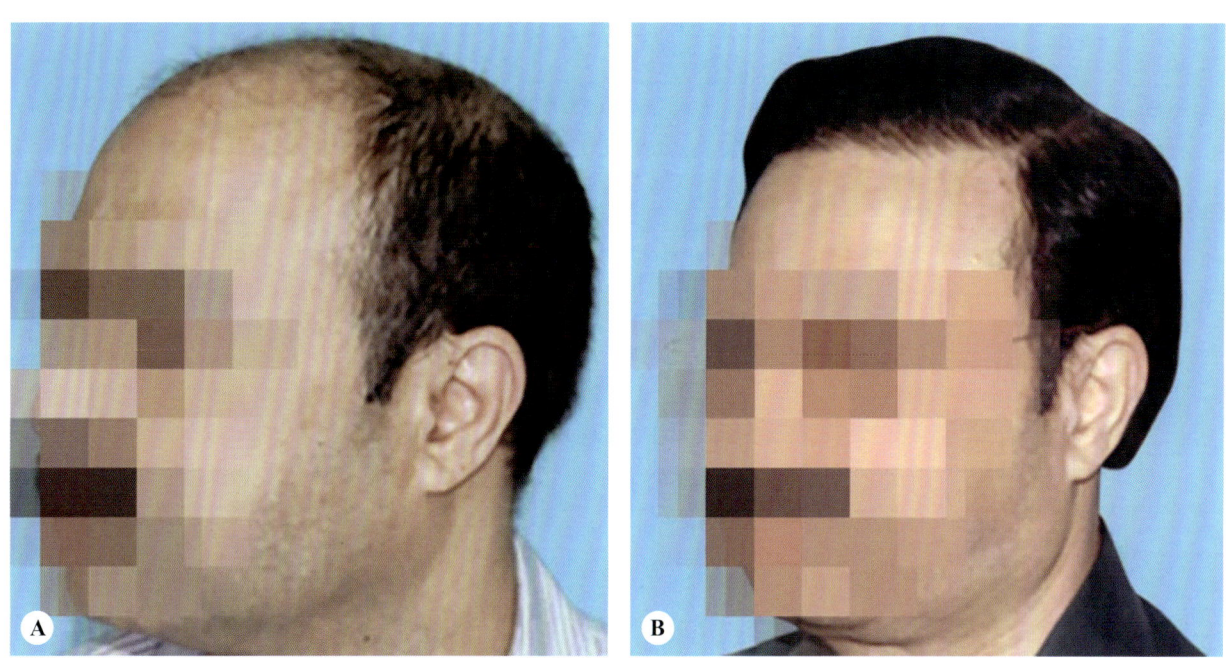

▲ 图 12-19 额颞角清晰可见。患者习惯于左分发型，因此我们设计了左侧偏分发际线

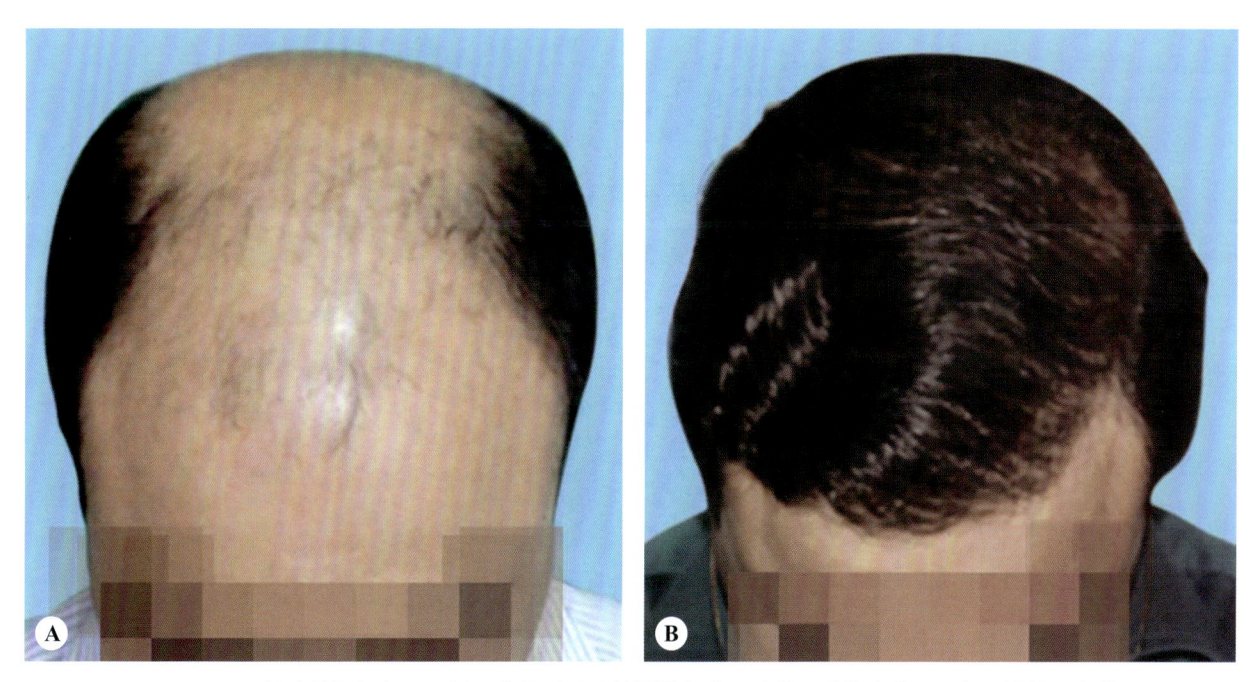

▲ 图 12-20 低头前倾视角可以展示移植后毛发的覆盖程度、阶梯下降的密度及颞部区域的加密效果

165

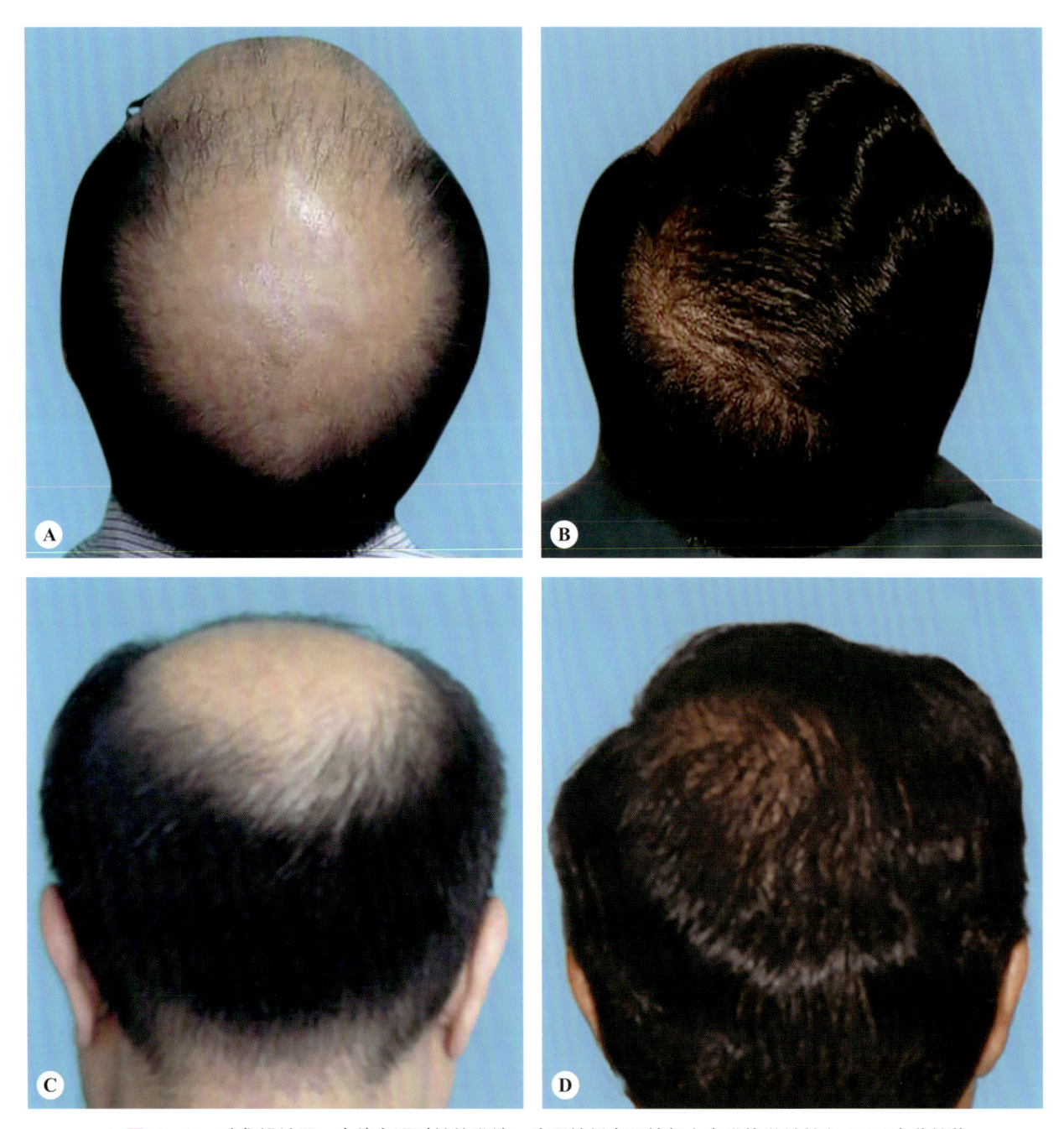

▲ 图 12-21　我们设计了一个偏左顺时针的发缝。头顶转折点至枕部上方发缘共计植入 5000 个移植物

或者是提取完成后由 2 名助手同时进行种植，这可能就需要 2 名技术人员快速地将移植物装入植入器，以及 2 名技术人员补充移植物。三个步骤同时进行有助于我们在 8h 内植入至少 3500 个移植物，但考虑到医生和技术员会疲倦，剩下的工作通常留在第 2 天完成（图 12-22 和图 12-23）。胡须移植物的种植通常安排在第 1 天，紧随发际线修复之后。原因是头皮中部的种植要求胡须移植物与头皮移植物完美混合。枕部提取的移植物质量最好，通常用来修复发际线，两侧的移植物则用于修复头皮中部和头顶区域。如果头皮移植物足够的话，冠区可完全使用头皮移植物，反之可与冠区外围的胡须移植物混合使用。鬓角与发际线 M 角通常只植入头皮移植物。

九、结论与思考

目前我们已经开展了超过 500 例的超大量移植，单次移植量也超过了 5000 个移植物。DHT 技术对我们进行这种大型移植手术提供了巨大的帮助。DHT 技术比 FUE 更快，并且体外时间最短，这就保证了移植体的存活率。但我们仍要提醒外科医生在进行超大量移植前需要对患者进行评估。这些患者秃发等级非常高，却期望拥有年轻的发际线。因此我们的评估包括头皮供区及胡

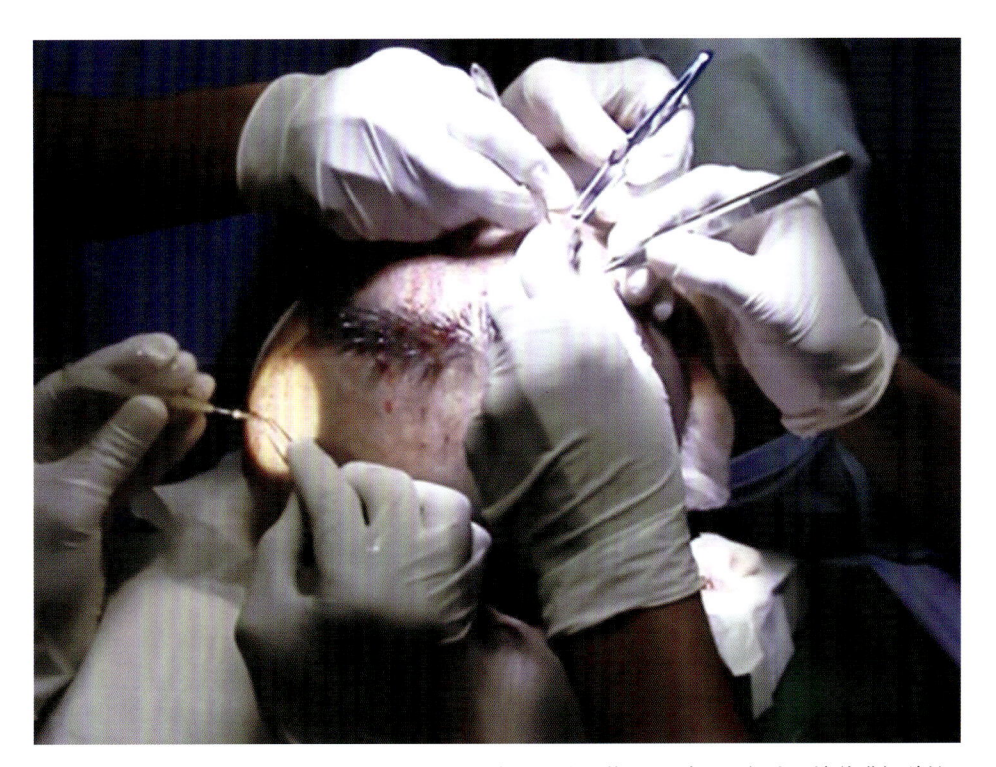

▲ 图 12-22　医生划线后，2 名技术人员迅速提取移植物，同时另一名助手接着进行种植

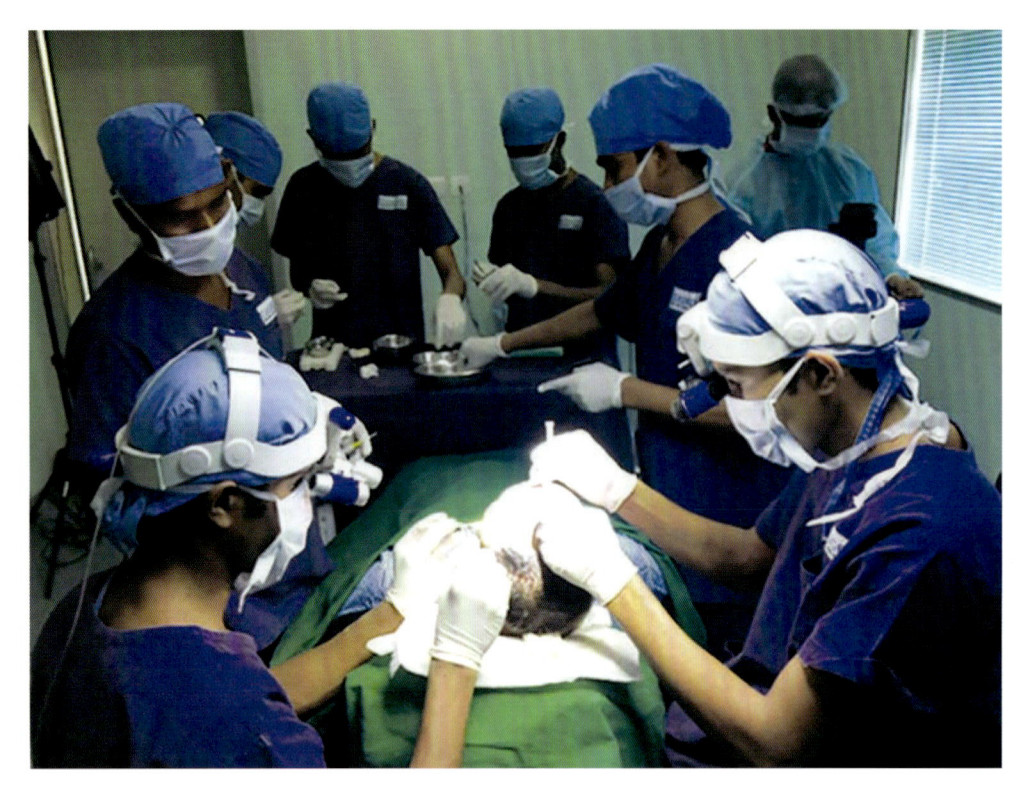

▲ 图 12-23　2 名医生同时进行种植，3 名技术人员进行装载，2 名助手传递

须供区可以提供的移植物总数。在这些病例中，少数外科医生可能还需考虑安全供区是否被突破的问题。为了兼顾充足的移植物数量与供区美感的维持，我们分别从头皮连续的 3 个移植物、胡须连续的 2 个移植物中提取 1 个。在超大量移植中，0.8～1.0mm 的 Cole 打孔器和 1.0mm 的小号打孔器有助于我们提取供区数量充足但直径偏细的移植物。我们的提取区域除了头皮还有非常规的两侧毛发区域及胡须部位，但整个过程始终在安全供区内。

Hyun-Wook Baik 的评论

这是一篇关于大量移植与超大量移植的非常棒的综述，对于过于担心供区消耗而致受区矫正不足的外科医生有巨大帮助。我也认同单次就诊可以移植的移植物数量可以远大于目前医生操作的常规数量。

总　结

- 超过 2500 个移植物的较大量移植手术叫作大量移植。
- 这类移植手术通常应用于渴望一次手术尽可能多地覆盖头皮的患者。
- 这类手术要求供区状态良好，毛发密度至少达到 60～70FU/cm^2，并且不存在逆性稀薄，至少可以提供 2000 个以上的移植物。
- Norwood Ⅶ级秃发的正常头型需要 6000～7000 个移植物。
- Norwood Ⅶ级秃发的长头型需要 6000 个移植物。
- Norwood Ⅶ级秃发的短头型需要 10 000 个移植物。

参考文献

[1] Thomas N. Megasessions, Lateral Slits and Dense Packing. Hair Transplant Operative 360, 2nd edn. New Delhi: Jaypee Brothers Medical Publishers (P) Ltd.; 2016. 134.

[2] Sethi P, Bansal A. Direct hair transplantation: a modified follicular unit extraction technique. J Cuta Aesthet Surg. 2013;6(2):100-5.

第 13 章 女性毛发移植
Female Hair Transplantation

Arika Bansal　Sarita Sanke　Pradeep Sethi　著
曹　敏　译　郑金龙　蒋文杰　校

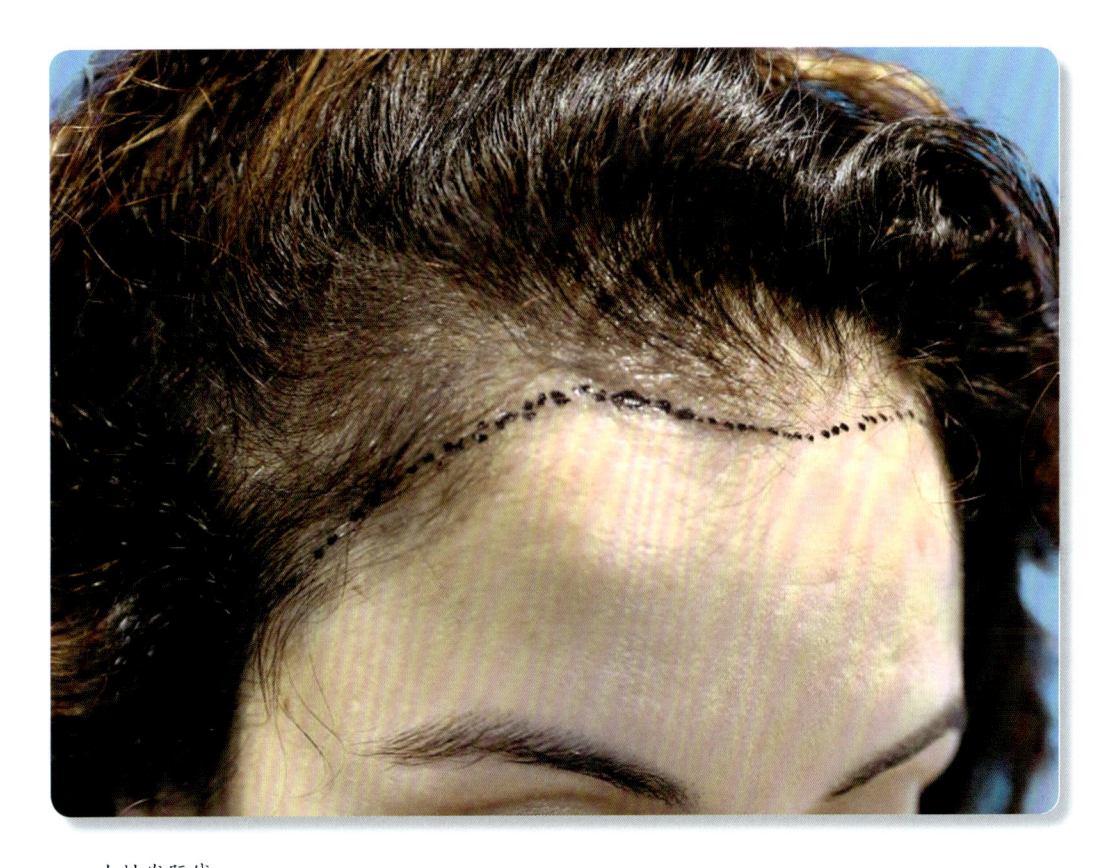

女性发际线。
　　女性面部之美在于前额与发际线的位置比例，然而随着人体和头发生理的变化，许多女性正经历着日益严重的发际线后移和女性型秃发。

一、概述

脱发对女性的社会生活有着非常严重的负面影响。根据不同的脱发原因，可以选择不同的治疗策略。女性脱发的原因可能是静止期脱发、斑秃、瘢痕性秃发或女性型秃发。这4种类型的脱发均可使用药物治疗，但是毛发移植对女性型秃发尤为适用。

二、女性型秃发

女性型秃发有3种类型[1]：①Ludwig型；②Norwood-Hamilton型；③圣诞树型。

（一）Ludwig 型

Ludwig 型秃发表现为冠区毛发弥漫减少而保留有前发际线（图 13-1），这是最常见的一种类型，尤其好发于绝经后女性。针对这类患者，我们治疗的主要目标应该是在不损害现有毛发的前提下增加毛发的密度。移植密度至少应该达到 25～30FU/cm^2。为了保护现有毛发并减少相关并发症的发生，可以使用 21G 的针头来替代微型刀片进行打孔。由于预制裂隙在供体毛发中不易寻找，因此建议在毛发移植时使用 4～5 倍的高倍放大镜。

（二）Norwood-Hamilton 型

该型秃发较为少见，额颞部毛发脱落且较头顶更为稀疏是该型患者最常见的表现。由于女性额颞区结构与男性相似，毛发移植密度应该达到 30～40FU/cm^2。

（三）圣诞树型

该型表现为前额显著性脱发，向后延伸逐渐变细，呈"圣诞树"样。

三、瘢痕性秃发

瘢痕性秃发可能是由烧伤或其他皮肤病（如扁平苔藓、红斑狼疮或假性脱发等）导致。毛发移植只能用于近几年内疾病不再活动的患者。瘢痕区毛囊的密度应为 15～20FU/cm^2。由于瘢痕区域血供不足，应充分告知患者毛发移植失败的可能性。尽量使用 18G 或 19G 的针头进行打孔，提取毛囊则采用 1.0mm 口径的环钻，以此来确保足够的毛囊单位移植物和在孔隙中的存活率，这类患者首要考虑的是覆盖而非密度[2]。

四、女性应在何时选择毛发移植

女性对药物的反应较男性更慢，但是其病理机制却与男性相同。可给予女性患者每天 1 次 5% 米诺地尔，在遵医嘱的情况下可以适当给予非那雄胺 2.5～5mg，尽管非那雄胺并没有被美国 FDA 批准用于女性型秃发。在非那雄胺效果不佳时，可以单独或联合使用其他雄激素抑制药（如螺内酯）等。也可适当添加较为温和的草药类二

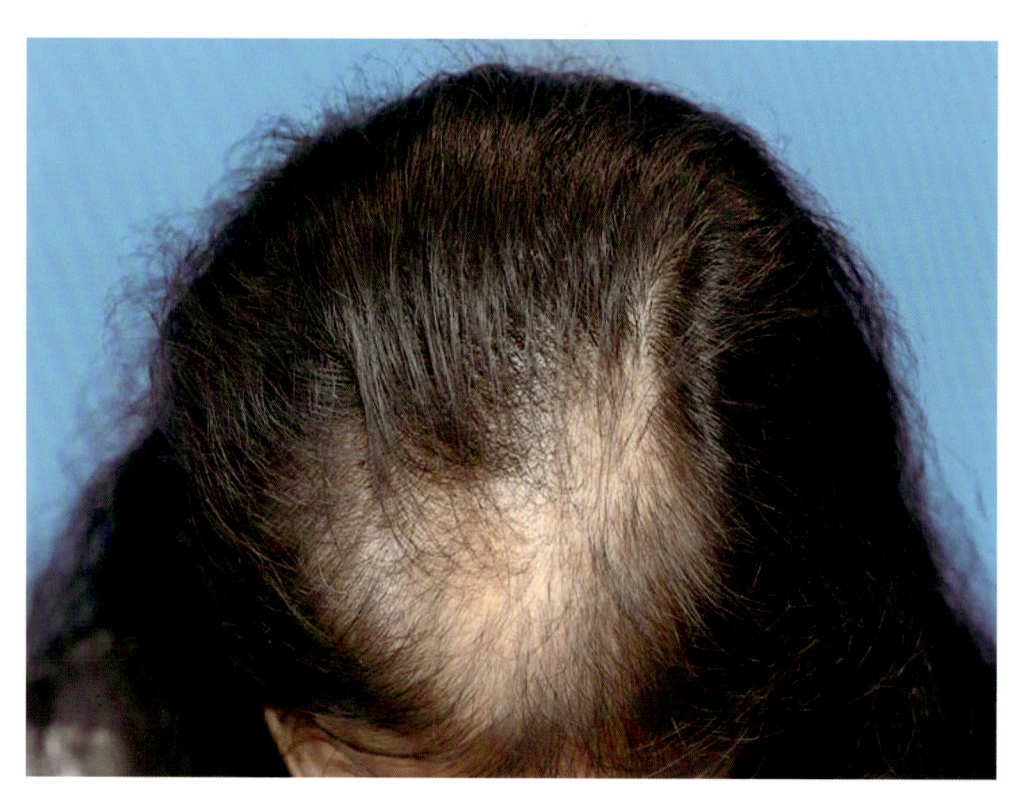

▲ 图 13-1 头部冠区毛发稀疏的 Ludwig 型秃发

氢睾酮（dihydrotestosterone，DHT）抑制药，如锯棕榈、绿茶提取物等。尽管尚无有力证据表明局部肽的疗效，但仍然值得一试。医生应该首先排除女性型秃发的其他原因，如多囊卵巢综合征、肾上腺增生等，之后应建议患者使用米诺地尔、口服非那雄胺或螺内酯至少6~8个月后再考虑毛发移植。对于药物治疗无效的严重患者，可以适当选择早期毛发移植。

女性毛发移植大多为了掩盖秃顶，她们不会同意大面积修剪头皮，所以追求毛发理想的密度和覆盖是不切实际的。因此，对于医生来说，至关重要的是将毛囊单位移植物置于头皮的正确位置，以取得最显著的视觉改变。

五、发际线的设计和打孔点的选择

对于女性毛发移植，需要移植的部位是非常明确的，图13-2和图13-3分别展示额颞区发际线后移和整体发际线后移。在某些情况下移植的部位可能很棘手，如图13-4所示，医生必须根据分缝的方式来选择部位，尽管在小面积内植入的移植物很少，但可以提供最大的覆盖效果。当然，这也很考验医生对于自然美的艺术感[3]。

医生应谨慎选择打孔位点，针对女性患者建议打孔时使用21G，而不是20G的针头，提取毛囊时则使用0.9mm孔径的环钻器。这些调整都是为了减少现有毛发脱落的发生。如图13-5所示，我们并没有修改发际线，而是在前额部打孔，增加毛发密度以减轻发缝的宽度。

六、剃发

在进行供区剃发时应依据供区毛发密度和毛囊单位移植物类型谨慎决定供区长度和宽度（图13-6），最好扩展供区或建立新供区，向下延伸可能会导致修剪过的头皮显露。

七、植入

我们更倾向在预制孔隙中使用钝针移植，这可以确保对毛囊单位移植物损伤最小和植入时阻力最小。

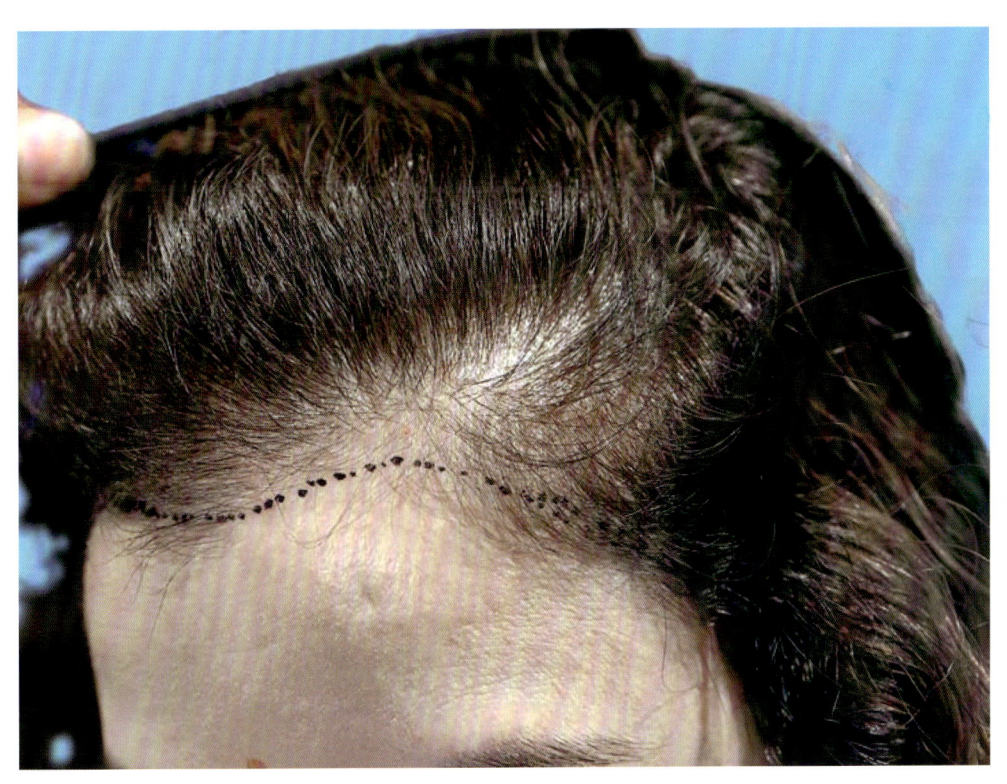

▲ 图 13-2　女性额颞区发际线后移（Norwood-Hamilton 型秃发）

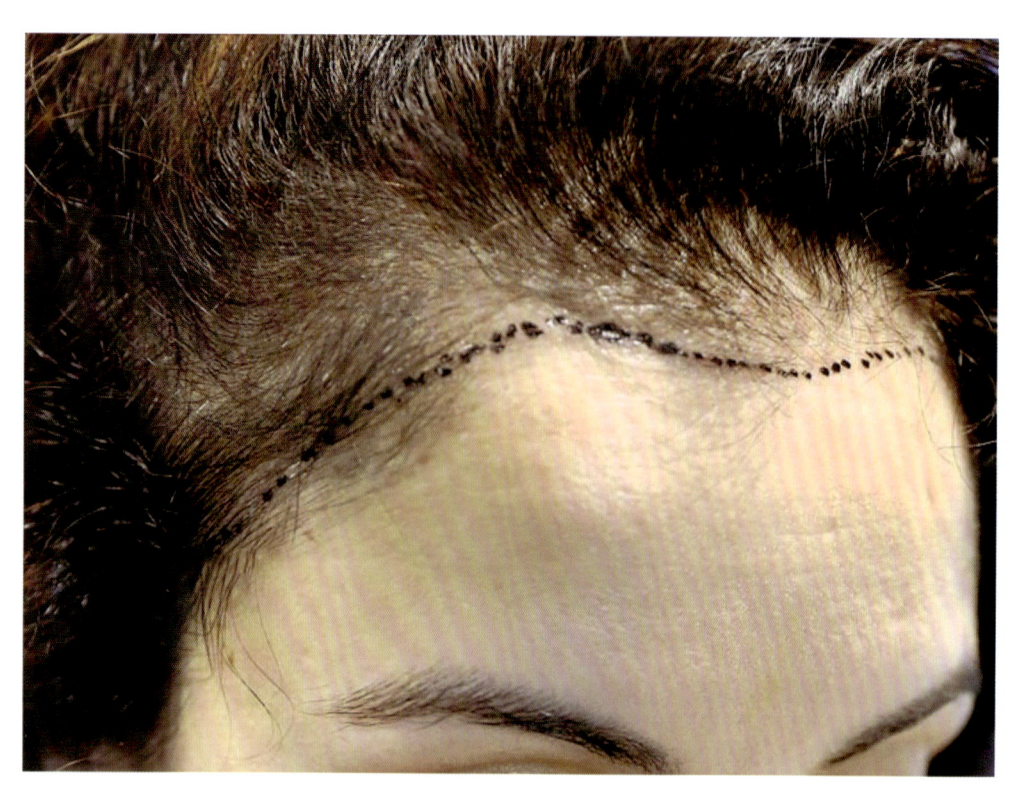

▲ 图 13-3　女性整体发际线后移

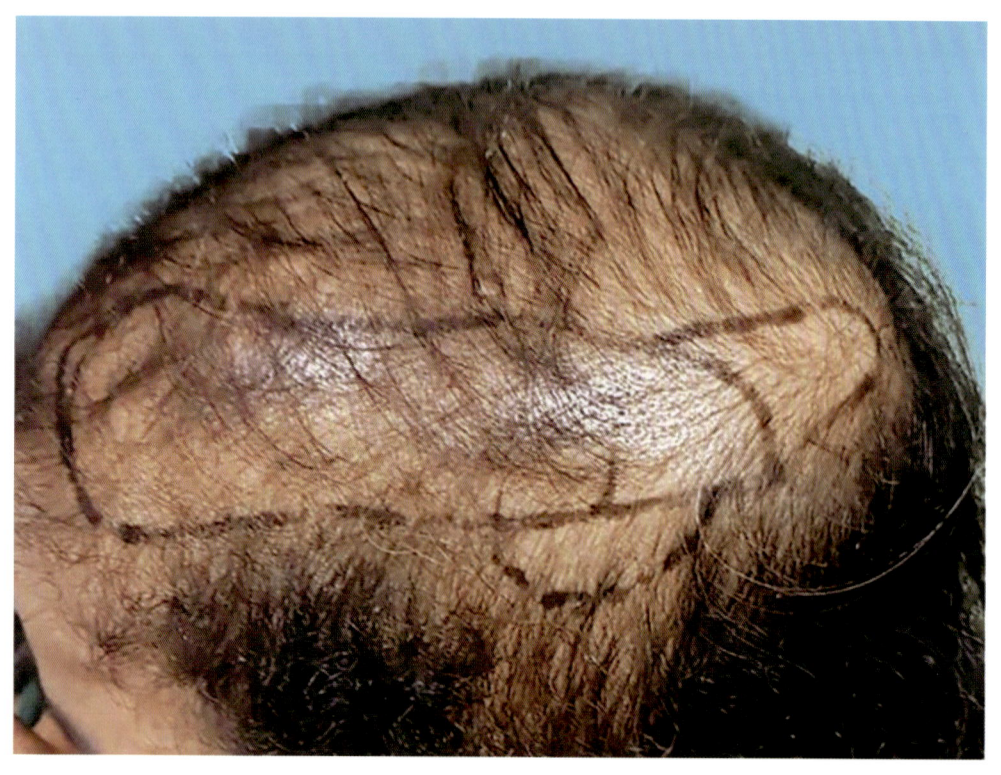

▲ 图 13-4　根据印度的人文情况，针对该患者的大面积毛发移植是不可能的。正因如此，术者决定做一个三角形区域，发际线处作为较宽的基底部，向上逐渐变细直至顶点，并与颞侧毛发汇合，另一边毛发则保留不动。待移植的毛发长长之后将会覆盖对侧区域

第 13 章 女性毛发移植

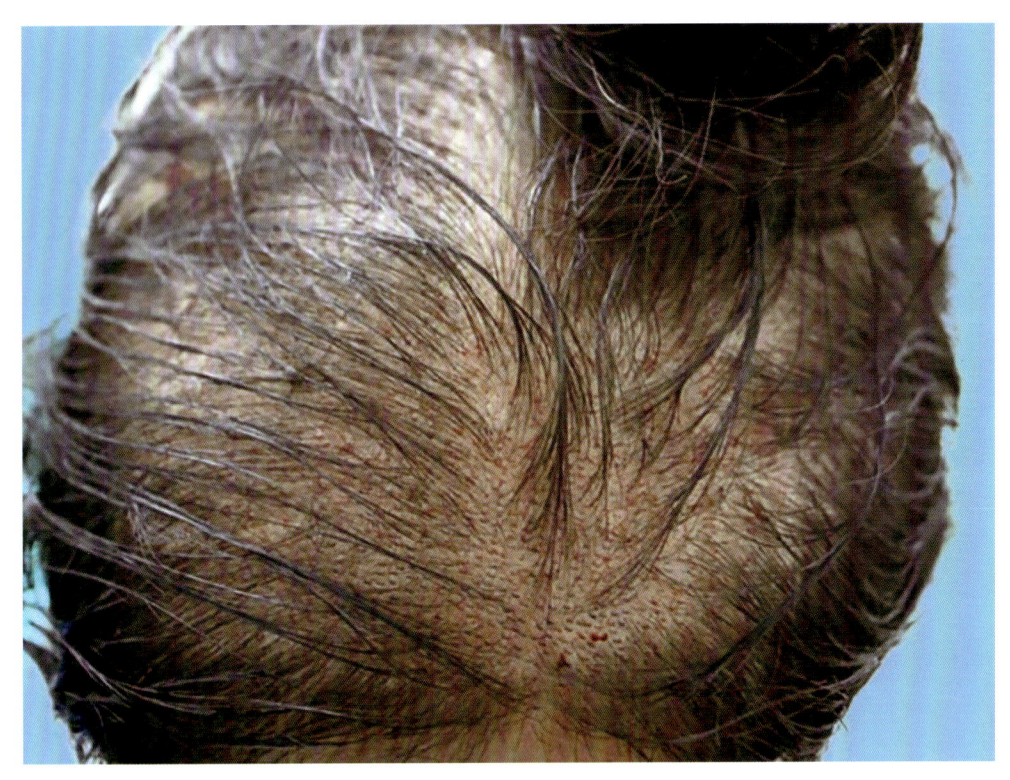

▲ 图 13-5 在前额部有针对性地打孔以提高脱发区密度、改善前额外观移植

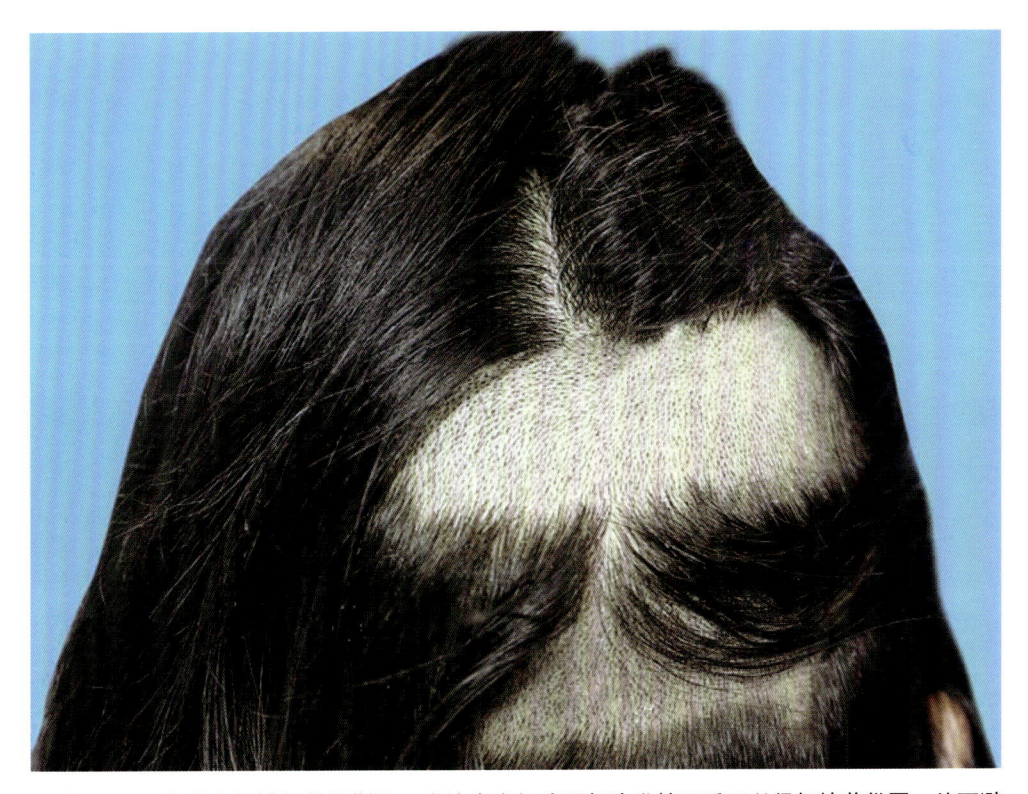

▲ 图 13-6 长发女性进行供区剃发。当该患者把头顶部头发放下后可以很好掩盖供区，从而避免影响美观。因此医生在剃发时应该注意不要增高供区位置以免难以覆盖

八、结果

毛发移植效果在 8 个月至 1 年即可稳定。如果患者和医生都足够小心，并且没有出现术后区域性脱发的话，6 个月毛发移植效果就已经比较稳定了（图 13-7）。

九、病例 1

一位 35 岁女性因前额中部头发稀疏来寻求手术治疗。她之前尝试过各种类型的药物治疗，但都收效甚微。我们鼓励她继续坚持药物治疗，并决定进一步为她进行手术矫正发际线，我们将 1066 个移植物植入前额（图 13-8），她对效果非常满意。

十、病例 2

一位老年女性前额中部头发稀疏、发际线后移，仅在前额部植入 1000 个移植物即可提供良好的额部覆盖效果（图 13-9 至图 13-11）。

十一、病例 3

一位 67 岁女性因前额发际线后移来院要求毛发移植（图 13-12）。刚看到脱发面积时，我们很紧张。她至少需要 2000~3000 个移植物，并做好剃发的准备。我们知道不能一次性从她的头皮上取出如此多的移植物，因此承诺她在 1 年内共移植 2036 个移植物并达到预期效果。之后她进行了手术，图 13-13 是我们绘制的发际线，并按密度梯度进行打孔。在预制孔隙中我们植入了 2036 个移植物（图 13-14）。供体毛发的质量对女性毛发移植的生存率极为重要。

十二、结论与思考

受剃发的限制，女性毛发移植是一项很难掌握的技术。在手术中，通常需要将移植物植入一个集中区域。

Nicole Rogers 的评论

女性的毛发修复可以和男性一样成功。当把移植物植入美学上最关键的区域，而不是将它们分散在整个头皮上时，女性型秃发的患者通常可以达到最好的、最高预期的效果。例如，部分发际线、前额发际线或较深的双侧颞部发际线的后

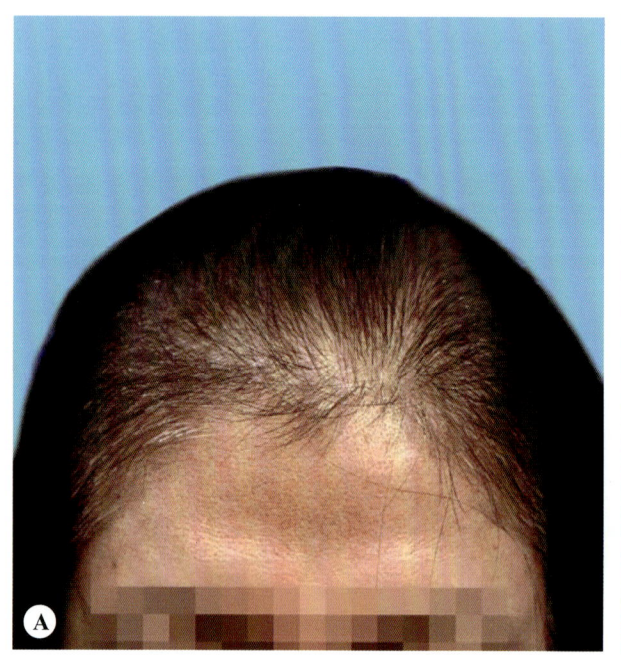

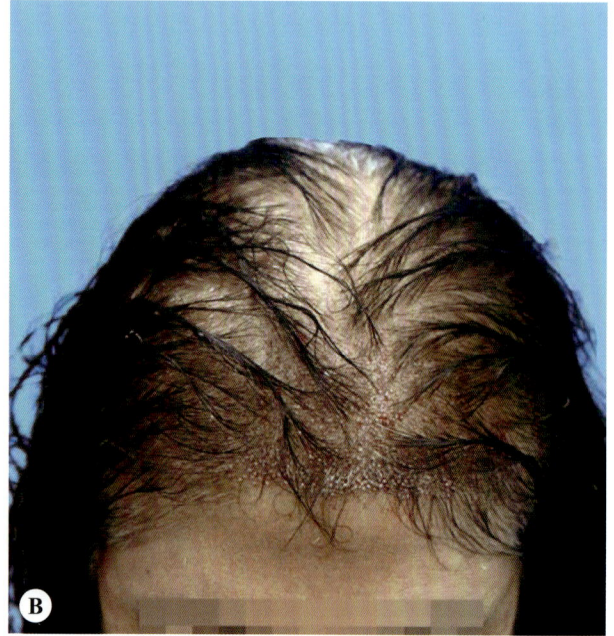

▲ 图 13-7 毛囊单位移植物的植入位置

移会让女性看起来男性化，发际线变圆并降低则可缓解这种情况。部分女性可以通过沿鬓角区域移植毛发，来掩饰眉上提或面部除皱遗留的瘢痕。

大多数女性为了不剃发会选择采用传统的FUT。少部分女性则担心可能出现线性瘢痕而选择FUE。部分女性可能会出现术后静止期脱发（即周围未移植的毛发脱落）。这种情况通常会随着时间的推移而消失，脱落的毛发会伴随着新植入的毛发一起长出。局部使用米诺地尔、螺内酯、非那雄胺、LLLT和富血小板血浆都有助于提高手术效果，防止进一步脱发。

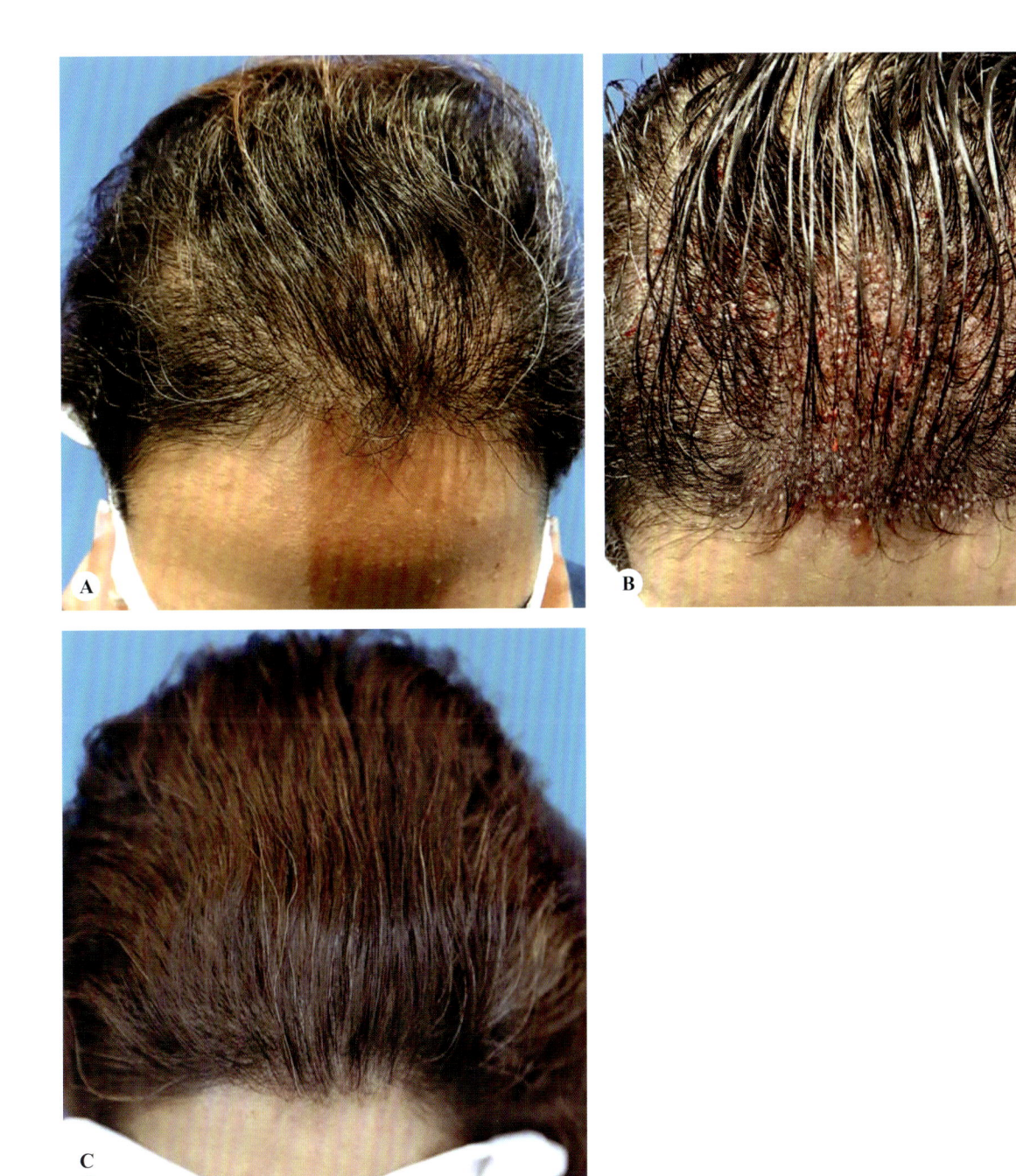

▲ 图 13-8　患者术前（A）、术中（B）、术后（C）的情况，移植物均植入发际线和前额部

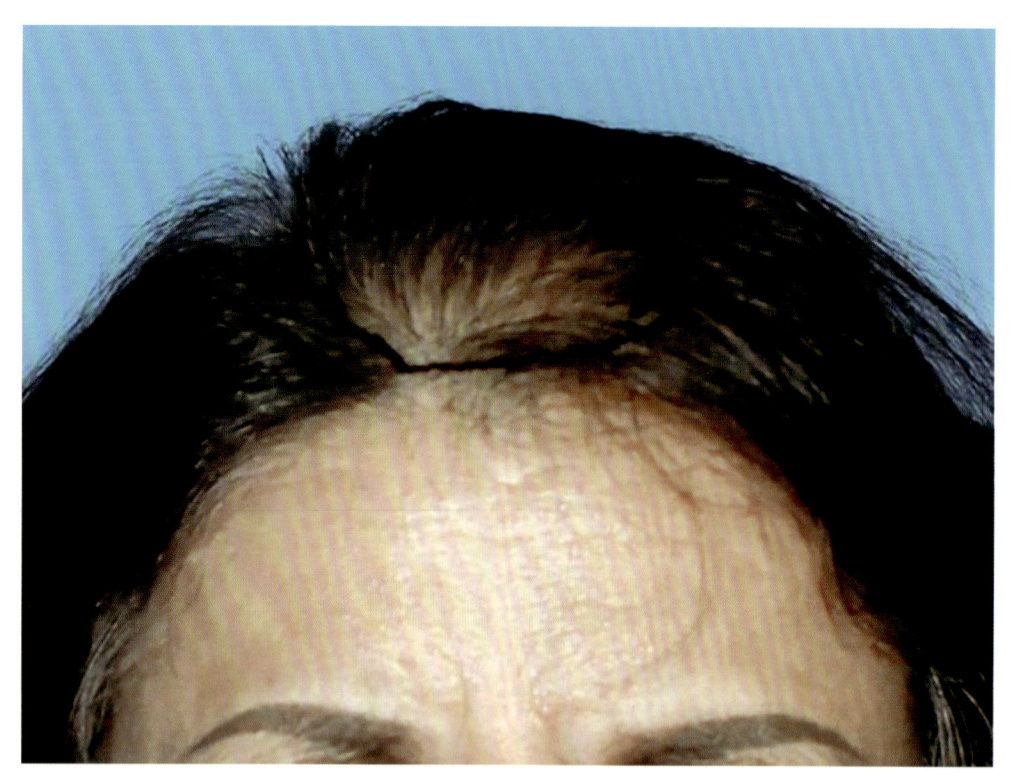

▲ 图 13-9　前额部脱发，在标记区进行毛发移植

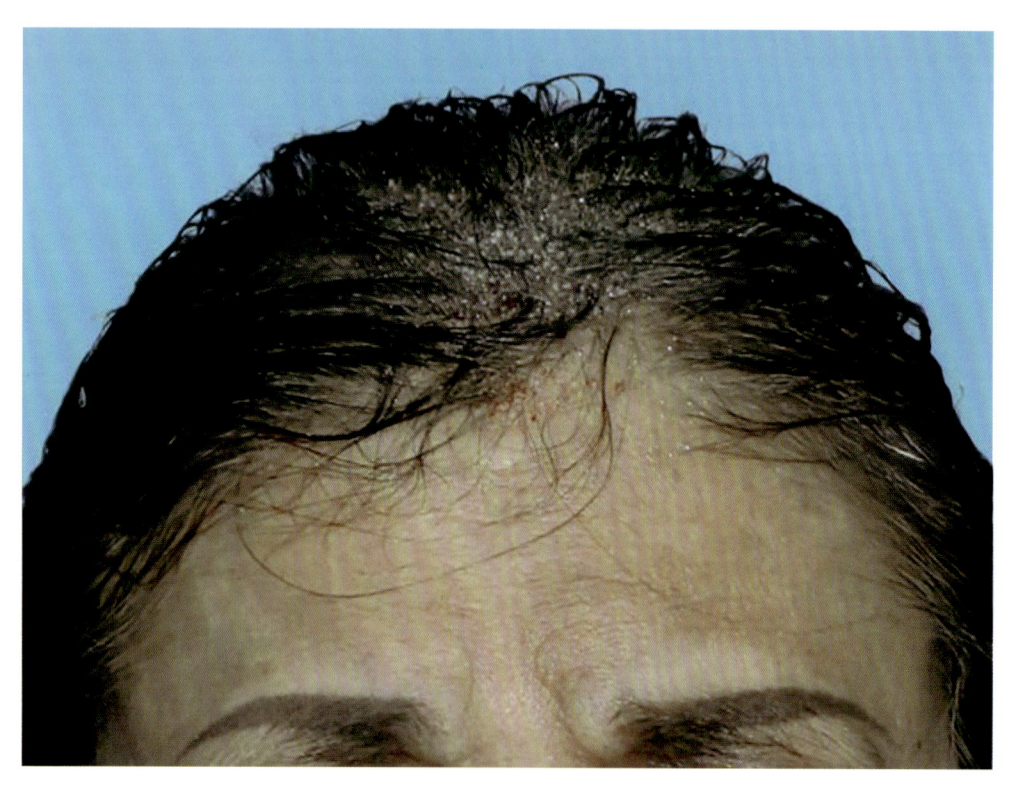

▲ 图 13-10　毛发移植术后即时照片展示在标记区植入的移植物（1000 个移植物）

第 13 章 女性毛发移植

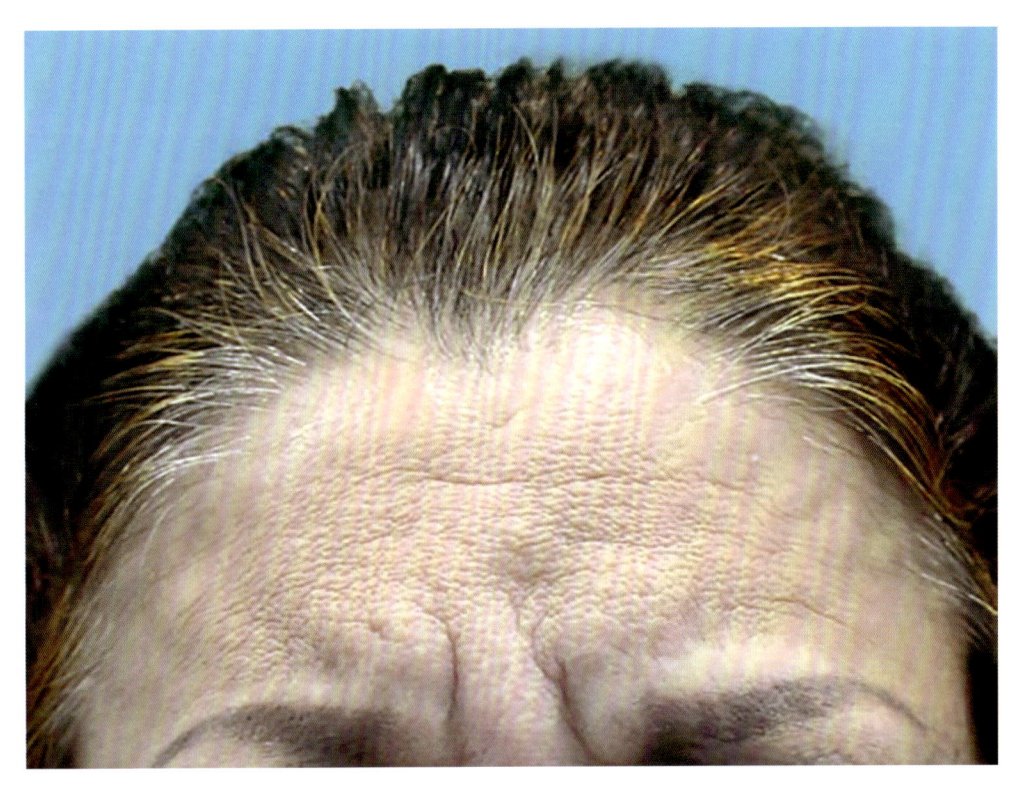

▲ 图 13-11 毛发移植术后 8 个月照片展示即使较少量的移植物也能够达到良好的覆盖效果，极大地提高美观

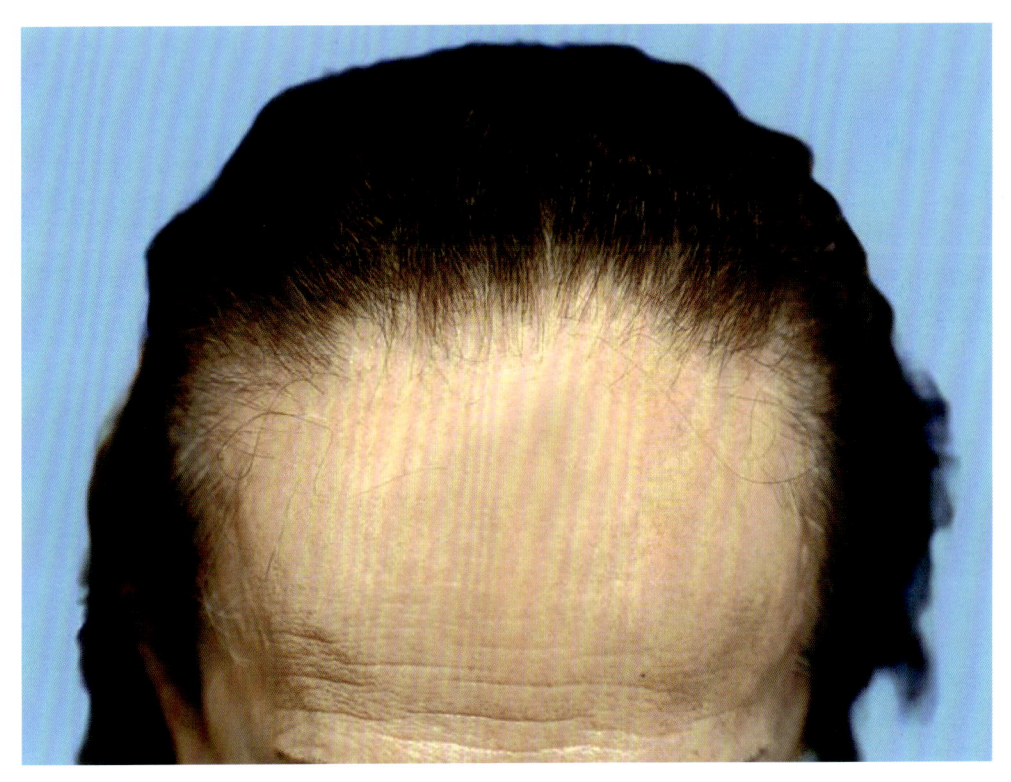

▲ 图 13-12 注意该患者在前额存在的发际线消退

这是 1 例表现为男性型秃发模式的女性患者。这不应与额叶纤维化性脱发（我们最初认为的情况）相混淆。该病例的脱发自过去 15 年以来一直保持稳定

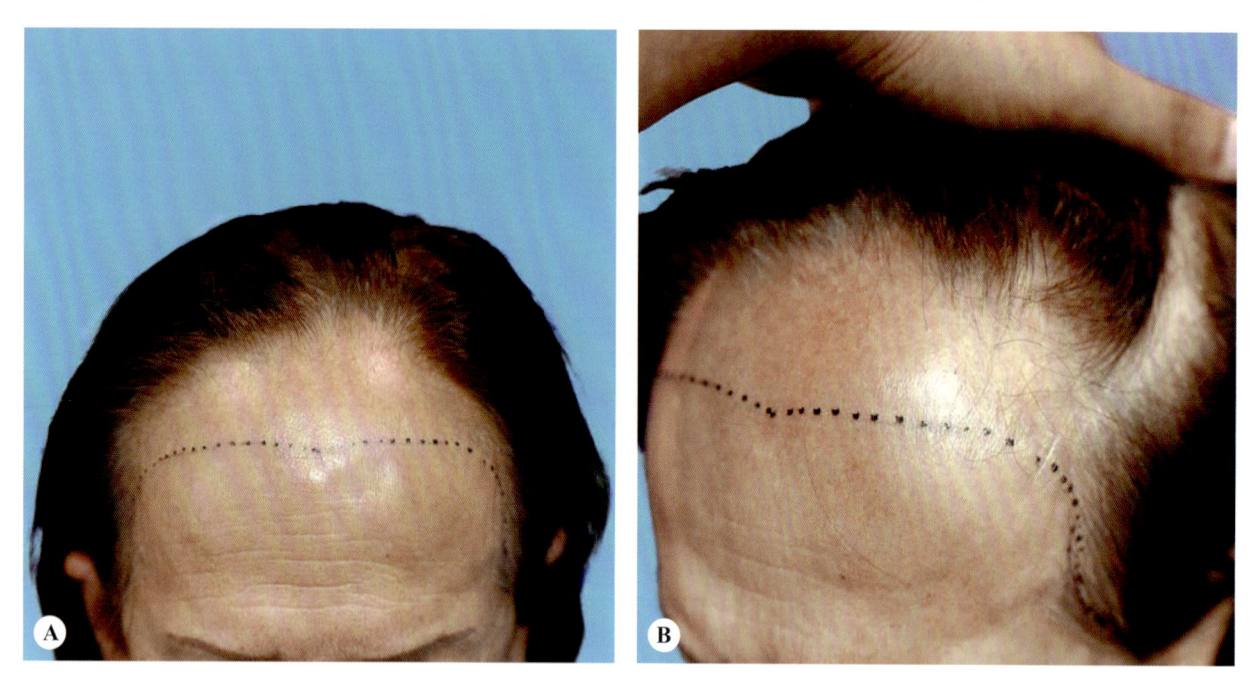

▲ 图 13-13 依据提取大约 2000 个移植物的计划而绘制的发际线

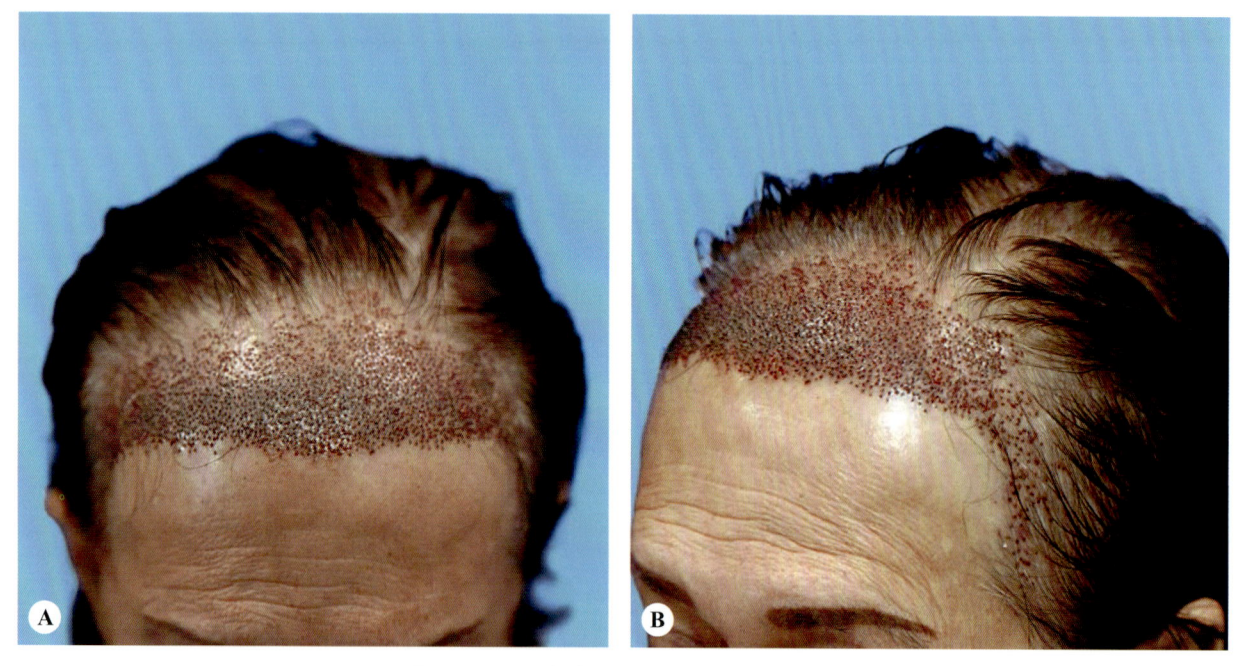

▲ 图 13-14 我们为患者植入了 2036 个移植物

总　结

- 女性脱发患者的比例正在上升，每天我们能看到很多这样的患者。当女性秃发时，会受到更多的关注并感到羞耻。
- 原因：静止期脱发、瘢痕性秃发或仅为 FPHL。
- 类型如下。
  - Ludwig 型：冠区毛发弥漫减少而前发际线保持完整，移植密度应为 25～30FU。
  - Norwood-Hamilton 型：常见，额颞部较冠区更为稀疏。移植密度应为 30～40FU。
  - 圣诞树型：前额显著性脱发，向后延伸逐渐变细。
- 瘢痕性秃发：LPP、红斑狼疮、Brocq 假鳞斑。只有病情稳定后才能移植。移植物密度为 15～20FU。由于瘢痕区的血供减少，移植效果并不稳定。使用 18G 或 19G 的针头打孔，1.0mm 环钻器钻取。
- 何时选择毛发移植：在手术之前要进行药物治疗，米诺地尔 5%，非那雄胺 2.5～5mg，其他还有螺内酯、锯棕榈、绿茶提取物和局部肽等。
- 自然美源于艺术性。
- 首选 20G 针头种植和 0.9mm 口径的锐利环钻取发。
- 修剪供区毛发。
- 钝 SAVA 植入器。
- 要点提示如下。
  - 避免区域性脱发。
  - 覆盖比密度更重要。
  - 排除多囊卵巢综合征和肾上腺增生症。

参考文献

[1] Jung JH, Rah DK, Yun IS. Classification of the female hairline and refined hairline correction techniques for Asian women. Dermatol Surg. 2011;37:495-500.

[2] Shapiro R. Principles and techniques used to create a natural hairline in surgical hair restoration. Facial Plast Surg Clin North Am. 2004;12:201-17.

[3] Wong J. Planning for ultra-refined follicular unit transplantation and the hairline design. In: Pathomva D, Imagawa K (Eds). Hair Restoration Surgery in Asians. Tokyo; London: Springer; 2010. 37-9.

第 14 章 眉毛和睫毛的移植
Eyebrow and Eyelash Transplantation

Sarita Sanke Manas Chatterjee Pradeep Sethi 著

曹　敏　张业祥　译　裴开颜　校

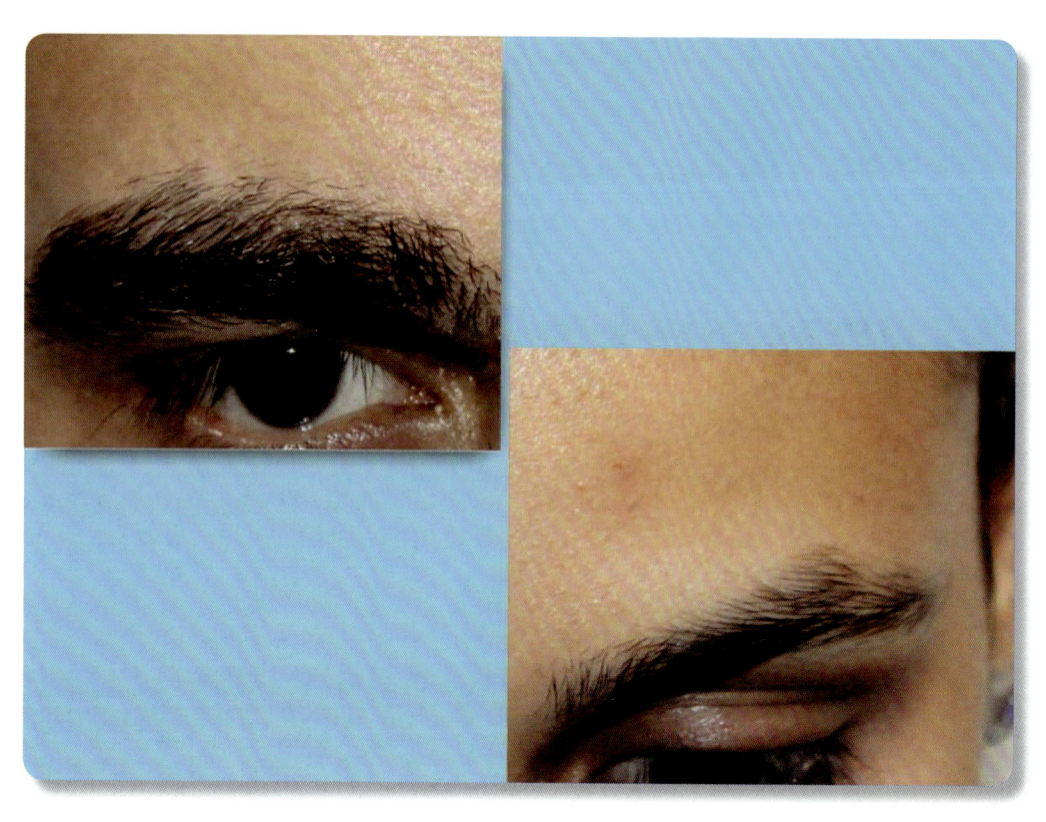

眉毛的毛发在不同的部位有着不一样的角度和不同的厚度。患者需要接受足够的宣教，术后需要定期梳理和修剪生长的毛发，以保证它们足够短，达到正常的眉毛长度。在移植的时候，医师需要选择颜色最接近、生长周期长且生长速度缓慢的毛发。不正确地移植睫毛可以导致倒睫，甚至对眼睛造成更多的伤害。

一、概述

眉毛在面部美学中起着很重要的作用，特别是在亚洲人群中[1]，眉毛是面部不可或缺的一部分。眉毛缺失一部分是疾病导致的瘢痕性秃发，如毛发扁平苔藓、红斑狼疮，可以是继发于烧伤、化疗、放疗后，也可能是先天性毛发缺失。

外科医生在做眉毛重建时，必须对男性和女性的正常眉毛特征有所了解。女性喜欢眉毛的内侧 2/3 和外侧 1/3 之间有一个弧形的过渡（图 14-1），眉毛中间部分最浓密，上下边缘较淡，中间部分最宽，外侧部变得细窄。相比之下，男性喜欢厚度均匀而浓密、平直没有弧度的眉毛（图 14-2）。

对外科医生来说，需要知道一件很重要的事情，眉毛比头发更细薄更柔软，头皮周围发际线的毛发直径较细，更接近眉毛。因此，选择靠近耳郭周围区域或颈后紧邻发际边缘的头皮区域作为眉毛移植的供区[2]。在选择这些区域的时候要注意是否有毛发逆向稀薄的状况。

二、过程

术前事先设计眉毛轮廓外形，设计时要充分考虑患者自己对眉形和设计的要求（图 14-3）。

修剪供区毛发，保持供区毛发微长并有一定曲度，这样可使移植的眉毛在皮肤表面服帖、顺畅。

用 1% 利多卡因加肾上腺素对供区及眉毛区域进行麻醉。通常重建的眉毛面积不超过 1cm×6cm。采用直径为 0.8mm 或 0.9mm 的环钻器，用 FUE 技术获取毛囊单位移植物。应当有意识地进行单根毛囊移植物提取，如果一下提取了多根，就需要人工进行毛囊的分离。对于眉毛来说，单根毛囊移植物获取是非常重要的。

通常，在眉毛结构中，毛囊移植物呈现出三种不同的方向（图 14-4）。中间区域的大部分毛囊移植物应指向下方（红箭），外侧区域的应指向中间和下方（蓝箭），内侧区域的应指向中间和上方（绿箭）。此外，要取得良好的手术效果，

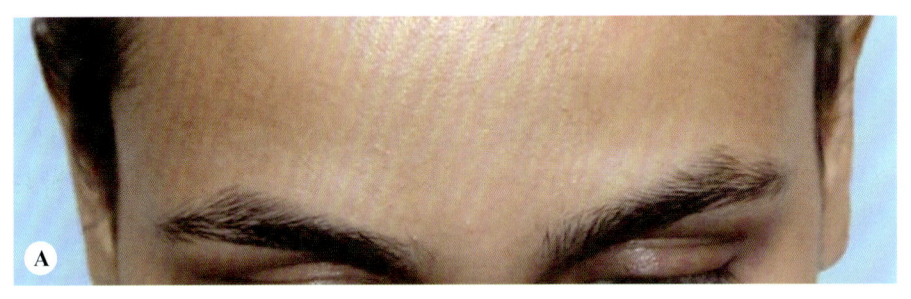

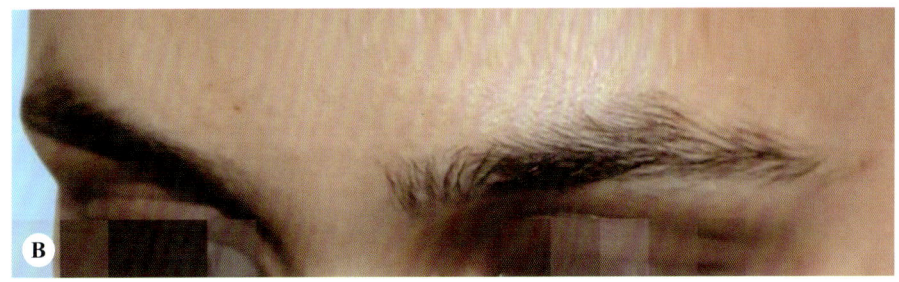

▲ 图 14-1　典型的女性眉毛。注意内侧 2/3 和外侧 1/3 处弧形过渡，以及上下边缘有类似羽毛纹路的外观

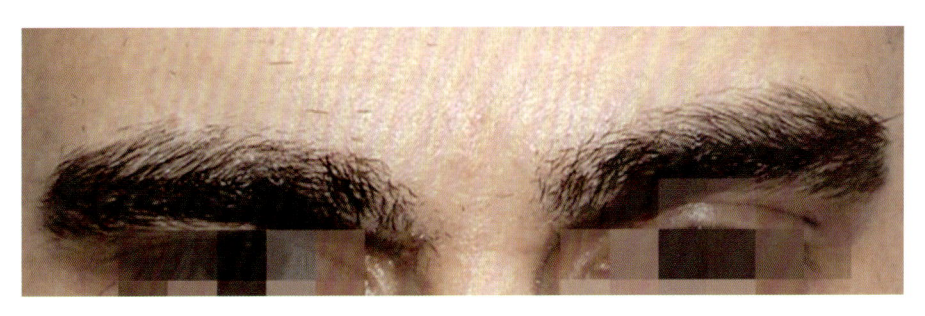

▲ 图 14-2　典型的男性眉毛。注意毛发厚度均匀而且平直无弧度

好的外科医生还必须考虑到毛囊移植物的颜色和粗细。眉头部分的毛发颜色最深、最浓、最粗，中间部分颜色稍淡也稍细，而尾部和边缘的毛发更细。

所需要的毛囊移植物的数量根据受区所涉及范围大小而定，通常一侧平均至少需要100～250个单根毛囊移植物。

先用20G的针头打孔制备裂隙用于毛囊移植物的植入。所有裂隙的方向应和眉毛的方向、角度保持一致（图14-5）。

毛囊移植物插入的方向和角度应当与自然眉毛保持一致。我们使用SAVA™设备将毛囊移植物插入预先制备好的裂隙。由最有经验的技术人员或者外科医生亲自将毛囊移植物插入到预先制备好的裂隙中，对确保手术质量至关重要（图14-6）。移植时要顺应毛发的卷曲度，这样毛发在生长的时候就会和皮肤更服帖。

整个过程结束后，应当让患者自己检查一下毛囊移植物和已经呈现出来的眉毛形状，如果有任何地方需要调整，应当及时进行。

术后患者需要5天的随访，如果我们发现有移植毛发生长方向异常，必须立即拔除。移植后

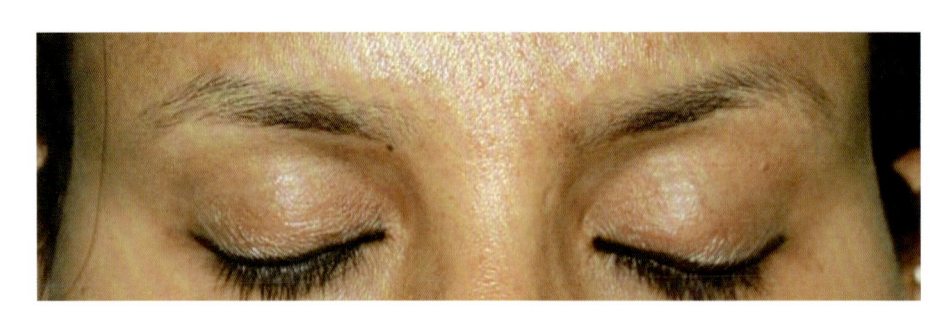

▲ 图14-3 术前用皮肤画线笔设计并标记眉形，询问并依据患者的意见进行调整，直到患者满意

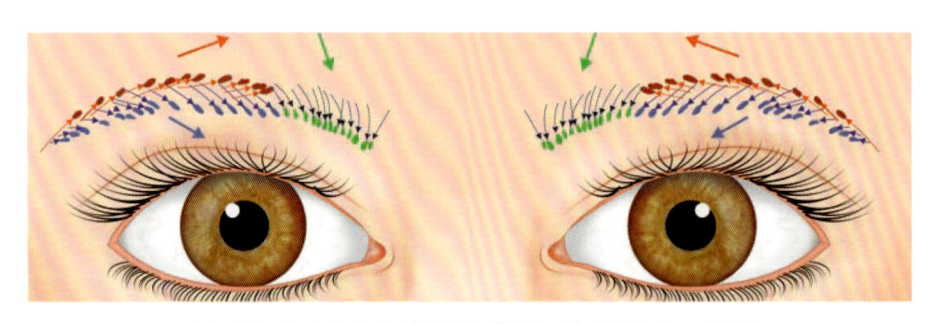

▲ 图14-4 注意眉毛在不同部位的方向和密度均有不同

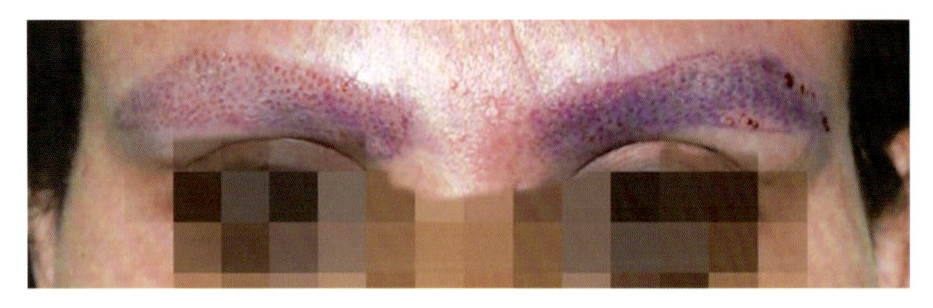

▲ 图14-5 注意这位患者预先制备好的裂隙，裂隙的开口方向和角度对这位患者是至关重要的，即使方向发生轻微改变也会导致手术效果不良

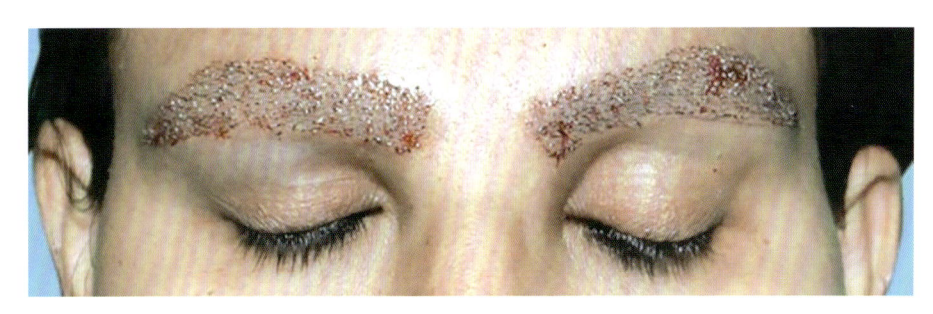

▲ 图 14-6 插入毛囊移植物时，要依照预制裂隙的方向

的毛发生长需要 6～8 个月的时间，1 年后才能获得最终的效果（图 14-7）。

眉毛移植的缺点包括一些毛发生长错位，形成不自然的外观，这在移植物卷曲的患者中尤为常见。模仿原生眉毛的内侧部分是非常有难度的，也需要专业技能。

三、Manas Chatterjee 医生的睫毛移植

睫毛移植是将头部带着毛囊的头发移植到睫毛的过程。是多种病因导致的睫毛缺失，如创伤、拔毛癖、白癜风等的一种治疗方法。睫毛移植可采用多种方法进行。可以使用 Caputy GG 等[3]描述的针缝技术，可以利用 Choi 毛发移植笔采用单根头发移植来完成，也可以用 Kasai K[4]描述的眉毛复合移植物。

（一）过程[5]

在手术开始前半小时，使用地西泮 10mg，确保轻度镇静。利多卡因局部麻醉后应用角膜保护器。在供区和受区，用 2% 利多卡因和肾上腺素做局部麻醉。修剪颞区的毛发备用，采用 FUE 设备、孔径 0.8mm 的环钻器提取单根毛囊头发。在睫毛缺失的部位，用 20G 的针头制备毛发移植所需的腔隙，从患者颞部提取黑色毛发，利用纤细的珠宝镊或者毛发移植笔，将单根头发移植到腔隙里。一侧睫毛每次移植 15～20 根头发。供体的睫毛需要修剪到和其他睫毛一样的长度，之后术眼用纱布绷带包扎 1 周（图 14-8）。

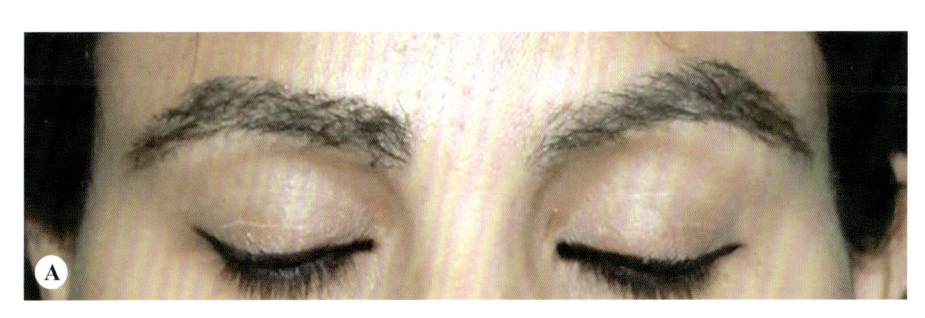

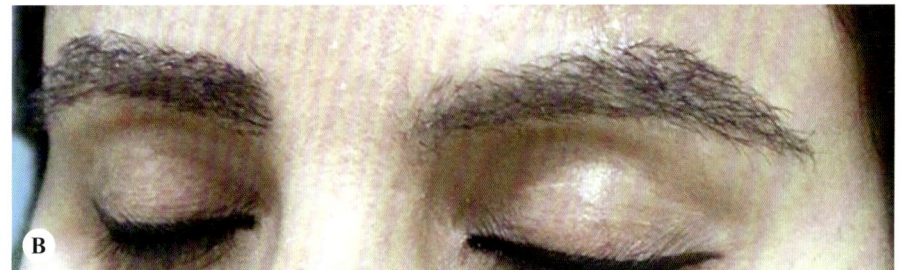

▲ 图 14-7 眉毛移植术后 8 个月毛发生长情况

注意眉毛弧度和毛发的方向。还要注意的是，移植的毛发直径还是要比正常的眉毛略粗一些。因此，选择合适的供发区非常重要

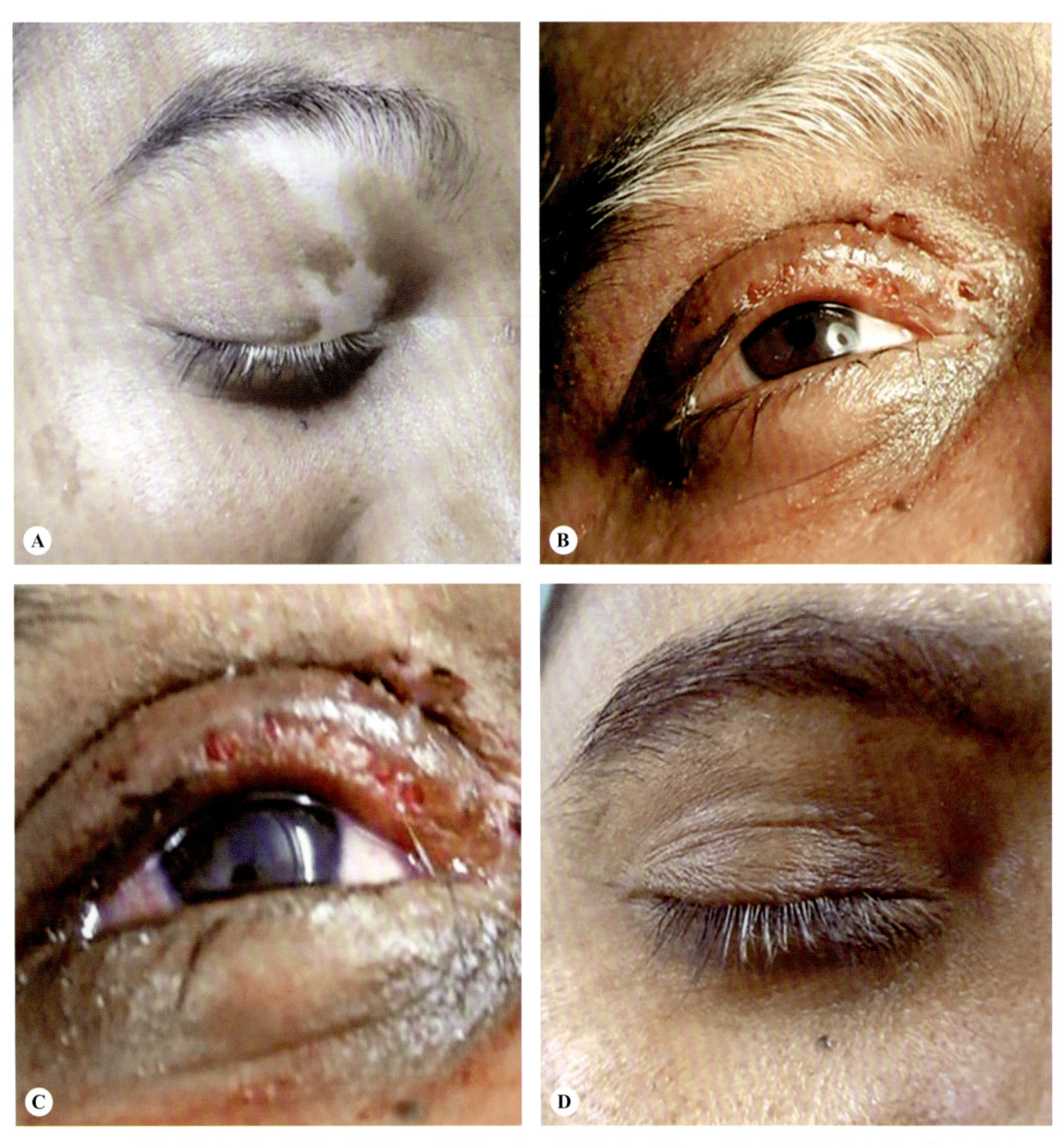

▲ 图 14-8 移植后的睫毛相对较长，需要每 2 周修剪 1 次。移植的睫毛确保了脱色睑缘边缘的色素沉着（图片由 Dr. Manas Chatterjee 提供）

（二）术后护理

手术后使用眼垫将术眼覆盖 7 天。移植的毛囊周围会结痂，移植的毛发在 2～3 周时脱落，8～10 周睫毛首次出现再生。手术通常没有严重的并发症，最常见的并发症是眼睑的擦伤和肿胀。应当告知和指导患者使用睫毛夹来保持睫毛弯曲的生长方向。头皮上的毛发长得更快，因此需要患者定期修剪这些移植后的睫毛（图 14-9）。

四、结论与思考

我们相信眉毛和睫毛的重建技术仍需改进提高。移植毛发的直径和在内侧端、外侧端植入直径较细的移植物是保证效果自然的关键。也许在这些部位采用体毛移植或体毛与头皮毛发混合移植，比单纯采用头皮毛发移植更好。在这种情况下，选择合适的供区和正确的移植方向是至关重要的。眉毛应该贴服皮肤，所以在移植前应当仔细检查移植毛发的曲度；同样，在睫毛移植中，睫毛的方向应远离眼球，这只有在移植的睫毛卷曲方向正确的情况下才能保证。

Nicole Rogers 的评论

眉毛修复是毛发手术中最具有挑战性和回报最为丰厚的手术。患者必须了解到最明显的差异，即眉毛的生长周期仅持续 3 个月，而移植毛发的生长周期较长，因此，从头皮移植过来的毛发，必须每 2～4 周就修剪 1 次。再有，头发天生并不是锥形，远端的发尖看起来更厚，所以移植后不那么自然。由于难以达到非常自然的外观，一些人认为，眉毛的修复应该仅限于单纯的瘢痕后重建，或者眉毛完全缺失的情况。给前额纤维性脱发或扁平苔藓患者移植的眉毛可能在短期内生长，但很难预测或保证长期生长，特别是停止控制疾病的药物后。每个病例必须考虑到患者个人基础情况，并征得患者的知情同意。

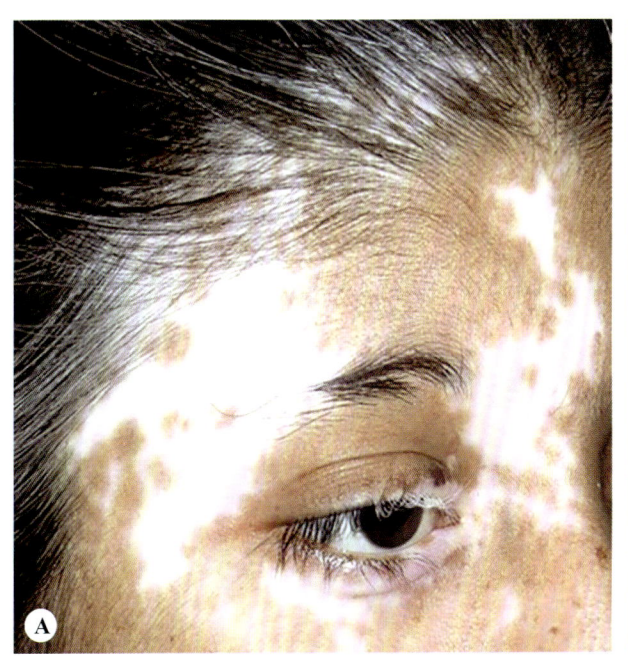

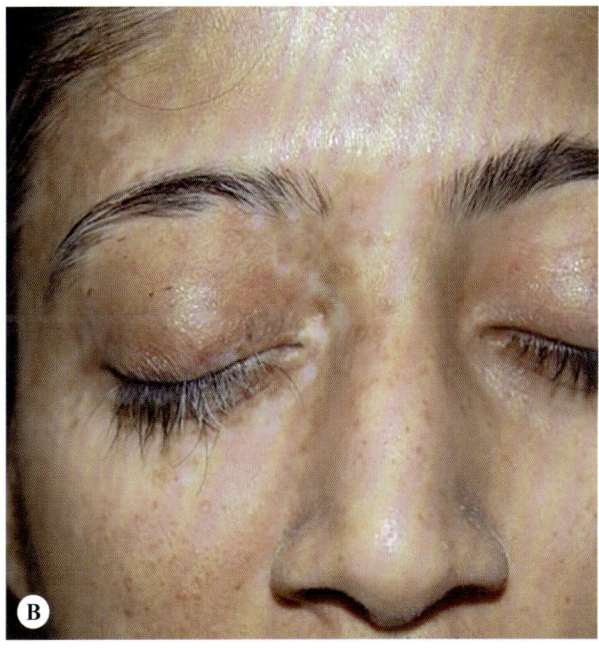

▲ 图 14-9　睫毛移植治疗白癜风伴睫毛白毛症，移植后立即可见肿胀，如 C 所示。D 为 3 个月后，睫毛生长和眼睑皮肤的情况（图片由 Dr. Manas Chatterjee 提供）

> **总　结**
>
> - 女性眉毛需要在内侧 2/3 和外侧 1/3 交界处有一个弧度，眉毛中间部分最浓密，眉头宽，眉尾变窄、变稀。
> - 男性眉毛厚度均匀而浓密，平直没有明显弧度。
> - 只使用单根毛囊移植物，并用直径大小为 0.8mm 或 0.9mm 口径环钻获取毛囊。
> - 移植物的方向和曲度对于确保眉毛和睫毛移植手术的效果至关重要。

参考文献

[1] Laorwong K, Pathomvanich D, Bunagan K. Eyebrow transplantation in Asians. Dermatol Surg. 2009;35(3):496-503.

[2] Tomc CM, Malouf PJ. Eyebrow restoration: the approach, considerations, and technique in follicular unit transplantation. J Cosmet Dermatol. 2015;14:310-4.

[3] Caputy GG, Flowers RS. The "pluck and sew" technique of individual hair follicle placement. Plast Reconstr Surg. 1994;93(3):615-20.

[4] Kasai K. Eyelash reconstruction with strip composite eyebrow graft. Ann Plast Surg. 2008;60(6):649-51.

[5] Chatterjee M, Neema S, Vasudevan B, et al. Eyelash transplantation for the treatment of vitiligo associated eyelash leucotrichia. 2016;9(2):97-100.

第 15 章 毛发移植治疗瘢痕性秃发
Hair Transplantation in Cicatricial Alopecia

Sarita Sanke　Pradeep Sethi　Priyadarshini Das　Abhinav Kumar　著
仪　臻　邰敬亭　译　蒋文杰　校

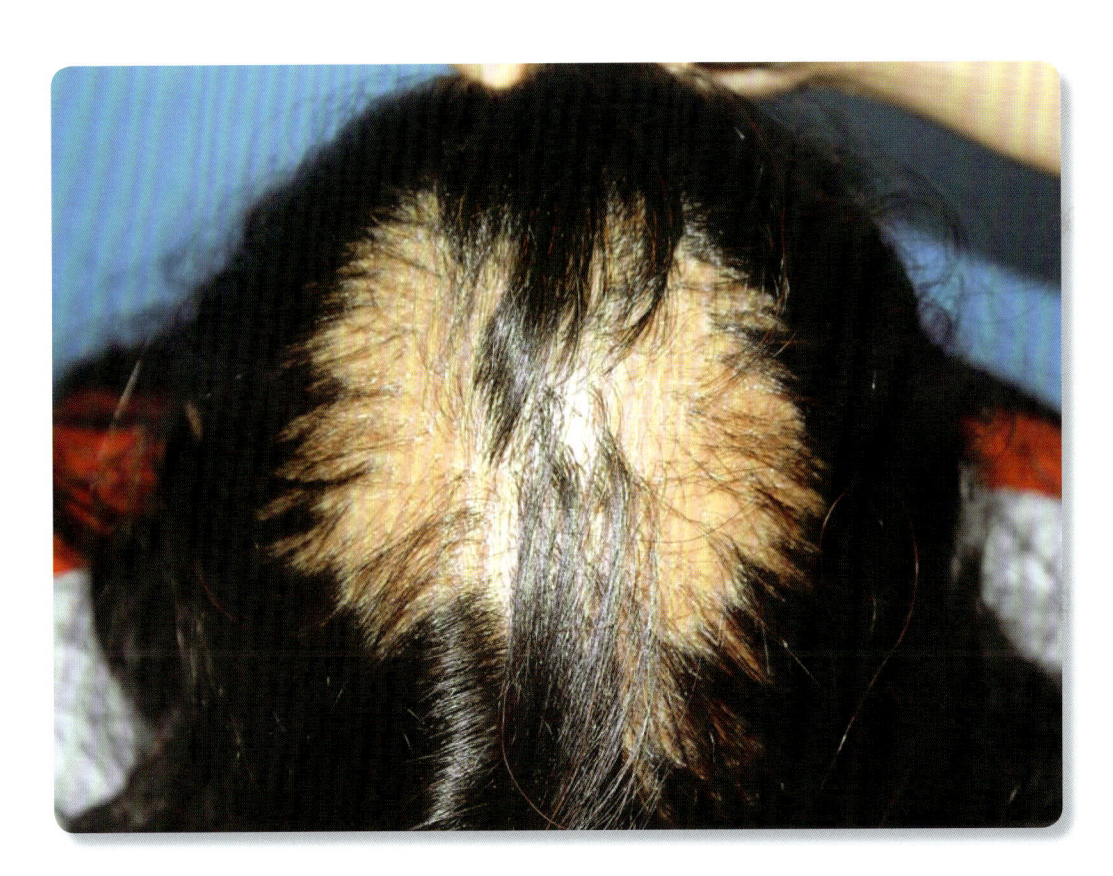

扁平苔藓。
　　体表瘢痕总是很难处理。但是，如果医生对瘢痕组织的毛发移植有足够的经验，那么毛发区上的大多数瘢痕都可以在很大程度上得到处理。当眉毛或头皮上的瘢痕由再生的毛发修复时，获得的满足感要比正常秃发部位长出头发多得多。

一、概述

　　瘢痕性秃发是一种以毛囊为主要攻击靶点，并被纤维组织永久性破坏和替代的疾病。瘢痕性秃发会导致毛囊隆凸部干细胞的永久性损伤。它可以是原发性脱发（扁平苔藓、盘状红斑狼疮、脱发性毛囊炎等）或继发性脱发（烧伤、辐射、创伤等）。

　　在这些情况下，药物治疗可以延缓疾病的进展，但不会使毛发再生，仍会影响患者的自尊和自我形象。此时，毛发修复手术（hair restoration surgery，HRS）恢复患者美学外观的好处就能有所体现。

二、瘢痕性秃发毛发修复手术面临的挑战

- 移植物存活困难。
- 瘢痕区血管供应受损。
- 如果疾病活跃，可能诱发 Koebner 效应。
- 供区本身可能受到疾病的影响。
- 可能需要多次会诊。
- 并发症发生率较高。
- 术后低血流量可导致感染、组织缺血和坏死。
- 不可预测的结果。
- 术后密切监测疾病复发的任何迹象。

三、瘢痕性秃发毛发修复手术的先决条件

- 该疾病应稳定/无进展（处于静止期至少1年）。
- 应该有良好的供区条件。

四、瘢痕性秃发毛发修复手术

对于瘢痕性秃发的修复，FUE 优于其他手术方式。当头皮供体面积不足时，FUE 具有可以采用体毛或胡须作为供体的优势。瘢痕组织的血液供应和头皮氧合不良，影响移植物摄取营养。种植时所做的切口深度在瘢痕组织中也不同。如果是增生性瘢痕，切口应比正常深度深；如果是萎缩性瘢痕，切口需要较浅。移植物存活率还取决于每平方厘米移植物的数量。在对瘢痕性秃发进行毛发移植时，每平方厘米最好不超过 30 个移植物[1]。更多的移植物可能会由于受区血液供应不良而无法摄取养分。

局部麻醉注射期间应避免使用肾上腺素，以便手术医生可以评估血管供应不良的区域。

在这种相对无血管的区域，移植物植入的数量应限制在每平方厘米 15~20 个。可在手术前后使用米诺地尔诱导血管扩张，以改善移植物的氧合。在手术前持续 2 周使用己酮可可碱 400mg，每日 3 次，与餐食同服，可作为另一种增加头皮组织氧合的替代疗法。

术后立即对原发疾病进行药物治疗的做法尚待考证。我们的建议是开始治疗，以保护新植入的移植物及未受累的移植物免受原发疾病炎症过程的影响，阻止疾病进程及 Koebner 效应。

补丁测试

理想情况下，在瘢痕性秃发病例中，HRS 应首先在受瘢痕影响的一小块区域进行，以观察移植效果，确保移植物能摄取吸收足够的养分[2]。一旦看到移植的毛发生长，其余区域可以进行移植。在需要覆盖区域较大的情况下，手术可选择分阶段进行。第二次手术应在第一次手术的 10~12 个月后进行。在第二次手术中，增加密度，使其更美观，并降低透视效果。

五、瘢痕性秃发毛发修复手术并发症

由于组织灌注减少，瘢痕性秃发患者毛发移植后更容易出现组织坏死、缺血和感染等并发症。如果发生坏死，应清创该区域，并让其再次愈合。

六、病例（图 15-1 至图 15-4）

患者，女性，32 岁，患瘢痕性秃发 17 年，继发于扁平苔藓。

正如我们所见，受区面积很大。因此，我们首先对移植物进行小范围测试，以观察植入后吸收和生长情况。在瘢痕区域的中心选择一小块区域并进行 FUE。6 个月后，头发生长良好，表明吸收良好。然后移植覆盖剩余瘢痕区域。大约植入了 2000 个移植物，使移植物密度保持在 25FU/cm^2。1 年后头发生长良好。

七、结论与思考

瘢痕性秃发患者的毛发修复手术是困难的，但并非不可能。选择合适的患者和精心的手术计划肯定会获得良好的效果。

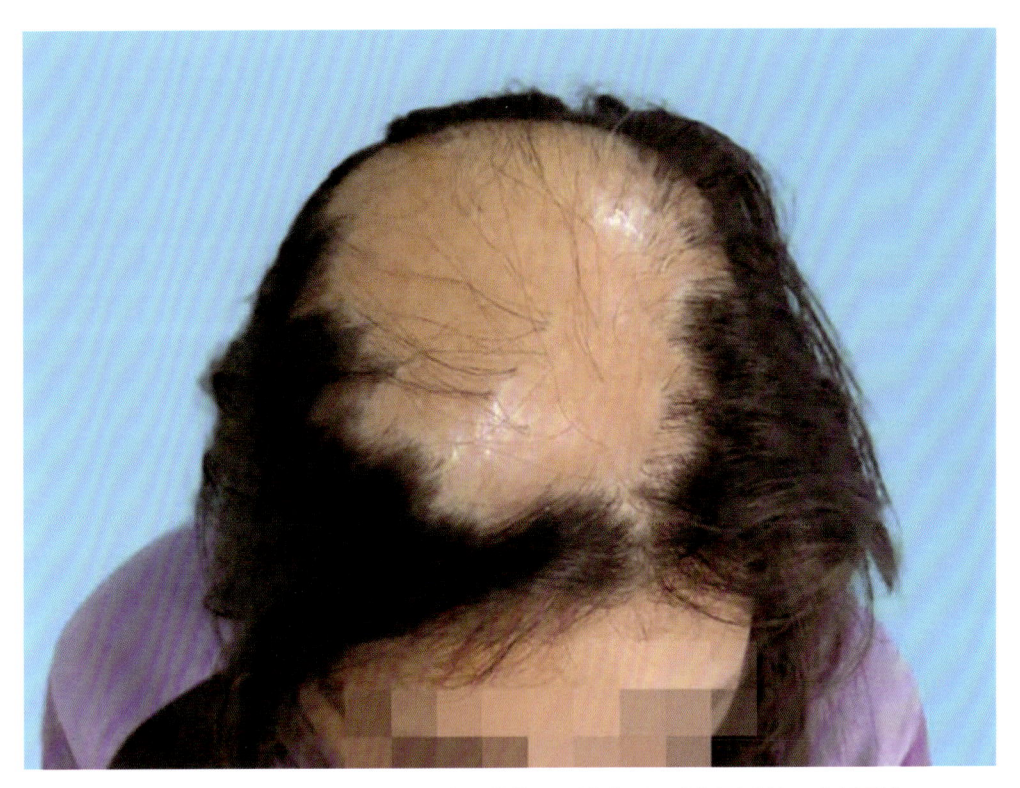

▲ 图 15-1 瘢痕性秃发继发于扁平苔藓，区域广泛，从额区延伸至头顶区域

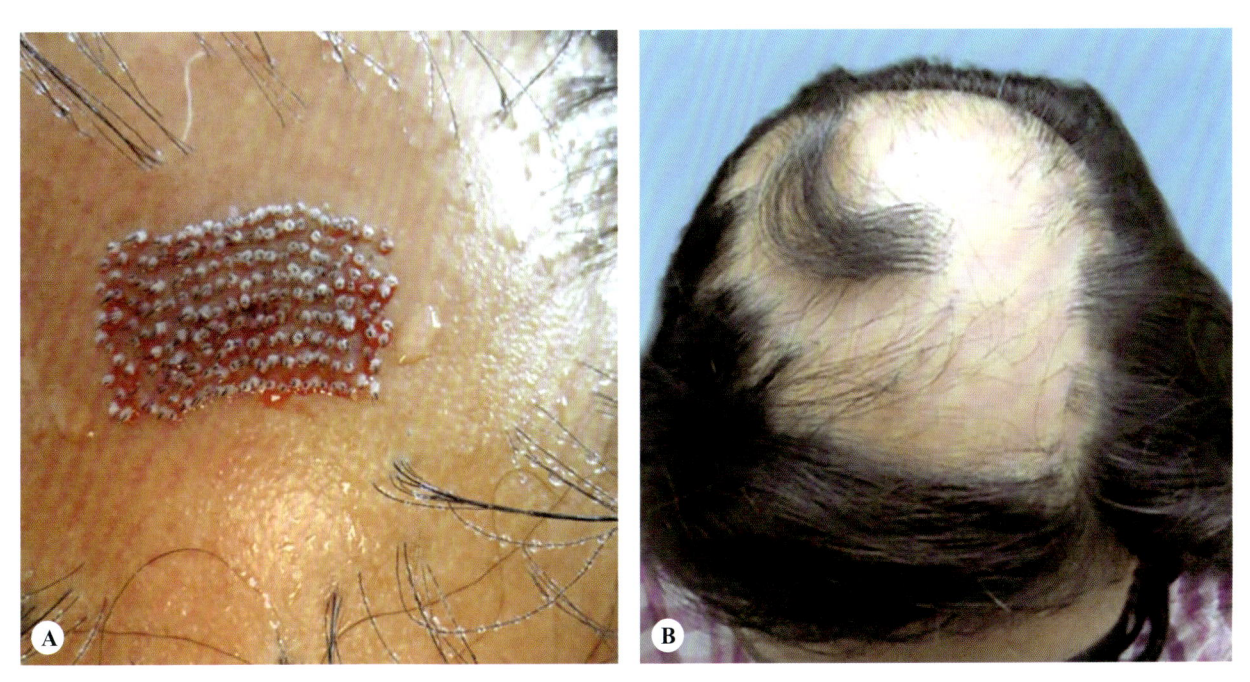

▲ 图 15-2 A. 最初以小面积"补丁片区"测试移植物的吸收和毛发生长；B. 6 个月后移植区域毛发生长

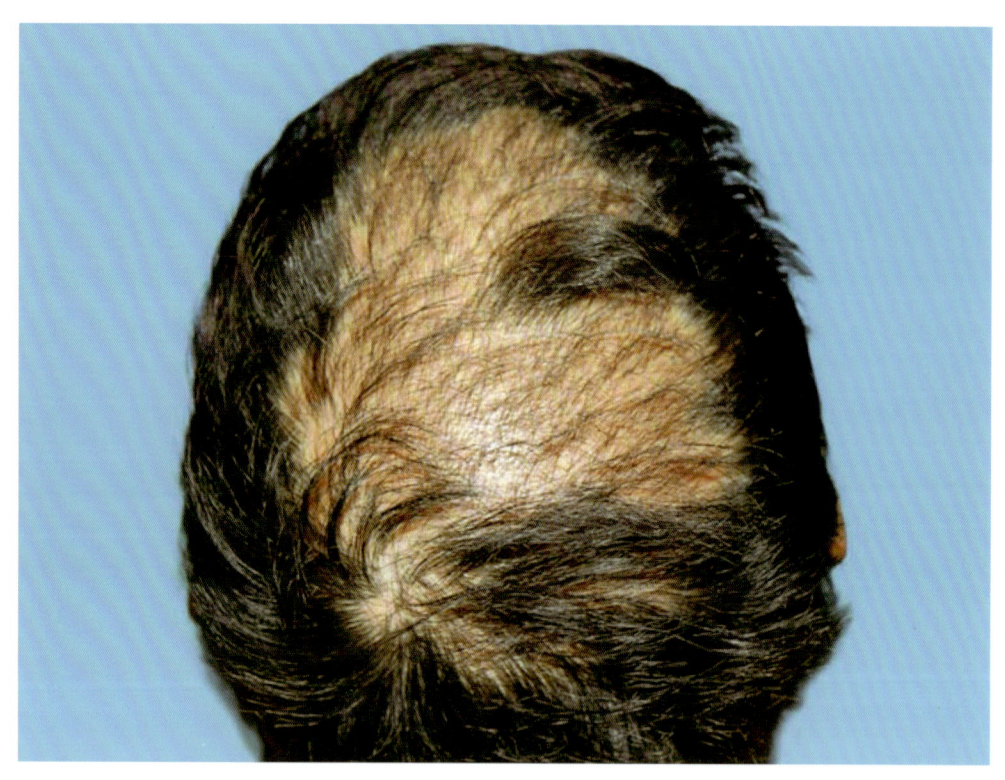

▲ 图 15-3　补丁片区显示了毛发的生长（瘢痕区可见一束长发）。我们接下来移植了剩余区域。移植的头发在术后 4 个月开始生长

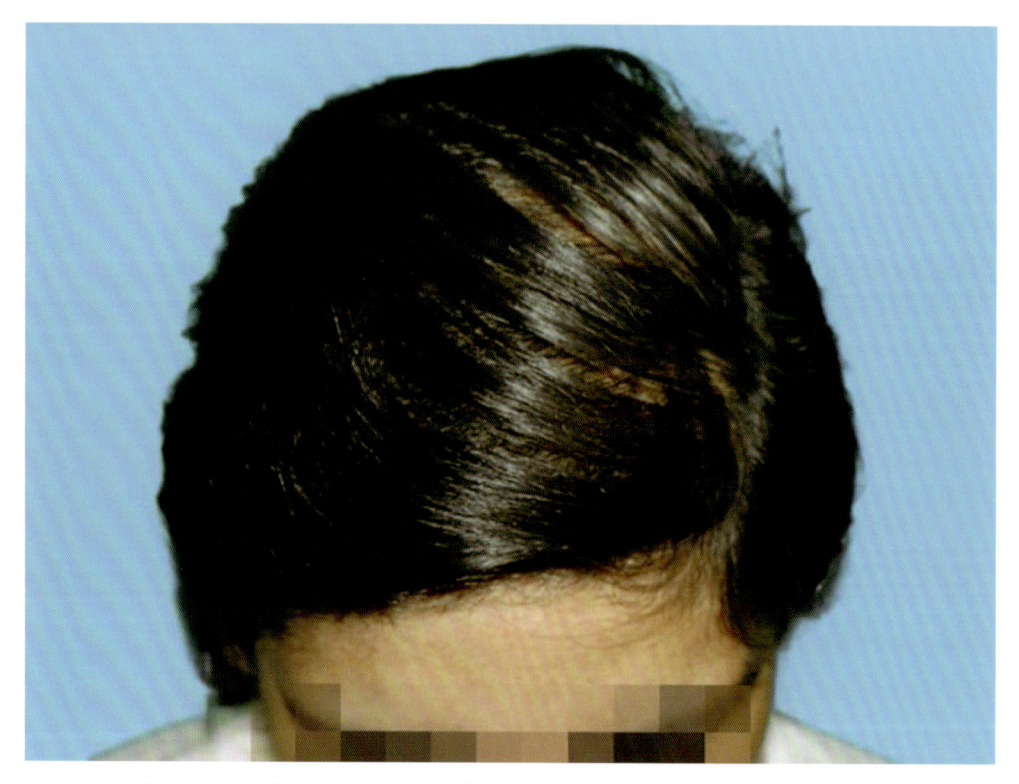

▲ 图 15-4　15 个月后，整个瘢痕区域的毛发生长良好。随访期间没有疾病复发

总　结
• 扁平苔藓是原发性瘢痕性秃发的最常见原因。 • 主要挑战是血管供应受损、术后疾病复发及供区受损。 • 烧伤、创伤等继发性瘢痕性秃发，预后相对较好。

参考文献

[1] Unger W, Unger R, Wesley C. The surgical treatment of cicatricial alopecia. Dermatol Ther. 2008;21:295-311.

[2] Dahdah M, Lorizzo M. The role of hair restoration surgery in primary cicatricial alopecia. Skin Appendage Disord. 2016;2:57-60.

第 16 章 建立一家毛发移植中心
Setting Up a Hair Transplant Center

Pradeep Sethi　Abhinav Kumar　Sarita Sanke　著
冯苏云　译　刘　军　薄宏涛　校

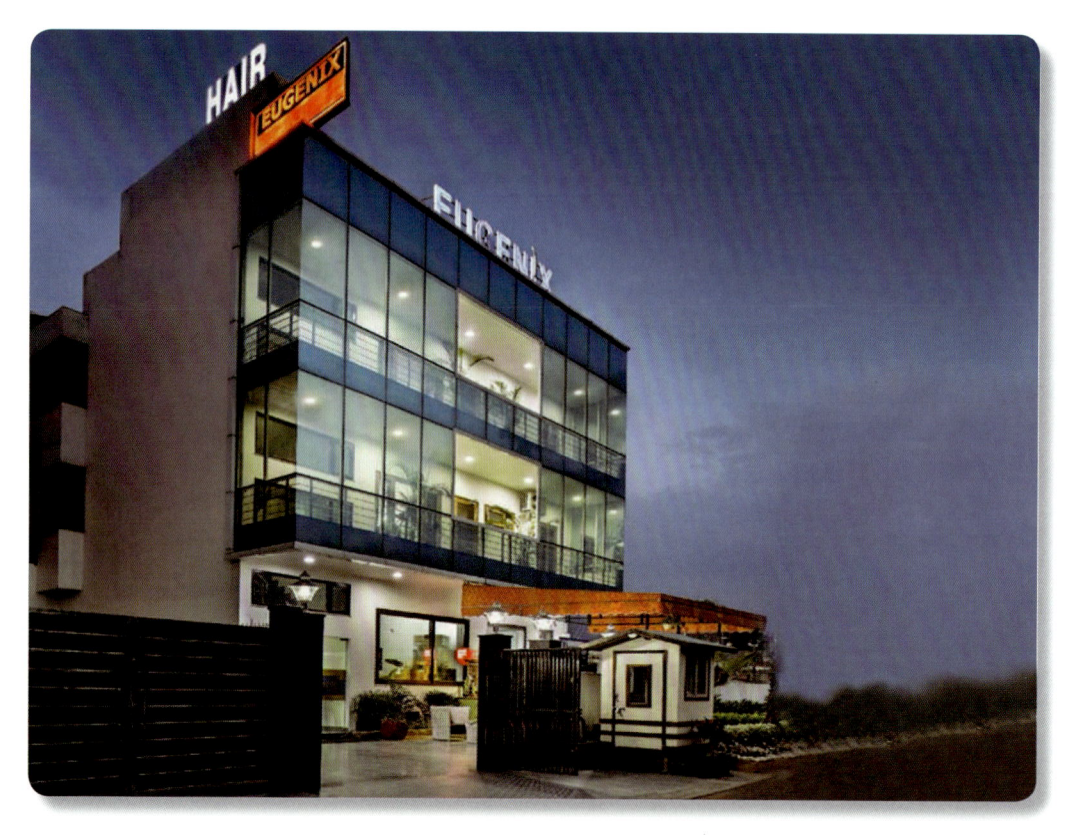

若中心配置不专业、考虑不周，最终将难以达到外科医生所能做出的最佳效果。为达到最佳效果，团队应只专注于毛发修复，重点关注检查流程和手术操作。中心的设计应确保团队成员和患者处于无菌环境中且感到舒适。设施在一定程度上也显示了医生的手术专业度和对最终效果的信心！

一、概述

本章着重强调建立一家专业毛发移植中心的重要性。

毛发移植是在局部麻醉下进行的。患者意识清醒，在手术过程中通常处于放松状态。因为不要求空腹，患者不会觉得饿，累了可以休息，也可以吃零食。因此，毛发移植中心的医生或负责人认为，任何场景下均可进行毛发移植手术。唯一的要求是要有一个合适的空间，配备好仪器，照明适度，环境无菌。在印度，甚至会在沙龙非法进行毛发移植，最终效果不佳且会留下移植后并发症。本章将突出介绍专业毛发移植中心的显著特征。年轻医生若立志成为毛发移植外科医生，应投入时间和精力到有资质的机构专门学习毛发移植，学习时间至少1年，然后再尝试开设自己的毛发移植中心。了解中心配置的重要性对年轻的毛发移植外科医生来说至关重要，并且只有在设计良好且科学的毛发移植中心工作才更有切身体会。

二、位置

诊所应位于城市或城镇的主干道路上，一目了然，这样才能获得最大的曝光度（图16-1）。

毛发移植行业的患者来自各个地方。因此，应在地图相关软件上标出中心的位置，方便搜索（图16-2）。

诊所应该有一块大型广告牌，最好在夜间可以亮灯，并突出强调毛发移植中心配备的设施。可以选择展示或不展示医生的姓名，具体取决于希望如何展现该中心。

三、接待区

接待区应使人心情愉悦。接待人员性格应温和，主动迎接问候患者，请患者坐下等待，并礼貌地记下患者关心的所有细节。前台工作人员应能够处理并管理新/旧预约，回答患者的所有疑问，向患者提供基本说明，并且应熟练使用计算机（Excel）来维护患者的记录（图16-3）。

四、咨询室

咨询室是患者与医生交流的房间，应宽敞、明亮，并配备手持镜子和皮肤记号笔，以便患者在镜子中看到自己并向医生展示有问题的区域（图16-4）。使用皮肤镜和放大镜来检查患者的头皮会给患者留下一个好印象。一份展示医生最佳毛发移植效果（手术前和手术后效果）的展示册对于赢得患者的信任至关重要。房间里应该放3~4把椅子，供随行人员/亲属休息等待。医生的成就/奖牌/证书应陈列在房间内，以赢得患者的信任。

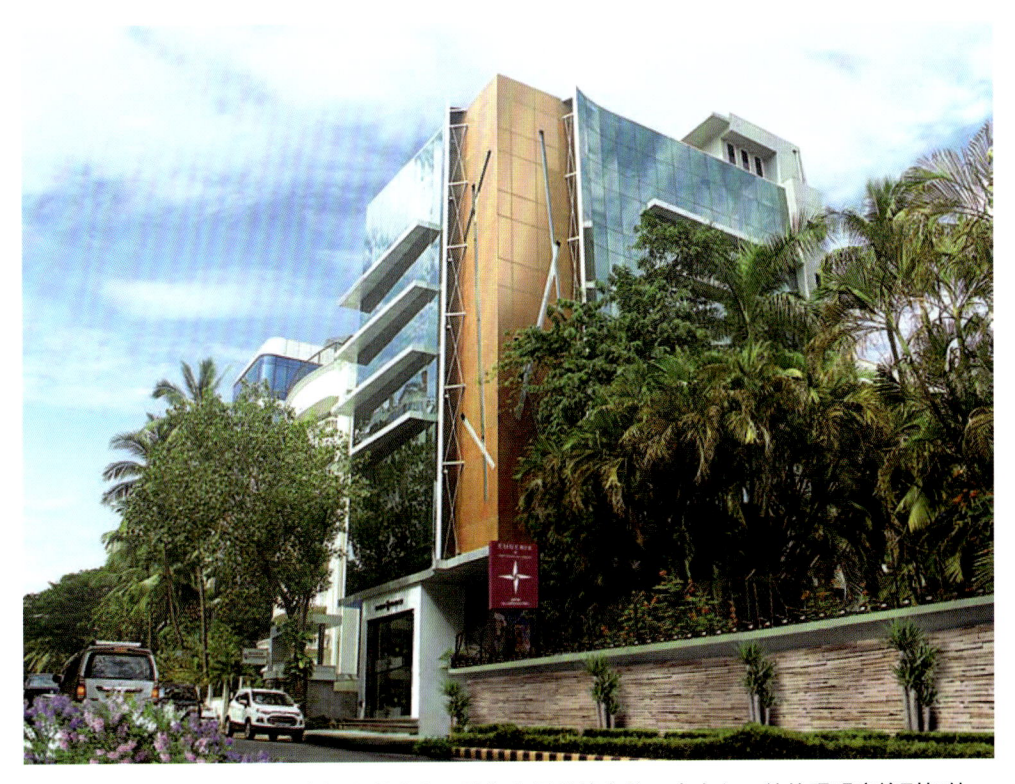

▲ 图 16-1　中心应位于宽阔的道路上，配备充足的停车位。中心入口处的照明应恰到好处

FUE 毛发移植经典概念与技术

五、咨询师

毛发移植中心的咨询师非常重要，但刚开始的时候，医生也可以充当咨询师。由咨询师向患者解释毛发移植手术、手术过程中的疼痛、流程，向患者展示效果，实际上还负责处理定价问题。咨询师的工作细致入微，负责患者到达并按计划顺利离开（图 16-5）。

六、摄影室[1]

在一家毛发移植中心，摄影室是继手术室（operation theater，OT）之后第二重要的房间（图 16-6 和图 16-7）。在这个房间里设计发际线，拍摄术前、术后即时和随访照片。每次随访时应尽可能从所有科学角度拍照。摄影室应配备品牌数码单反（digital single lens reflex，DSLR）相机；刻度尺，最好是发际线绘制仪；镜子、手术用发际线记号笔、酒精、纱布和修剪器。

七、助手

最后，团队和团队合作尤为重要。应有训练

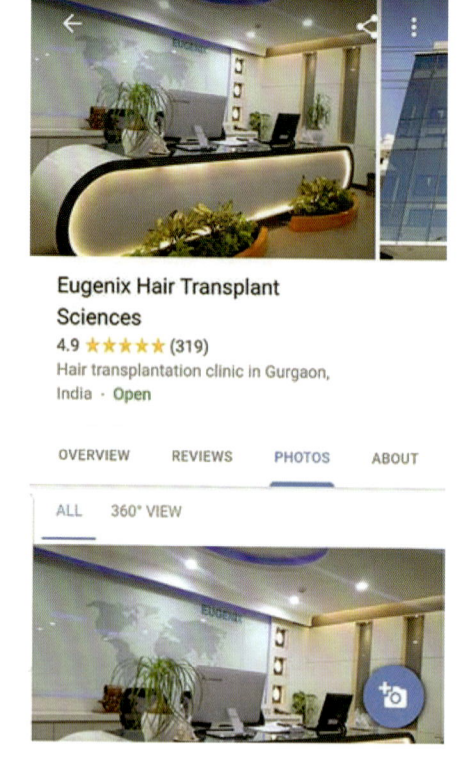

▲ 图 16-2　谷歌商务（Google Business）和谷歌地图（Google Maps）上应标明中心位置，方便患者查找。应在页面上注明营业时间、打烊时间

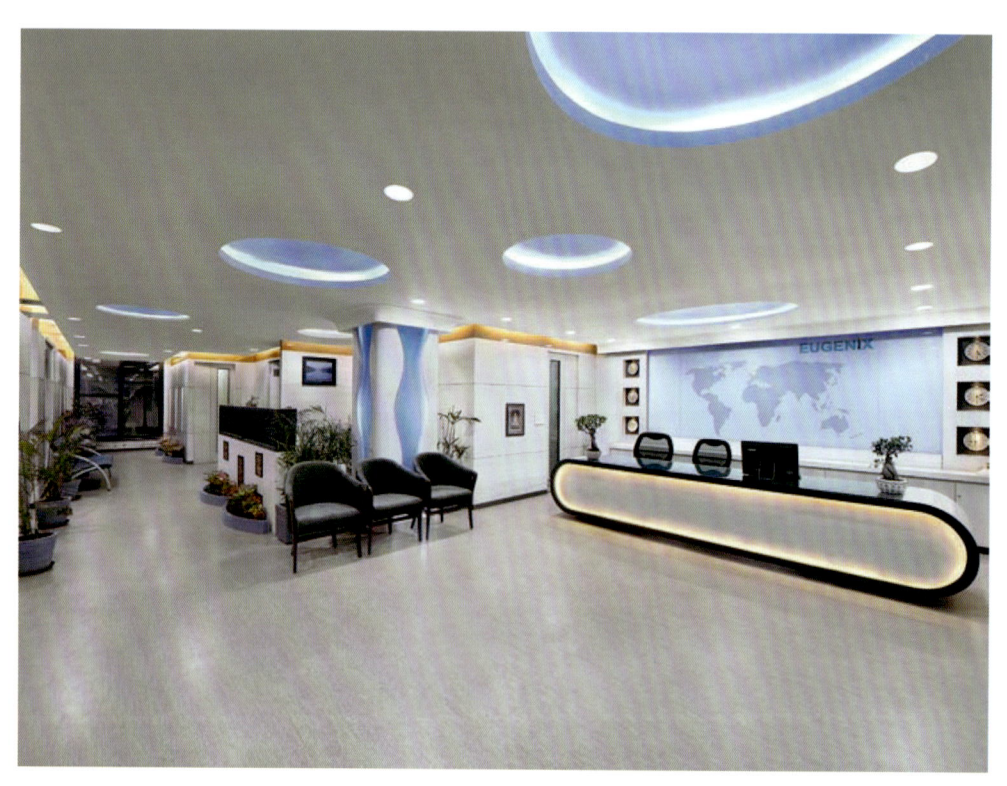

▲ 图 16-3　接待区应照明良好，座位安排得当，工作人员应礼貌友善

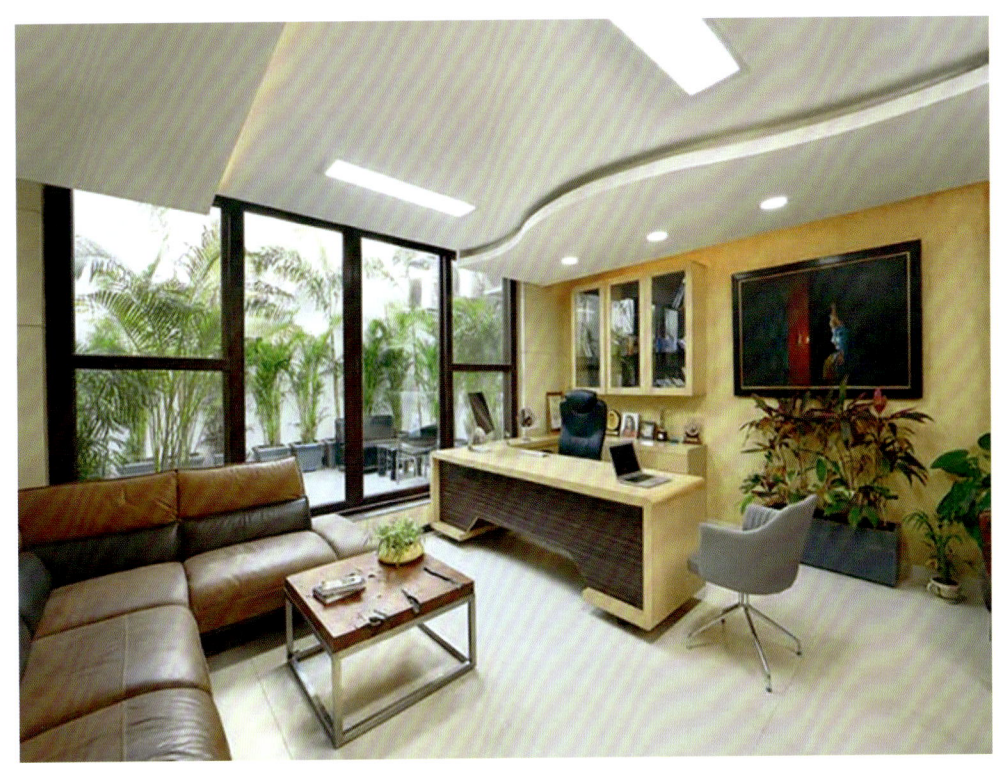

▲ 图 16-4　宽敞明亮的咨询室

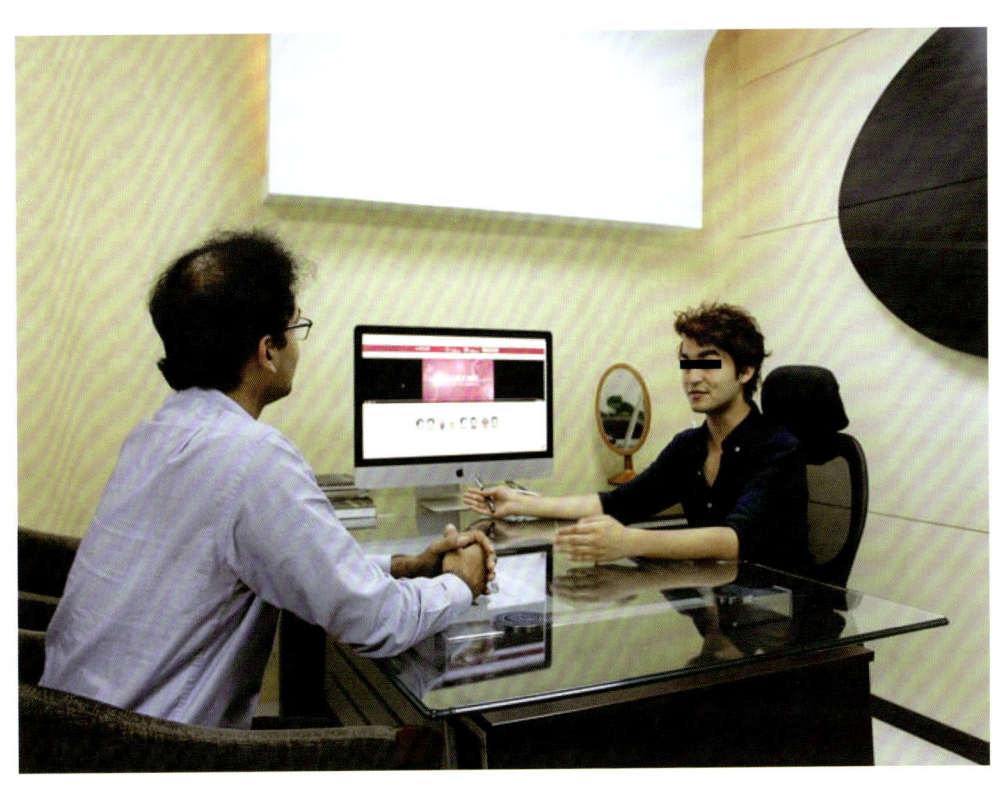

▲ 图 16-5　咨询师负责相关咨询工作，详细解释关于手术操作的所有问题

FUE 毛发移植经典概念与技术

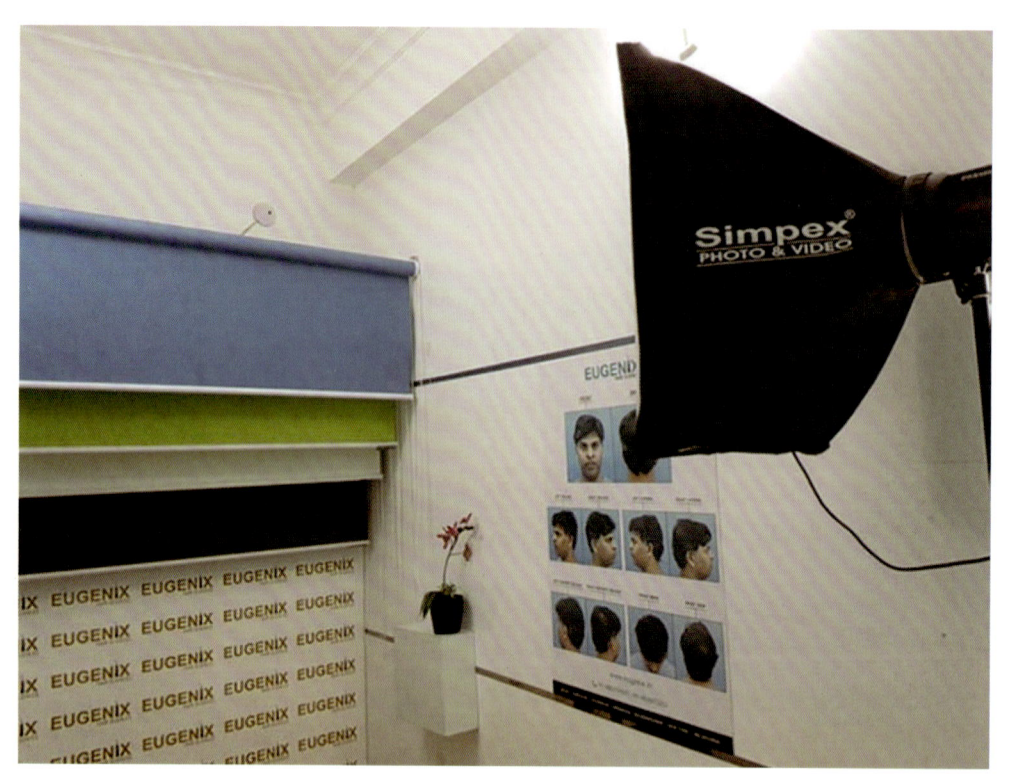

▲ 图 16-6　摄影室

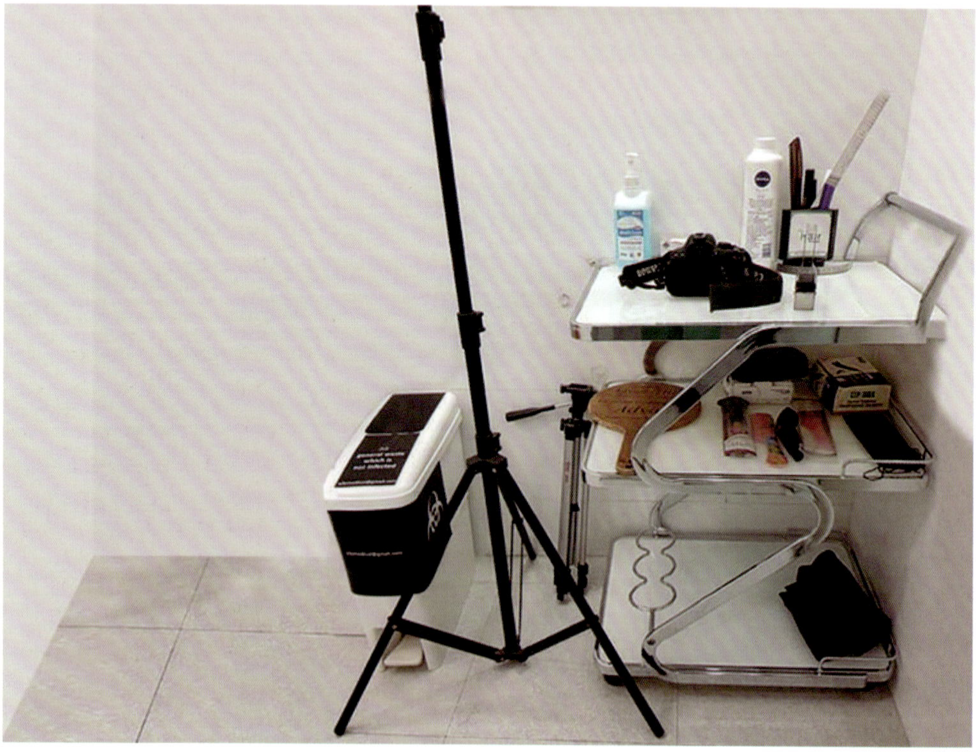

▲ 图 16-7　摄影室配置

有素的助手协助医生完成一些简单的工作，如理发、移植物计数、擦去渗血、包扎供区和移植术后 1 周洗头。

八、手术室配置[2]

- 消毒：应提供福尔马林或戊二醛熏蒸设备，同时对手术器械进行化学消毒。也可以采用其他消毒方法，如使用环氧乙烷气体消毒及紫外线消毒。务必规避移植术后发生并发症的风险。因此，手术室和器械的消毒应放在首要位置。
- 洗手设施：洗手池和消毒剂，配备非触摸面板或长手柄的水龙头（图 16-8）。
- 更衣室：应提供一个可供患者更换衣服的房间，并配备储物柜供患者存放随身携带的行李物品。
- 理发区：应预留一个单独的区域用于修剪患者的头发。不应在手术床上进行，因为剪下来的短发茬会给患者和医生带来不适，并妨碍手术操作。
- 手术室：一个宽敞的手术室（图 16-9），最多可容纳 8 名助手，可以轻松地在手术室内四处活动，一台不辐射热量且光照度至少 120 000lux 的发光二极管（light-emitting diode，LED）手术灯，以及一个电动器械台，这些是最基本的要求。
- 标准手术室的其他特征有锥形屋顶（图 16-10）和地板（图 16-11），圆形边缘设计，易于清洁，抗菌墙壁。
- 废物处理应遵循政府制定的标准指南，在手术室内部和诊所的其他区域也是如此。
- 需要用带轮子的标准不锈钢手推车来放置各种仪器（图 16-12）。
- 毛发移植所需器械如图 16-13 所示。
- 带有 LED 灯的照明放大镜，可照明还可在 4~5 倍放大倍率下观察移植物（图 16-14）。
- 应配有高度可调的旋转椅，带靠背和足部支撑，坐垫牢固（图 16-15）。

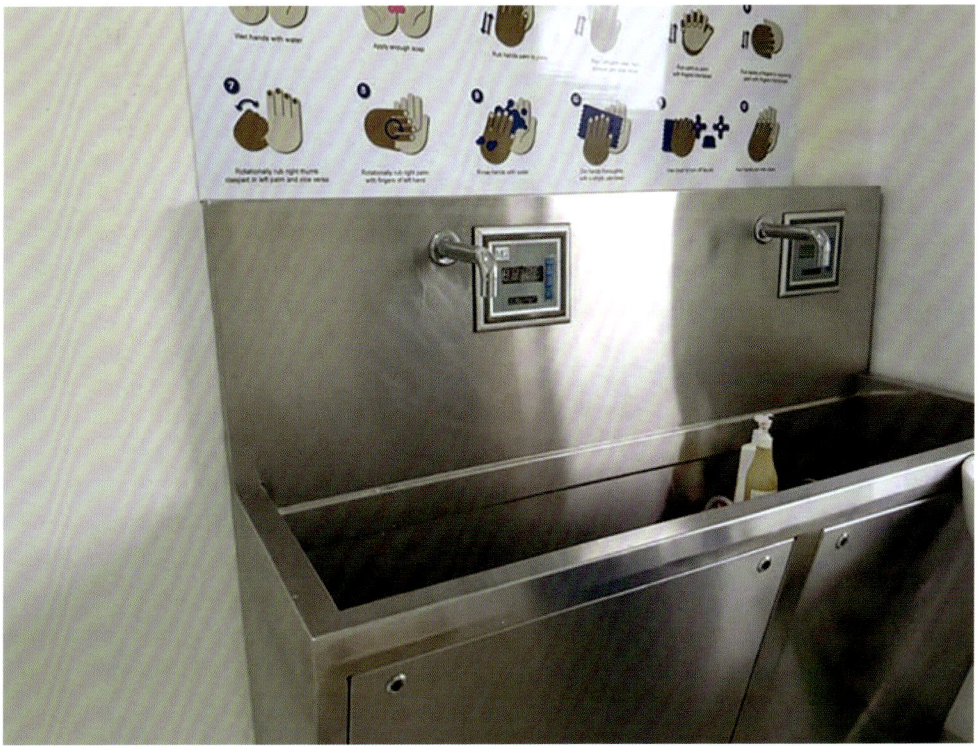

▲ 图 16-8　带刷手设备的洗手池

FUE 毛发移植经典概念与技术

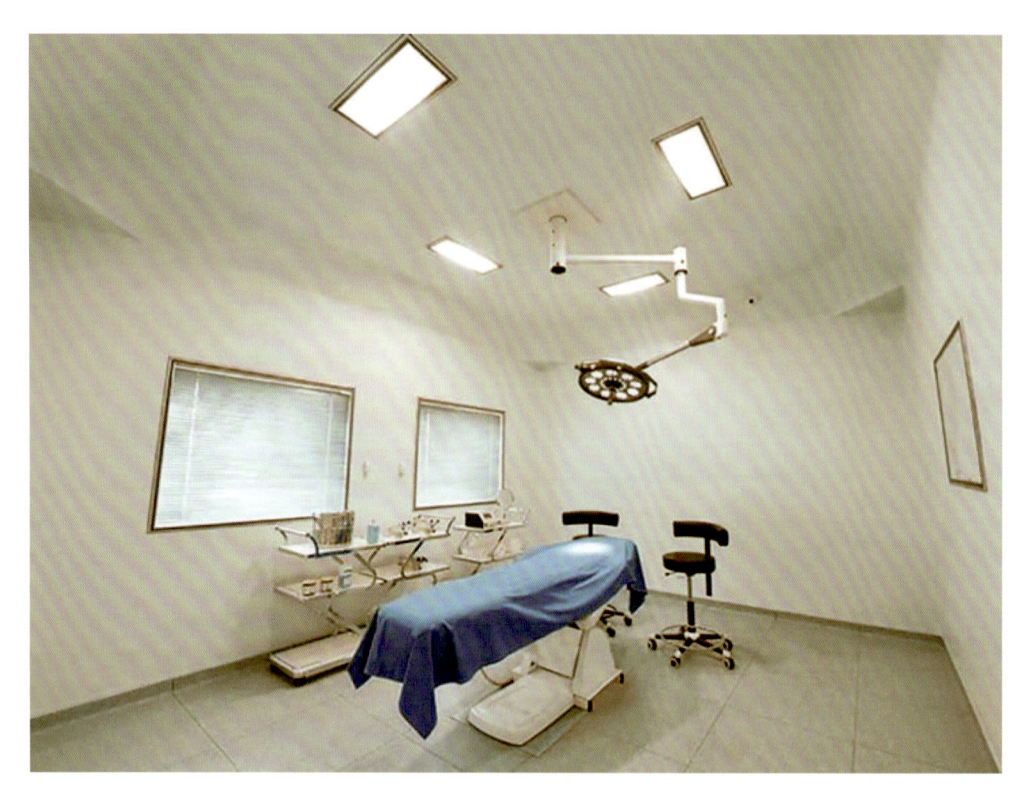

▲ 图 16-9 宽敞的手术室

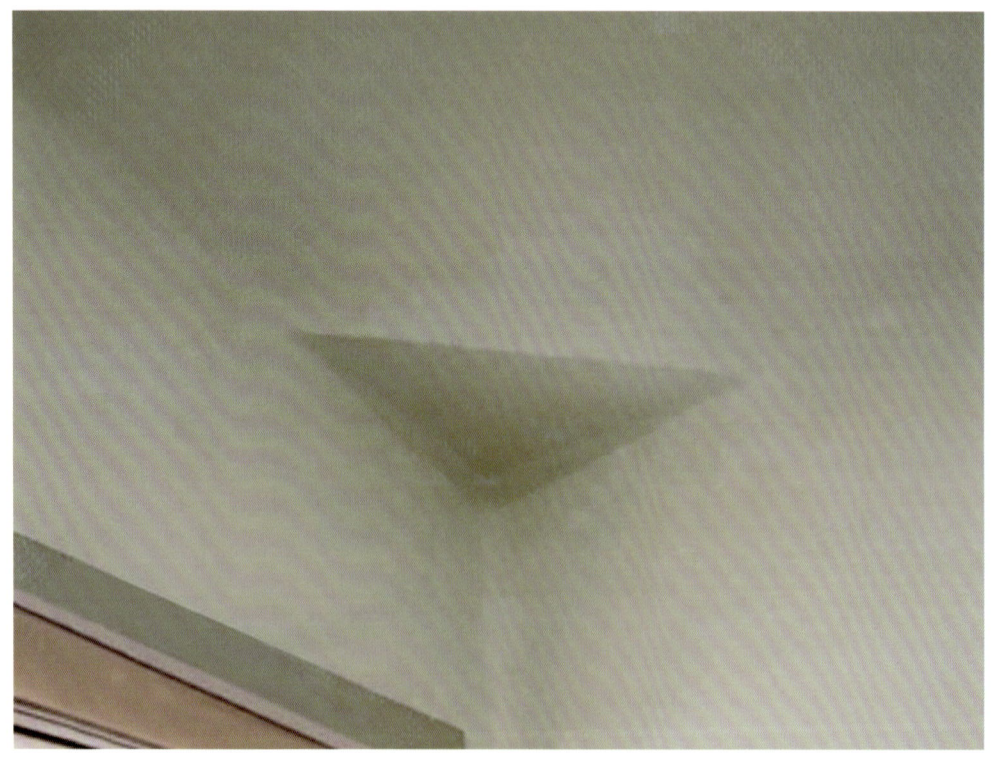

▲ 图 16-10 带有锥形边缘的屋顶

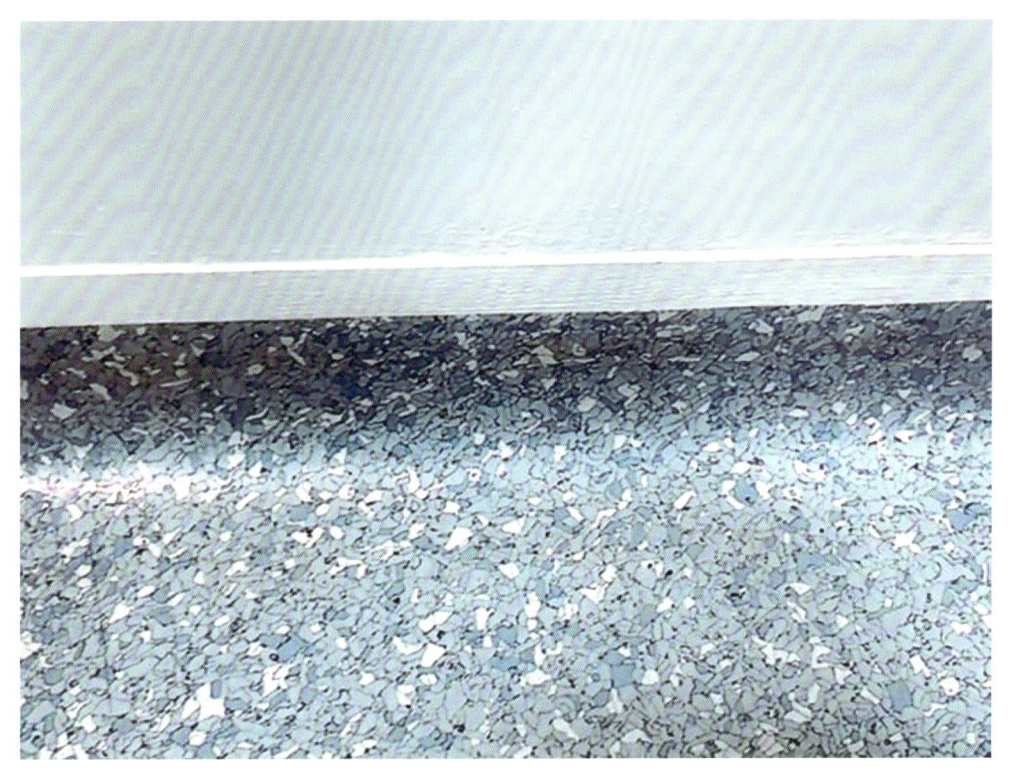

▲ 图 16-11 地板圆形边缘设计，易于清洁

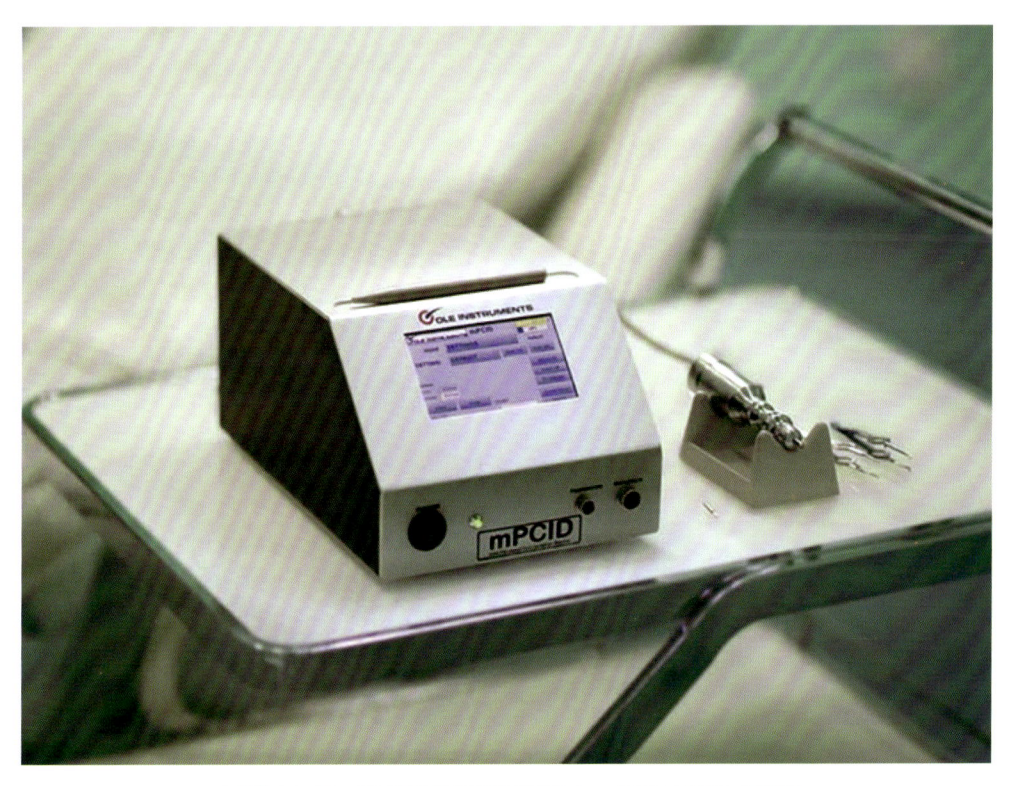

▲ 图 16-12 带轮子的不锈钢手推车，用于放置手术器械

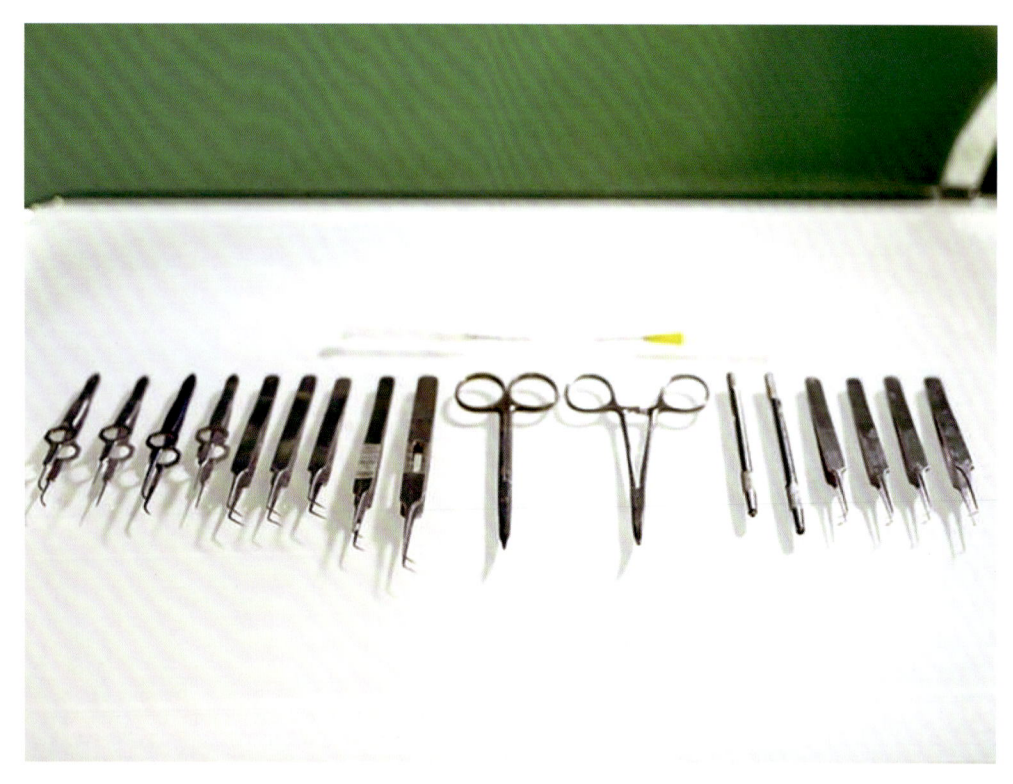

▲ 图 16-13 毛发移植手术所需的各种器械

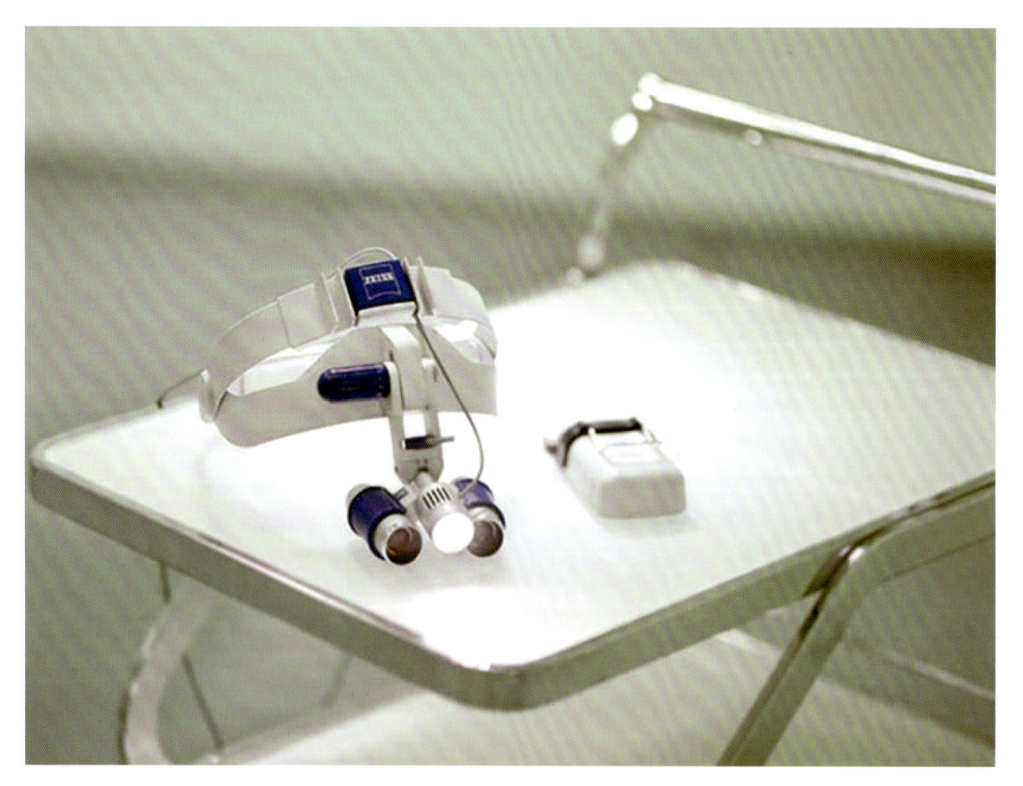

▲ 图 16-14 带 LED 灯的 Carl Zeiss 放大镜

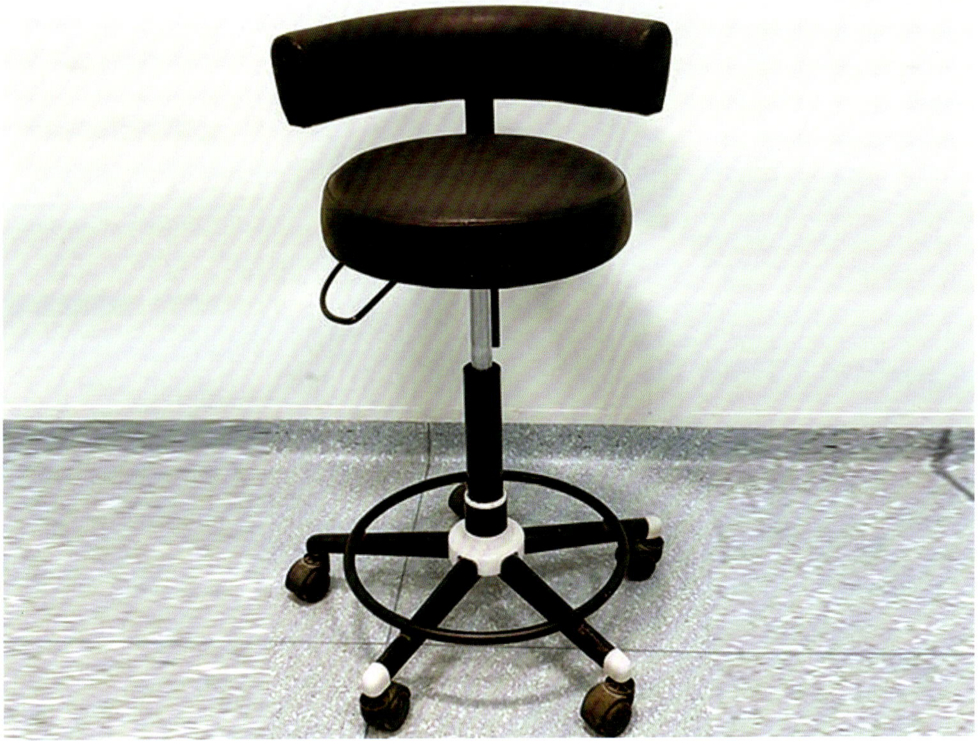

▲ 图 16-15　外科医生的旋转椅

- 备有急救车，其中有所有必备急救药物，如小瓶肾上腺素、小瓶多巴胺、Avil 注射液、Efcorlin 注射液，吸氧设备和脉搏血氧计须随时可用，以防发生任何意外紧急情况。还有其他复苏设备，如 Ambu 加压给氧气囊、面罩和气道插管导管，也应随时可用。
- 包扎室：应该有一个类似手术室的小房间，可在手术后对头皮进行包扎，并在 1 天后去除敷料。敷料托盘应备有聚维酮碘、生理盐水、无菌纱布垫、剪刀和 2% 莫匹罗星软霜。
- 洗头区：移植前和移植后 7 天需要洗头（图 16-16）。
- 鉴于富血小板血浆（platelet-rich plasma，PRP）注射在脱发中的潜在作用，毛发移植中心还应提供相关制备设施。为此，应提供优质厂家生产的离心机和带有抗凝血药的 PRP 试管。

九、开设诊所的政府规定

医生注册：医生应始终在其计划开设诊所隶属的专门管理机构进行注册。

诊所注册：应完成诊所的注册工作并获得印度医学委员会（Indian Medical Council，IMC）的许可。应在市政当局注册。应获得产生生物医疗废物的授权。

雇用任何医生、护士或药师时，应遵守雇用工作人员的相关规定。

诊所应展示以下证书/目录（印度）。
- 国家医学委员会医师注册证书。
- 诊所在市政当局的注册证明。
- 2002 年 IMC 条例规定的各种操作的收费明细。
- 诊所的营业与打烊时间。

诊所应备有以下文件。
- 诊所注册证书。
- 颁发给员工的聘书。
- 医生/药师/护士的注册证书。
- 员工学历证书。
- 生物医疗废物授权书。
- 各种操作的知情同意书。
- 患者的资料/病历。

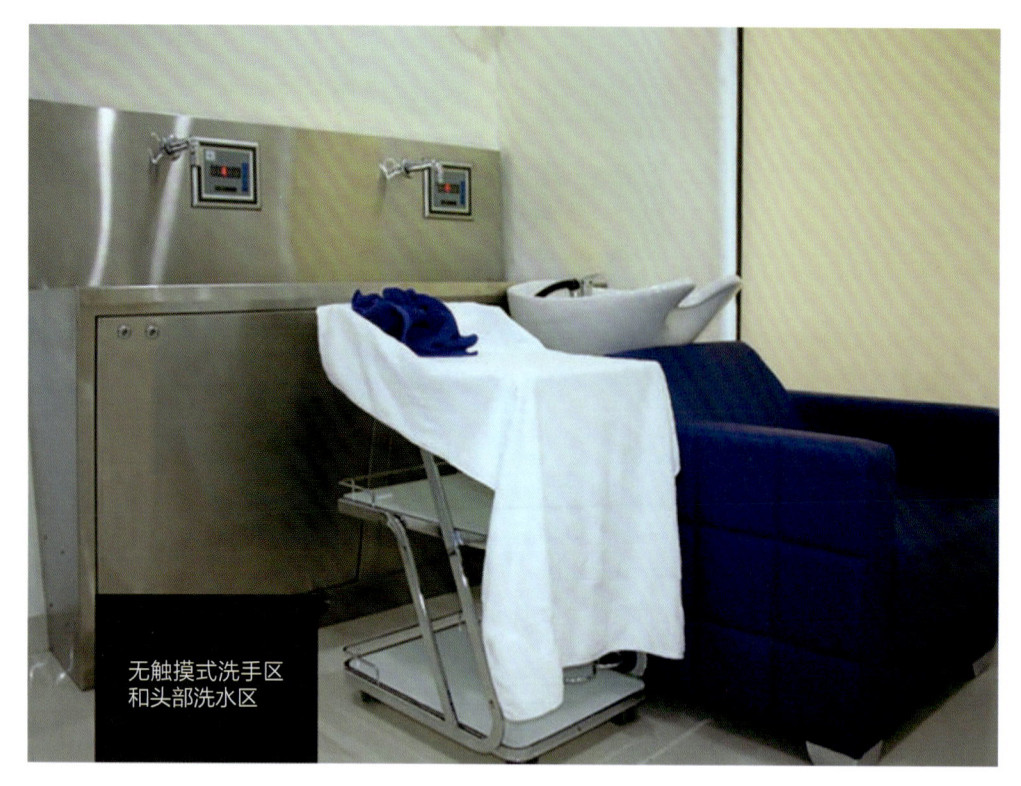

▲ 图 16-16　头皮清洗区应使患者感到舒适，盆中供应温水和冷

总　结

一家有声望的位于黄金地段的诊所，须有礼貌友善的接待人员、舒适宜人的咨询室、热情聪慧的咨询师（他们了解患者的视角）、光线充足的摄影室、训练有素的助手，最后也是最重要的是，设备齐全且经过消毒的手术室，以上是一家成功的毛发移植中心不可或缺的要素。

参考文献

[1] Witmer WK, Lebovitz PJ. Clinical photography in the dermatology practice. Semin Cutan Med Surg. 2012;31(3):191-9.

[2] Rajendran SC, Omprakash HM. Standard guidelines for setting up a dermatosurgery theatre. Indian J Dermatol Venereol Leprol. 2009;75:76-82.

第 17 章　毛发移植的相关摄影技术
Photography in Hair Transplant

Pradeep Sethi　Abhinav Kumar　Priyadarshini Das　著

张业祥　译　刘军　校

本章献给 Bessam Farjo，作为这方面的权威，他对我们的医疗实践有巨大的影响。

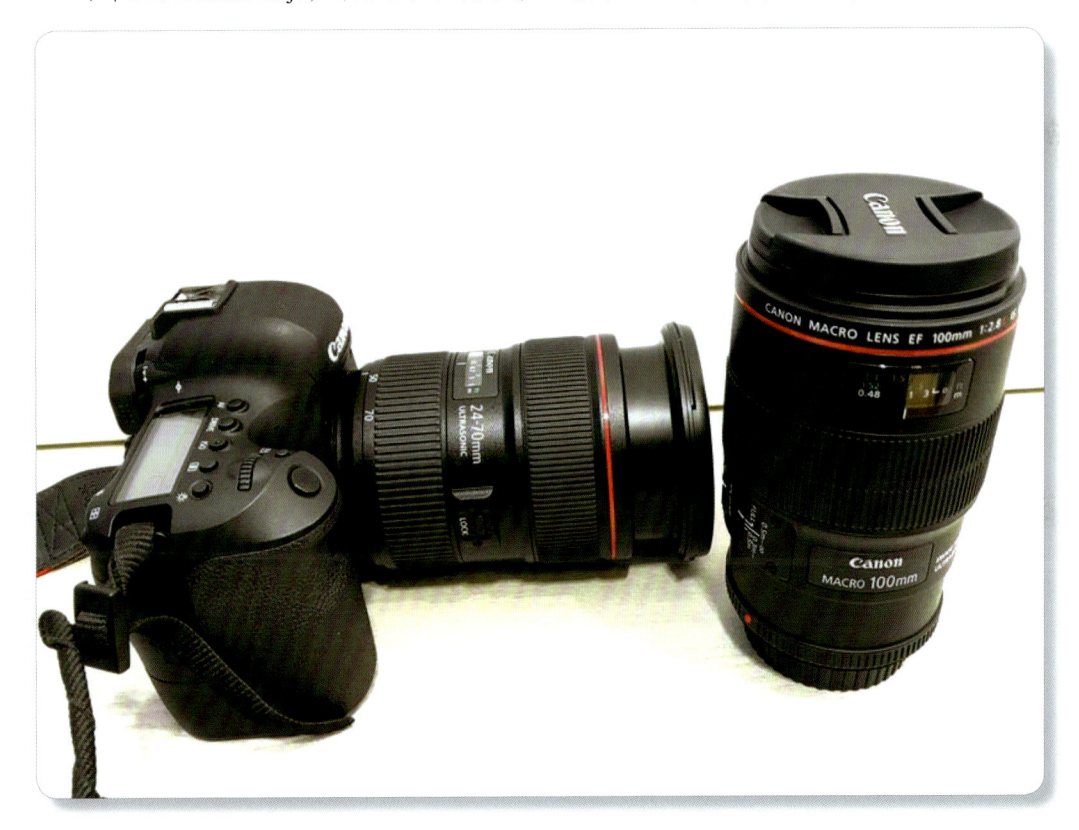

摄影师眼中的美。对于患者和医生，毛发修复是一种以摄影为基础的美容医学。著者建议，医生应该学习一些有关相机及可重复的取景模式、角度、光线、背景等方面的基本知识，以应用于医疗文件或未来可用的参考文献。

一、概述

捕捉镜头上的瞬间，让它永远定格。事实上，拍照对我们的生活有更重要的影响。对于毛发移植机构来说，想要通过自己的努力，让人们每天看起来更加美好，相机总是发挥着至关重要的作用。它有助于记录所有更精准的细节。相机可以指出我们的错误，也可以颂扬我们出色的工作。它几乎变成了一个人，就像一个永远支持我们的朋友。相机看到我们看到的，反之亦然。知道如何使用相机才能完成一次完美的拍摄，这需要相关的摄影知识和训练。然而，有些人是天生的摄影师。

作为这本书的作者，我们不断浏览花费多年拍摄的图像，很多拍摄时看起来完美的图像，当放大或放到电脑屏幕上看时，最终被证明都是不完美的。因此，我们不得不在其他患者中寻找类似的图片，包括在我们的书中也是如此。

通过这一章，我们想与世界分享在毛发移植过程中拍摄出优秀的图像背后的科学知识，交流摄影技术的方法和技巧，这样在任何人的作品中都可以使用统一的摄影语言。

二、相机

选择合适的相机（或合适的智能手机）进行摄影至关重要，特别是如果你处于严谨的毛发移植行业中，这绝对是必要的。比起智能手机，人们总是更喜欢数码单反相机。与手机相比，使用相机的好处是能够使用各种摄影的模式（自动、手动、光圈优先、特写等），能够更换不同的镜头，有持久的拍摄能力，可定制个性化拍摄功能。单反相机在拍摄过程中突出了其专业性和严肃性。

另外，使用高端旗舰智能手机拍摄，当你在手机屏幕上看时，可能认为拍到一个最好的照片，然而当你在电脑屏幕上看这张图片或发送给出版商以供教科书使用时，问题就出现了。通常，图像中应该被突出显示的部分没有聚焦。但是，一款旗舰智能手机提供了通过邮件、谷歌驱动器和消息传递应用程序传输图像的便利。其次，它还具有即时备份的功能。但是，尽管如此，这幅图片可能会在手机文件夹的其他数百张图片中丢失。当你必须从多个角度为患者拍照时，智能手机可能不是最好的选择。你还有丢失智能手机的风险。

因此，我们建议外科医生购买一个好的数码单反相机。

三、摄影室

它其实是一个设计发际线、规划操作程序和将艺术融入手术操作的工作室。就个人而言，作者认为，应该花很多时间和患者一起了解他/她的期望。这有助于让患者了解什么是实际可行的，什么是美容上可行的，并给他/她切合实际的希望。患者和医生手术前可以达成一致的意见。花更多的时间在摄影室也避免了后期可能出现的麻烦、诉讼，并且可以确定操作部位的后续治疗❶。

在中心内创建一个摄影室就是创造一个专业的拍照环境（图17-1）。房间的大小应至少为10英尺×6英尺（约3.0m×1.8m）。

摄影室内需要的东西有以下条件。

- 统一的背景，还有一把旋转的椅子和明亮的光线（图17-2）。
- 梳妆台和镜子：梳妆台上应放置梳子、修剪器、纱布、医用酒精、标记笔、磅秤、发带、剪裁布、激光辅助发际线设计装置，并有放置镜头的空间（图17-3）。
- 需要了解的是，患者在从不同角度拍照时，摄影师应弯下腰，将相机镜头置于患者头部的同一水平位置（图17-4A）。应在镜子前拍摄带有发际线设计的患者的照片，以检查其对称性（图17-4B）。摄影师也应该从背部看发际线，颈部尽量伸展，并拍摄一张发际线的照片，从背部检查对称性。我们还应该与患者讨论，关于如何弥补患者在镜子中看不到的区域，如冠区（图17-4C和D）。

（一）头发移植中的各种摄影角度（图17-5）

头发移植术中的各种摄影角度如下。

- 前面和后面。
- 左外侧和右外侧。
- 左前斜和右前斜。
- 左后斜和右后斜。

---

❶ 世界上没有两张脸是相似的，所以没有两个发际线是相同的。每张脸都有个性化的鼻子、眼睛和嘴唇。个性化的最终创造者是上帝。在设计其通往面部门户的发际线时，谦虚的医生应该拍摄尽可能多的严谨的照片，以便理解和知晓患者的想法。这可能最终有助于发际线的设计和整体手术的规划。

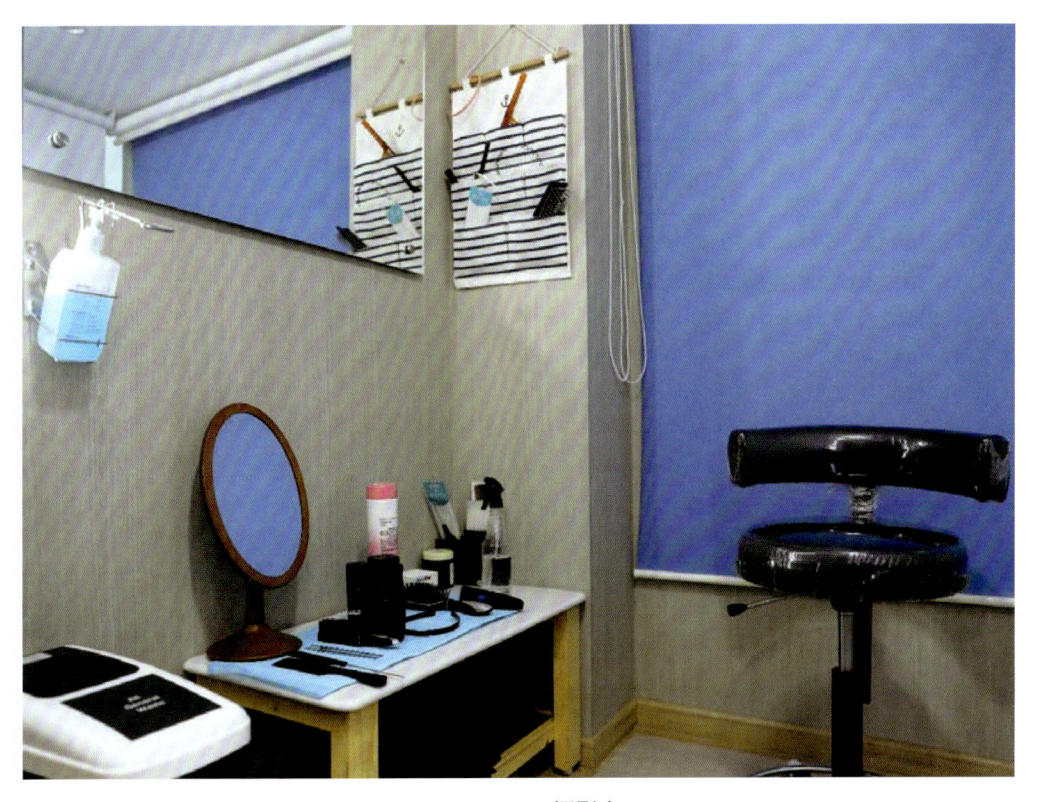

第 17 章 毛发移植的相关摄影技术

▲ 图 17-1 摄影室

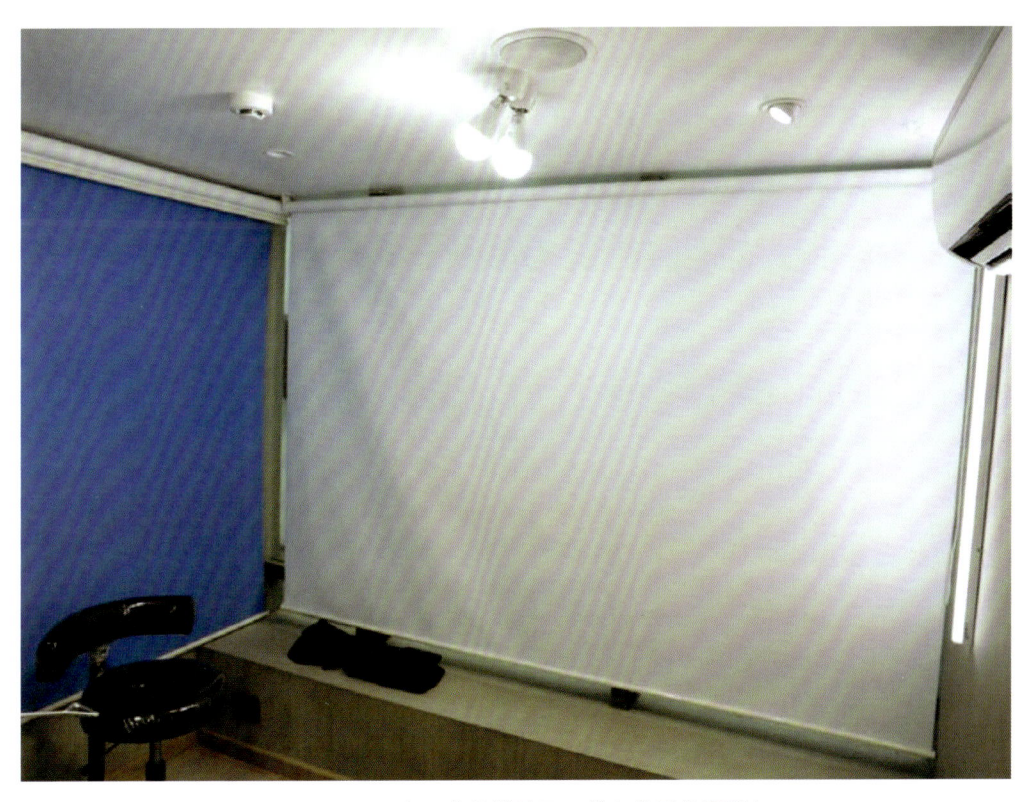

▲ 图 17-2 有一个旋转椅子、单色背景的摄影室

205

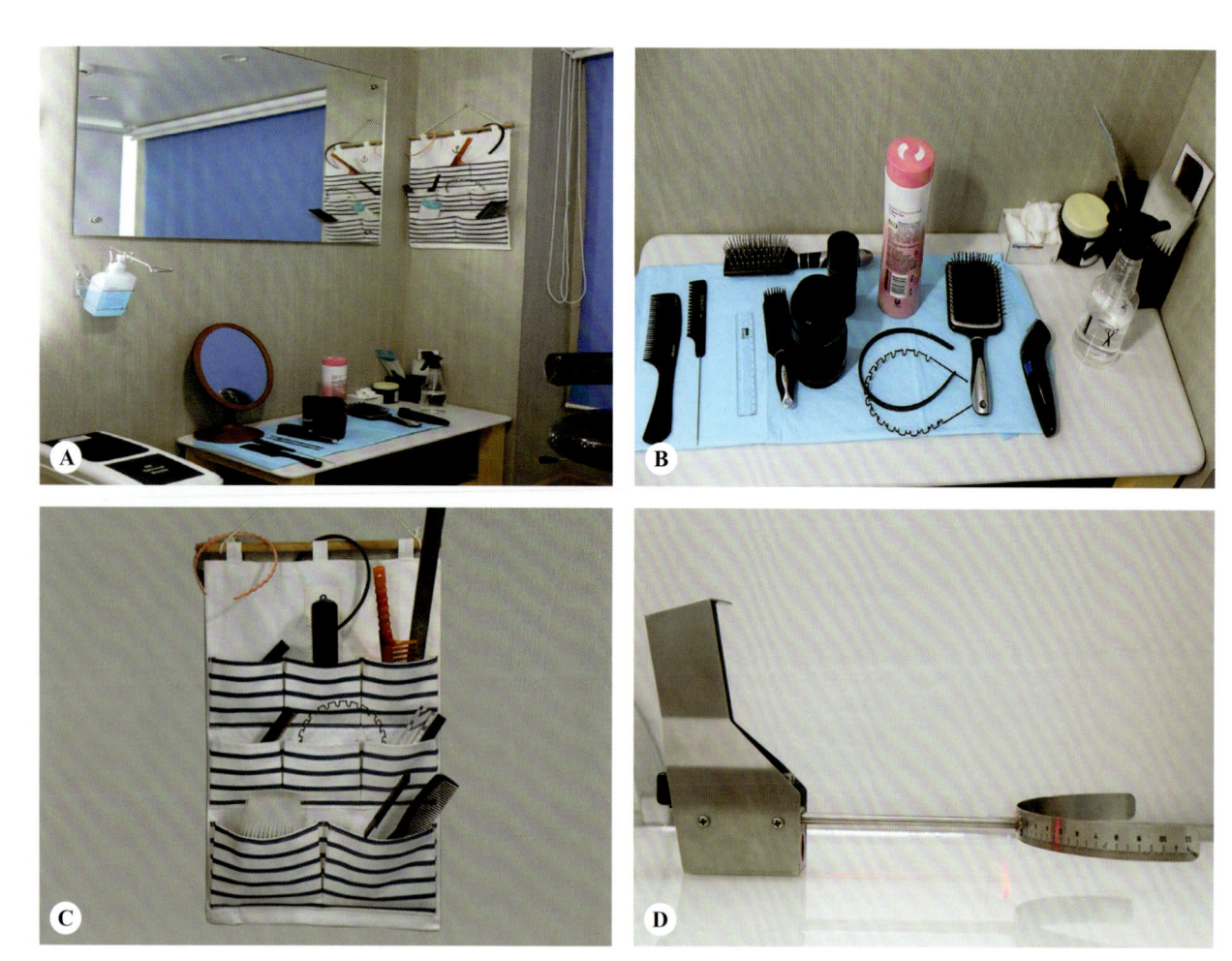

▲ 图 17-3　A. 摄影室里的镜子和小工具；B. 患者在镜子前的照片，从后面检查发际线的对称性；C. 为了方便拍摄发际线所需要的各种类型分开头发的梳子和发带；D. 激光辅助发际线设计装置

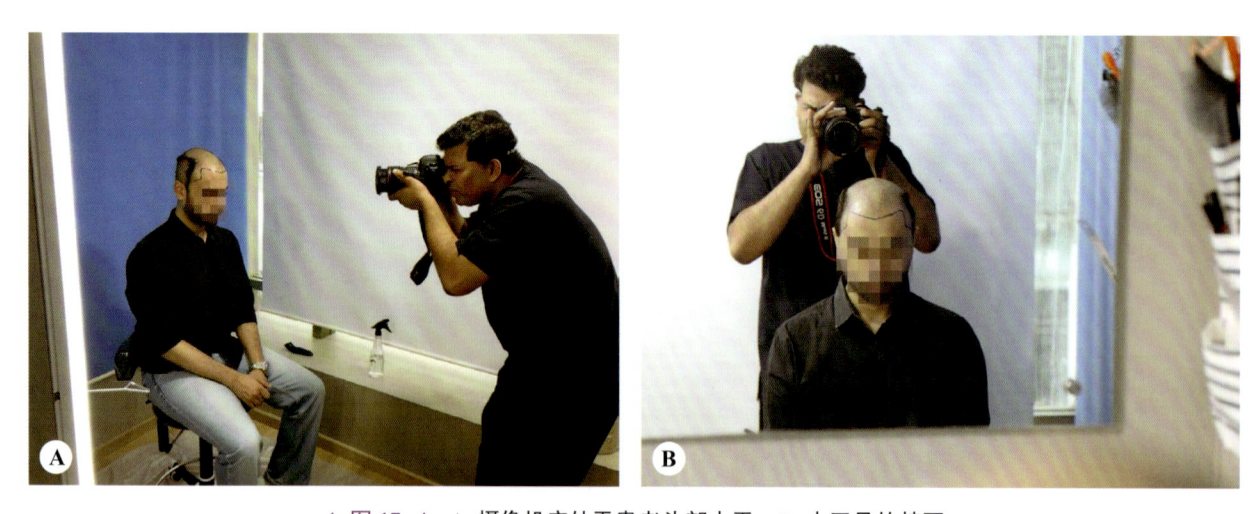

▲ 图 17-4　A. 摄像机应处于患者头部水平；B. 小工具的特写

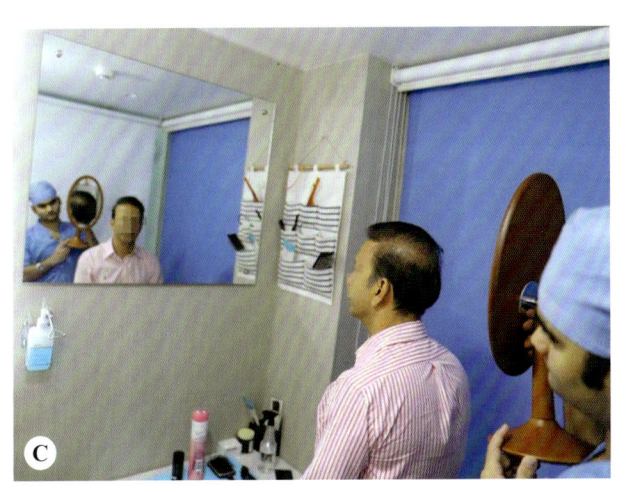

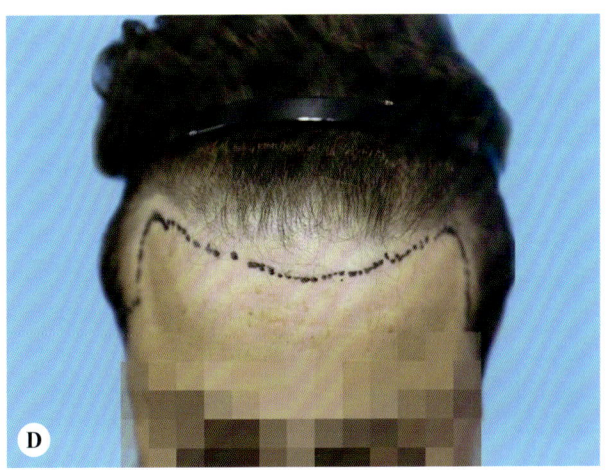

▲ 图 17-4（续） C. 与患者讨论头部毛发修复；D. 所画出的发际线的照片

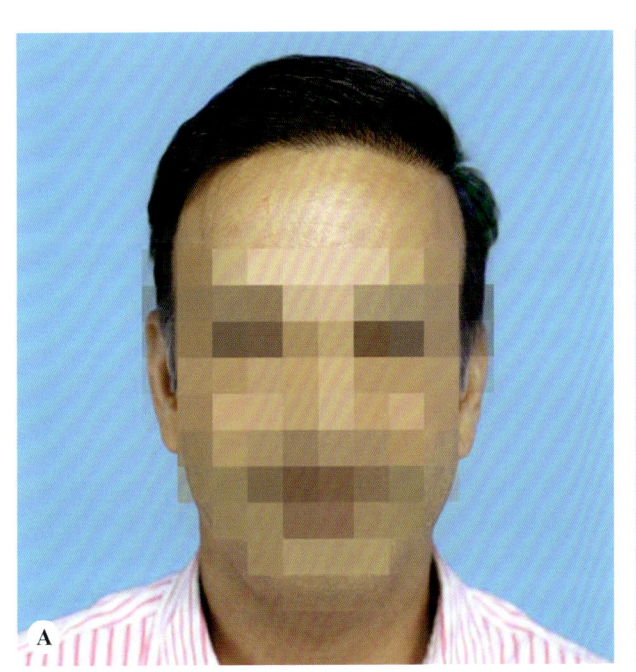

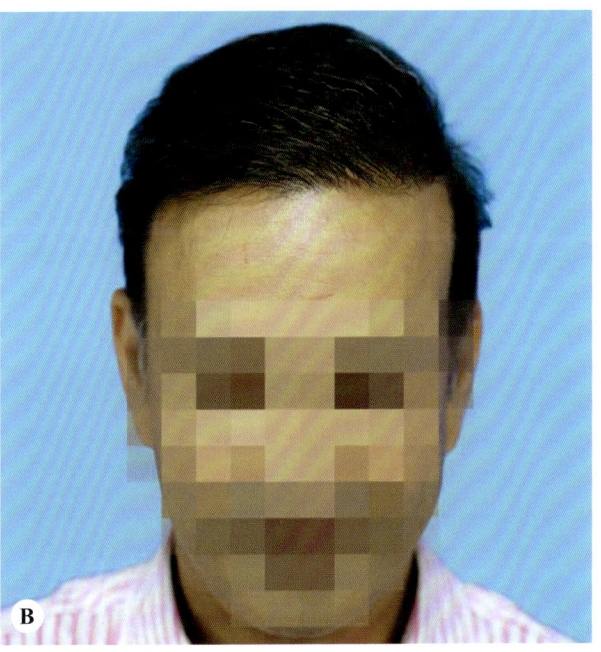

▲ 图 17-5 患者需要拍摄的 10 个摄影角度
A. 正面；B. 正面低头位

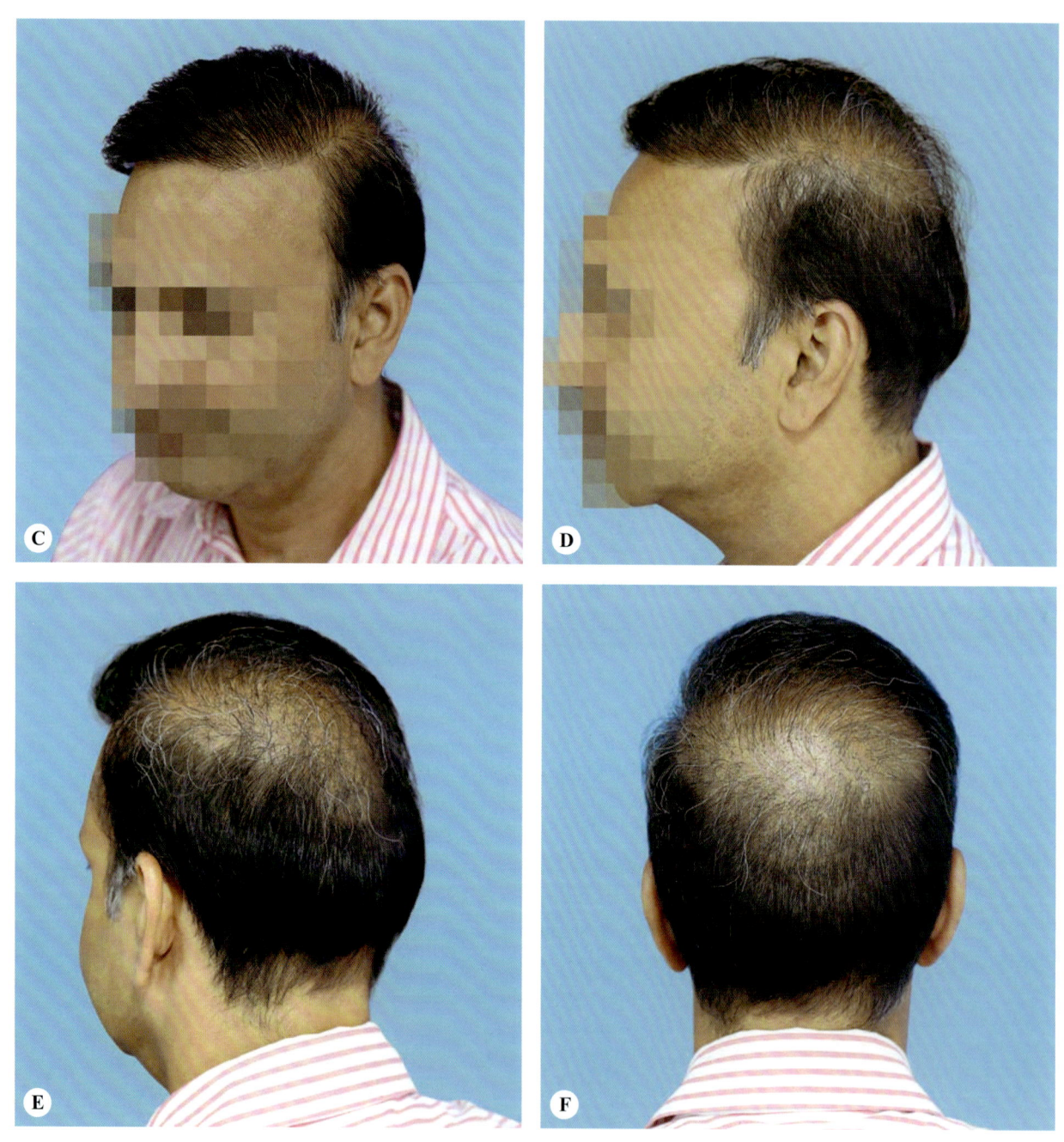

▲ 图 17-5（续） 患者需要拍摄的 10 个摄影角度
C. 左前斜位；D. 左侧面；E. 左后斜位；F. 后面

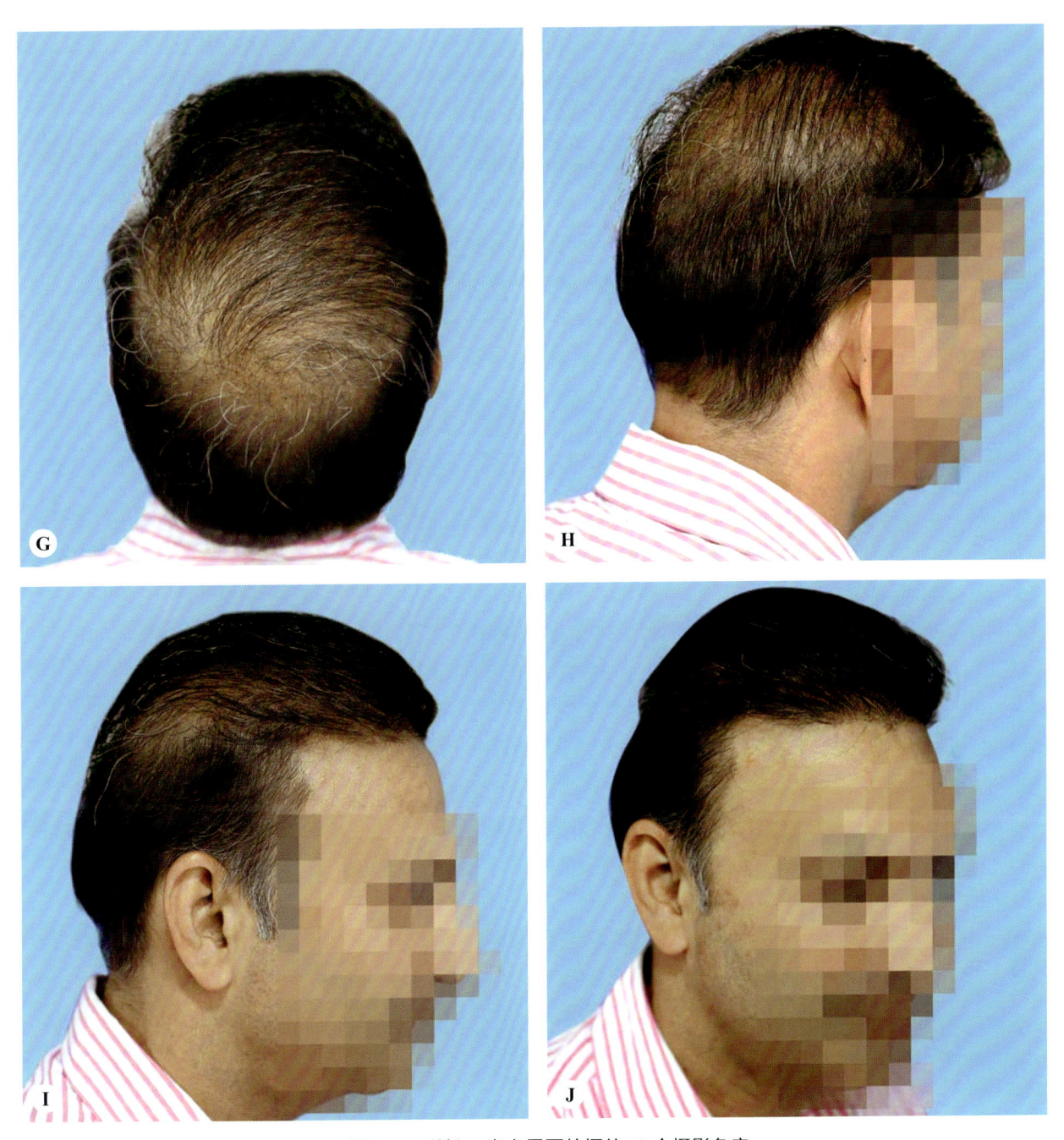

第 17 章 毛发移植的相关摄影技术

▲ 图 17-5（续） 患者需要拍摄的 10 个摄影角度
G. 头顶视图；H. 右后斜位；I. 右侧面；J. 右前斜位

209

FUE 毛发移植经典概念与技术

- 低头位和头顶视图。

除非患者看到头部毛发缺失的部位，否则其不能指出自己看不到的区域存在的问题。医生和患者应该站在同一视角上，以确定患者从镜子正面看不见的区域。

修剪过的毛发供区、发缝和胡须的照片证据（毛发移植前后，甚至每月检查其愈合情况及皮肤是否颜色发红），以备事后评估（图 17-6）。

1. 应拍摄照片的各个阶段

(1) 所有上述摄影角度的术前照片。

(2) 修剪后和发际线设计后的照片。

(3) 所有上述摄影角度的术后即时照片。

(4) 第 7 天洗头后的照片。

(5) 每月拍摄 1 次照片，直到患者完全恢复，此后任何时间随访的照片。

2. 如何拍摄较小结构的高质量照片　捕捉较小结构的细节，如移植物、一绺头发、供区的密度、毛囊切口照片、最终的发际线，是毛发移植外科医生应该掌握的艺术。快门速度、光圈和感光度是摄影学的三大要素，又称"曝光三角形"，如果对其没有扎实的了解，就很难拍摄出好的照片（图 17-7）。外科医生应该完全了解数码单反相机的手动模式。

一个好的摄影师会最大限度地使用手动模式，尽量减少使用自动模式来拍摄照片。人们应该对镜头的类型和闪光灯的使用有一个基本的了解。外科医生应了解以下关于相机基本功能的描述。

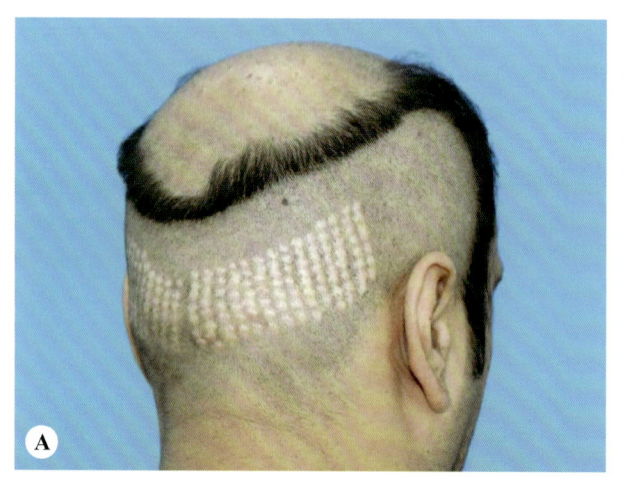

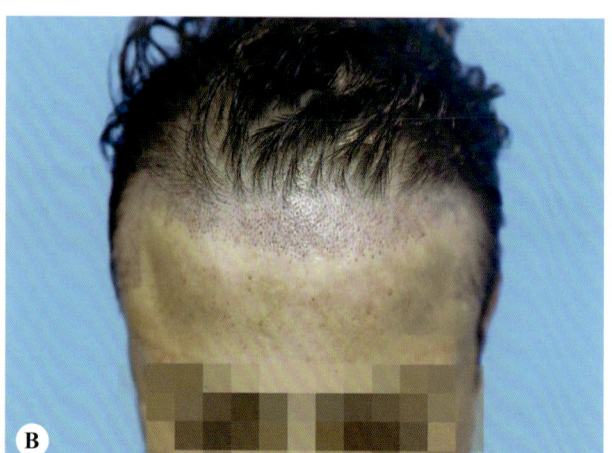

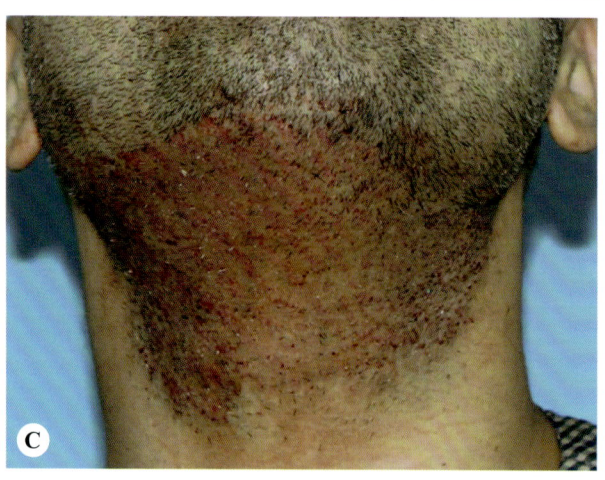

▲ 图 17-6　A. 修剪过的毛发供区的照片；B. 毛囊种植切口的照片；C. 胡须毛囊提取后的照片

- 快门速度：相机快门打开以将光线暴露到相机传感器中的时间长度。快门速度通常以秒的分数来测量，当慢于 1 秒时，缓慢的快门速度允许更多的光线进入相机传感器，并用于弱光下和夜间摄影；而快速的快门速度有助于定格快速的运动。快门速度的示例为 1/15、1/30、1/60 和 1/125。
- 光圈：镜头内的一个孔，光通过它进入相机。孔越大，进入相机传感器的光线就越多。光圈还控制着景深，这是一个取景中看起来很清晰的部分。如果光圈很小，景深就会很大，而如果光圈很大，景深就会很小。在摄影中，光圈通常用"f 值"表示（也称为"焦比"，因为 f 值是镜头焦距与镜头有效孔径之比）。f 值的示例为 f/1.4、f/2.0、f/2.8、f/4.0、f/5.6 和 f/8.0。
- 感光度：如果你不能使用更慢的快门速度或更大的光圈，这就是一种使照片变亮的方法。它通常以数字来衡量，较低的数字代表较暗的图像，而较高的数字代表较亮的图像。

然而，提高感光度是有代价的。随着感光度的提高，图像中颗粒感或噪声也会提高。感光度（ISO）的示例为 100、200、400、800 和 1600（图 17-7C）。

（二）示例 1（图 17-8）

（三）示例 2（图 17-9）

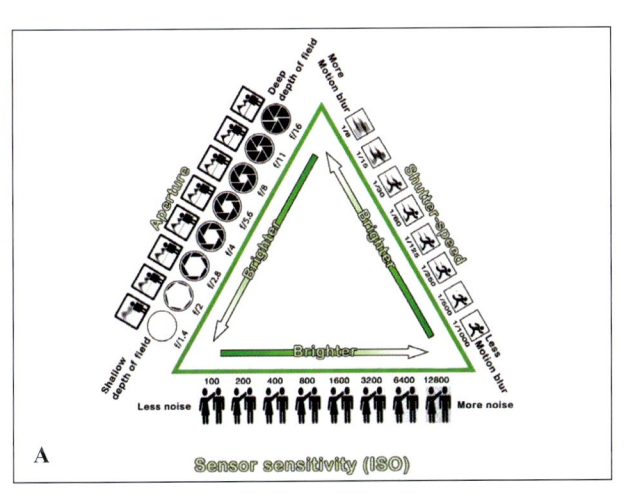

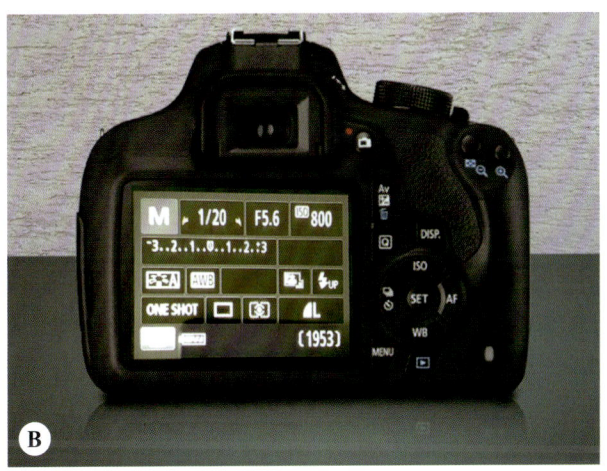

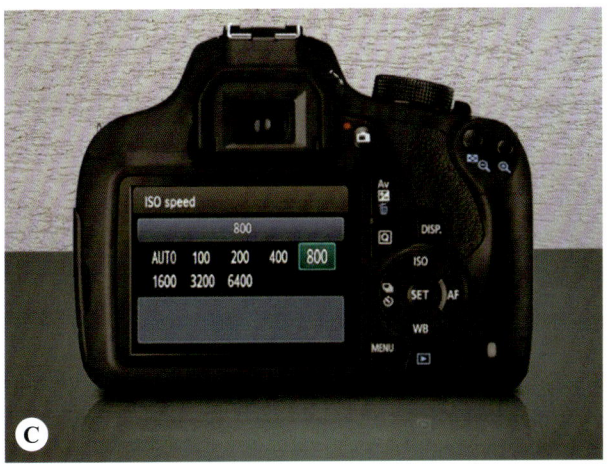

▲ 图 17-7　A. 曝光三角，对这三种参数设置的基本了解可以帮助你用一个简单的数码相机获得最好的图像；B. 显示数码单反相机的快门速度、光圈值和感光度（手动模式）；C. 感光度能使照片更加明亮，但是，随着感光度的增加，图像的颗粒感也会增加。因此，最好在充足的光线下拍摄图像

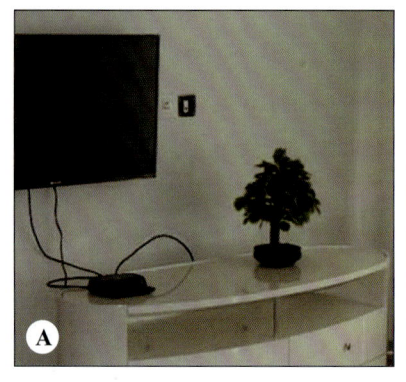

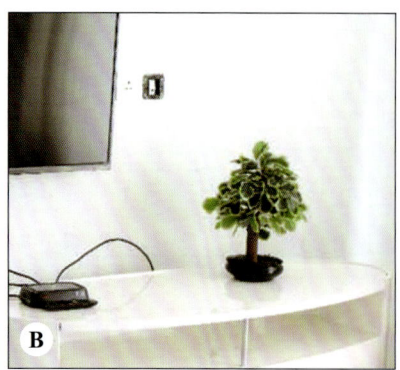

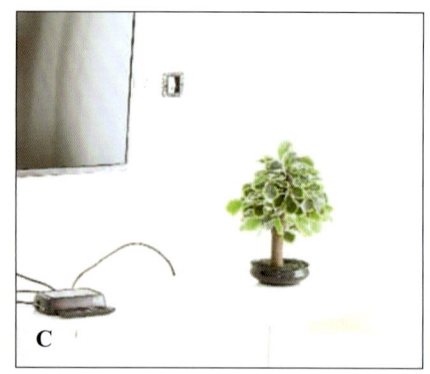

▲ 图 17-8　显示同一景物（植物）的三组图像

最中间的图像是最好的。我们手动模式下调节快门速度拍摄，并逐步将快门速度从 1/80 降低到 1/40，再降低到 1/20，保持 ISO 和光圈值不变。确保从第一张图像到第三张图像，增加了曝光时间。然而，第三张曝光过度

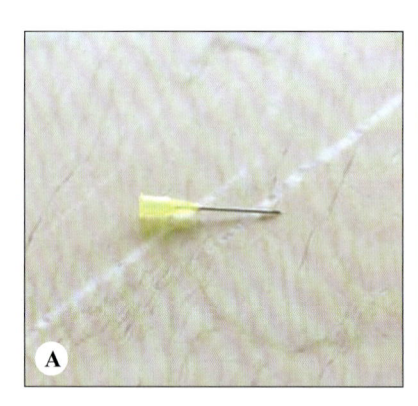

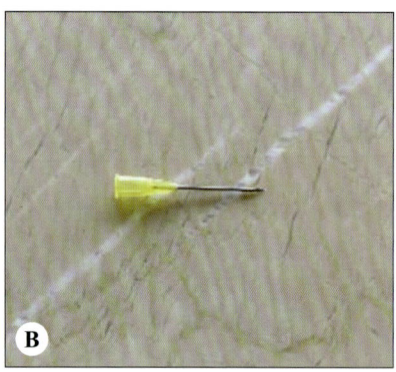

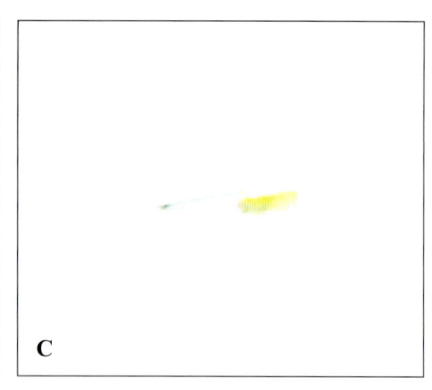

▲ 图 17-9　展示了一组用 50mm 镜头在白天光线充足的情况下手动模式拍摄的三幅图像

中间的图像看来是最好的。由于日光充足，感光度 ISO 保持在 100。初始设置分别为快门速度 1/10、ISO100 和 f/5.0。第一张图像亮度超标；因此，快门速度从 1/10 增加到 1/20，光圈值与之前的设置相同（f/5.0）。第三张图像将快门速度设置为 1/20 拍摄，光圈值增加到 f/2.0，并且 ISO100 相同。这增加了图像的白平衡，而针头在第三幅图像中几乎不可见

> **总　结**
>
> - 摄影室其实是设计发际线和规划操作程序的工作室。
> - 术前、术后即时及术后每月拍摄照片。
> - 这可以帮助医生和患者了解头发移植所致的外观变化，并避免未来的法律纠纷。

参考文献

[1] Ashique K, Kaliyadan F. Clinical Photography for Trichology Practice: Tips and Tricks. Int J Trichol. 2011;3(1):7-13.
[2] Photography Life. (2018). Understanding ISO, Shutter Speed and Aperture: A Beginner's Guide. [online] Available from https://photographylife.com/iso-shutter-speed-andaperture-for-beginners [Accessed September 2018].
[3] PhotoBlog. Exposure Triangle: How ISO, Shutter Speed, Aperture Affect Exposure. [online] Available from https://www.photoblog.com/learn/exposure-triangle-guide/ [Accessed September 2018].

病例研究
Case Studies

病例 1

首次就诊	
年龄	65 岁
供区	头皮与胡须
受区	前额与颞区
移植量	5455

正 面

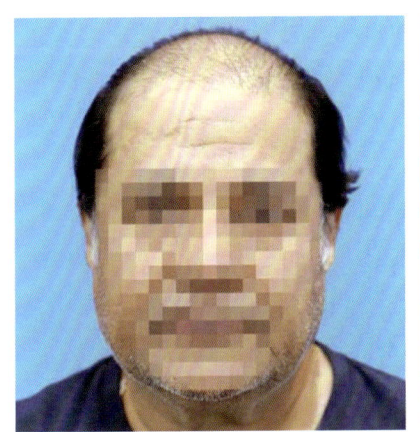

| 术 前 | 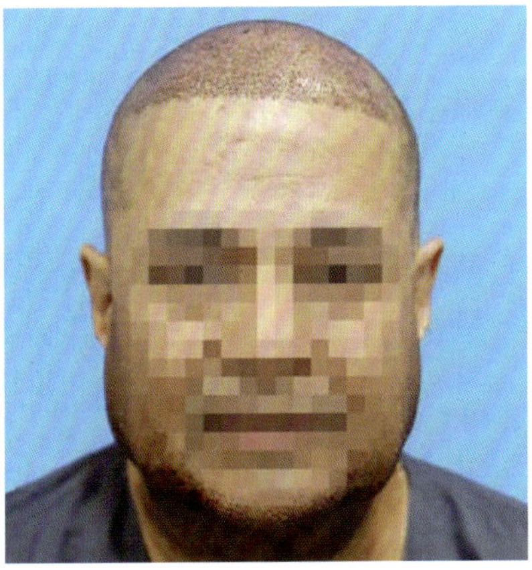 术后即刻 | 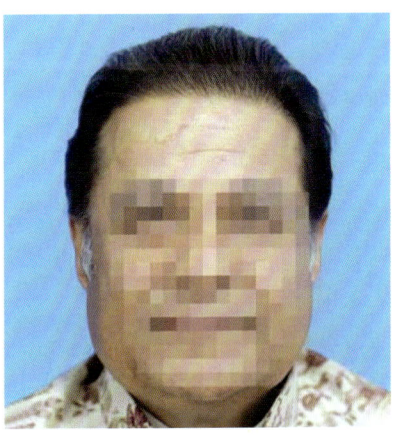 术后 7 个月 |

俯 面

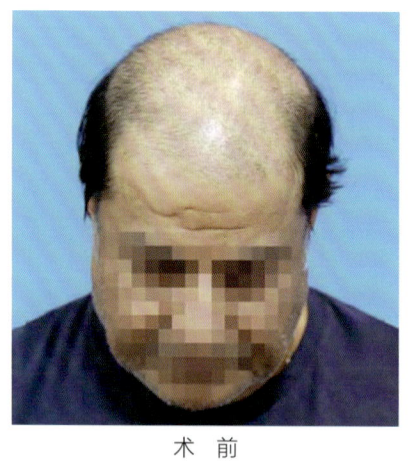

术 前 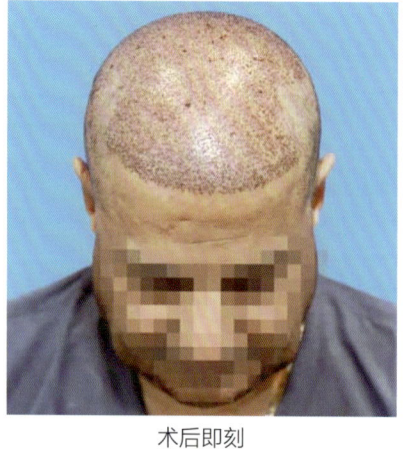　　　　　　　术后即刻 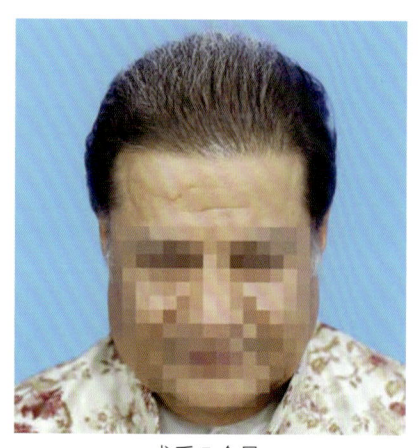　　　　　　　术后 7 个月

左侧面

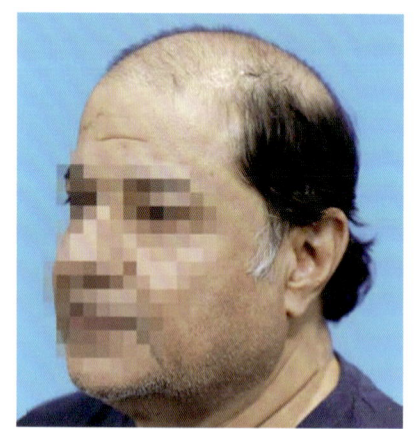

术 前 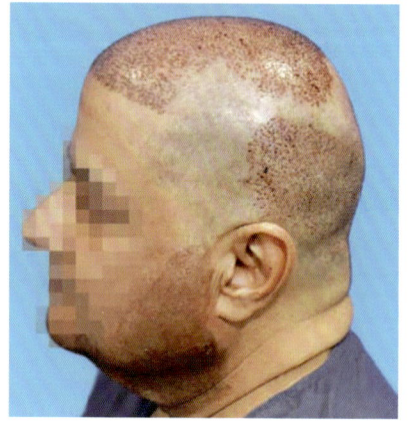　　　　　　　术后即刻 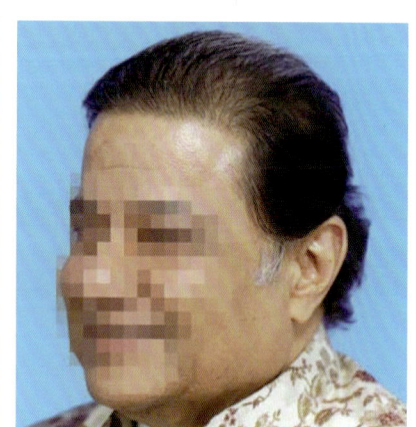　　　　　　　术后 7 个月

右侧面

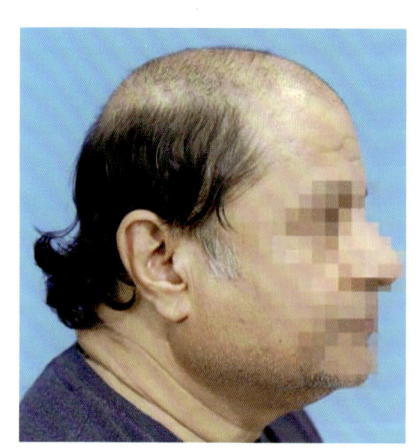

术 前 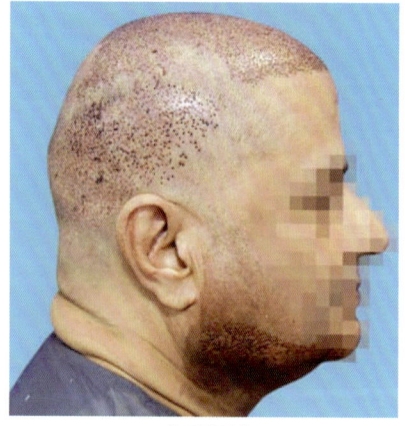　　　　　　　术后即刻 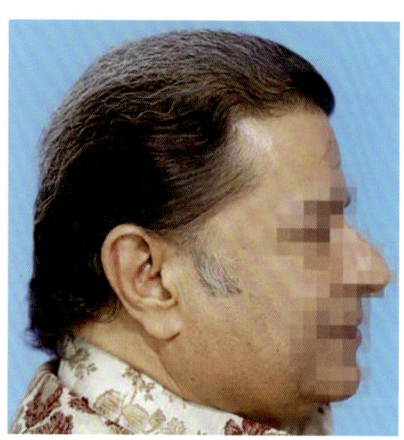　　　　　　　术后 7 个月

第 2 次就诊	
供区	头皮与胡须
受区	冠区
移植量	2300

俯　面

| 术　前 | 术后即刻 | 术后 7 个月 |

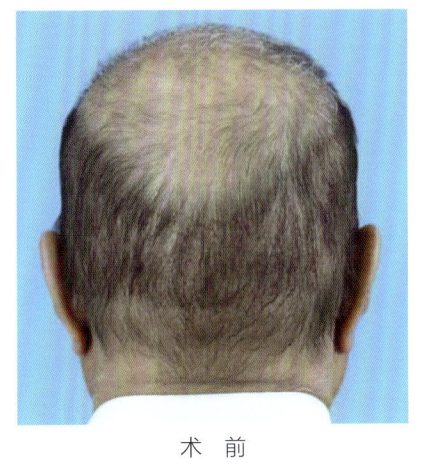

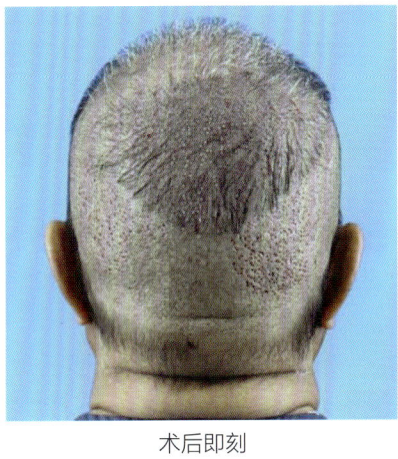

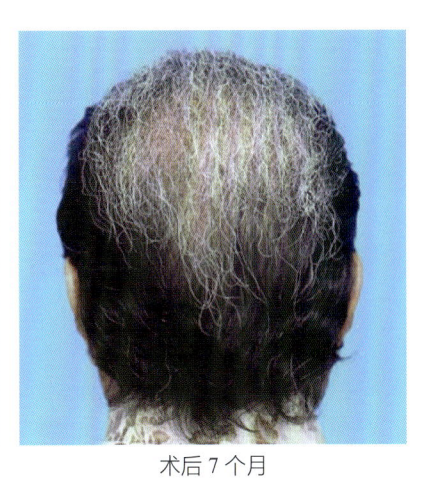

头顶俯面

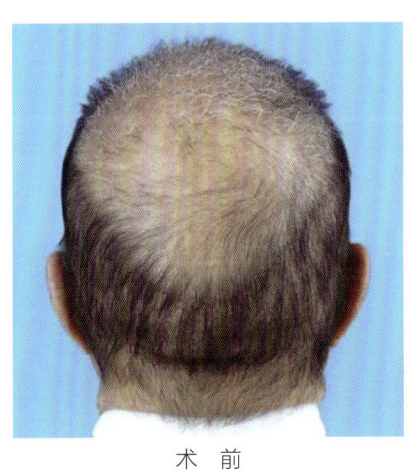

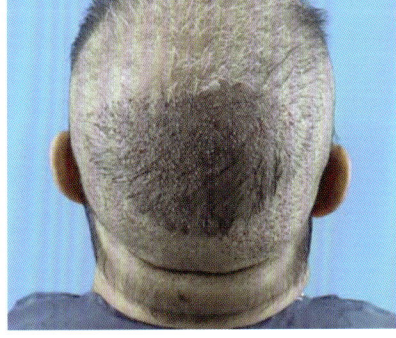

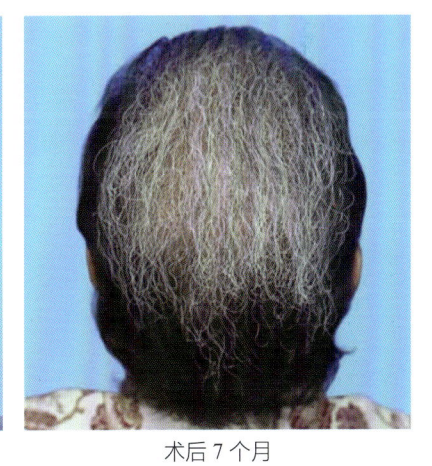

| 术　前 | 术后即刻 | 术后 7 个月 |

病例 2

手术日期	2018 年 6 月 21 日
年龄	41 岁
供区	头皮与胡须
受区	前额与头皮中部
移植量	5070

正　面

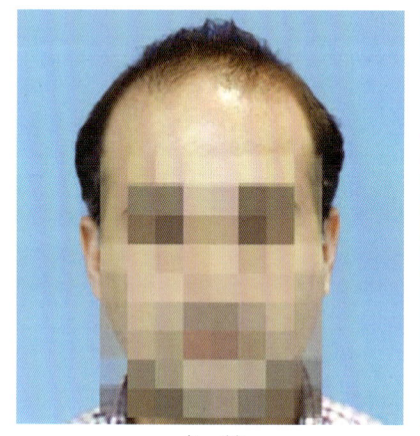

术　前 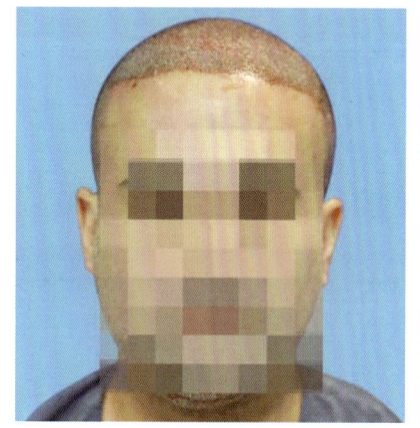　　　术后即刻 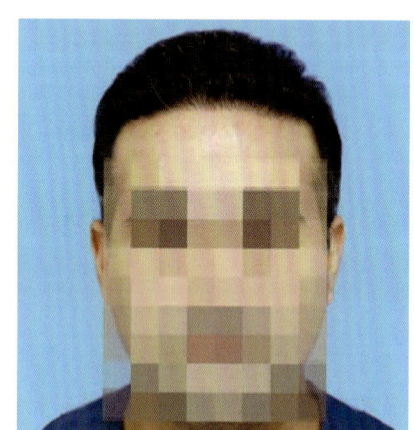　　　术后 1 年

俯　面

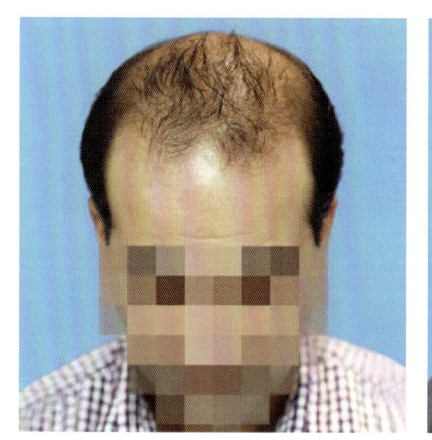

术　前 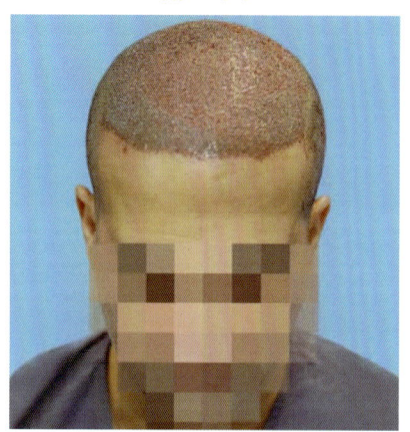　　　术后即刻 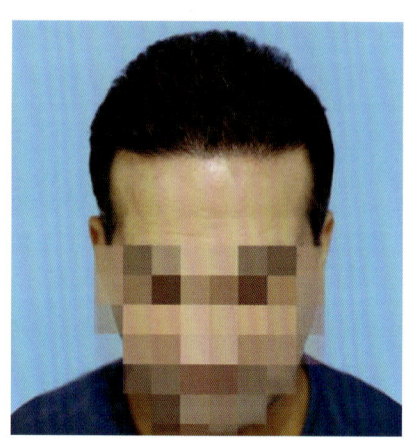　　　术后 1 年

左侧面

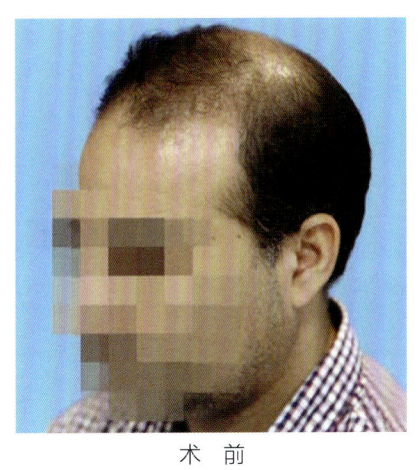

术　前 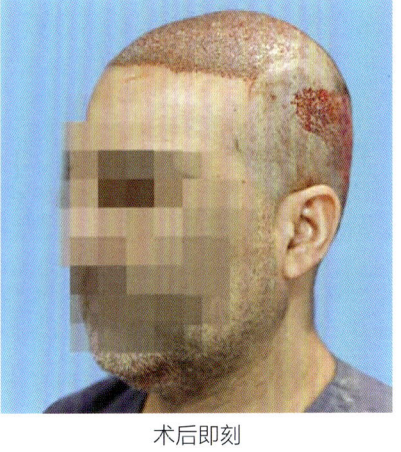　　　　　术后即刻 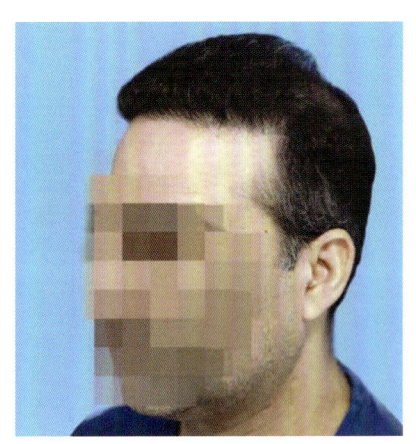　　　　　术后1年

右侧面

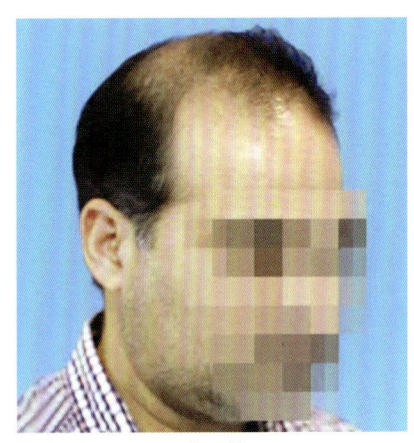

术　前 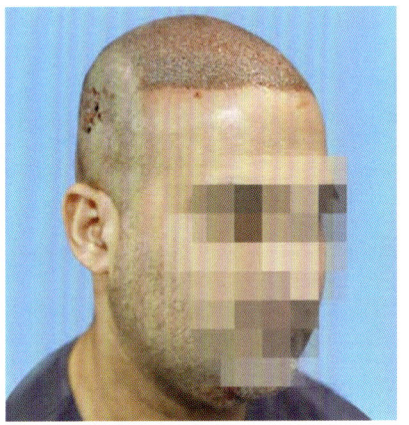　　　　　术后即刻 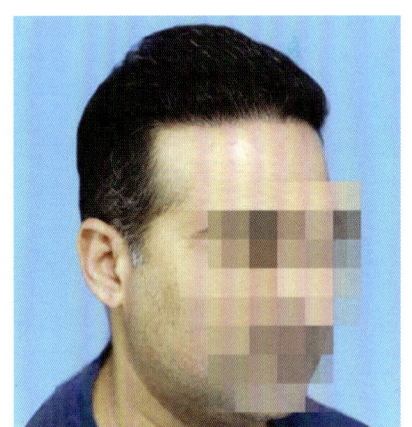　　　　　术后6个月

后　面

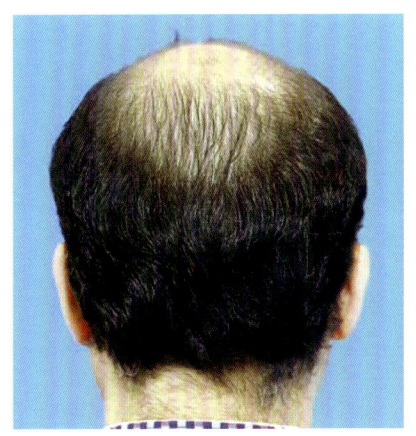

术　前 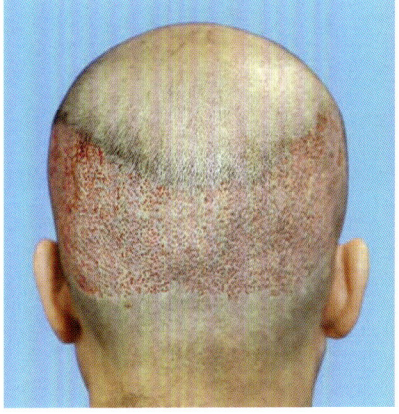　　　　　术后即刻 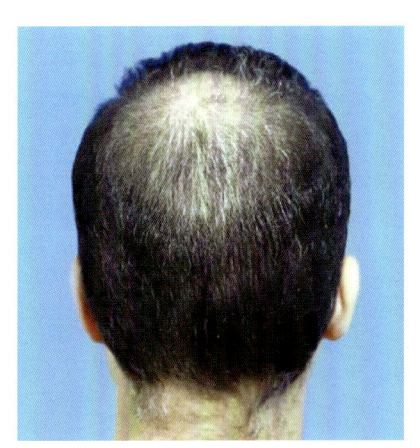　　　　　术后6个月

头顶俯面

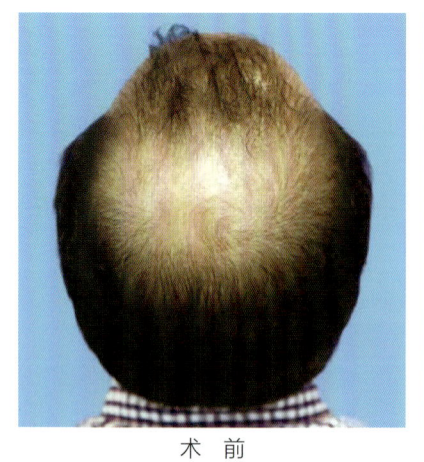

术　前 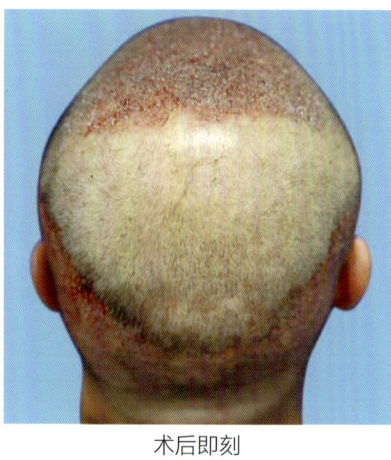　　　　　术后即刻 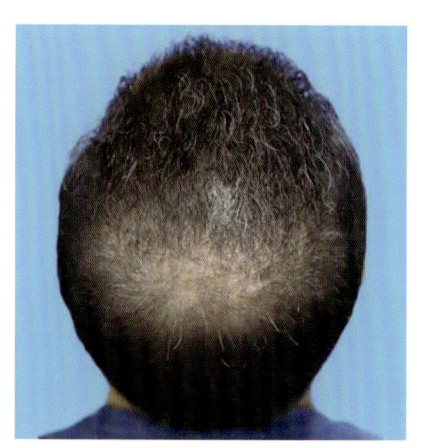　　　　　术后 6 个月

病例 3

手术日期	2018 年 1 月 23 日
年龄	32 岁
供区	头皮与胡须
受区	前额、头皮中部与冠区
移植量	5060
单一毛囊	1230

正　面

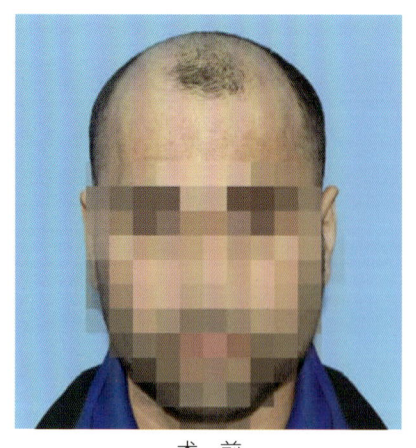

术　前 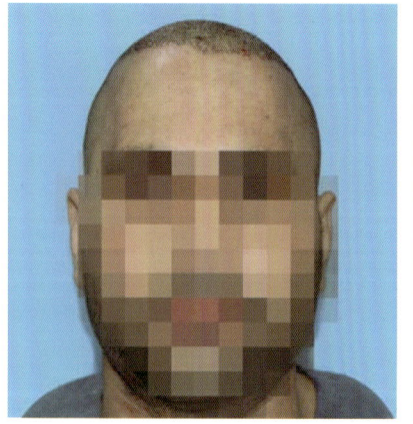　　　　　术后即刻 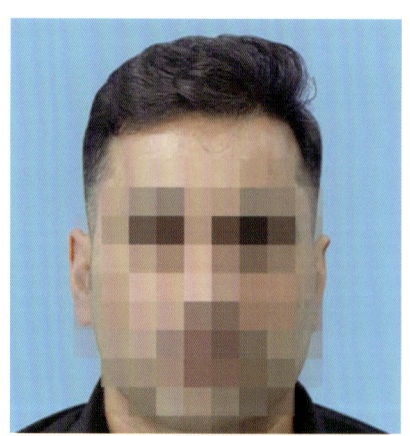　　　　　术后 8 个月

俯 面

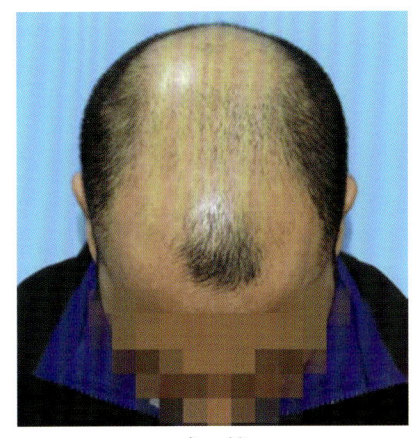

术 前 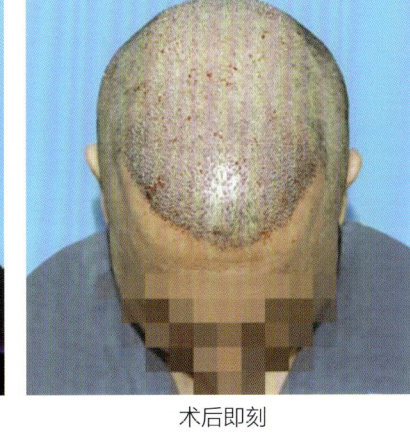　　　　　　　术后即刻 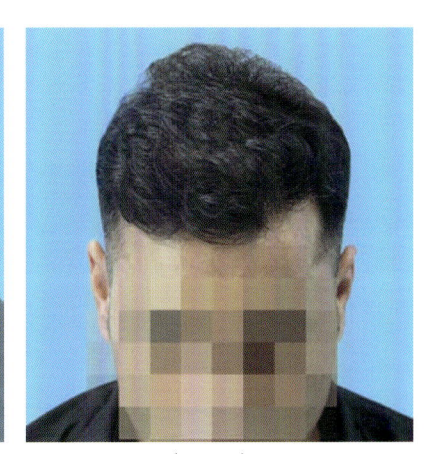　　　　　　　术后 8 个月

右侧面

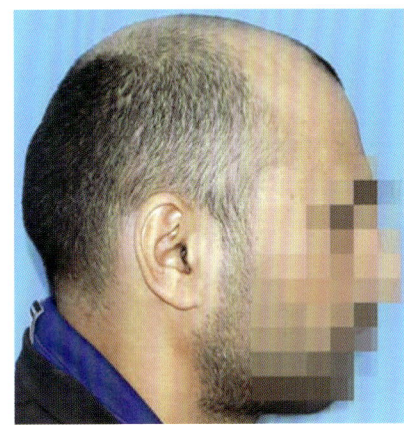

术 前 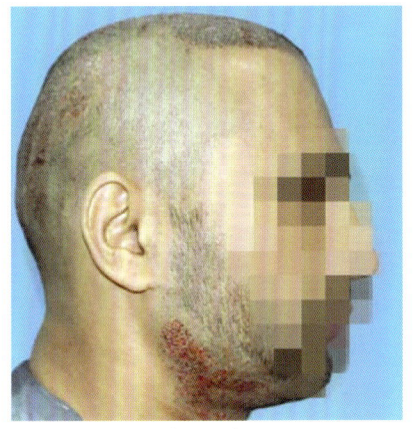　　　　　　　术后即刻 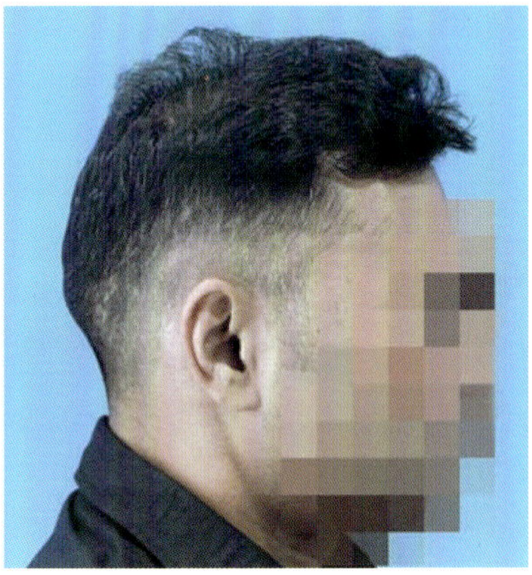　　　　　　　术后 8 个月

左侧面

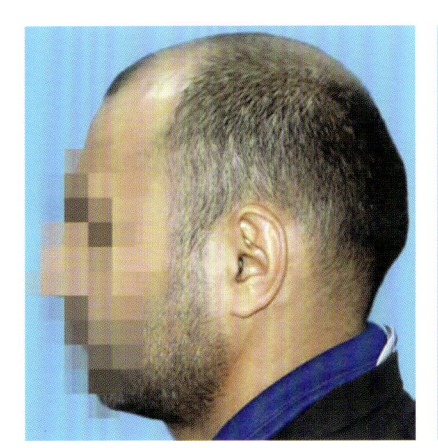

术 前 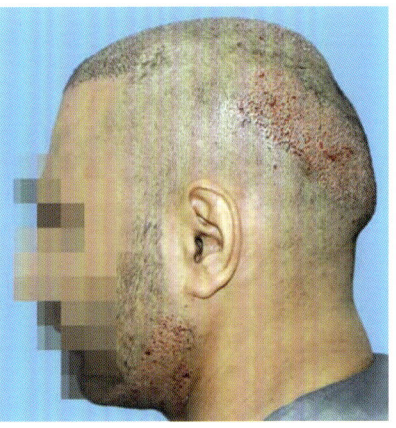　　　　　　　术后即刻 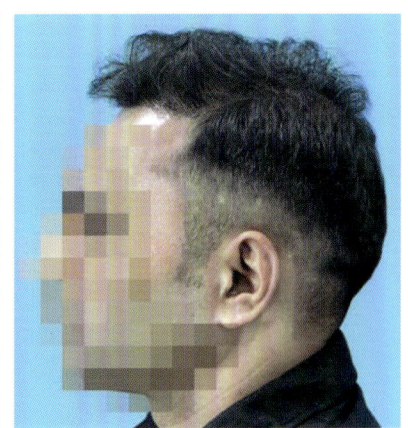　　　　　　　术后 8 个月

后 面

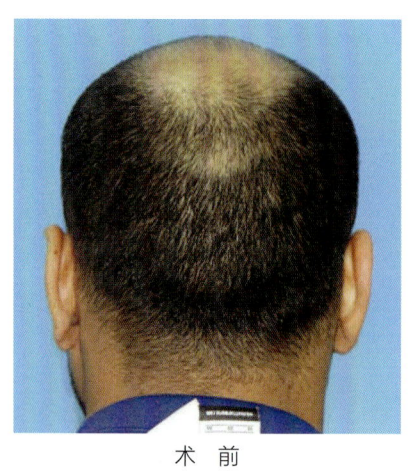

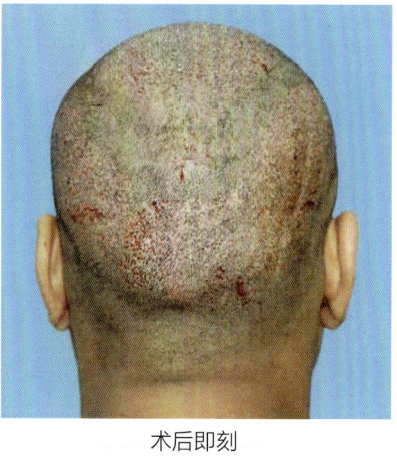

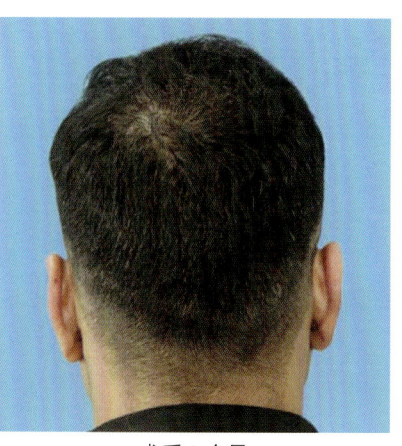

| 术　前 | 术后即刻 | 术后 8 个月 |

头顶俯面

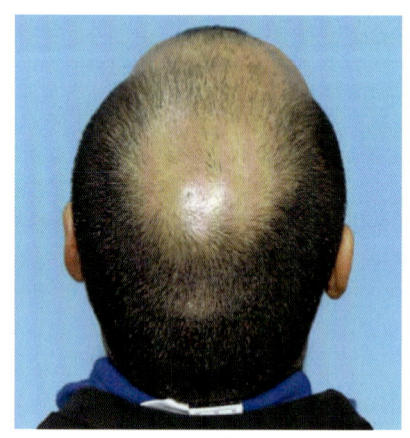

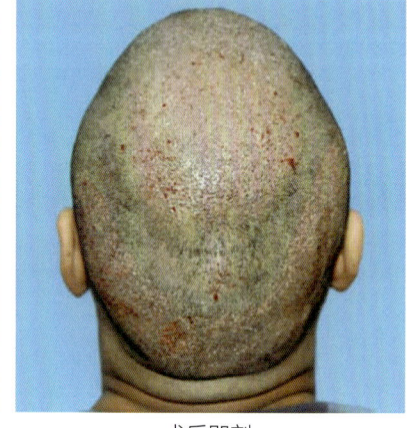

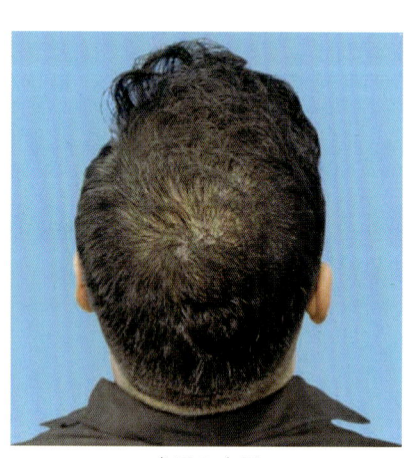

| 术　前 | 术后即刻 | 术后 8 个月 |

病例 4

手术日期	2016 年 11 月 30 日
年龄	27 岁
供区	头皮与胡须
受区	前额与头皮中部
移植量	3500
单一毛囊	363

病例研究

正 面

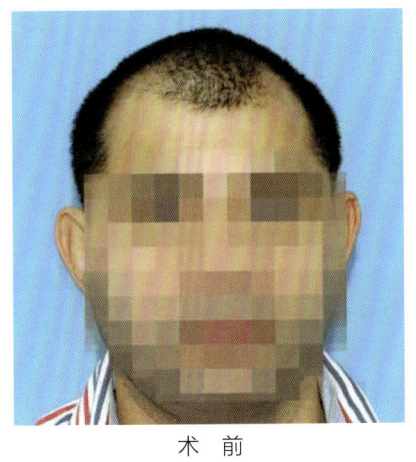

术 前 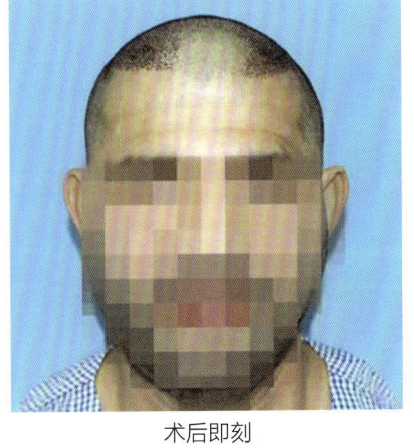　　　术后即刻 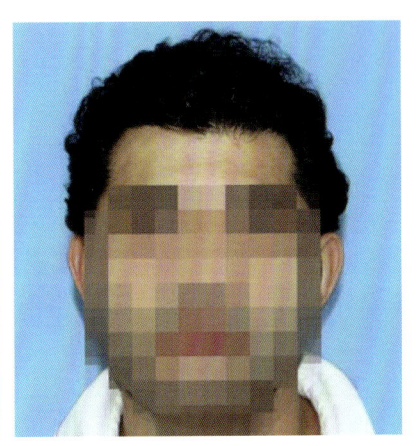　　　术后9个月

俯 面

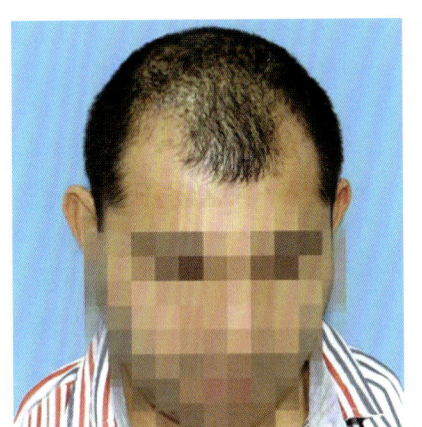

术 前 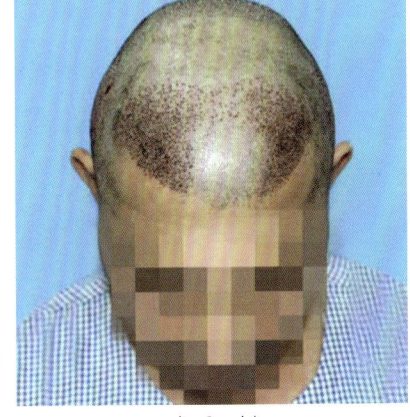　　　术后即刻 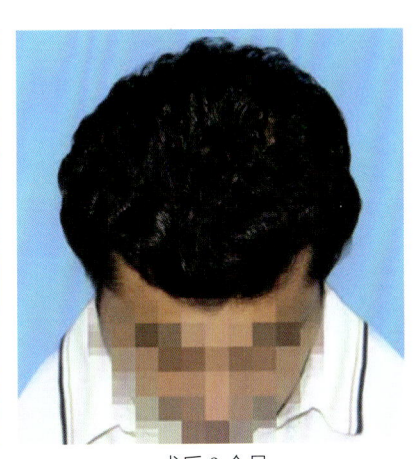　　　术后9个月

右侧面

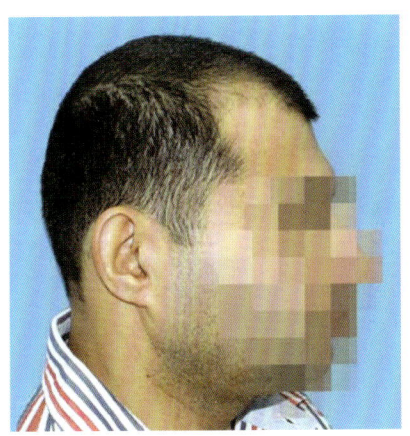

术 前 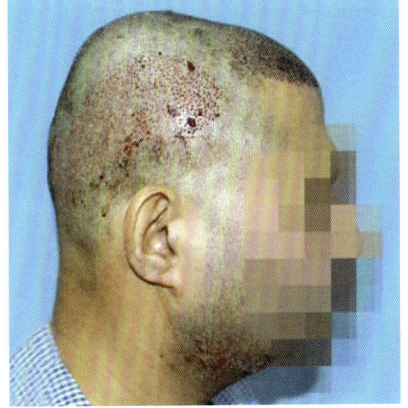　　　术后即刻 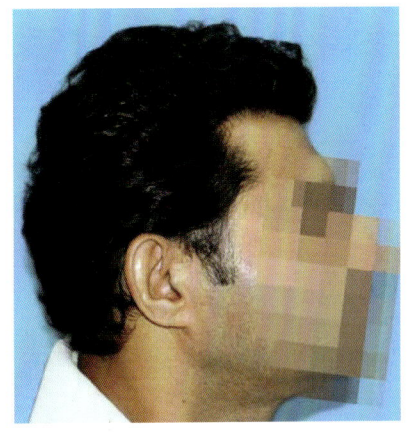　　　术后9个月

左侧面

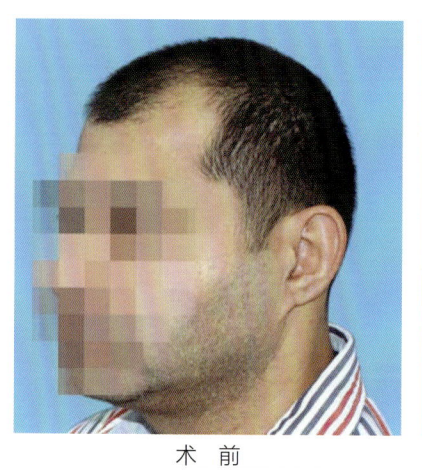

术　前 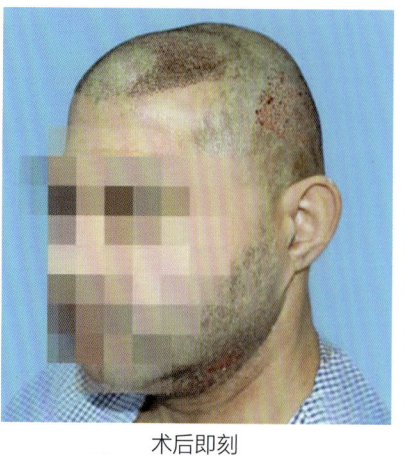　　　　　　　　　术后即刻 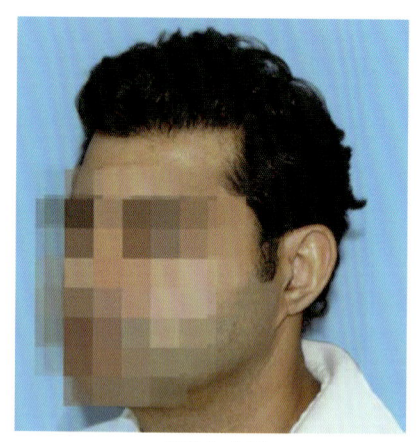　　　　　　　　　术后 9 个月

后　面

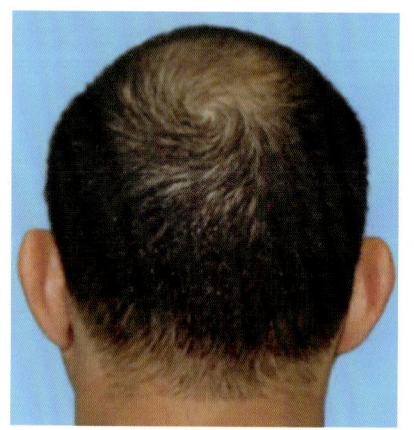

术　前 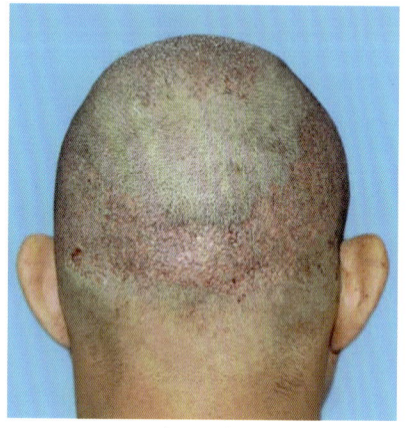　　　　　　　　　术后即刻 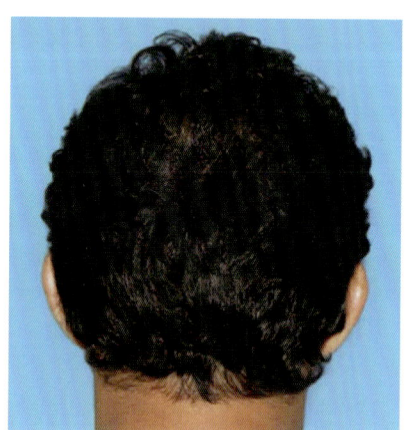　　　　　　　　　术后 9 个月

头顶俯面

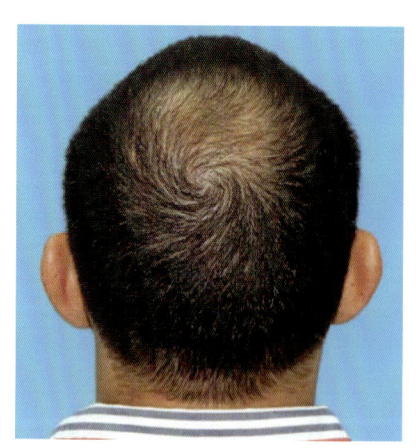

术　前 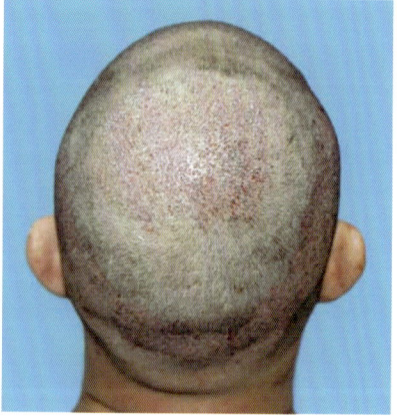　　　　　　　　　术后即刻 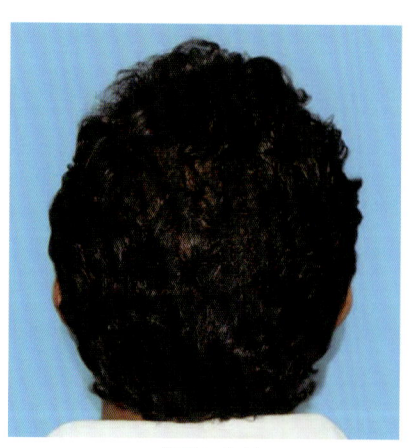　　　　　　　　　术后 9 个月

病例 5

手术日期	2016 年 8 月 26 日
年龄	58 岁
供区	头皮与胡须
受区	前额与颞区
移植量	7390
单一毛囊	432

正 面

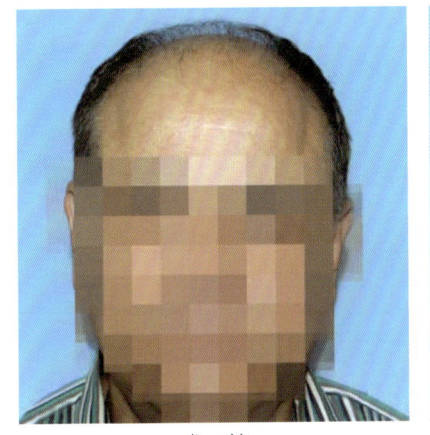

术 前 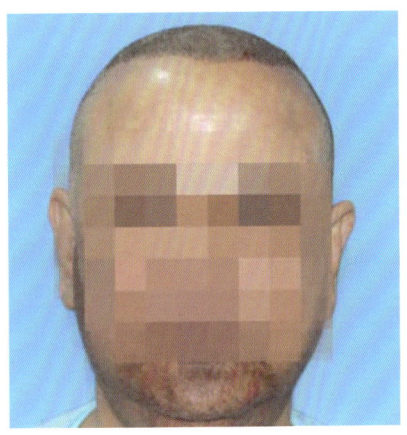　　　　　　术后即刻 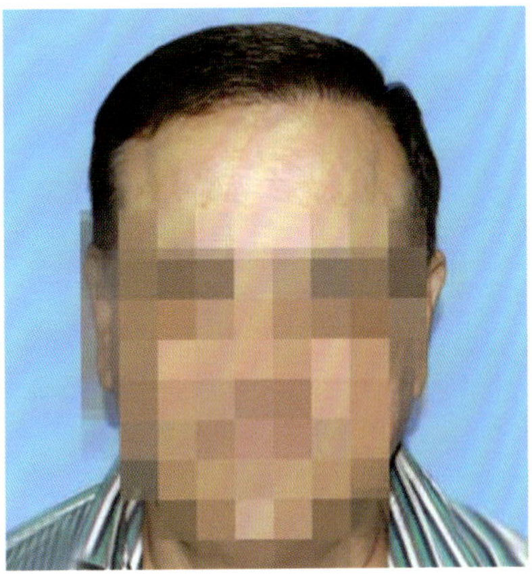　　　　　　术后 9 个月

俯 面

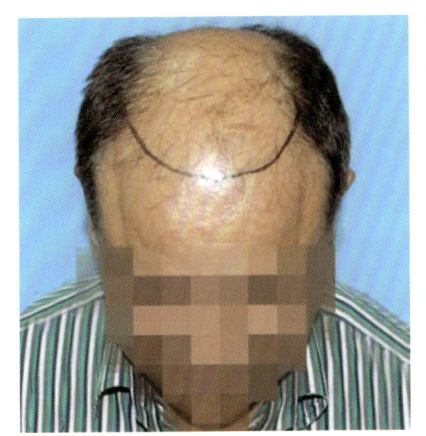

术 前 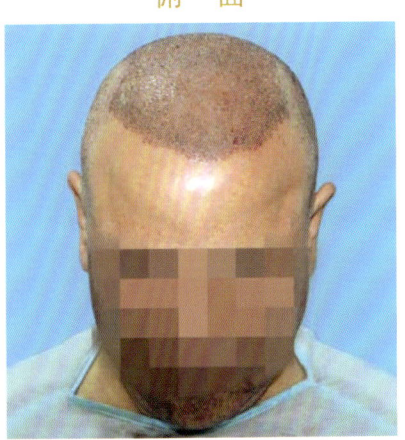　　　　　　术后即刻 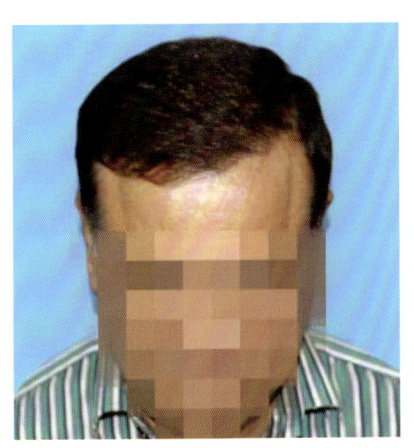　　　　　　术后 9 个月

右侧面

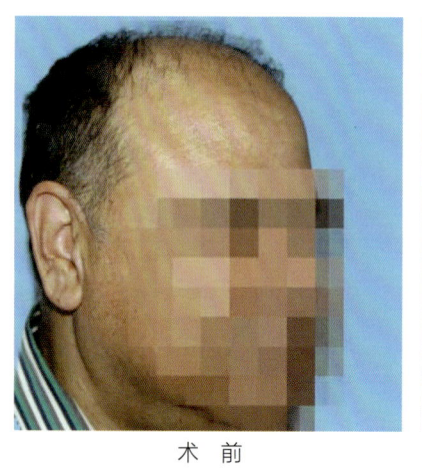

术　前 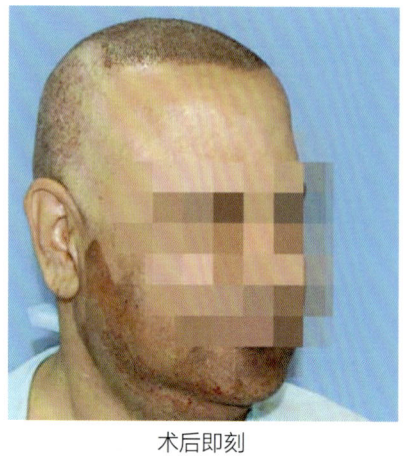　　　　　　　术后即刻 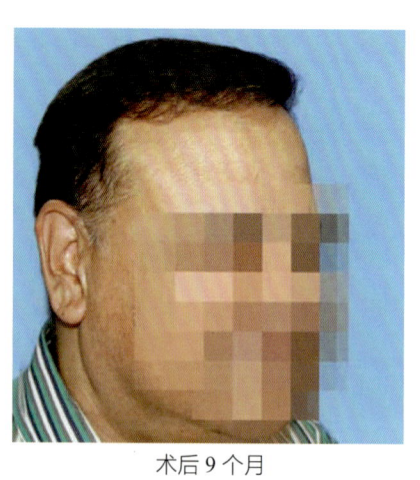　　　　　　　术后 9 个月

左侧面

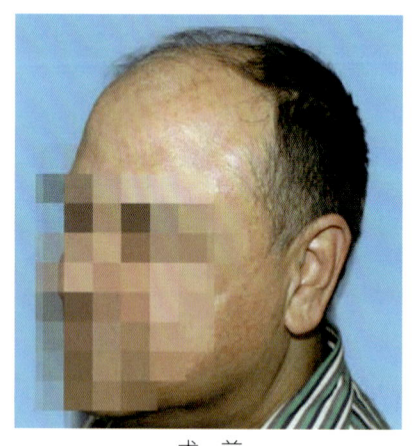

术　前 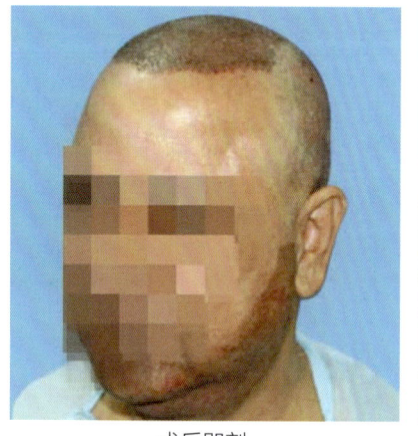　　　　　　　术后即刻 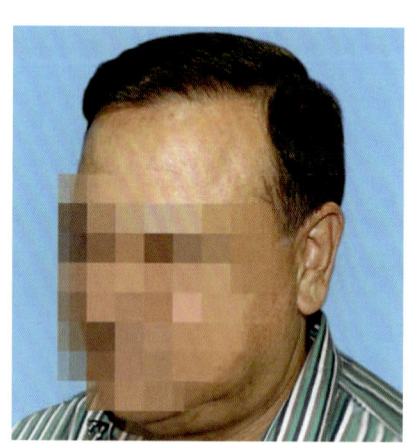　　　　　　　术后 9 个月

后　面

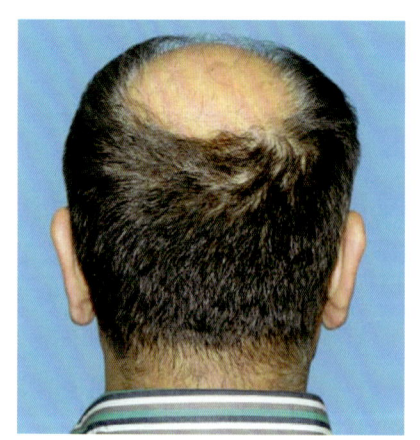

术　前 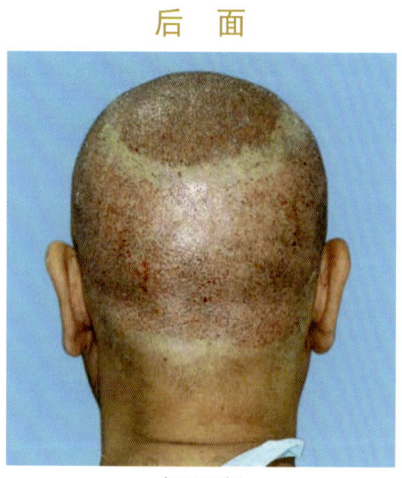　　　　　　　术后即刻 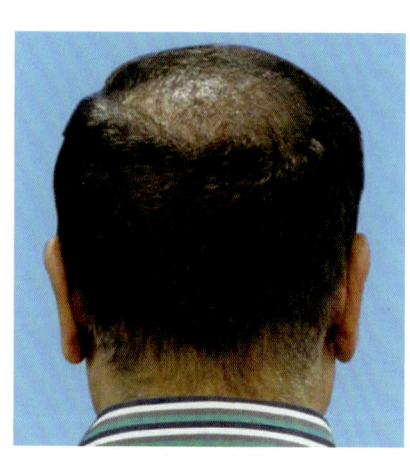　　　　　　　术后 9 个月

病例 6

手术日期	2018 年 1 月 26 日
年龄	33 岁
供区	头皮与胡须
受区	前额与冠区中部
移植量	6386
单一毛囊	578

正 面

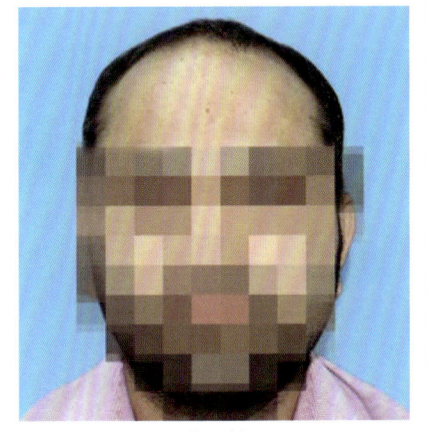

| 术 前 | 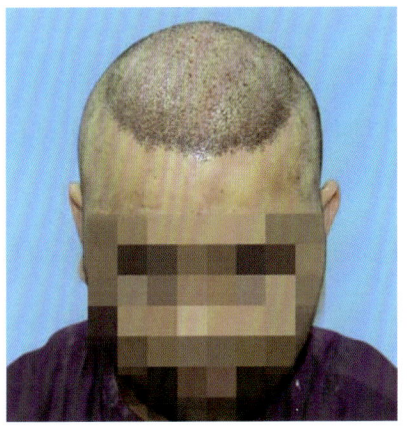 术后即刻 | 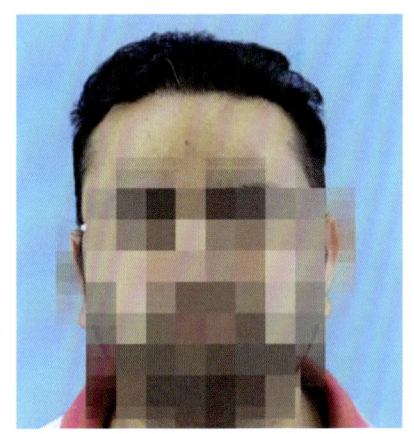 术后 9 个月 |

俯 面

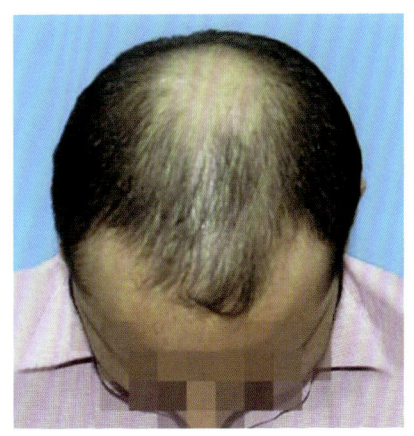

| 术 前 | 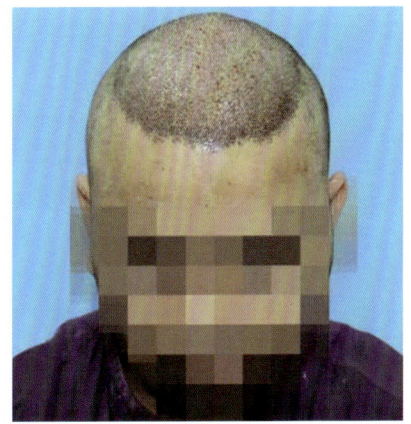 术后即刻 | 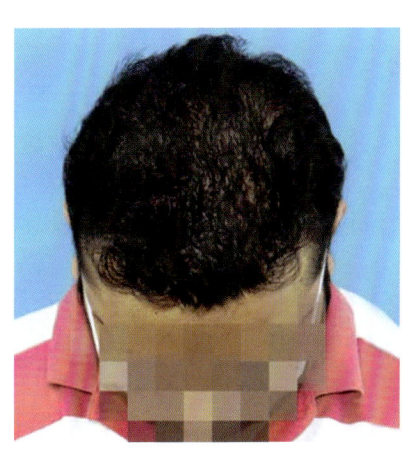 术后 9 个月 |

右侧面

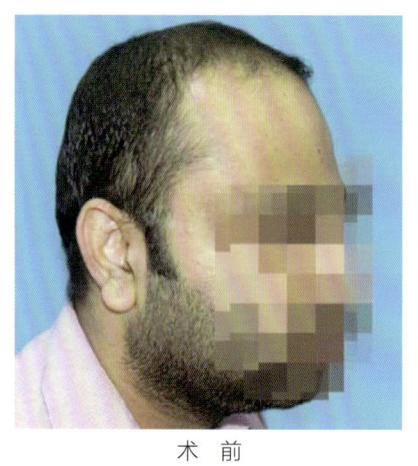

术　前 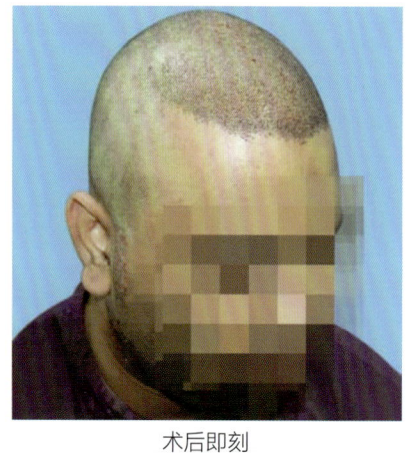　　　　　　　　术后即刻 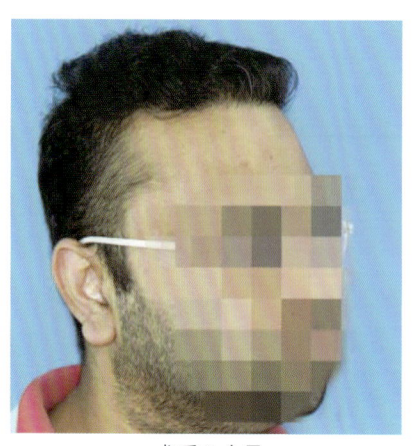　　　　　　　术后 9 个月

左侧面

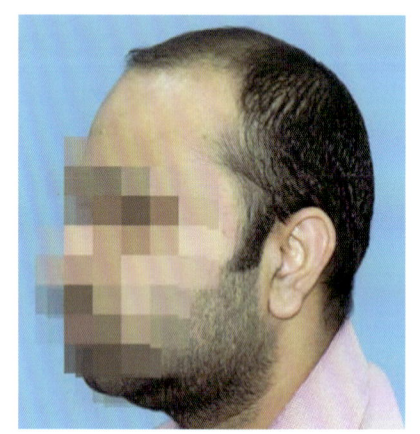

术　前 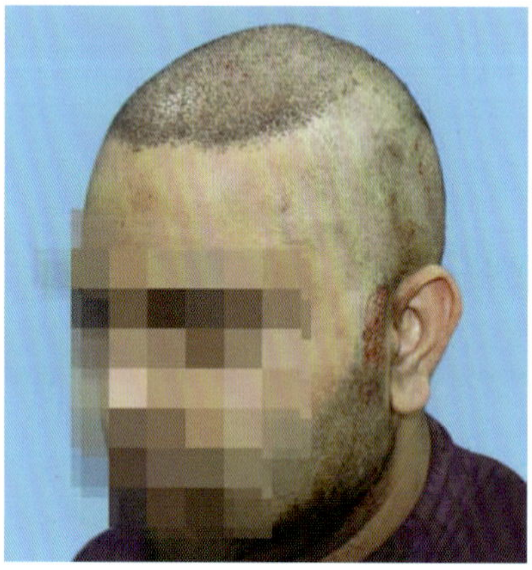　　　　　　　　术后即刻 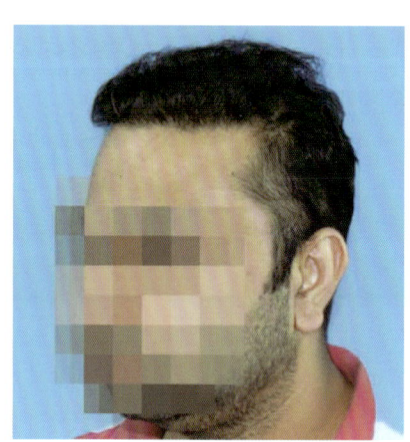　　　　　　　术后 9 个月

后　面

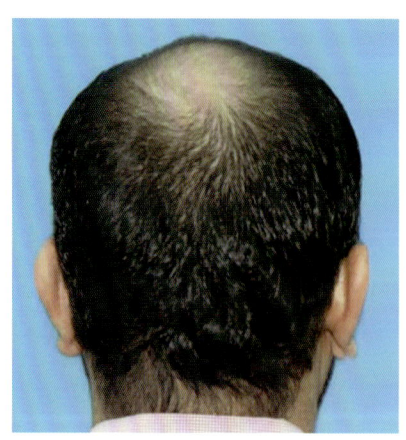

术　前 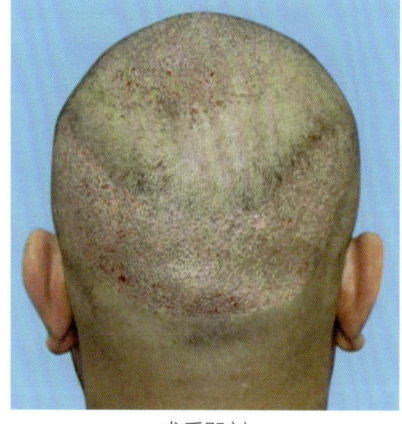　　　　　　　　术后即刻 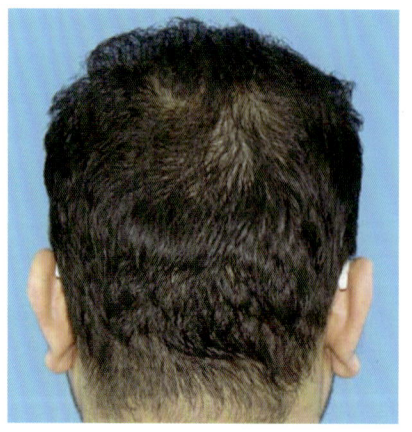　　　　　　　术后 9 个月

头顶俯面

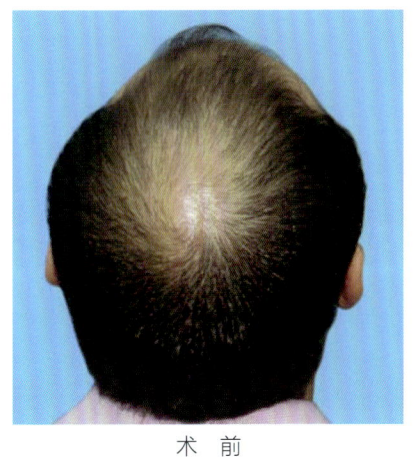

术　前 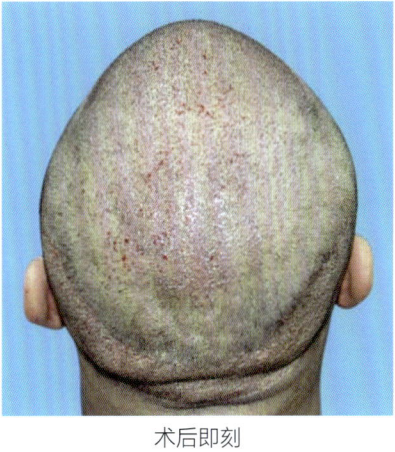　　　　　术后即刻 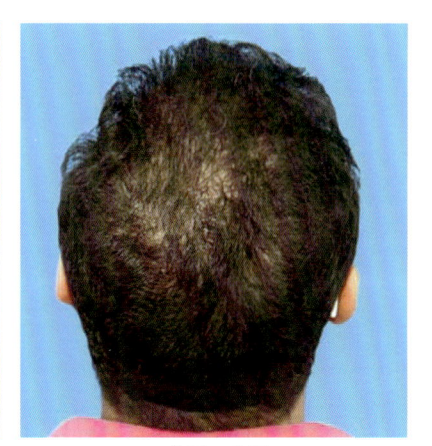　　　　　术后 9 个月

病例 7

手术日期	2017 年 4 月 24 日
年龄	41 岁
供区	头皮与胡须
受区	前额、头皮中部与冠区
移植量	6802
单一毛囊	453

正　面

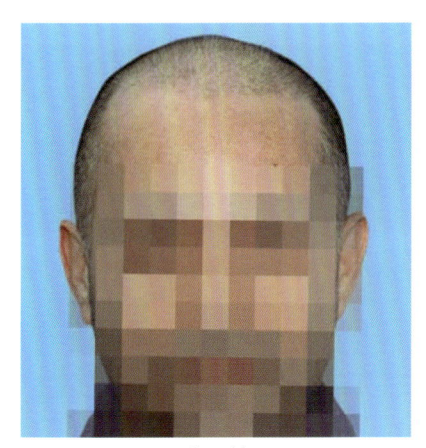

术　前 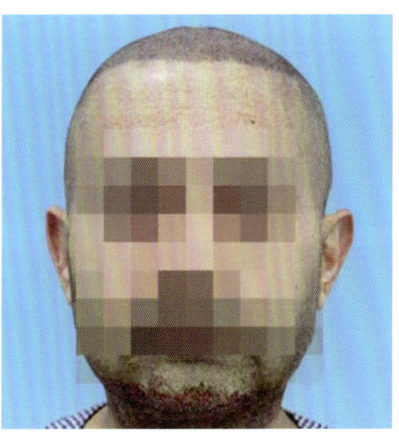　　　　　术后即刻 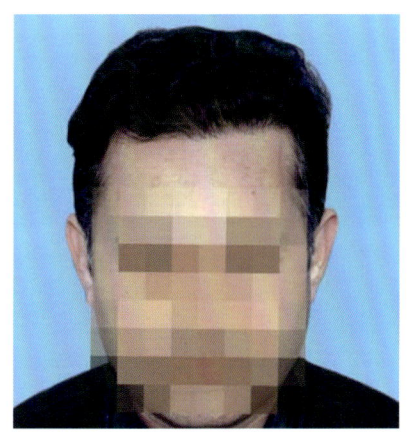　　　　　术后 9 个月

俯 面

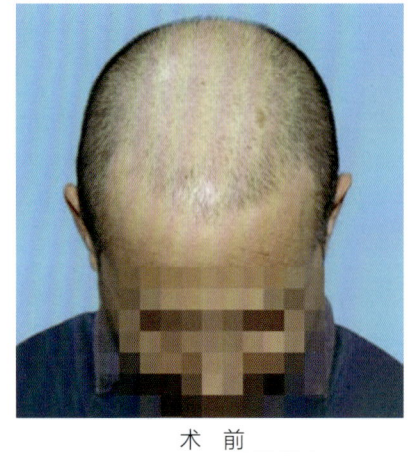

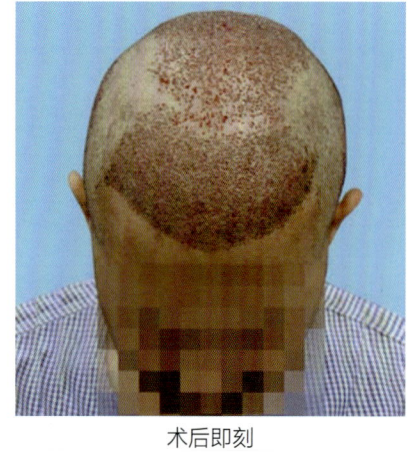

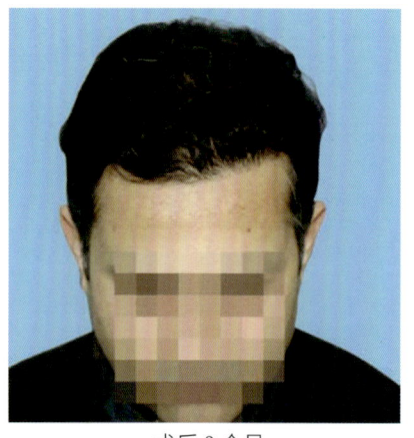

术　前　　　　　　　　　术后即刻　　　　　　　　术后 9 个月

右侧面

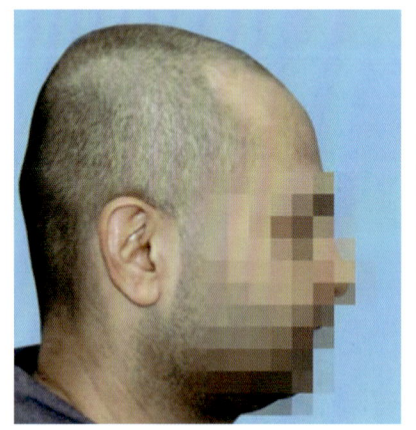

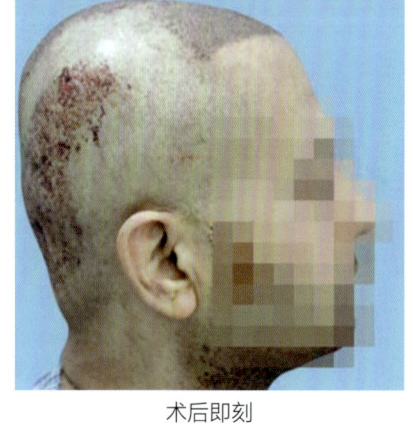

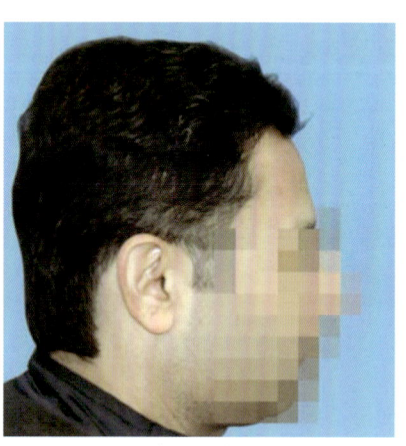

术　前　　　　　　　　　术后即刻　　　　　　　　术后 9 个月

左侧面

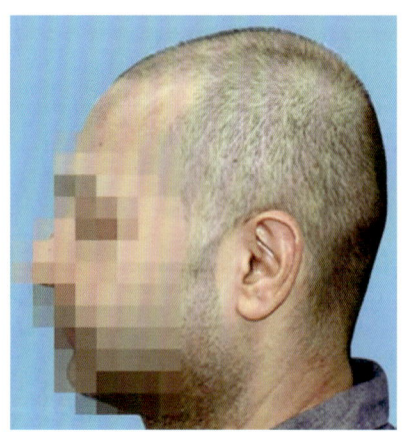

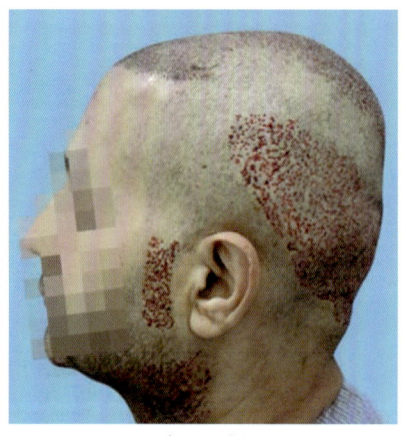

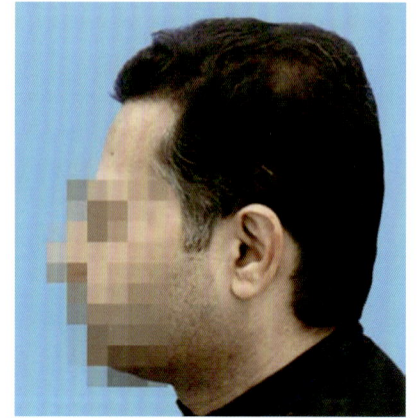

术　前　　　　　　　　　术后即刻　　　　　　　　术后 9 个月

后 面

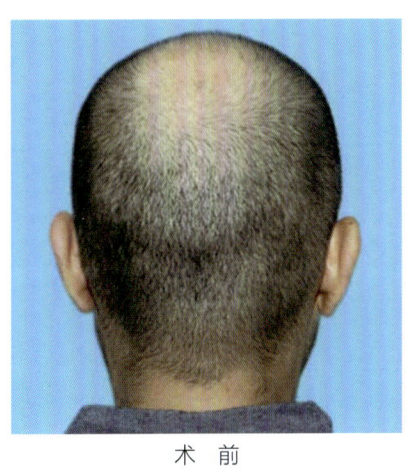

| 术 前 | 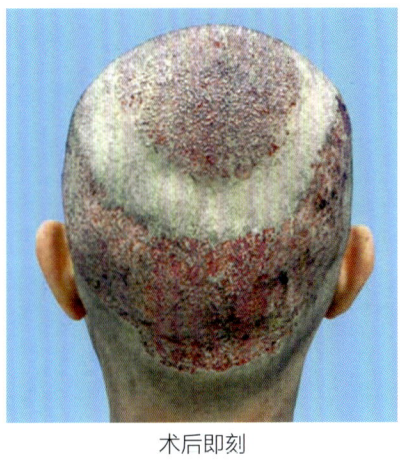 术后即刻 | 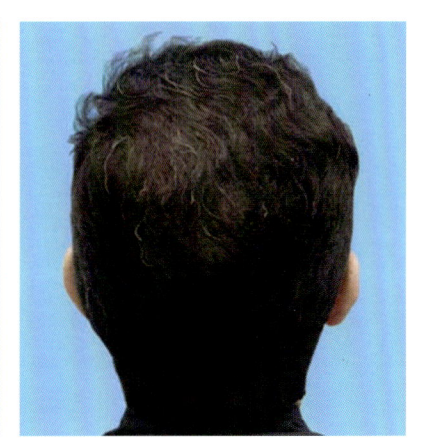 术后 9 个月 |

头顶俯面

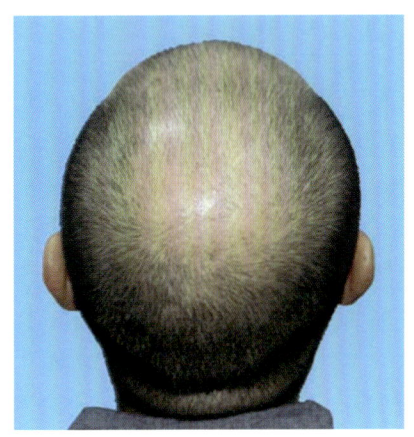

| 术 前 | 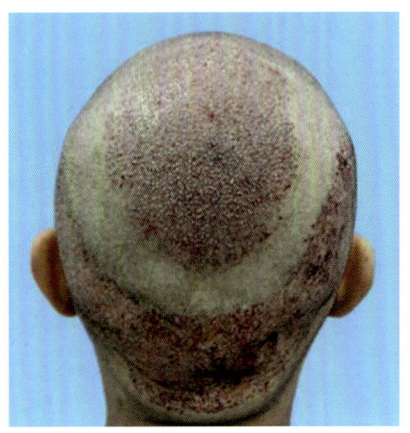 术后即刻 | 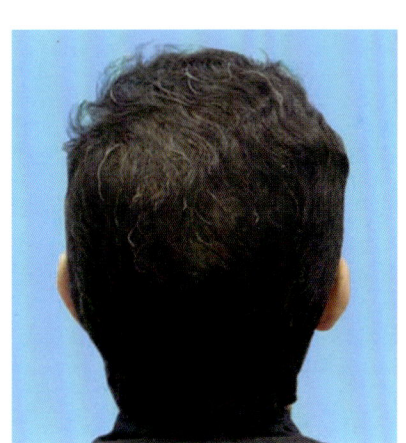 术后 9 个月 |

病例 8

手术日期	2015 年 12 月 24 日
年龄	38 岁
供区	头皮与胡须
受区	前额、头皮中部、冠区少量（集中于前额、头皮中部）
移植量	6518
单一毛囊	626

正 面

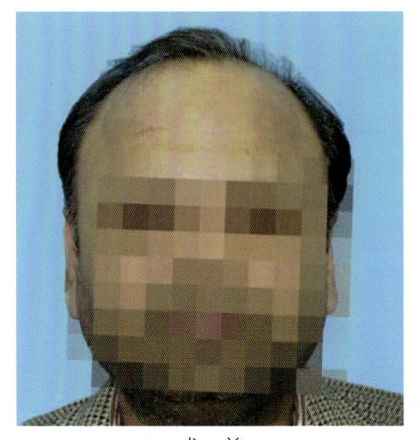

术 前 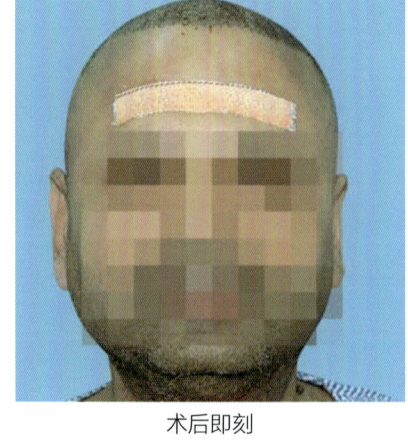　　　　　　　　　术后即刻 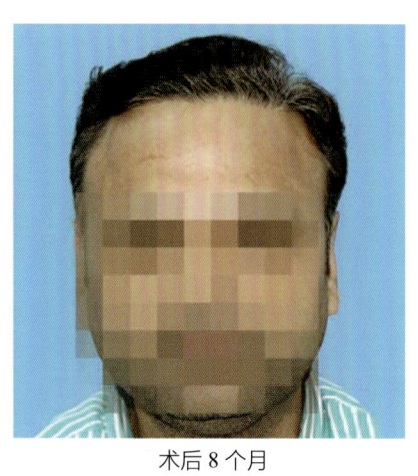　　　　　　　　术后 8 个月

俯 面

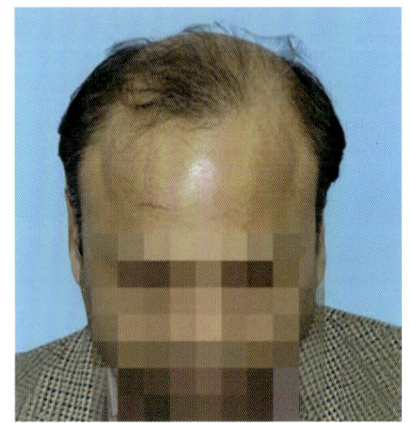

术 前 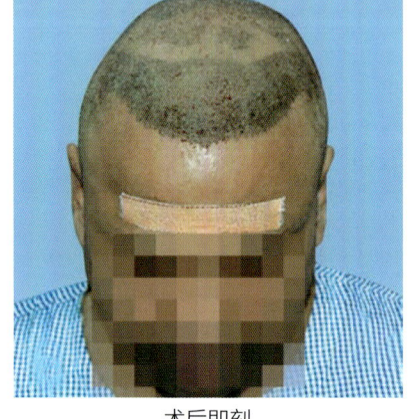　　　　　　　　　术后即刻 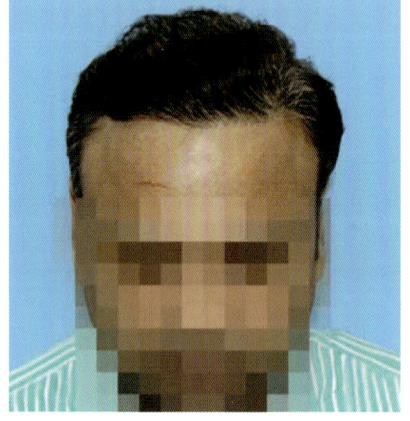　　　　　　　　术后 8 个月

右侧面

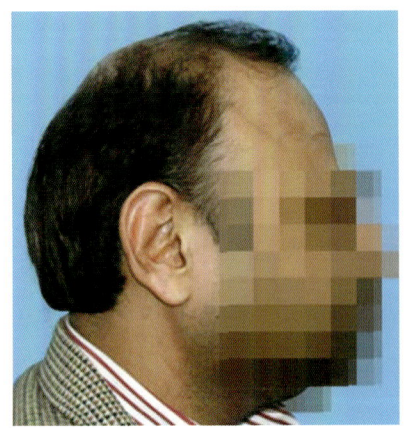

术 前 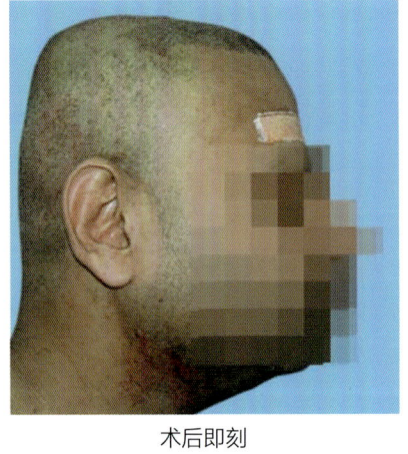　　　　　　　　　术后即刻 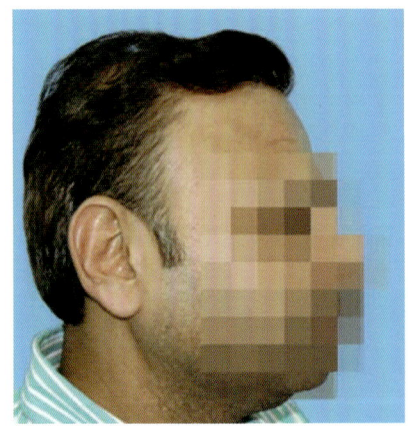　　　　　　　　术后 8 个月

病例研究

左侧面

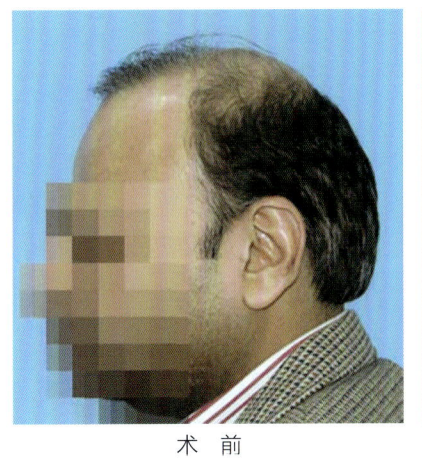

术　前 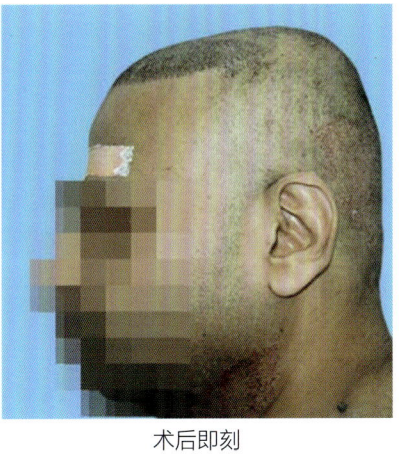　　　　　　　术后即刻 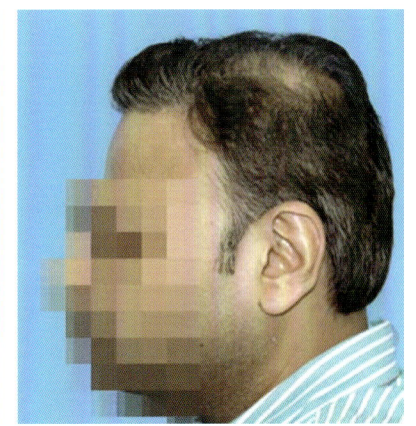　　　　　　　术后 8 个月

后　面

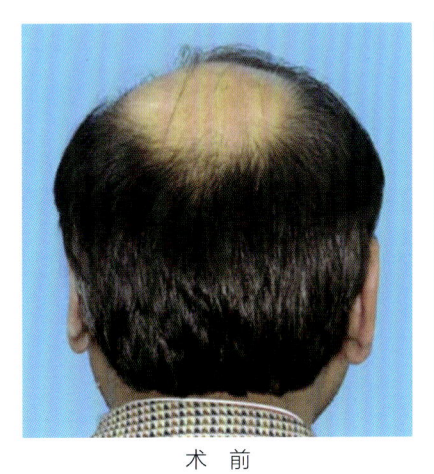

术　前 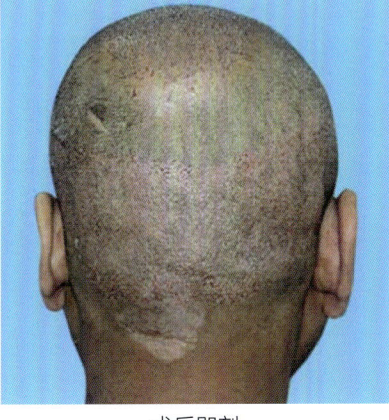　　　　　　　术后即刻 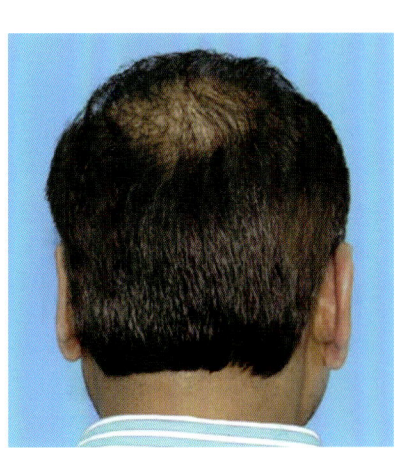　　　　　　　术后 8 个月

病例 9

手术日期	2016 年 10 月 7 日
年龄	50 岁
供区	头皮与胡须
受区	前额与头皮中部
移植量	5080
单一毛囊	431

231

正 面

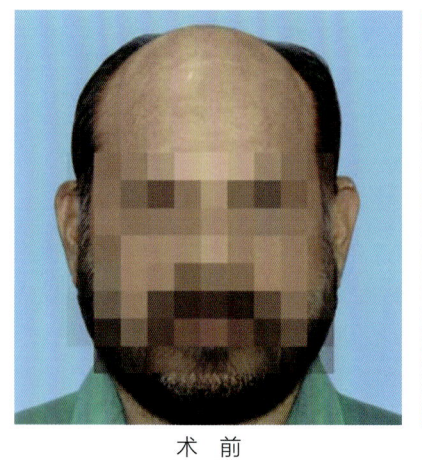

| 术　前 | 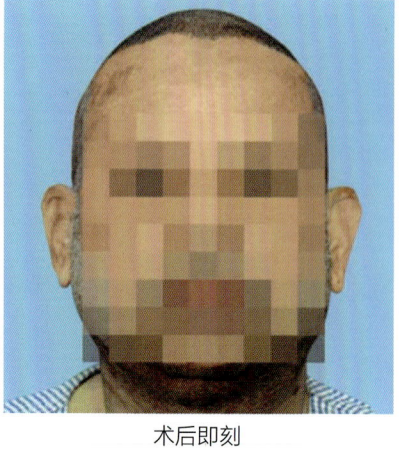 术后即刻 | 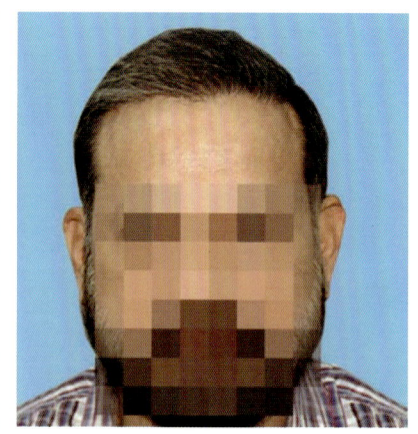 术后 9 个月 |

俯 面

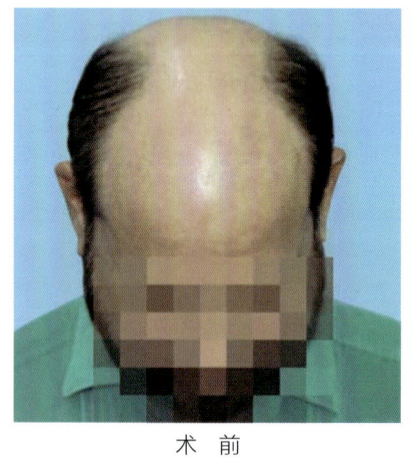

| 术　前 | 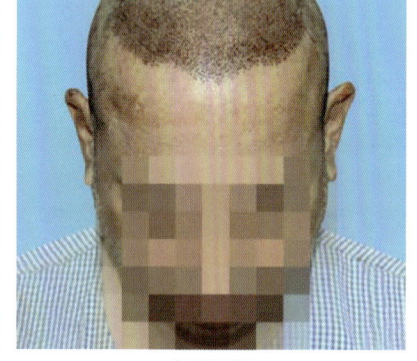 术后即刻 | 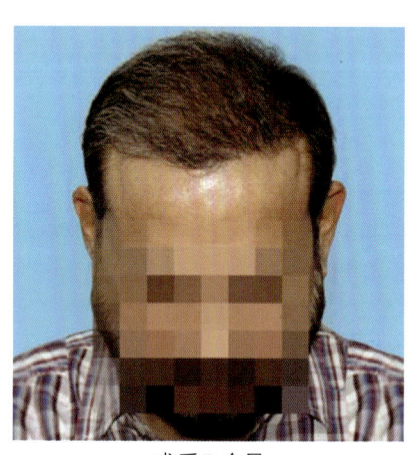 术后 9 个月 |

右侧面

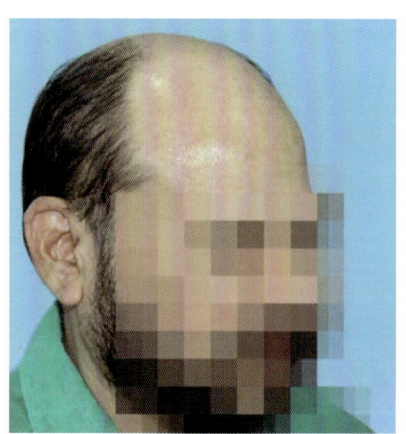

| 术　前 | 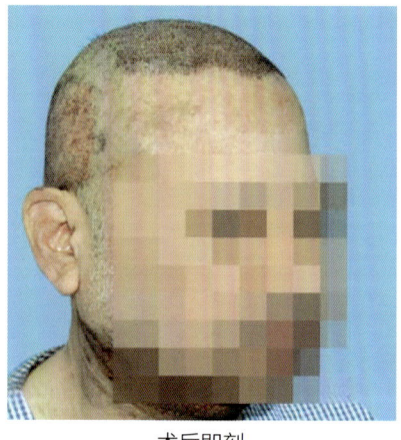 术后即刻 | 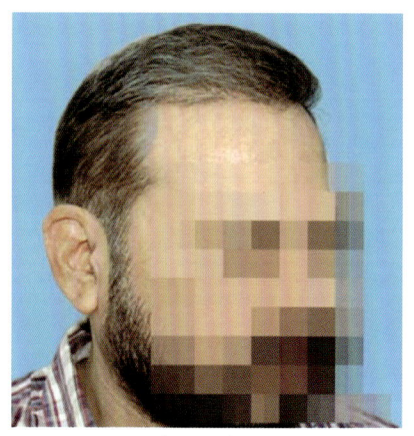 术后 9 个月 |

病例研究

左侧面

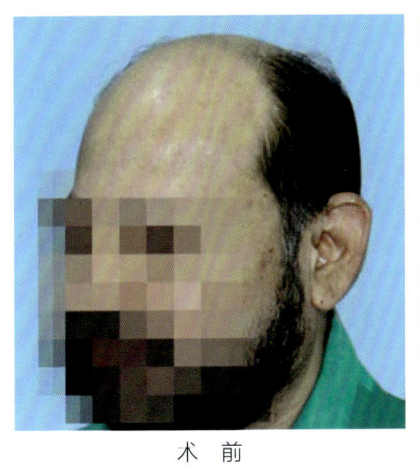

术　前 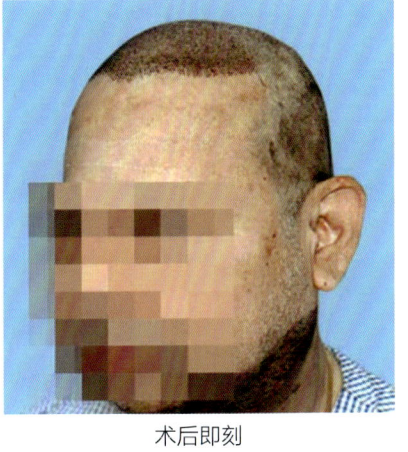　　　　　　　术后即刻 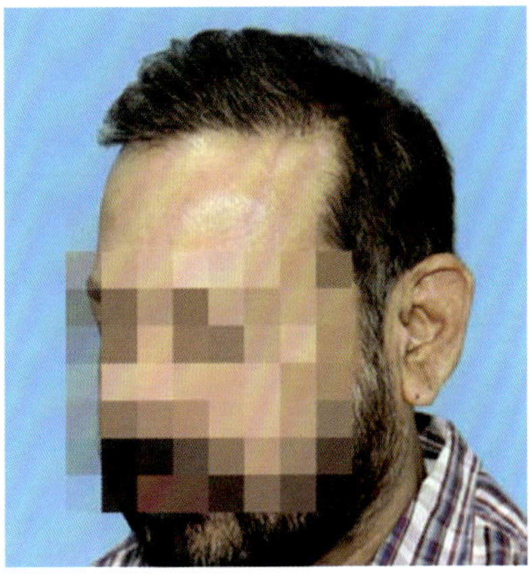　　　　　　　术后9个月

后　面

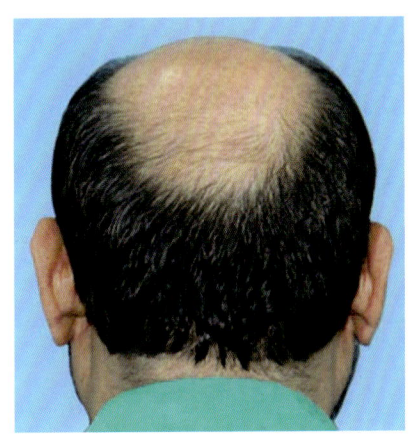

术　前 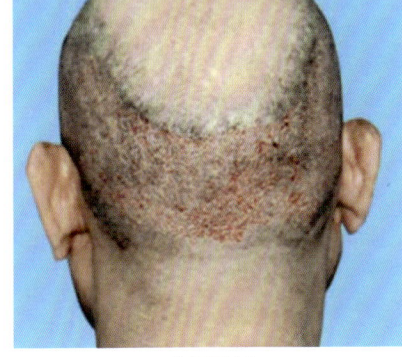　　　　　　　术后即刻 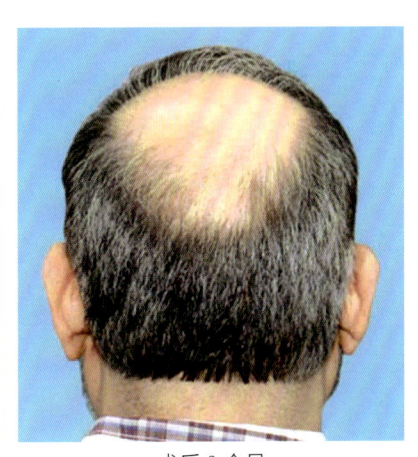　　　　　　　术后9个月

头顶俯面

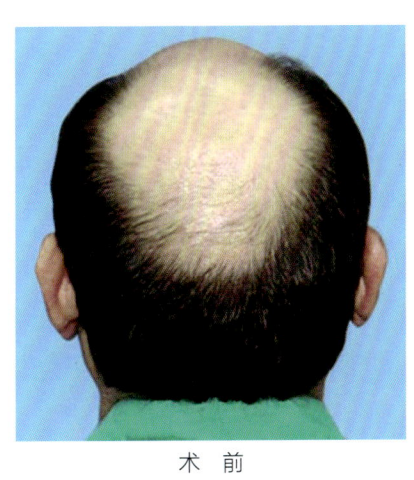

术　前 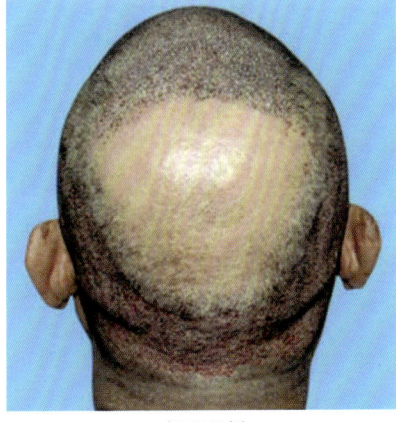　　　　　　　术后即刻 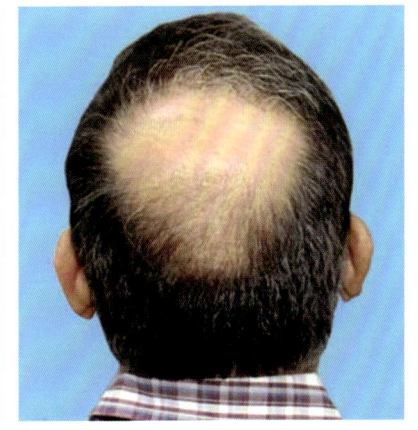　　　　　　　术后9个月

病例 10

手术日期	2016 年 10 月 3 日
年龄	30 岁
供区	头皮与胡须
受区	前额与颞区
移植量	7302
单一毛囊	432

正 面

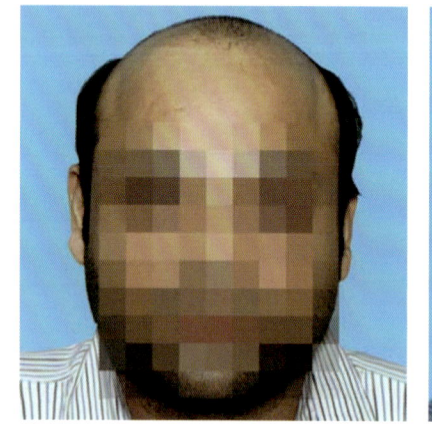

术 前 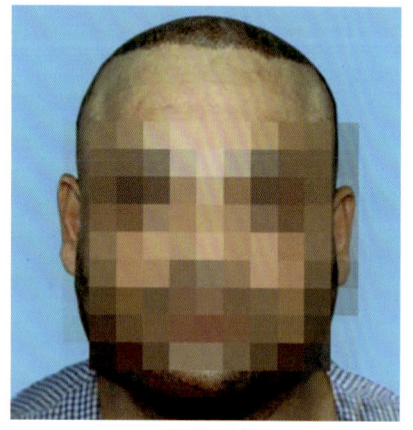　　　　术后即刻 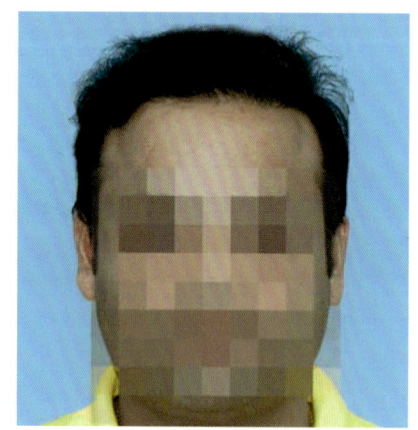　　　　术后 9 个月

俯 面

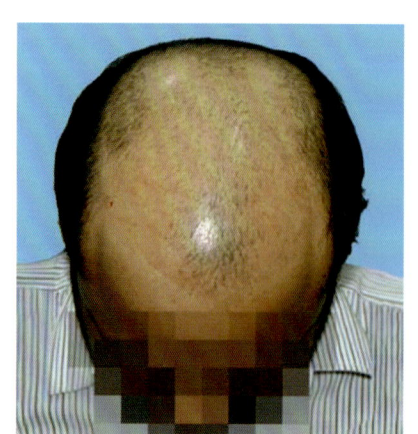

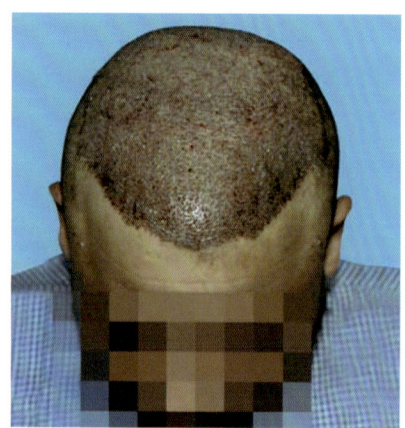

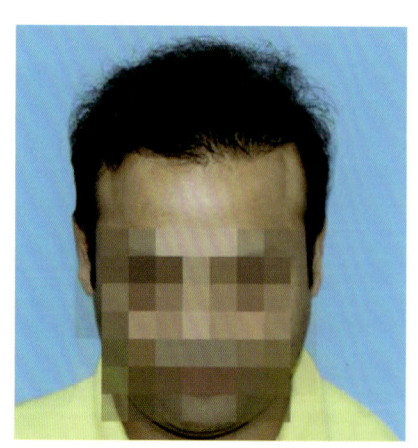

术 前　　　　术后即刻　　　　术后 9 个月

病例研究

右侧面

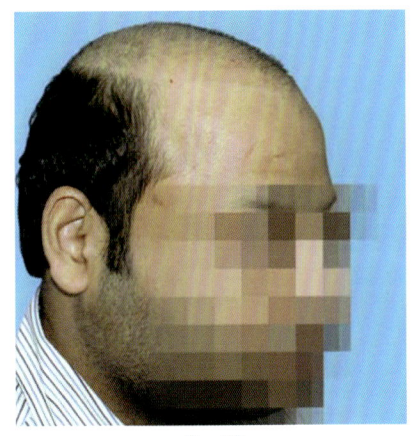

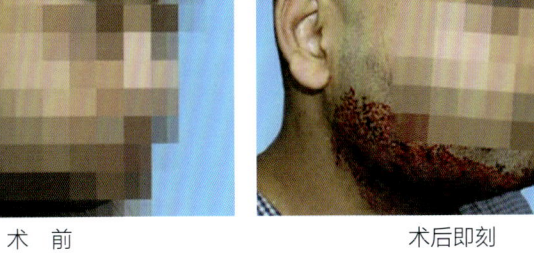

术　前 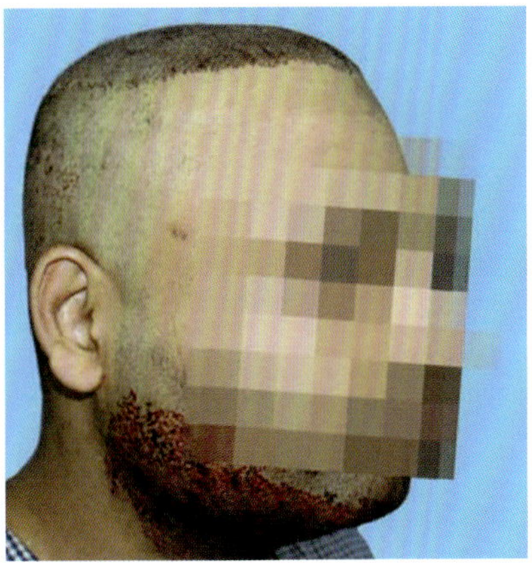　　　　　　　　术后即刻 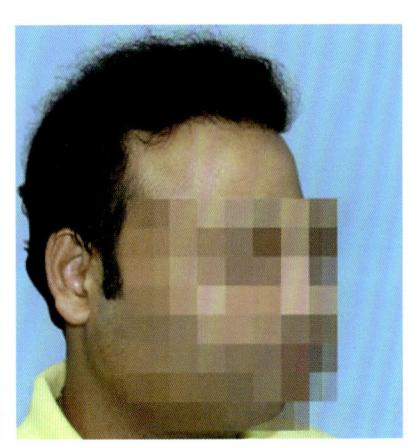　　　　　　　术后 9 个月

左侧面

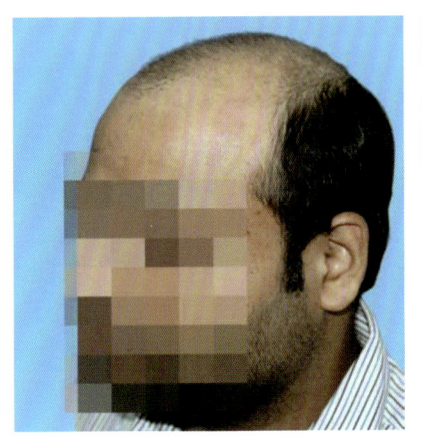

术　前 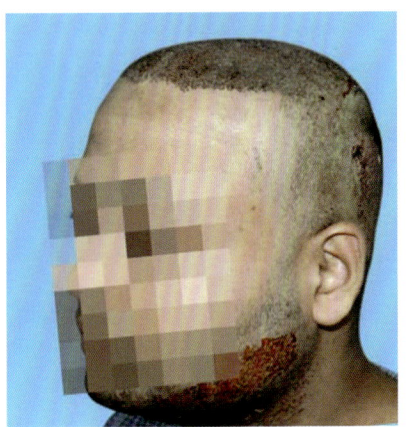　　　　　　　　术后即刻 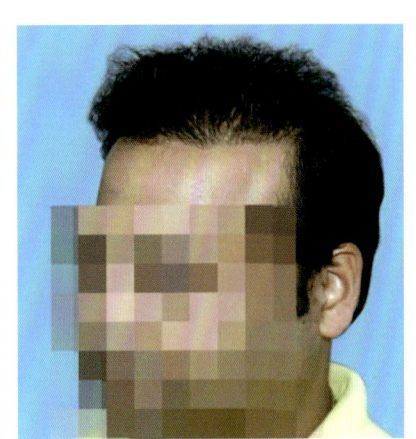　　　　　　　术后 9 个月

后　面

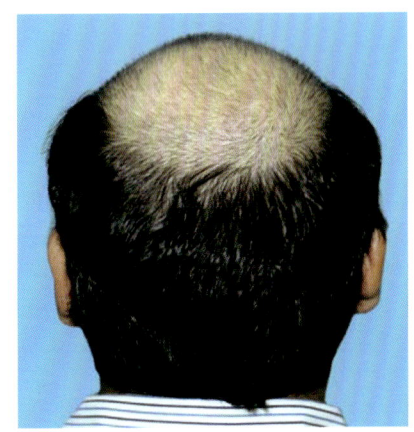

术　前 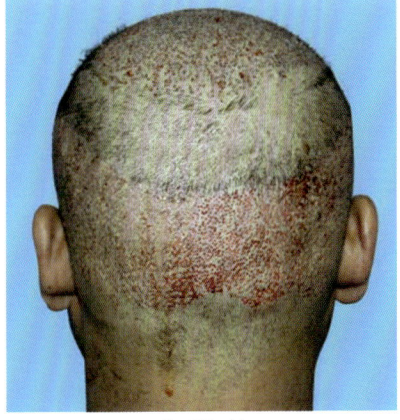　　　　　　　　术后即刻 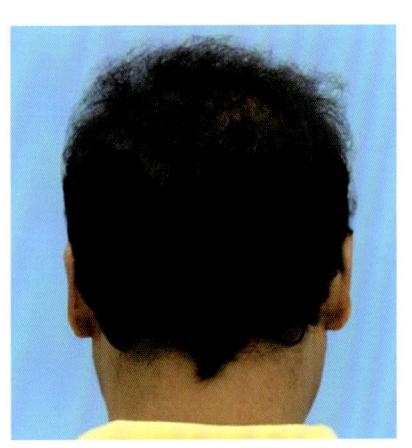　　　　　　　术后 9 个月

235

头顶俯面

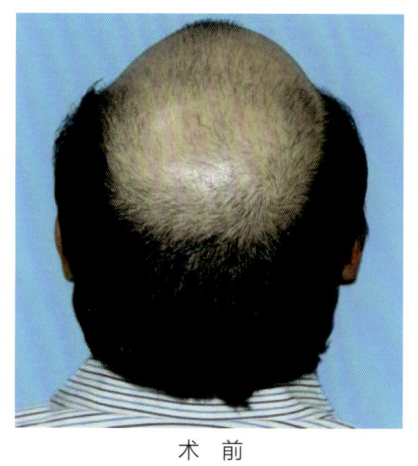

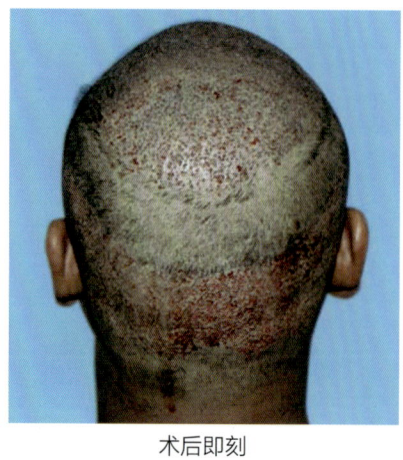

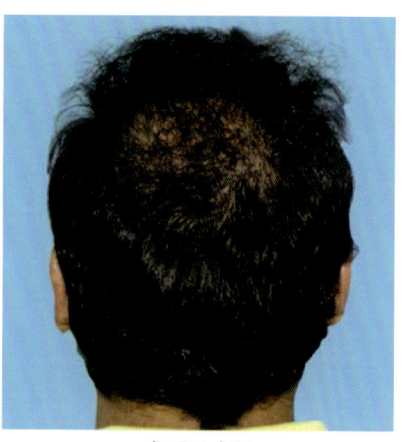

术　前　　　　　　术后即刻　　　　　　术后 9 个月

病例 11

手术日期	2017 年 9 月 29 日
年龄	60 岁
供区	头皮
受区	前额与头皮中部
移植量	3491
单一毛囊	430

正　面

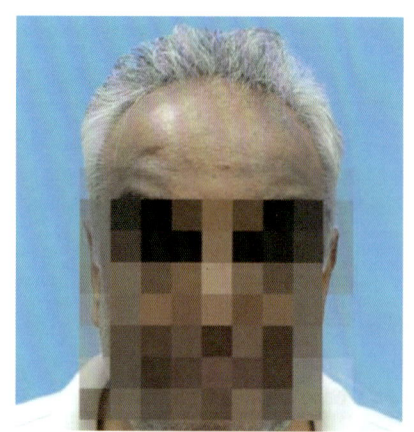

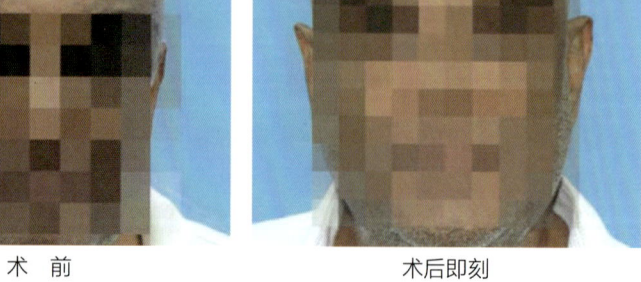

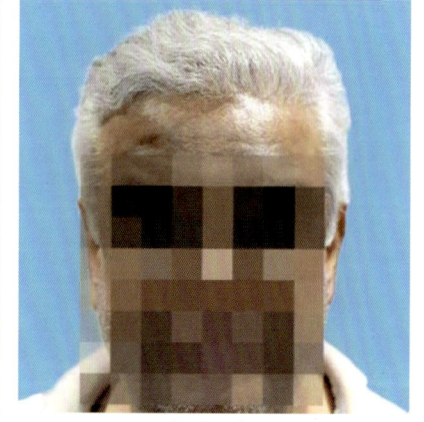

术　前　　　　　　术后即刻　　　　　　术后 7 个月

病例研究

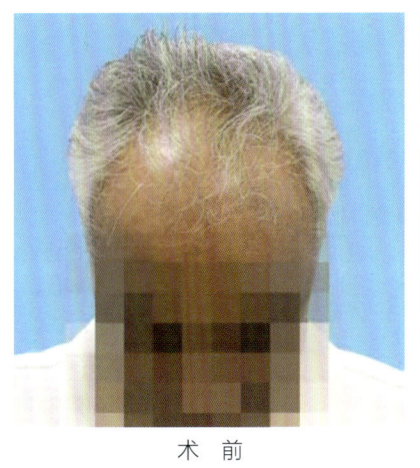

俯 面

| 术　前 | 术后即刻 | 术后 7 个月 |

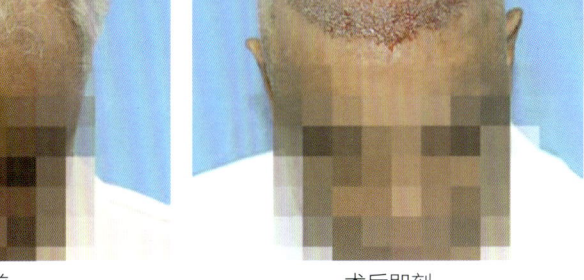

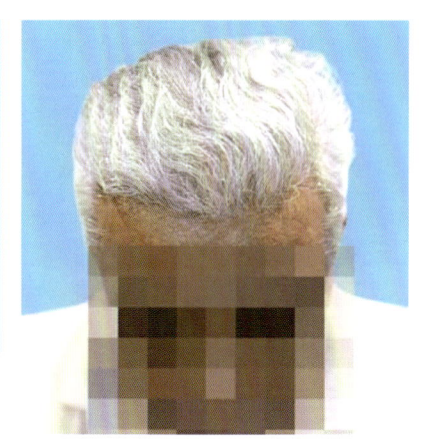

右侧面

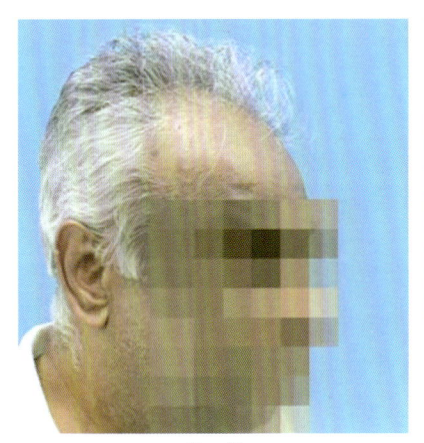

| 术　前 | 术后即刻 | 术后 7 个月 |

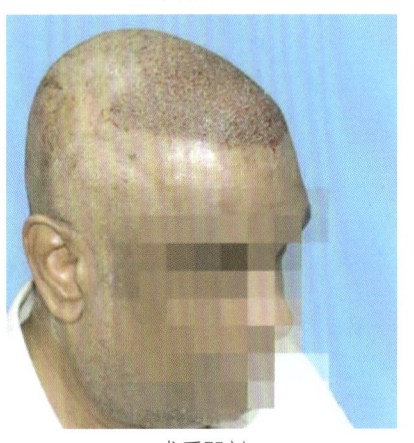

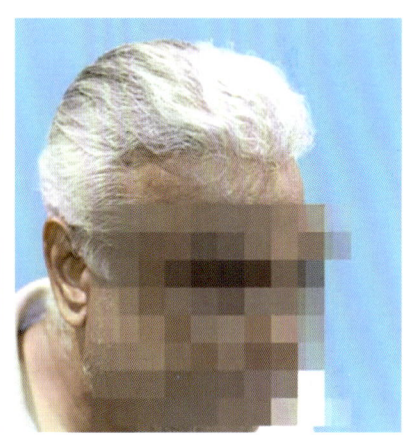

左侧面

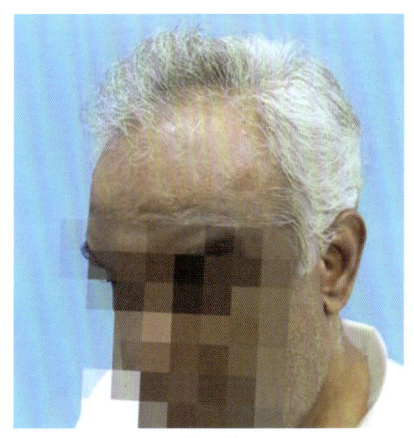

| 术　前 | 术后即刻 | 术后 7 个月 |

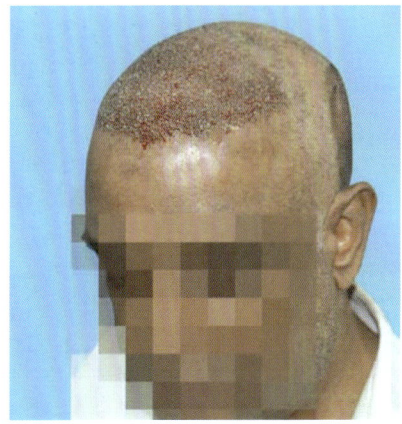

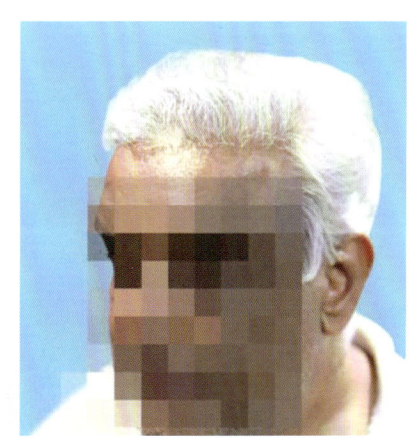

后 面

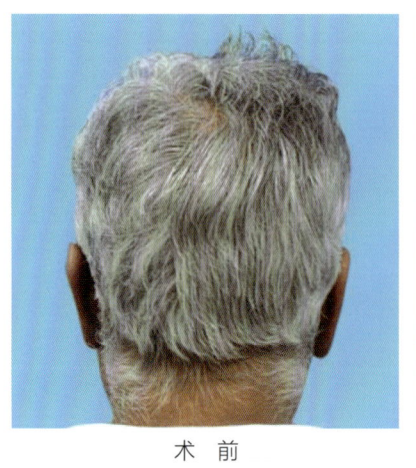

术 前 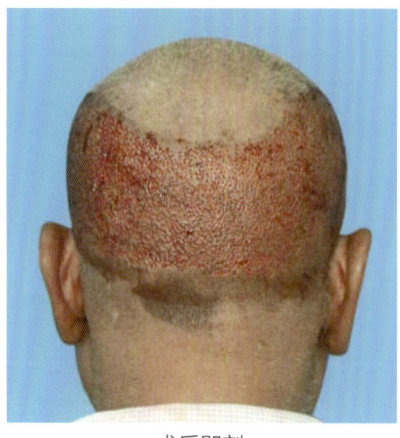　　　　　术后即刻 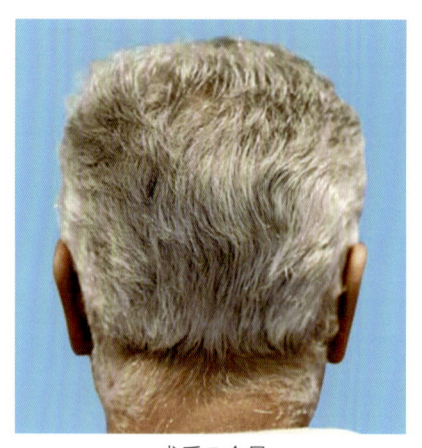　　　　　术后 7 个月

病例 12

手术日期	2016 年 2 月 4 日
年龄	31 岁
供区	头皮与胡须
受区	前额与头皮中部
移植量	5500
单一毛囊	418

正 面

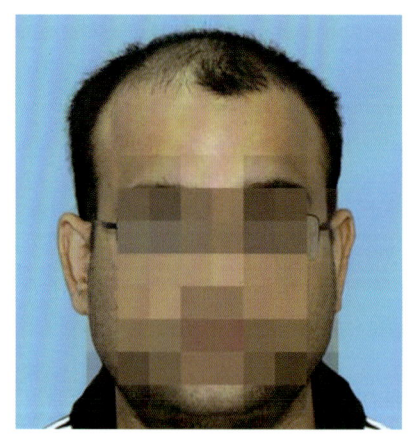

术 前 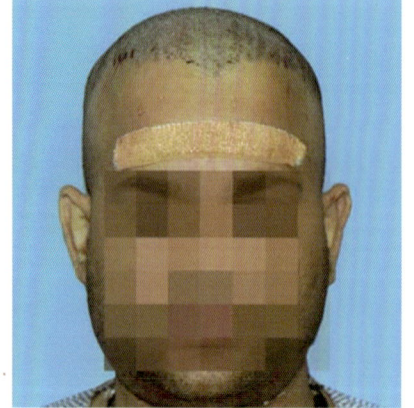　　　　　术后即刻 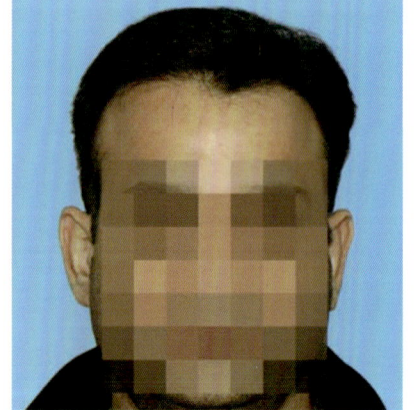　　　　　术后 6 个月

病例研究

俯　面

| 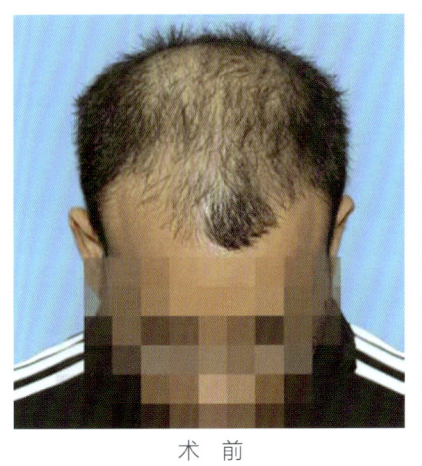 术　前 | 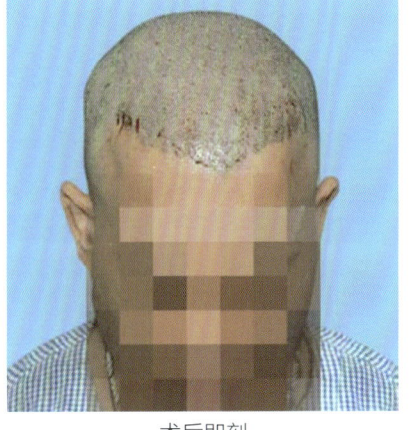 术后即刻 | 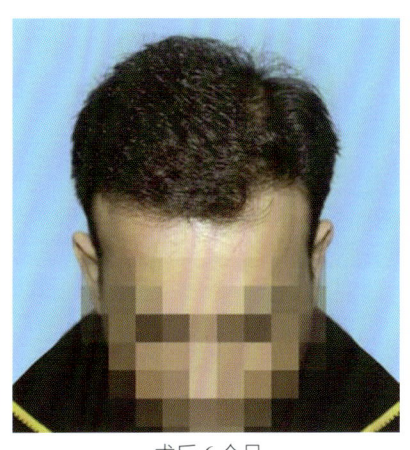 术后 6 个月 |

右侧面

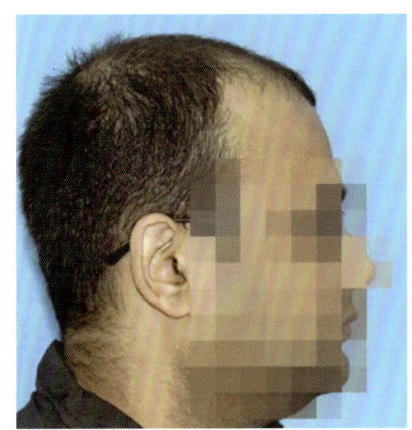

| 术　前 | 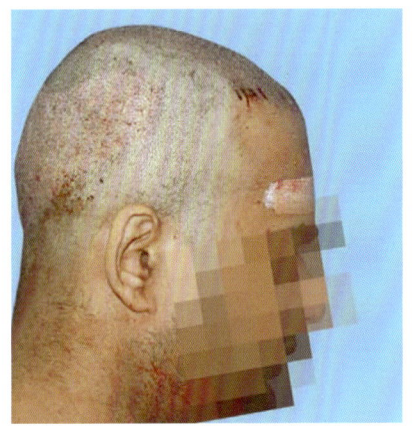 术后即刻 | 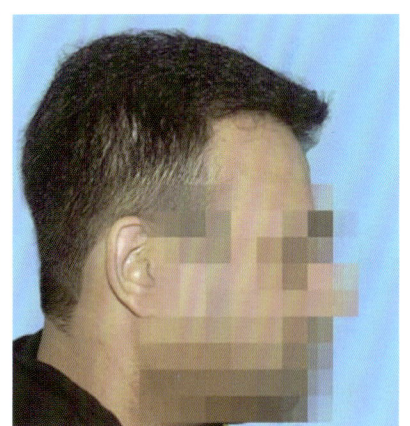 术后 6 个月 |

左侧面

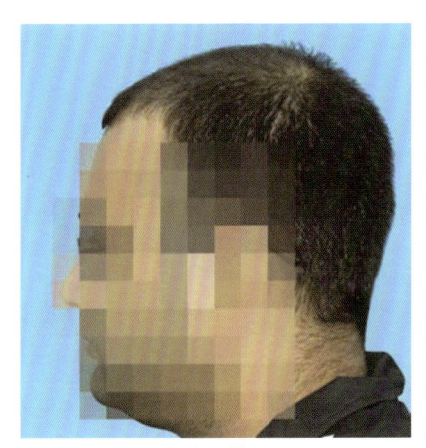

| 术　前 | 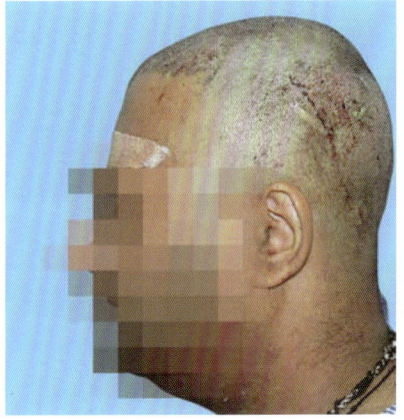 术后即刻 | 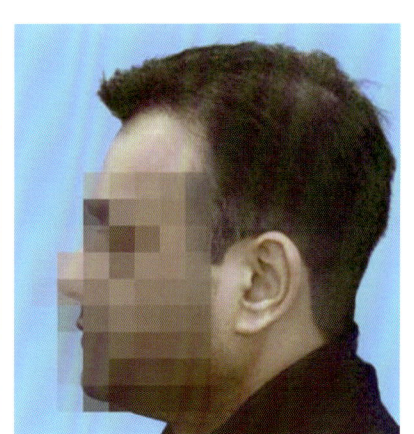 术后 6 个月 |

239

后 面

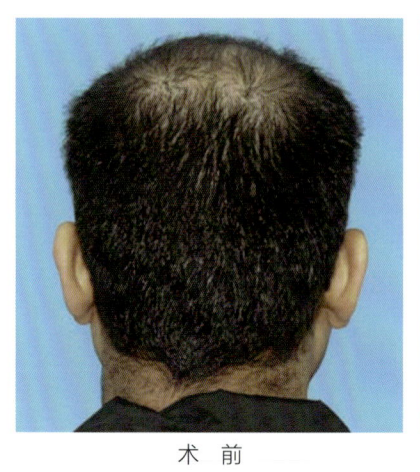

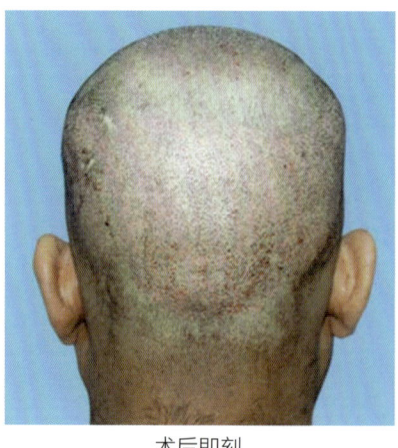

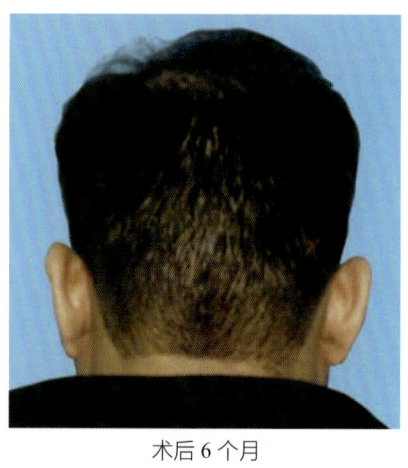

术　前　　　　　　　术后即刻　　　　　　　术后 6 个月

头顶俯面

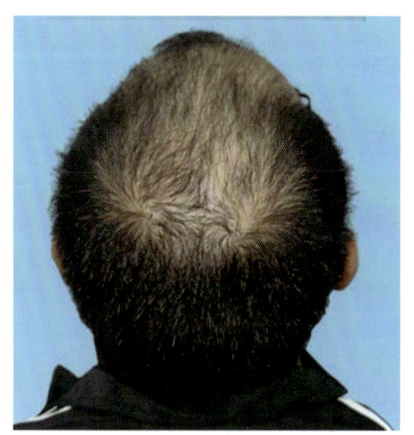

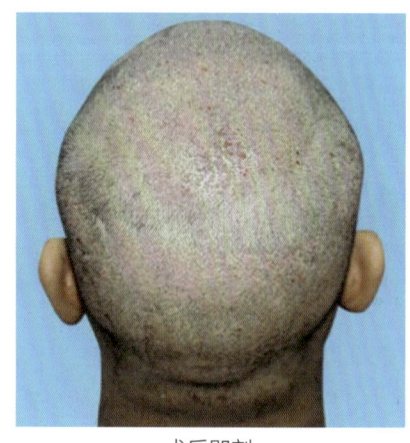

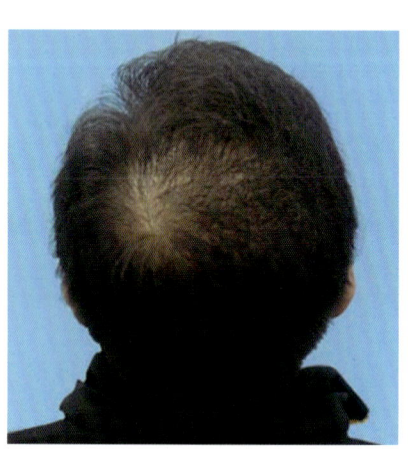

术　前　　　　　　　术后即刻　　　　　　　术后 6 个月

病例 13

年龄	33 岁
供区	头皮
受区	前额与颞区
移植量	1418

病例研究

正 面

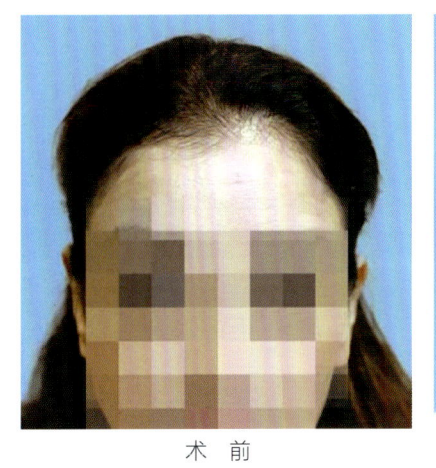

术　前 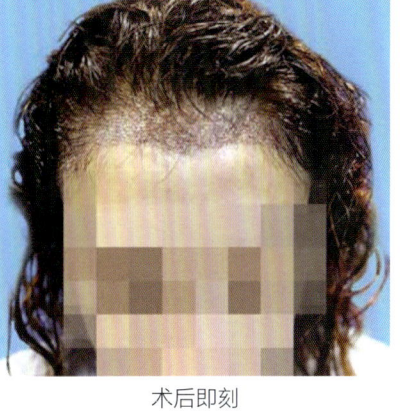　　　　　　　　术后即刻 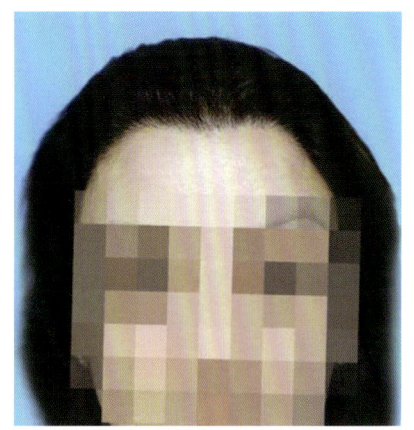　　　　　　　术后6个月

俯　面

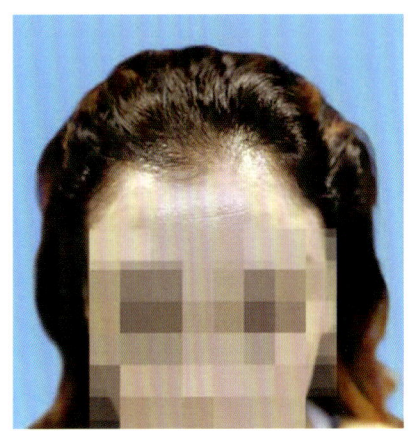

术　前 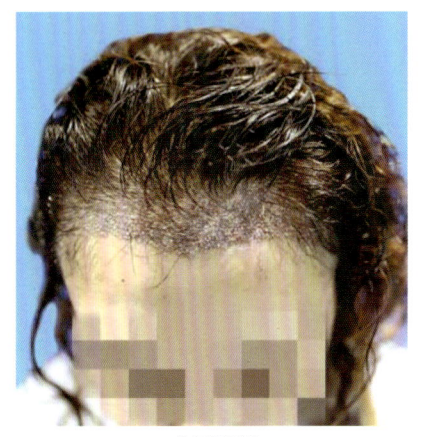　　　　　　　　术后即刻 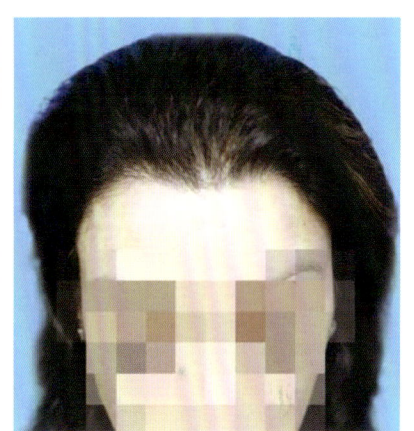　　　　　　　术后6个月

右侧面

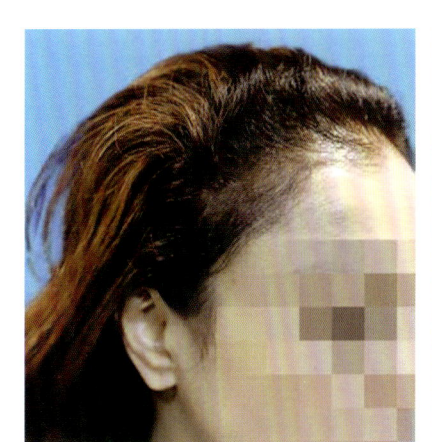

术　前 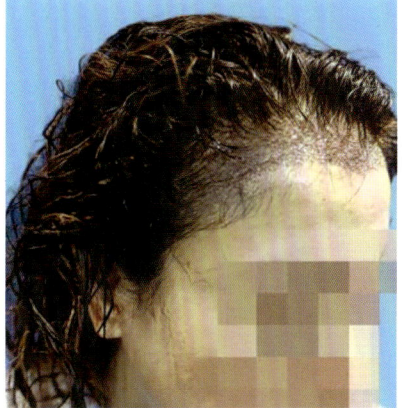　　　　　　　　术后即刻 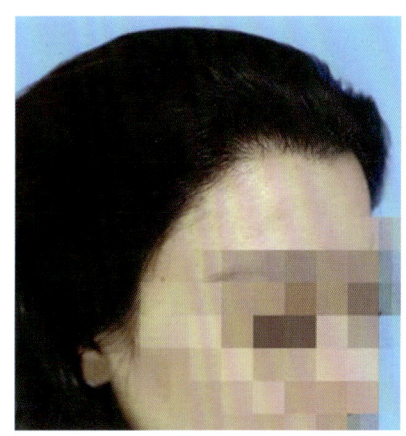　　　　　　　术后6个月

241

左侧面

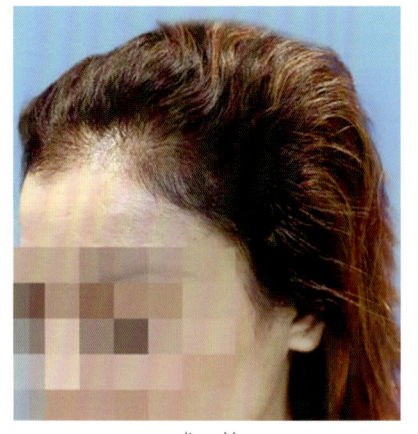

术　前 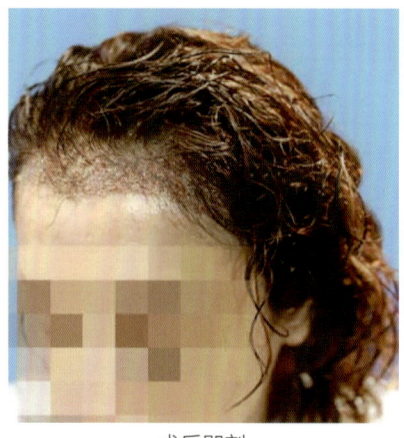　　　术后即刻 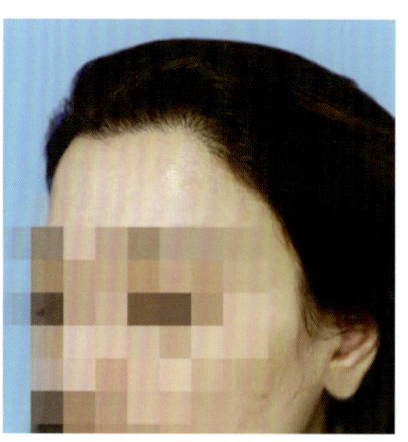　　　术后 6 个月

病例 14

年龄	29 岁
供区	头皮
受区	前额与头皮中部
移植量	2815
单一毛囊	430

正　面

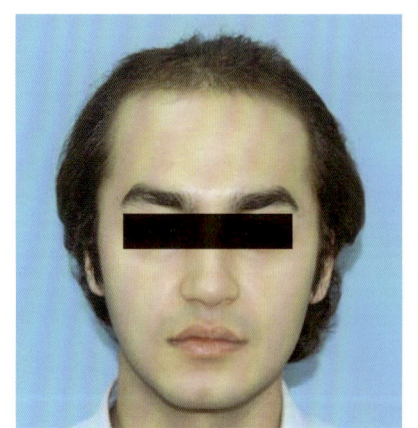

术　前 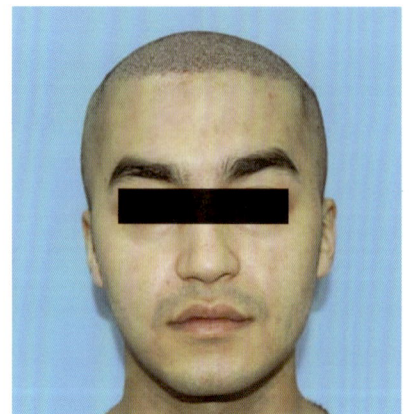　　　术后即刻 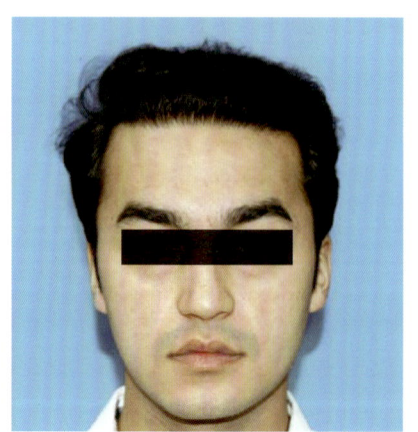　　　术后 10 个月

病例研究

俯 面

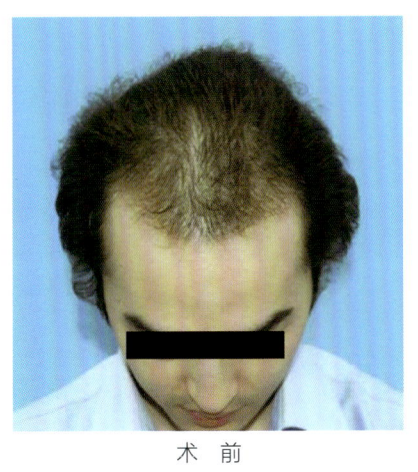

术 前 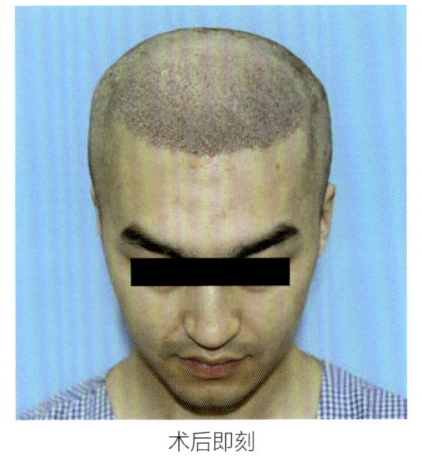 　　　　　　　　术后即刻 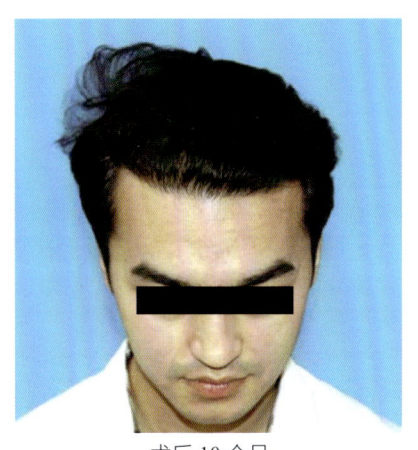　　　　　　　　术后 10 个月

右侧面

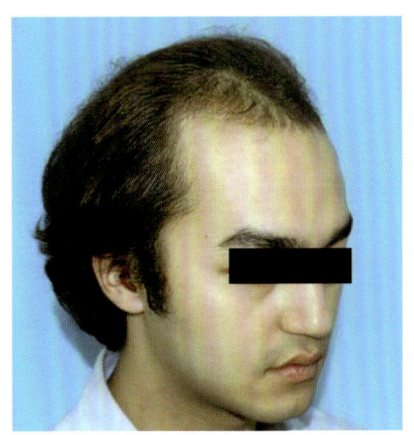

术 前 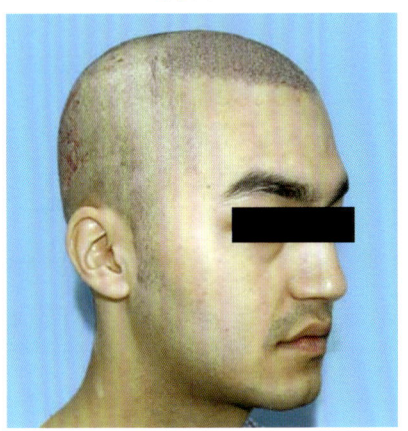 　　　　　　　　术后即刻 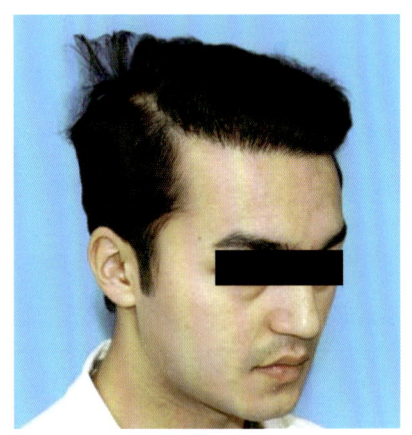　　　　　　　　术后 10 个月

左侧面

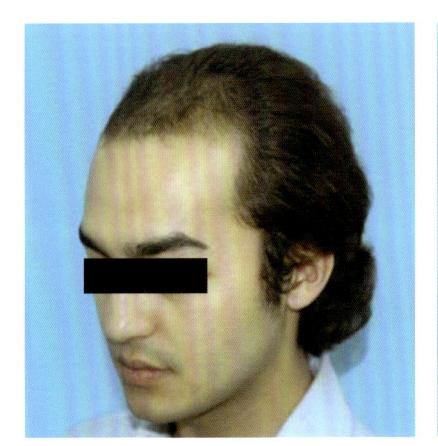

术 前 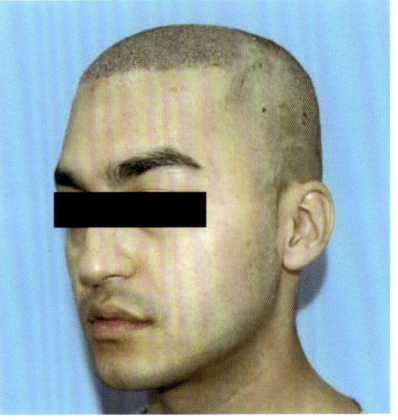 　　　　　　　　术后即刻 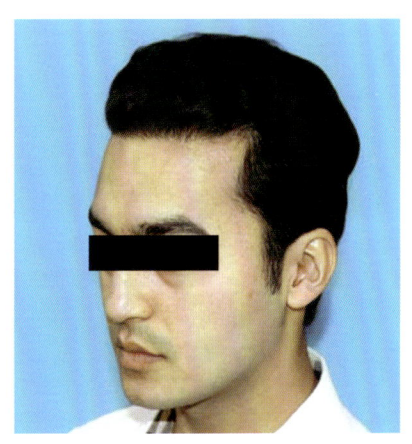　　　　　　　　术后 10 个月

后 面

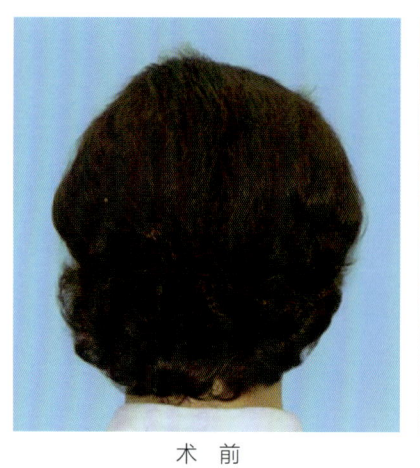

术　前 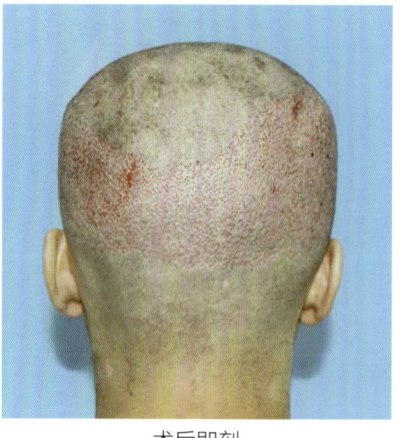　　　　　　　　术后即刻 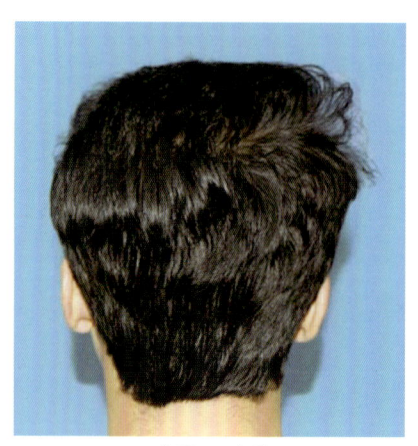　　　　　　　术后 10 个月

病例 15

手术日期	2016 年 4 月 12 日
年龄	47 岁
供区	头皮
受区	前额
移植量	1310

正 面

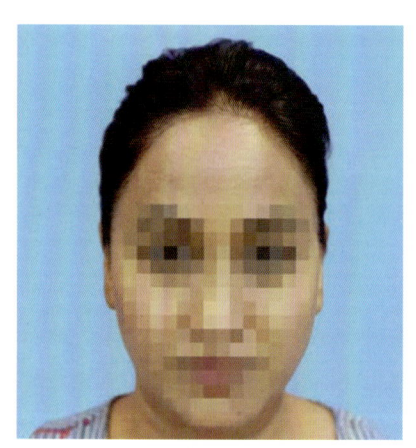

术　前 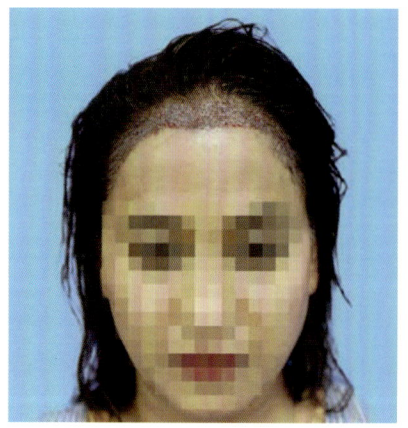　　　　　　　　术后即刻 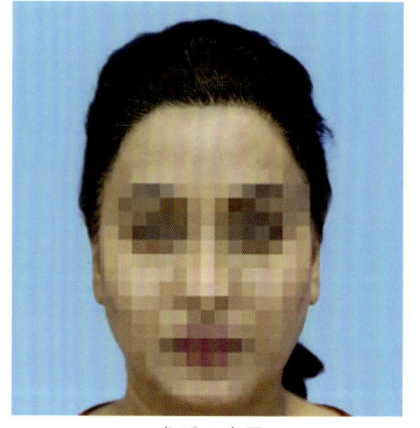　　　　　　　术后 4 个月

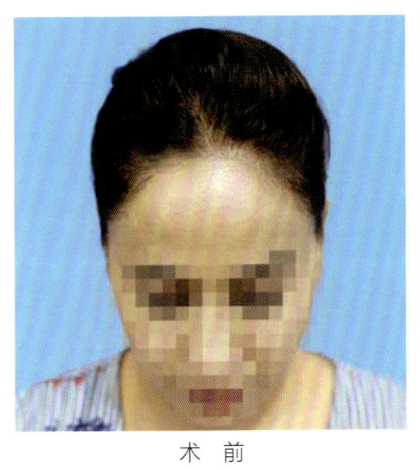

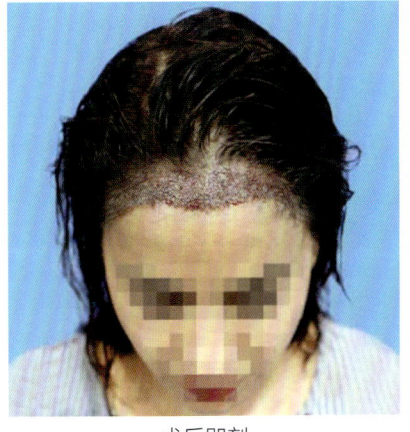

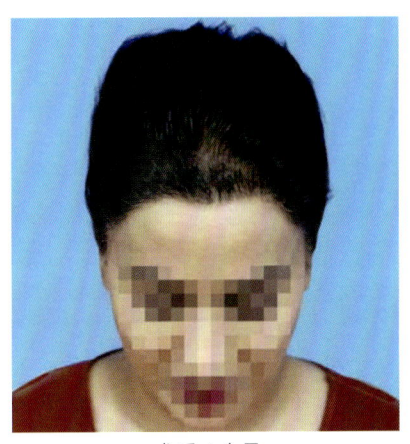

俯 面

术 前　　　　　　术后即刻　　　　　　术后 4 个月

右侧面

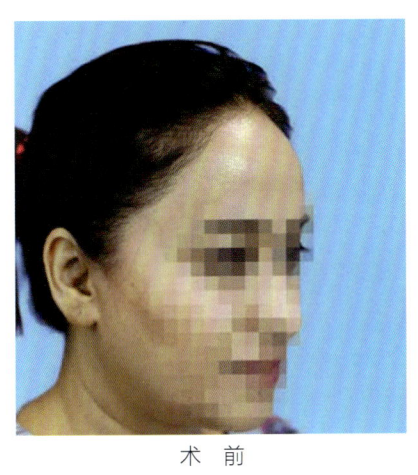

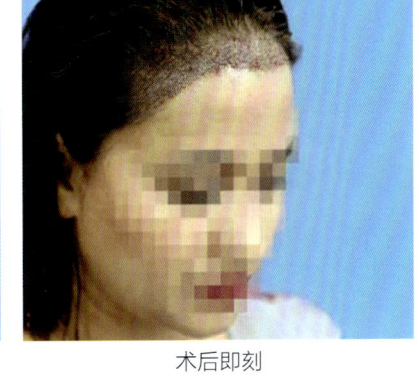

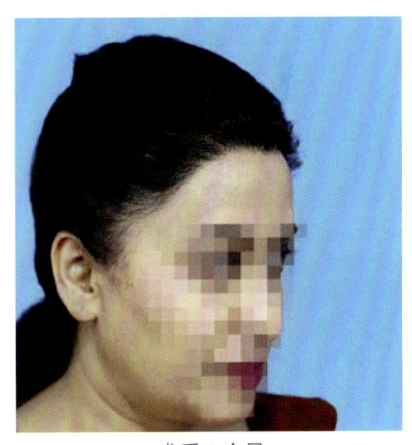

术 前　　　　　　术后即刻　　　　　　术后 4 个月

左侧面

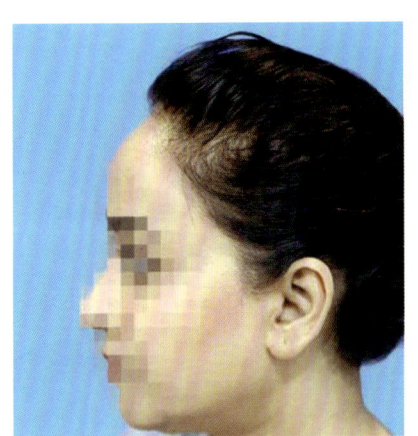

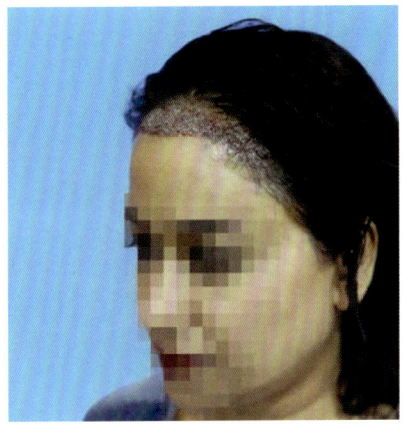

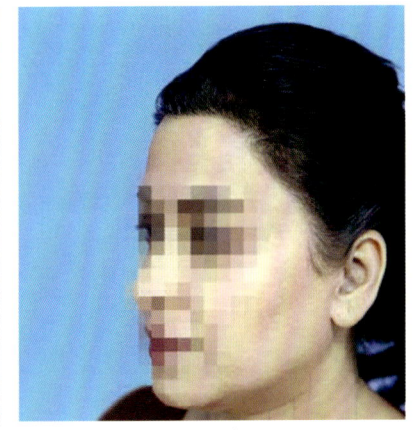

术 前　　　　　　术后即刻　　　　　　术后 4 个月

病例 16

手术日期	2016年4月12日
年龄	28岁
供区	头皮
受区	前额与头皮中部
移植量	4000

正 面

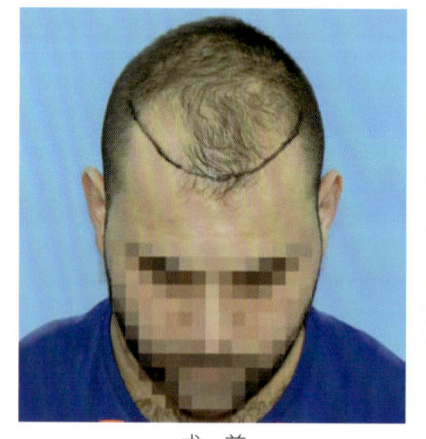

术 前 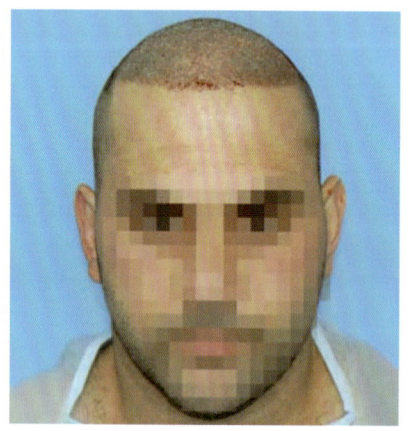 术后即刻 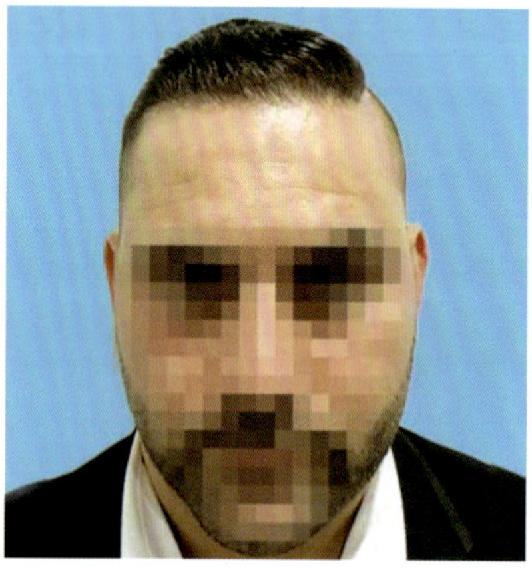 术后14个月

俯 面

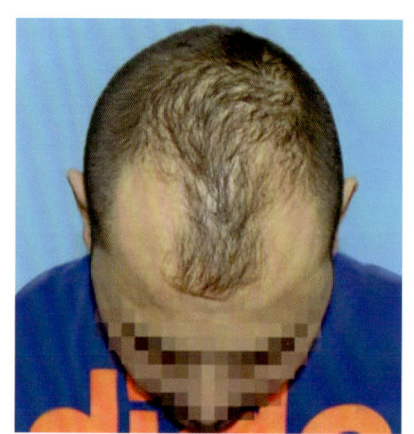

术 前 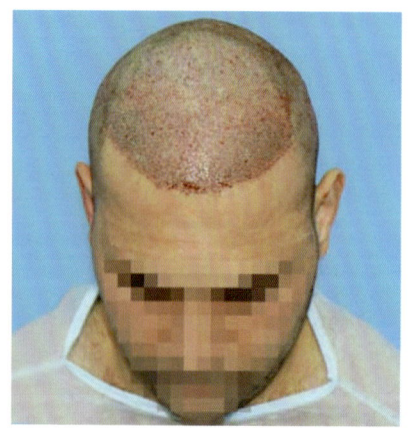 术后即刻 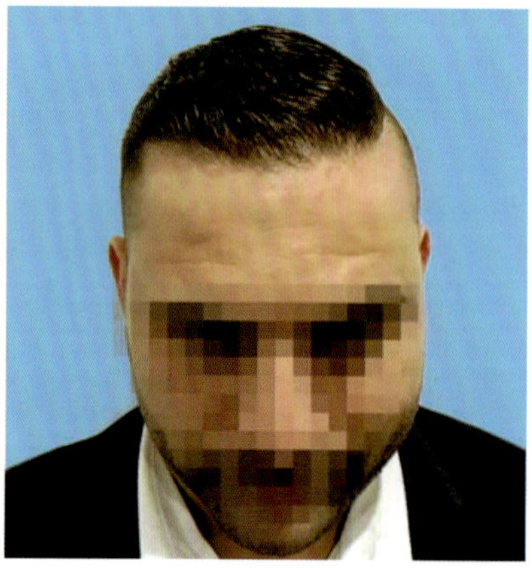 术后14个月

病例研究

右侧面

| 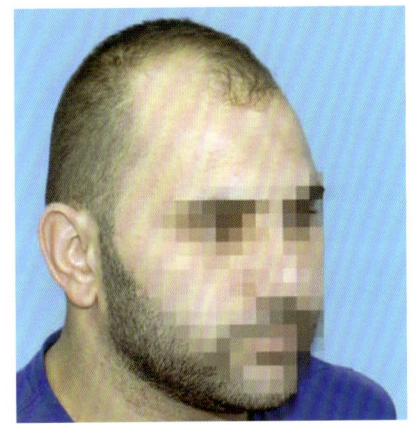 术　前 | 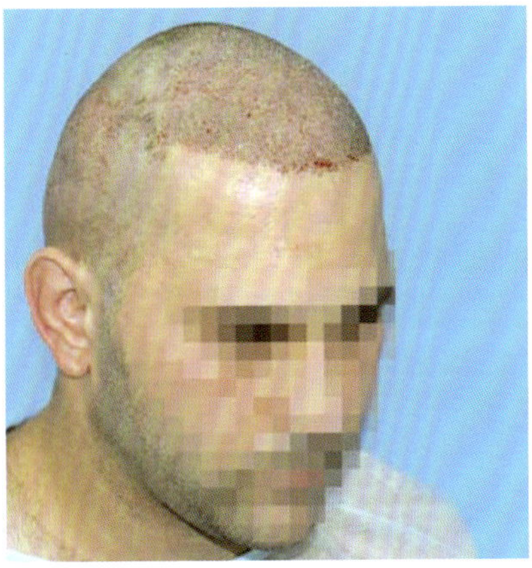 术后即刻 | 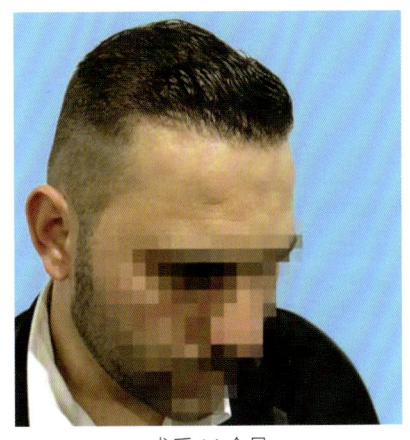 术后 14 个月 |

左侧面

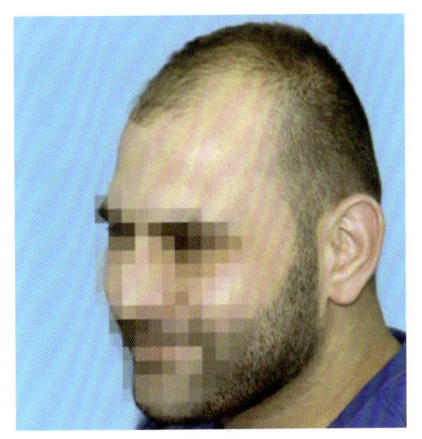

| 术　前 | 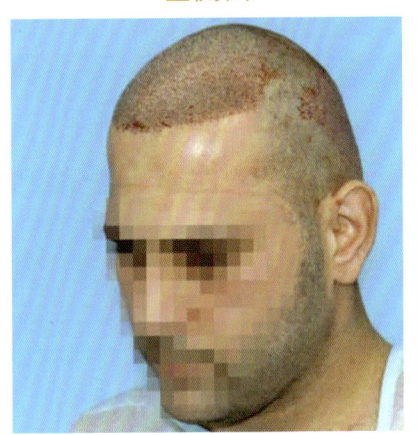 术后即刻 | 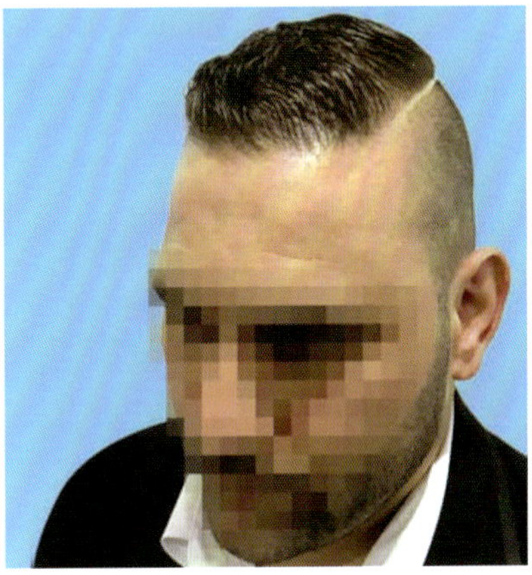 术后 14 个月 |

后　面

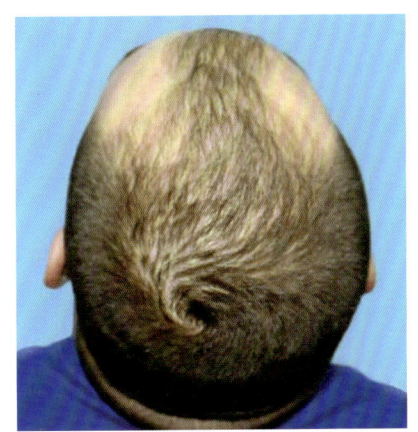

| 术　前 | 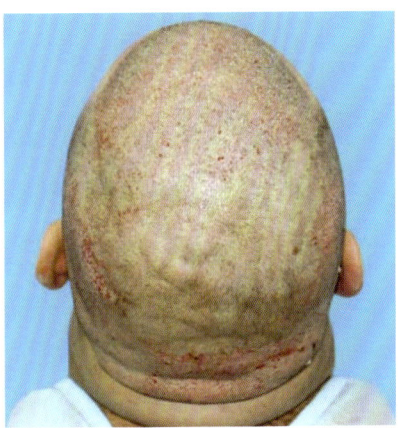 术后即刻 | 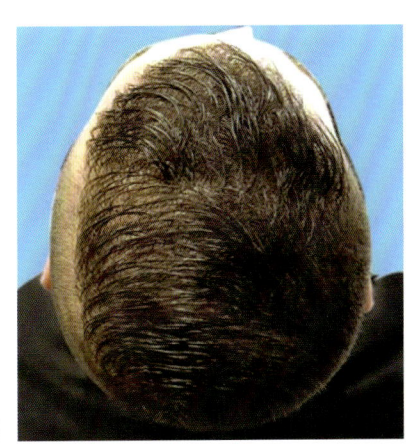 术后 14 个月 |

附录　男性型秃发的进展分级
Classification of Hair Loss in Men

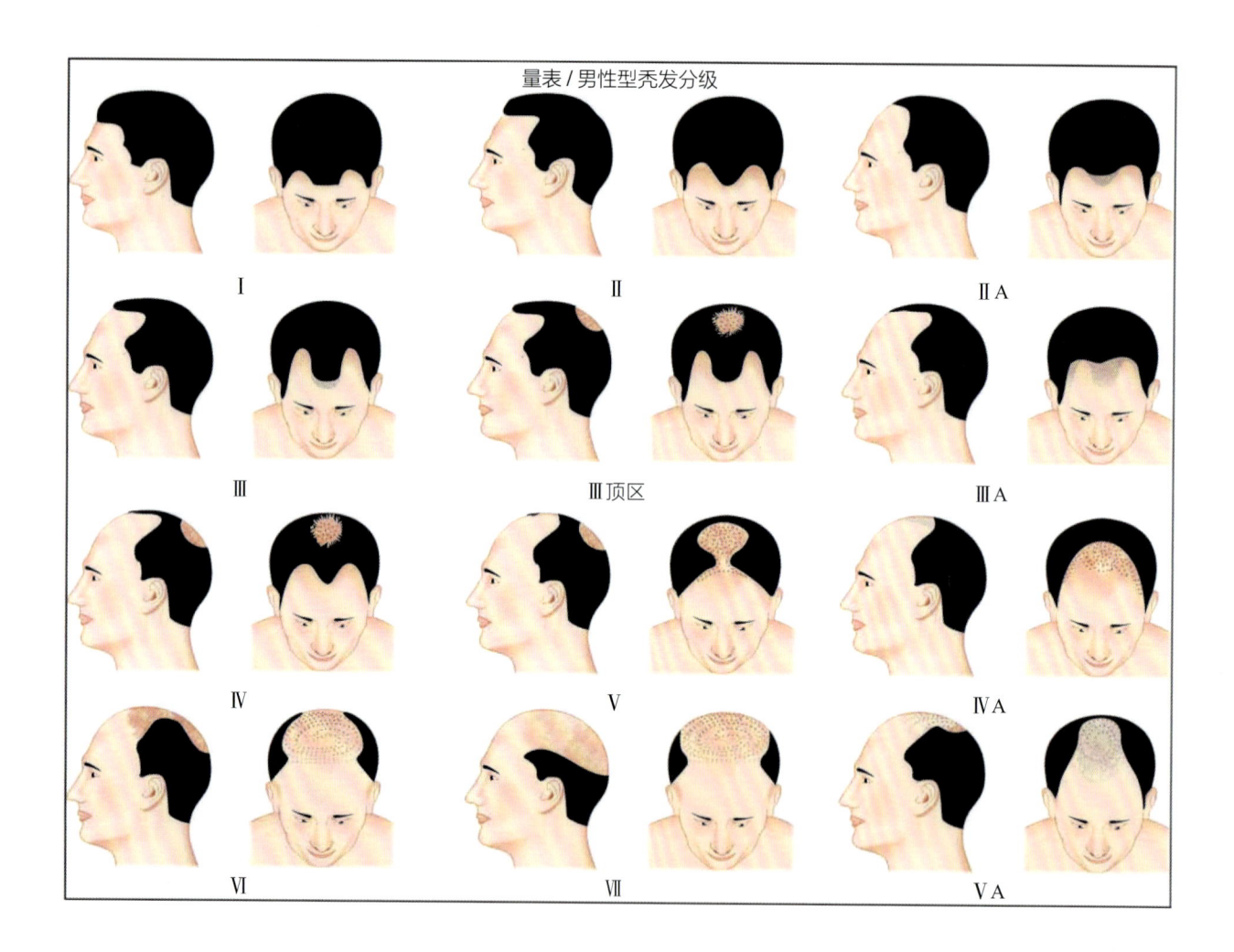

量表/男性型秃发分级

Ⅰ　　　　Ⅱ　　　　ⅡA

Ⅲ　　　　Ⅲ顶区　　　ⅢA

Ⅳ　　　　Ⅴ　　　　ⅣA

Ⅵ　　　　Ⅶ　　　　ⅤA

一、Norwood 量表或 Norwood-Hamilton 量表

男性型秃发的进展按照 Hamilton-Norwood 量表通常分为Ⅰ～Ⅶ级。该量表最早由 James Hamilton 在 20 世纪 50 年代提出，后由 O'Tar Norwood 在 20 世纪 70 年代进行了修订与更新，因此有时称之为 Norwood-Hamilton 量表，抑或简称为 Norwood 量表。

Ⅰ型：额颞区几乎没有脱发。

Ⅱ型：额颞区的发际线后移，但不超过外耳道前 2cm 的冠状线。

Ⅲ型：额颞区发际线后移越过外耳道前 2cm 分界线。

Ⅳ型：额颞区发际线后移进一步加重，同时伴有明显的冠区脱发，两区域间有相对浓密的毛发桥接。

Ⅴ型：额颞区与顶区广泛脱发，两者间仅存少量浓密毛发桥接。

Ⅵ型：额颞区与顶区之间的毛发完全脱落。脱发持续向后向外延伸，侧区峰尚在。

Ⅶ型：这是最严重的类型，在发际线前和外缘遗留马蹄样毛发带。

二、Norwood 量表的变异类型

在这种变异类型中，额颞区的发际后移还伴随着毛发中央区域或前半岛的后移。

ⅡA 型：指整个发际线在前额均匀后移，但不向后延伸至外耳道前 2cm 的冠状面。

ⅢA 型：在这种情况下，整个发际线延伸至外耳道前 2cm 的冠状面中部。

ⅣA 型：脱发延伸到外耳道前 2cm 的冠状中线以上。

ⅤA 型：脱发延伸至顶点，严重者与Ⅴ型、Ⅵ型难以区分。

相 关 图 书 推 荐

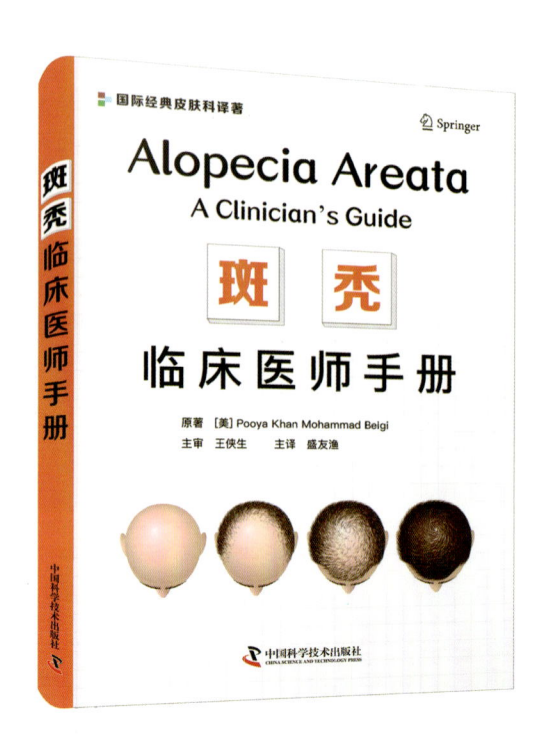

原著　[美] Pooya Khan Mohammad Beigi
主审　王侠生
主译　盛友渔
定价　128.00 元

　　本书引进自国际知名的 Springer 出版社，是一部关于脱发诊疗的实用手册。全书共八篇 18 章，对常见毛发疾病的诊断、治疗和护理等内容做了精辟论述，涵盖了脱发的基本知识和最新进展，还特别设置了病例展示章节，对相关病例进行了详细介绍，以便读者在临床工作中借鉴。本书内容丰富，图文并茂，非常适合皮肤科住院医生和研究生阅读参考。

相 关 图 书 推 荐

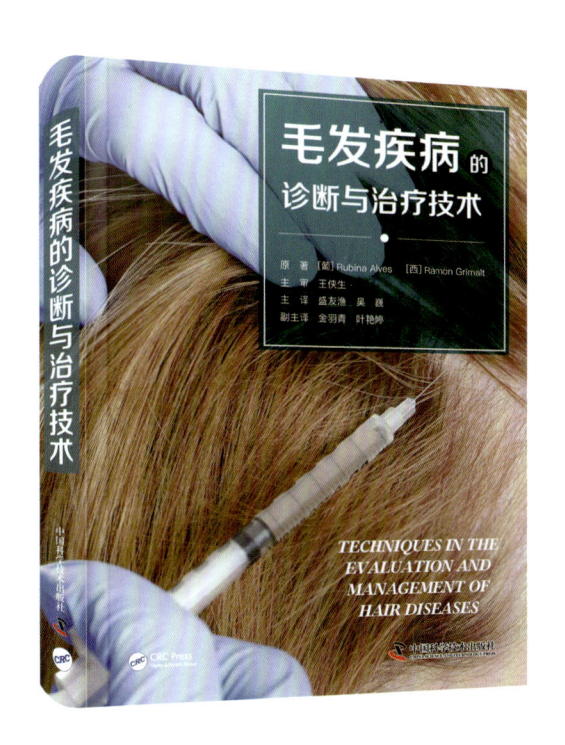

原著　[葡] Rubina Alves , [西] Ramon Grimalt

主审　王侠生

主译　盛友渔　吴巍

定价　148.00 元

　　本书引自 CRC 出版社，是一部全面介绍毛发疾病诊断与治疗技术的实用手册，由皮肤病学专家 Rubina Alves 教授和 Ramon Grimalt 教授精心编著。全书共 19 章，不仅对临床常见毛发疾病的诊疗和护理等内容进行了详细论述，还涵盖了毛发疾病领域的基本知识和前沿进展。本书最大的特色是将每种诊断与治疗技术独立成章，全面、详尽地介绍了目前临床上应用较为成熟的各种诊疗技术适应证、操作步骤和注意事项，同时配有丰富的病例照片及提炼总结的流程图，便于读者在临床工作中进行借鉴。本书内容新颖实用、图文并茂、条理清晰，非常适合皮肤科和整形外科毛发亚专业医生、住院医师及研究生阅读参考。

致读者的信

亲爱的读者：

感谢您对我社图书的喜爱和支持。中国科学技术出版社（暨科学普及出版社），位于北京市西城区白纸坊东街 2 号，是中国科协直属的国家级出版单位。

出版社的宗旨：弘扬科学精神，普及科学知识，传播科学思想和科学方法，为科技工作者服务，为国家经济社会建设服务，为提高全民科学素质服务。

工作地址：北京市西城区白纸坊东街 2 号经济日报社综合业务楼 A 座 中国科学技术出版社有限公司

邮编：100054

联系电话：010-63581271 / 63581031（图书相关）/63581952（医学方向）

想了解更多信息，敬请登录我社网站（http://www.cspbooks.com.cn）或官方微店。如果您对本书或其他图书有何意见和建议，可随时来信、来电联系！欢迎投稿，来信必复。

焦点医学官方微信　　出版社官方微店　　出版社天猫旗舰店